제2판

실무를 중심으로 한

건강검진관리

제2판

실무를 중심으로 한

건강검진관리

김회창 저

보무각

제2판

실무를 중심으로 한

건강검진관리

제2판 발행 2024년 3월 29일
초 판 발행 2018년 9월 20일

지은이 김회창
펴낸이 이호동
발행처 보문각
블로그 http://bomungak.blog.me/
e-mail bomungak@naver.com
주소 서울시 서초구 바우뫼로7길 8 세신우면상가
등록번호 302-2003-00085
전화 02)468-0457
팩스 02)468-0458

값 35,000원

ISBN 978-89-6220-466-7 93510

머리말

세계보건기구(WHO)는 1948년 세계 보건기구헌장의 전문에서 건강의 정의를 “건강이란 단순히 질병이 없거나 허약하지 않을 뿐만 아니라 신체적 · 정신적 · 사회적 안녕이 완전한 상태이다(Health is a complete state of physical, mental, and social well-being and not merely the absence of disease or infirmity)”라고 정의하였다. 즉 신체적 · 정신적으로 건강해야 함은 물론이고 사회생활 중에 자기의 역할과 기능을 만족스럽게 수행할 수 있는 상태까지를 건강의 개념으로 보고 있다. 사회적인 안녕이란 사회에 있어서 그 사람 나름대로의 역할을 충분히 수행하는 사회생활을 영위할 수 있는 상태로서 인간의 사회적 존재로서의 기능을 한다는 것은 사회 속에서 자신에게 부과된 사회적 기능을 다한다는 뜻이다.

건강진단은 개인의 건강상태 및 질병이상 유무에 대하여 의사의 진찰과 검사 등을 통하여 건강을 진단하는 것을 의미한다. 따라서 건강진단의 목적은 체계적인 선별검사를 통하여 각종 질병을 조기예방과 조기발견 및 조기치료를 할 수 있게 하고, 생활습관을 개선하여 건강을 증진시키는 예방적 활동이라고 할 수 있다. 또한 조기예방과 조기진단을 통한 건강관리로 삶의 질을 향상시킬 수 있다.

건강증진은 단순히 질병의 치료나 예방에 그치는 것이 아니라, 건강향상을 위하여 사람들이 지니고 있는 건강잠재력이 충분히 발휘될 수 있도록 이를 개발하고 건강을 보호하기 위한 예방의학적, 행동과학적 및 보건교육적 수단을 강구하는 것이라 할 수 있다. 즉 건강에 나쁜 생활양식이나 습관 등을 건강에 유익한 행동양식과 습관으로 바꾸고, 적당한 운동, 영양, 휴식과 스트레스관리 등을 통하여 건강잠재력을 함양함으로써 건강을 유지 · 증진시키고 건강의 위해요인들에 적극적으로 대처할 수 있는 저항력을 함양하는 것이라 하겠다.

우리나라의 건강진단의 종류는 국가검진과 일반건강진단으로 구분할 수 있으며, 국가검진은 ① 일반건강검진 ② 암검진 ③ 의료급여 생애전환기검진 ④ 영유아 건강검진 ⑤ 학생건강검진 등이 있다. 일반건강진단에는 ① 근로자건강진단 ② 채용건강진단 ③ 특수건강진단 ⑥ 일반건강진단 ⑦ 종합건강진단 등이 있다.

건강검진관리는 질병의 조기예방과 조기발견으로 삶의 질을 향상하여 인간의 수명을 연장시키며, 효율적 관리운영에 따른 병원의 수익증대를 제고하는 데 있다. 따라서 합리적인 업무수행을 위해서는 특성화 전략을 수립하여 내원한 수진자에게 최선의 서비스 제공과 검사진행 및 결과관리, 사후관리, 검진실적분석을 능률적으로 수행하여야 한다. 또한 오늘날 병원관리는 의료정책의 변화, 수가산정의 복잡화, 의료환경의 급격한 변화, 고객의 기대수준 향상 등으로 최신 경영기법에 의한 수익창출과 수진자의 요구에 부응하는 품격 높고, 다양한 검진프로그램의 개발 및 지속적인 서비스 향상이 요구되고 있다. 의료기관에서 현재 시행하고 있는 건강검진은 국가건강검진, 일반신체검사, 종합건강진단, 특수건강검진 등 운영프로그램이 매우 다양하므로 보다 체계적인 관리 운영이 필요하다. 또한 의료기관 간 검진 서비스경쟁이 날로 심화되어 가고 있기 때문에 마케팅전략 수립과 지속적인 서비스 개선으로 건강진단의 질적인 향상이 요구된다.

본 교재는 교육부에서 현재 국가사업으로 추진하여 시행 중인 국가직무능력표준(National Competency Standard : NCS)을 기반으로 한 산업현장에서 직무를 효율적으로 수행하기 위하여 요구되는 지식 · 기술 · 소양 등의 내용을 업무 수준별로 체계화하여 직무를 성공적으로 수행할 수 있도록 하는데 역점을 두어 집필하였다. 또한 해당 업무수행을 위한 필요지식을 습득 후 수행순서를 체계적으로 학습할 수 있도록 현장실무위주로 집필하였다.

본 저자는 그동안 의료기관에서 약 30년 동안 원무, 보험, 건강검진관리에 대한 실무경험과 강의경험을 바탕으로 보건행정을 전공한 학생들이 쉽게 이해를 하고 전문지식을 습득하여 졸업 후 의료기관에서 실무에 활용 할 수 있도록 교재를 집필하였다. 또한 국민건강보건의 향상과 의료기관의 건강검진센터에 종사하는 직원들이 직무교재로 활용할 수 있도록 현장 실무위주로 집필하였다.

본 교재의 순서는 NCS 모듈개발에 의한 학습을 11단원으로 분류하여 맨 먼저 제1장 보건의료와 건강, 제2장 고객관리, 제3장 기본진료 및 기능검사, 제4장 혈액 및 내시경검사, 제5장 방사선 및 초음파검사, 제6장 국가건강검진, 제7장 종합건강진단, 제8장 일반신체검사 및 학생검진, 제9장 특수건강진단, 제10장 건강검진 질병상식, 제11장 검진기획홍보 및 실적분석의 순서로 나열하고 필요지식과 수행준거 등으로 구성하였다. 특히 국가건강검진 및 종합건강진단관리가 병원경영에 미치는 중요성을 인식하여 보다 더 역점을 두고 이해가 쉽도록 자세하게 서술하였다.

또한 본 교재는 건강검진관리의 전문성과 효율성 제고를 위하여 각 부문별로 그림 및 실무사례를 삽입하여 교재를 집필하였다. 아무쪼록 이 책을 이용하시는 분들께서는 건강검진관리에 많은 도움이 되시기를 바라며, 이 책의 편집을 계기로 미진한 부분은 매년 수정 보완하여 훌륭한 교재가 될 수 있도록 노력해 나가려고 한다.

그리고 교재집필에 자문과 도움을 주신 서울아산병원 건강증진센터 최재원 센터장님, 민영일 비에비스 나무병원장님(전 서울아산병원 건강증진센터 소장), 알비즈 TV(보건의료 유튜브) 조형래 대표님, 메디피움 건강검진센터 박영상 행정부원장님과 황인실 실장님, 참조은병원 전현구 경영본부장님께 감사드리며, 출판을 위해 성심성의를 다해주신 이호동 사장님과 직원들에게 감사 말씀을 드립니다.

2024년 2월

저자 김회창 드림

목차

CONTENTS

목차

국가직무능력표준(NCS) 및 학습모듈의 개요

1. 국가직무능력표준(NCS)

국가직무능력표준(National Competency Standard)이란 한 개인이 "산업현장에서 직무를 수행하기 위하여 요구되는 지식 · 기술 · 소양 등의 내용을 국가가 산업부문별 · 수준별로 체계화한 것으로 산업현장의 직무를 성공적으로 수행하기 위해 필요한 능력(지식 · 기술 · 태도)을 국가차원에서 표준화한 것(자격기본법 제2조)"을 의미합니다.

2. 학습모듈의 목표

건강검진관리는 질병의 조기예방과 조기발견으로 삶의 질을 향상하여 인간의 수명을 연장시키며, 효율적 관리운영에 따른 병원의 수익증대를 제고하는데 있다. 따라서 합리적인 업무수행을 위해서는 특성화 전략을 수립하여 내원한 수진자에게 최선의 서비스 제공과 검사진행 및 결과관리, 사후관리, 검진 실적분석을 능률적으로 수행하여야 한다. 또한 오늘날 병원관리는 의료정책의 변화, 수가산정의 복잡화, 의료환경의 급격한 변화, 고객의 기대수준 향상 등으로 최신 경영기법에 의한 수익창출과 수진자의 요구에 부응하는 품격 높고, 다양한 검진프로그램의 개발 및 지속적인 서비스 향상이 요구되고 있다. 의료기관에서 현재 시행하고 있는 건강진단 유형은 국가건강검진, 일반신체검사, 종합건강진단, 특수건강진단 등 운영프로그램이 매우 다양하므로 보다 체계적인 관리 운영이 필요하다. 또한 의료기관 간 검진 서비스경쟁이 날로 심화되어 가고 있기 때문에 마케팅전략과 지속적인 서비스 개선으로 건강검진의 질적인 향상이 요구된다.

3. 학습목표

첫째, 건강검진의 개요와 목적을 이해하고 고객을 관리할 수 있다.
둘째, 건강검진의 검사에 대한 기초의학지식을 이해할 수 있다.
셋째, 건강검진의 유형(종류)별로 실시기준을 이해하고 실무를 수행할 수 있다.
넷째, 건강검진결과 발견되는 주요 질병(유질환)에 대한 기초의학상식을 알 수 있다.
다섯째, 건강검진의 실적을 분석하고 활성화 방안을 강구할 수 있다.

4. 학습내용 및 이수시간

학습내용 및 교육훈련 대상 및 이수시간(예시)은 아래와 같다.

■ 학습내용과 교육훈련 대상 및 이수시간(예시)

학습	교육훈련 대상 및 이수시간(hour)	
	대학(주 2시간)	대학(주 3시간)
1. 보건의료와 건강	4	6
2. 고객관리	2	3
3. 기본진료 및 기능검사	2	3
4. 혈액 및 내시경검사	2	3
5. 방사선 및 초음파 검사	2	3
6. 국가건강검진	6	6
7. 종합건강진단	4	6
8. 일반신체검사 및 학생검진	1	2
9. 특수건강진단	1	2
10. 건강검진 관련 질병 상식	4	5
11. 검진기획 홍보 및 실적분석	2	6
계	30	45

CHAPTER 01

보건의료 및 건강

1-1 보건의료와 의료기관

{ 학습목표 }
❶ 의료기관 분류와 의료전달체계에 대하여 알 수 있다.
❷ 병원의 의료정보시스템과 의료수가 관리체계를 이해할 수 있다.
❸ 병원의 조직과 구성인력에 대하여 알 수 있다.
❹ 의료기관의 개설신고와 변경 신고를 할 수 있다.

필요 지식

1. 보건의료

1) 보건의료와 의료

보건의료(health care)란 보건의료기본법 제3조에서 국민의 건강을 보호, 증진하기 위하여 국가, 지방자치단체, 보건기관 또는 보건의료인 등이 행하는 모든 활동이라고 규정하고 있으며, 의료(medical care)란 의료법이 규정하고 있는 의료인에 의해 행하여지는 진단, 치료, 간호 등의 임상활동이라 규정하고 있어 보건의료와는 서로 다른 의미이다. 또한, 의료는 "의학을 인간에게 적용하는 실천적 기술"이며 의학이란 "인간의 생명을 자연과학적으로 규명하고자 하는 학문'이라고 할 수 있다. 전통적인 의료는 신체적인 질병에 역점을 두고 개개인의 생명을 유지하며 건강을 증진시키는데 기여하여 왔으나 의학이 발달함에 따라 의료의 내용이 치료위주에서 벗어나 예방과 재활 및 건강증진으로 과학화되었다.

(1) 보건의료

국민의 건강을 보호. 증진하기 위하여 국가. 지방자치단체. 보건의료기관 또는 보건의료인 등이 행하는 모든 활동을 말한다.

(2) 보건의료서비스

국민의 건강을 보호. 증진하기 위하여 보건의료인이 행하는 모든 활동을 말한다.

(3) 보건의료인

"보건의료인"이라 함은 보건의료관계법령이 정하는 바에 의하여 자격, 면허 등을 취득하거나 보건의료서비스에 종사하는 것이 허용된 자를 말하며 의료법에 의한 의료인은 보건복지부장관의 면허를 받은 의사, 치과의사, 한의사, 간호사, 조산사가 있다.

(4) 의료기관

의료인이 공중 또는 특정 다수인을 위하여 의료, 조산의 업을 하는 곳으로서 의료법상 의료기관의 종류에는 종합병원, 병원, 치과병원, 정신병원, 요양병원, 한방병원, 의원, 치과의원, 한의원 및 조산원이 있다.

(5) 공공보건의료기관

국가 · 지방자치단체 · 기타 공공단체가 설립 운영하는 보건의료기관을 말한다.

(6) 보건의료자원

보건의료자원이란 국민에게 보건의료서비스를 제공하기 위하여 필요한 모든 자원이라 할 수 있다. 보건의료자원에는 인적자원(보건의료인력)과 물적자원(보건의료시설 및 보건의료장비), 지적자원(보건의료정보 및 보건의료기술)이 있다.

2. 요양기관 및 의료기관 분류

1) 요양기관 및 의료기관

(1) 국민건강보험법상 요양기관

요양기관은 ① 의료법 제3조에 의하여 개설된 의료기관 (10종) ② 약사법에 의하여 등록된 약국 및 한국희귀의약품센터 ③ 지역보건법에 의한 보건소, 보건의료원 및 보건지소 ④ 농어촌 등 보건의료를 위한 특별조치법에 의하여 설치된 보건진료소가 있다. 보건소(保健所)는 지역의 공중보건향상 및 건강증진을 도모하고 보건행정의 합리적인 운영과 국민보건을 향상하기 위하여 전국의 시 · 군 · 구 단위에 1개소의 보건소가 설치되어 있는 보건행정기관이다. 보건소는 의사 · 치과의사 · 한의사 · 약사에게 그 시설을 이용하게 할 수 있으며 시설 이용자나 진료를 받은 자로부터 수수료 또는 진료비를 받을 수 있다. 또한,

보건소의 업무활동을 분담시키기 위하여 각 읍 · 면에 보건지소를 두고 있다.

표 1-1 요양기관 현황

(단위: 개소)

구 분	계	의료기관 및 보건기관									약국
		상급종합병원	종합병원	병원	요양병원	정신병원	의원	치과	한방	보건기관 등	
2012년	83,811	44	278	1,421	1,103	–	28,033	15,566	12,906	3,502	20,958
2021년	98,479	45	319	1,397	1,464	250	33,912	18,823	15,005	3,491	23,773
2022년	**100,396**	**45**	**328**	**1,398**	**1,435**	**257**	**34,958**	**19,087**	**15,095**	**3,491**	**24,302**

자료: 국민건강보험공단, 건강보험통계연보(2023)

(2) 의료법에 따른 의료기관의 구분

① 의원급 의료기관

의사, 치과의사 또는 한의사가 주로 외래환자를 대상으로 각각 그 의료행위를 하는 의료기관으로서 의원, 치과의원, 한의원이 있다.

② 조산원

조산원은 조산사가 조산과 임부 · 해산부 · 산욕부 및 신생아를 대상으로 보건활동과 교육 · 상담을 하는 의료기관을 말한다.

③ 병원급 의료기관

의사, 치과의사 또는 한의사가 주로 입원환자를 대상으로 의료행위를 하는 의료기관으로서 그 종류는 병원 · 치과병원 · 정신병원 · 한방병원 및 요양병원은 30개 이상의 병상(병원 · 한방병원만 해당) 또는 요양병상(요양병원만 해당하며, 장기입원이 필요한 환자를 대상으로 의료행위를 하기위하여 설치한 병상을 말함)을 갖추어야 한다.

④ 종합병원

종합병원이라 함은 의사, 치과의사 또는 한의사가 주로 입원환자를 대상으로 의료행위를 하는 의료기관으로서 종합병원은 다음의 요건을 갖추어야 한다.

1. 100개 이상의 병상을 갖추고 있어야 한다.
2. 100병상 이상 300병상 이하인 경우에는 내과 · 외과 · 소아청소년과 · 산부인과 중 3개 진료과목, 영상의학과, 마취통증의학과와 진단검사의학과 또는 병리과를 포함한

7개 이상의 진료과목을 갖추고 각 진료과목마다 전속하는 전문의를 두어야 한다.

3. 300병상을 초과하는 경우에는 내과, 외과, 소아청소년과, 산부인과, 영상의학과, 마취통증의학과, 진단검사의학과 또는 병리과, 정신건강의학과 및 치과를 포함한 9개 이상의 진료과목을 갖추고 각 진료과목마다 전속하는 전문의를 두어야 한다.

종합병원은 제1항 제2호 또는 제3호에 따른 진료과목(필수진료과목) 외에 필요하면 추가로 진료과목을 설치 · 운영할 수 있다. 이 경우 필수진료과목 외의 진료과목에 대하여는 해당 의료기관에 전속하지 아니한 전문의를 둘 수 있다.

2) 의료전달체계에 따른 1단계 및 2단계 진료

의료전달체계는 의료자원의 효율적 공급과 대형병원의 집중현상방지 및 의료기관간의 균형적 발전을 도모하기 위해 시행하고 있으며, 건강보험은 1단계 및 2단계 진료체계로 운영되고 있으며, 의료급여는 1단계(1차)–2단계(2차)–3단계(3차)진료체계로 운영되고 있다.

그림 1–1 건강보험환자 요양급여절차

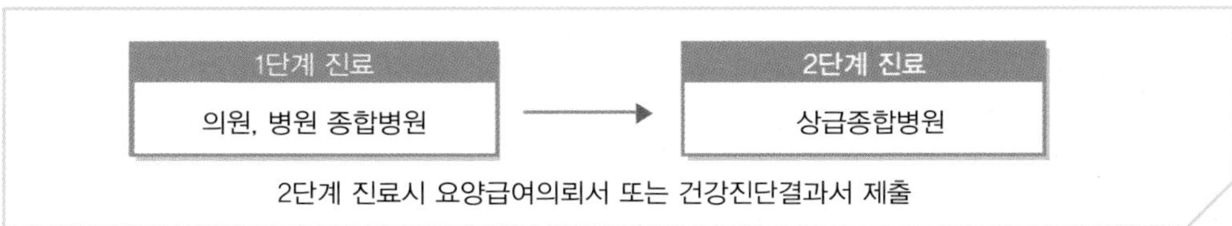

3) 상급종합병원 및 전문병원

(1) 상급종합병원(Role of Tertiary Hospitals)

「의료법」 제3조의 4, 1항에 의해 보건복지부장관이 지정하는 병원으로서, 중증질환에 대하여 난이도가 높은 의료행위를 전문적으로 행하는 종합병원을 말한다. 지정기준은 전국 11개 권역별로 구분 진료기능, 교육기능, 인력 · 시설 · 장비, 질병군별 환자의 구성비율, 의료서비스 수준, 진료권역별 소요병상 충족도 등으로 구분하여 3년 단위로 평가하여 지정하고 있다. 상급종합병원으로 지정되면 건강보험수가 종별가산율(30%)이 적용되게 된다. 2024년 3월 기준 전국에 총 47개 병원이 지정 운영되고 있다.

그림 1-2 서울소재 상급종합병원

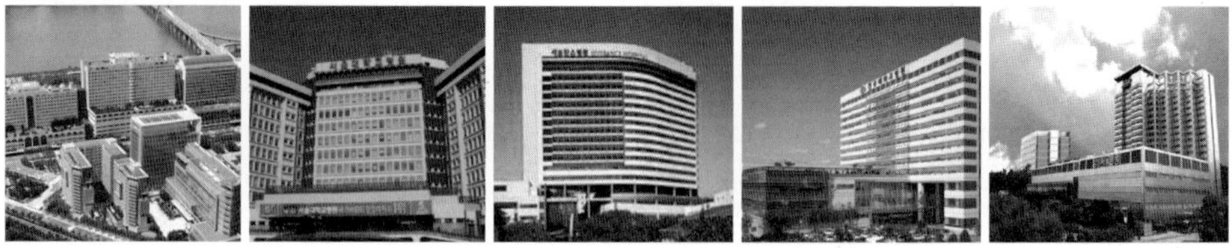

(2) 전문병원(Special Hospital)

「의료법」 제3조의 5항에 의해 보건복지부장관이 지정하는 병원으로서 병원급 의료기관 중 특정 진료과목이나 특정 질환 등에 대하여 난이도가 높은 의료행위를 하는 병원을 말한다. 지정기준은 ① 환자구성비율 ② 진료량 ③ 병상수 ④ 필수진료과목 ⑤ 의료인력 ⑥ 의료질 평가 ⑦ 의료기관 인증 등 항목에 대하여 서류심사와 현지조사 및 전문병원심의위원회 심의를 거쳐 3년 단위로 평가하여 지정하고 있다. 2024년 3월 기준 전국에 총 109개 전문병원이 지정 운영되고 있다.

4) 응급의료기관

응급의료에 관한법률(제2조)에 의한 응급의료기관이란 의료법 제3조에 따른 의료기관 중에서 이 법에 따라 지정된 ① 중앙응급의료센터 ② 권역응급의료센터 ③ 전문응급의료센터 ④ 지역응급의료센터 ⑤ 지역응급의료기관을 말한다. 응급의료에 관한 정보사항은 응급의료포털 E-Gen(http:/www.e-gen.or.kr) 사이트를 검색하면 자세한 정보를 알 수 있다. 응급의료기관을 운영하는 병원은 2024년 3월 기준 전국에 약 430개 의료기관이 있다.

5) 전문센터 및 특수클리닉

병원의 전문 진료 및 특수질환의 치료를 위해 진료 각과와 협진체계를 구축하여 전문센터와 특수클리닉을 운영하고 있다. 운영의 효율성요소로는 특수질환 진료에 대한 이용편리와 신속한 진료 및 치료기간 단축, 병원의 특성화사업 및 대외 경쟁력강화 기여 등이 있다. 전문센터와 특수클리닉은 병원의 규모와 기능, 진료능력, 시설 및 의료장비보유, 특수성에 따라 개설된 센터와 특수클리닉은 다르나 일반적으로 운영되는 센터와 클리닉은 아래와 같다.

(1) 전문센터

암, 응급의료, 건강증진, 뇌혈관 또는 뇌신경, 심장, 척추/관절, 뇌졸중, 당뇨, 인공신장, 국제진료(외국인 진료), 소화기, 대장항문, 임플란트, 스포츠건강의학, 장기이식, 재활센터 등이 있다.

(2) 특수클리닉

당뇨, 갑상선, 고혈압, 치매, 척추, 관절, 뇌신경, 호흡기, 소화기, 천식, 비만, 난청, 대장항문, 인공신장, 전립선, 여성건강, 스트레스심리상담, 요실금클리닉 등이 있다.

3. 병원의 의료정보시스템

병원의 의료정보시스템에는 처방전달시스템과 전자의무기록, 영상정보시스템, 원격의료시스템 등이 있다.

1) 처방전달시스템

처방전달시스템(OCS : Order Communication System)은 병원의 정보시스템 중 가장 기본이 되는 시스템으로 병원에서 환자를 중심으로 의사, 간호사, 진료지원부서 간의 정확하고 신속한 의사전달과 정보전송을 전산화하는 병원정보시스템의 핵심이다. 이 시스템은 환자의 질환과 관련한 진단, 검사의뢰 및 결과보고를 중심으로 진료와 진료지원 및 원무행정부서 간에 전달되는 과정을 전산화한 것이다. OCS는 환자가 진료 받는 장소에 따라 외래 OCS와 병동 OCS로 구분될 수 있다.

2) 전자의무기록

전자의무기록(EMR : Electronic Medical Record)은 환자의 의무기록지에 포함된 의사오더와 다양한 형식으로 기술된 진료기록(문자와 이미지로 결합된 임상자료)을 전산매체에 저장하여 저장된 의료정보를 컴퓨터를 통해 사용자가 쉽게 접근하고 활용할 수 있도록 지원하는 시스템이다.

3) 영상정보시스템

영상정보시스템(Picture Archiving and Communication System : PACS)은 의료영상

을 획득, 저장, 전송, 조회하는 시스템을 의미한다. PACS는 의학용 영상 정보의 저장(Archiving), 판독 (Reading) 및 검색(Viewing) 기능 등의 수행을 통합적으로 처리하는 시스템이다. 즉, PACS는 X선. CT. MRI. PET. SPECT 등에 의해 촬영된 모든 방사선검사 결과를 디지털 이미지로 변환, 촬영과 동시에 대용량 기억장치에 저장시켜 판독 전문의가 모니터를 통해 판독할 수 있도록 해주는 시스템이다.

4) 원격의료시스템

원격의료시스템(telemedicine)은 의료인과 의료인, 혹은 의료인과 환자가 서로 멀리 떨어져 있는 상태에서 행하는 의료행위로 법적으로는 컴퓨터 · 화상통신 등 정보통신기술을 활용하여 먼 곳에 있는 의료인에게 의료지식이나 기술을 지원하는 원격의료를 의미한다. 따라서 의사와 의사, 의사와 환자 사이에서 정보통신기술을 이용하여 비대면 방식으로 이루어지는 의료행위를 의미한다.

4. 의료수가제도

1) 의료수가제도

의료수가는 환자가 의료기관에 내는 본인부담금과 국민건강보험공단에서 의료기관에 지급하는 급여비의 합계를 의미한다. 즉 의료수가란 요양급여비용으로 의료행위에 대한 대가로 지불하는 비용으로서 건강보험공단과 환자가 의사나 약사 등의 의료서비스 제공자에게 의료행위에 대해 제공하는 비용을 말한다. 일반적으로 치료원가와 의사 · 간호사 등 보건의료인의 인건비와 전기료 등 의료기관 운영에 따른 부대비용을 합친 금액을 기준으로 결정된다. 의료수가는 = 상대가치점수 × 환산지수로 산출된다. 의료수가제 산출방식에는 ① 행위별 수가제(Fee-For-Service : FFS)와 ② 포괄수가제(Diagnosis Related Groups : K-DRG)/신포괄수제가 있다.

2) 의료수가 종류

의료수가의 종류에는 건강보험수가 의료급여수가 산재보험수가 자동차보험수가 일반수가 외국인 진료수가 등이 있으며 고시기관은 아래와 같다.

표 1-2 의료수가의 종류 및 고시기관

수가종류	고시기관	비고
건강보험수가	보건복지부	행위별수가, 포괄수가제
의료급여수가	보건복지부	
산재보험수가	고용노동부	
자동차보험수가	국토교통부	
일반수가	병원(홈페이지 게시)	상급병실료 등 비급여수가
외국인 진료수가	병원	외국인 별도 적용(병원별 상이)

3) 비급여

비급여(非給與)란 요양급여에서 제외되는 범위는 질병, 부상의 치료목적이 아니거나, 업무 또는 일상생활에 지장이 없는 질환, 기타 보험급여의 원리에 부합하지 않는 것으로서 보험급여가 되지 않고 전액 환자가 부담하는 것을 의미한다. 비급여 대상의 항목에는 행위 · 약제 및 치료재료 등이 있다. 병원에서 빈도 높은 비급여 대상(행위)에는 상급병실 1인실료(상급병실차액), 진단서발급료, 종합건강진단(종류별), 미용목적성형술, 유전자검사, 시력교정술(라식수술), 일상생활에 지장이 없는 피부 및 비뇨기 질환, 초음파(건강보험적용기준 외), MRI 및 PET(건강보험적용기준 외), 진정내시경료(건강보험적용기준 외), 치아교정 및 치과 보철, 임플란트수술(건강보험적용기준 외) 등이 있으며 효율적인 관리가 필요하다.

※ 의료기관 개설자는 「국민건강보험법」 제41조 제3항"에 따라 요양급여의 대상에서 제외되는 사항 또는 「의료급여법」 제7조 제3항에 따라 의료급여의 대상에서 제외되는 사항의 비용(비급여 진료비용)을 환자 또는 환자의 보호자가 쉽게 알 수 있도록 보건복지부령으로 정하는 바에 따라 고지하여야 한다.

4) 수가관리

① 병원의 의료수가관리는 병원의 경영과 진료수익관리에 매우 중요한 역할을 하고있다. 따라서 의료수가위원회, 수가관리 전담부서 및 전담자, 수가 신설 및 변경, 비급여수가 운영 등 수가관리에 신중을 기하여야 한다.

② 매년 정기적으로 1~2회 수가발생 해당부서를 방문하여 수가를 점검, 확인하고, 신설 및 변경사항이 있는지 협의하며, 수가코드집을 정리(관리)하여야 한다.

5. 의료기관의 부대사업

「의료법」 제49조 제1항 제7호에서 "휴게음식점영업, 일반음식점영업, 이용업, 미용업 등 환자 또는 의료법인이 개설한 의료기관 종사자 등의 편의를 위하여 보건복지부령으로 정하는 사업"을 말한다. 부대사업에는 제과점 영업, 안경 조제 · 판매업, 소매업 중 편의점, 슈퍼마켓, 자동판매기 영업 및 서점 등이 있다.

6. 병원조직의 특성 및 구성인력

1) 병원조직의 특성

병원의 조직의 특성은 ① 자본집약적이면서 노동집약적인 경영체이며 ② 진료, 교육, 연구 등 다양한 사업목적을 가지고 있으며 ③ 유기적이고 복잡한 전환과정을 거쳐 서비스를 제공하는 기관이며 ④ 생산된 서비스의 품질관리나 업적평가가 용이하지 않으며 ⑤ 관리체계와 진료체계가 이원화 되어 있으며 ⑥ 직종이 다양하고 전문 인력의 구성이 높으며 ⑥ 직종 간 이질성과 직종별 집단의 높은 응집력을 가지고 있으며 ⑦ 여성인력의 비중이 높은 등이 있다.

2) 병원의 구성인력

병원의 직종은 일반적으로 아래와 같이 분류하지만, 병원의 조직과 기능 및 업무수행에 따라 분류를 달리하는 경우도 있다.

표 1-3 병원의 직종 분류

직 종	내 용
의사직	전문의, 전임의, 일반의, 전공의(인턴, 레지던트) 등
간호직	간호사, 간호조무사 등
약무직	약사, 약무보조원 등
보건직 (의료기사직)	의료기사(임상병리사, 방사선사, 치과위생사, 치과기공사, 물리치료사, 작업치료사), 안경사, 응급구조사 등
사무직	일반사무(기획, 경영관리, 홍보, 총무, 인사, 원무, 보험, 예산, 회계, 재무, 경리, 물류, 구매, 자재, 검진, 사서, 부대사업 등)에 종사하는 직원
연구직	연구업무에 종사하는 직원(임상의학 연구소 등)
기술직	의료공학기사, 전기기사, 기계기사, 열관리기사, 냉동기계기사, 고압가스 화학기사, 고압가스 취급 기능기사, 환경기사, 소방설비기사, 위험물 취급기능사, 정보처리기사, 산업안전기사 등은 주로 기술직으로 분류

기능직	조리원, 배선원, 미화원, 세탁원, 수선원, 승강원, 재봉사, 운전기사, 영선 및 수리보수원, 경비원, 보안원, 진료보조원 등은 주로 기능직으로 분류
기타 전문직	의무기록사, 사회복지사 등이 있지만 병원의 조직과 기능에 따라 보건직(또는 의료기사직)에 포함 또는 사무직으로 분류하고 있으며, 영양사는 보건직에 포함되거나 또는 영양직으로 별도 구분함.

3) 원무관리 업무 및 조직

원무관리란 병원의 사무활동 중 진료를 위한 환자들의 수속절차와 진료비 관리 및 진료지원업무를 말하며, 즉, 병원의 사무 중 환자관리와 진료비의 관리업무를 의미한다. 원무관리의 업무 내용에는 (1) 창구대응업무(진료접수, 진료비수납, 입 · 퇴원, 제증명발급, 재원환자관리) (2) 창구지원업무(미수금 및 보험심사청구업무 등 사후관리) (3) 전반관리업무(진료수가의 관리 및 원무통계 및 진료실적, 자료의 분석을 통한 원무정책과 기획을 수립, 고객서비스 개선 등이 있으며, 조직은 원무팀(과)으로 구성되어 있다. 원무관리의 영역을 그림으로 나타내면 다음과 같다.

그림 1-3 원무관리 영역

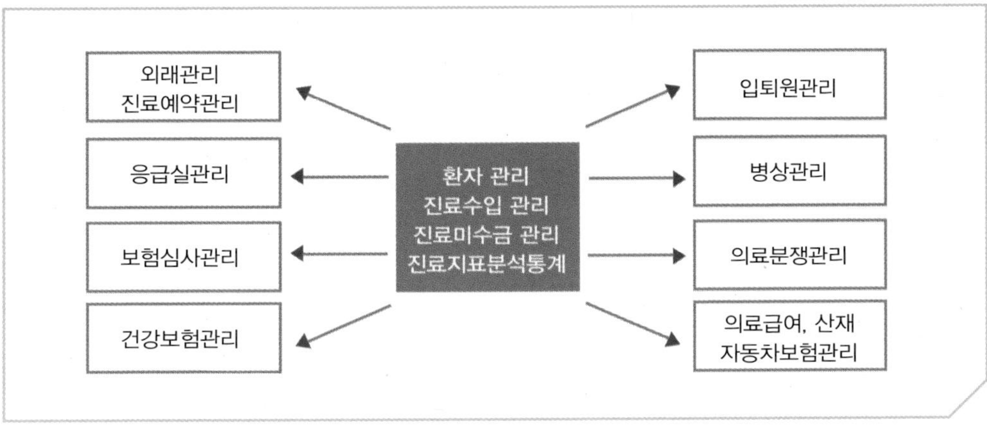

4) 건강검진실의 업무 및 조직

건강검진실의 주요업무로는 검진접수 및 수납업무(국가검진, 학생검진, 일반검진, 종합검진, 특수검진 등), 검진예약 및 일정관리, 검사 및 결과관리, 검진프로그램개발, 건강검진료청구, 고객관리, 검진홍보 및 섭외유치, 검진 유질환자관리(사후관리), 검진결과 통계분석 등의 업무를 수행하고 있다. 조직은 대형병원의 경우에는 사무직은 건강검진진센터 소속으로 독립된 조직에 소속되어 있으나 중소병원의 경우에는 주로 원무부서(팀, 과)에 소속되어 있다. 건강검진센터의 명칭은 병원의 설립요건 및 특수성 등에 따라 건강증진센터, 건강검진센터, 건강의학센터, 건강진단센터, 헬스케어센터, 종합건진센터, 종합검진센터 등으로 칭하고 있다.

그림 1-4 건강검진센터

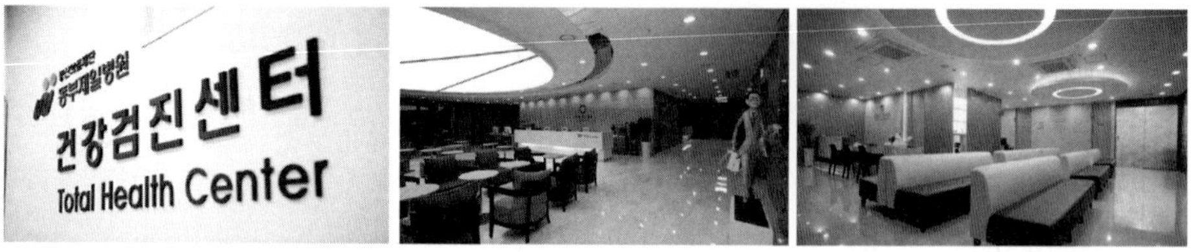

7. 의료기관 개설 및 변경 신고

1) 의료기관 개설

① 의원, 치과의원, 한의원 또는 조산원을 개설하려는 자는 보건복지부령으로 정하는 바에 따라 시장 · 군수 · 구청장에게 신고하여야 한다.

② 종합병원, 병원, 치과병원, 정신병원, 한방병원, 요양병원을 개설하려면 보건복지부령으로 정하는 바에 따라 시 · 도지사의 허가를 받아야 한다.

③ 의료기관을 개설할 수 있는 자

의사는 종합병원, 병원, 요양병원, 정신병원, 의원을, 치과의사는 치과병원, 치과의원을, 한의사는 한방병원, 요양병원, 한의원을, 조산사는 조산원을 개설할 수 있다.

2) 의료기관 현황 및 변경신고

의료기관을 처음 개설할 경우에는 관할 시 · 군 · 구청에 먼저 신고를 한 후 건강보험심사평가원에 신고를 하여야 한다. 또한, 신고한 내용이 변경된 경우에는 그 변경된 날부터 15일 이내에 보건복지부령으로 정하는 바에 따라 건강보험심사평가원(요양기관 포털서비스)에 신고하여야 한다.

1-2 건강과 질병예방

{ 학습목표 }
❶ 건강의 개념과 변천사에 대하여 알 수 있다.
❷ 건강의 수준지표를 분류하고 관리할 수 있다.
❸ 질병의 발생과 예방단계를 설명할 수 있다.
❹ 우리나라에서 시행하고 있는 국민건강증진사업을 수행할 수 있다.

필요 지식

1. 건강의 개념

1) 건강

(1) 건강의 정의

① WHO의 건강의 정의

세계보건기구(WHO)는 1948년 세계 보건기구헌장의 전문에서 건강의 정의를 “건강이란 단순히 질병이 없거나 허약하지 않을 뿐만 아니라 신체적 · 정신적 · 사회적 안녕이 완전한 상태이다(Health is a complete state of physical, mental, and social well-being and not merely the absence of disease or infirmity)”라고 정의하였다. 즉 신체적 · 정신적으로 건강해야 함은 물론이고 사회생활 중에 자기의 역할과 기능을 만족스럽게 수행할 수 있는 상태까지를 건강의 개념으로 보고 있다. 사회적인 안녕이란 사회에 있어서 그 사람 나름대로의 역할을 충분히 수행하는 사회생활을 영위할 수 있는 상태로서 인간의 사회적 존재로서의 기능을 한다는 것은 사회 속에서 자신에게 부과된 사회적 기능을 다한다는 뜻이다. 그 후 1998년 1월 101차 세계보건기구 집행이사회에서는 건강의 정의에 영적인 안녕을 추가하기로 결정 하였으나 1999년 총회에서 의결이 인준되지 않았다.

(2) 학자들의 건강의 정의 및 이론

① F. G. Clark

건강은 병인, 숙주, 환경의 세 가지 요인이 상호작용하여 성립된다는 삼원론을 주장하였다. 즉 병인이 우세하거나 환경이 병인에 유리하게 작용하면 건강이 저해되고 질병이 발생되며, 반대로 숙주가 우세하거나 유리한 환경이 되면 건강이 증진하게 된다고 하였으며, 이 세 가지 요인이 균형을 잘 이루고 있을 때 비로소 건강이 유지된다고 하였다.

② Claude Bernard(1895)

프랑스의 생리학자로서 실험의학과 일반생리학의 창시자인 클로드 버나드는 인간의 건강이란 외부환경의 변화에도 내부환경은 항상성(homeostasis)을 유지하는 상태라고 주장하였다.

③ Talcott Parson

미국의 사회학자 talcott Parson는 "건강이란 각 개인이 사회적인 역할과 임무를 효과적으로 수행할 수 있는 최적의 상태"라고 하여 건강을 개인의 사회적 기능의 측면에서 그 기능의 역할과 임무수행 여부와 연결시켜 정의하였다.

④ Dunn(1959)

"인간이 일상에 효율적으로 대처하며 기능할 수 있다면 건강한 상태이며, 이에 반해 일상에서 적절히 대처할 수 없거나 전체적인 기능이 통합되지 못하면 불건강상태"라고 정의하였다. 이는 건강 – 불건강의 연속성개념을 제시(최고의 건강–최저의 건강)한 것이다.

⑤ Newman

건강이란 "단순히 질병이 없다는 것만으로 건강이라 할 수 없고 모든 자질, 기능, 능력이 신체적으로나 정신적으로 또는 도덕적인 면에서도 최고로 발달하고 완전히 조화된 인간만이 진실한 건강자"라고 정의하였다.

⑥ Walsh

"건강이란 그 자신이 특수한 환경 속에서 효과적으로 그 기능을 발휘할 수 있는 능력이다"라고 정의하였다.

⑦ Smith

Smith는 건강개념에 대한 4개의 개념 즉, 임상개념, 역할수행개념, 적응 건강개념, 행복론적 개념으로 분류하여 단순한 의료의 필요는 양적으로 많은 반면, 복잡한 의료의 필요는 양적으로 적다라고 하였다.

⑧ Tempkin(1953)

건강의 의미를 무병, 안녕함, 개인생활 및 사회생활능력을 포함시킴으로써 건강의 기준에 일상생활을 수행하는 능력을 포함하였다.

(3) 건강의 중요성

건강이 중요하다는 것은 건강이 생명의 존엄성을 유지해가는 기본적 요소라는 점과 삶의 가치를 실현해 가는데 중요한 요소로 작용한다는 점에서 그 중요성을 찾아볼 수 있다. 19세기경 까지도 인간의 건강개념은 신체적 건강에 초점이 맞추어졌으나 19세기 중엽 이후에는 정신건강과 신체건강을 불가분의 관계로 이해하는 심신(정신, 신체)개념의 건강으로 이해되어 왔다. 그러나 20세기 중반 이후는 WHO가 규정한 바와 같이 정신, 신체개념의 건강은 물론 생활개념의 건강에 무게중심을 두고 있으며, 최근에는 영적건강의 개념이 도입되어야 한다는 주장도 제기되고 있다.

(4) 건강개념의 변천사

건강개념의 시대적 변천은 ① 신체개념(19세기이전) → ② 심신개념(19세기) → ③ 생활개념(20세기)으로 변천하였다.

표 1-4 건강개념의 변천사

구분	신체개념 (생물의학적 건강)	심신개념	생활개념
시기	17~18 C	19 C	20 C
개념	육체와 정신 분리	육체와 정신 일체	역할수행 포함
변천	육체 = 기계 질병 = 기계의 고장 고장 난 기계의 수리 → 건강 회복 건강 : 신체에 질병이 없는 상태 (신체적 건강)	인간의 신체와 정신은 불가분의 관계 'A sound mind in a sound body' (건전한 신체에 건전한 정신이 깃든다) 건강 : 신체적 건강 + 정신적 건강	세계보건기구(WHO) 건강의 정의에서 건강은 심신개념에 사회적 안녕 상태까지 포함

(5) 건강의 성립 조건

F.G clark은 삼원론을 제시하였으며 건강은 ① 병인 ② 숙주 ③ 환경의 3요인이 상호 작용 되어 성립된다고 하였다. 즉, 병인이 우세하거나 환경이 병인에 유리하게 작용하면 건강이 저해되고 질병이 발생되며 반대로 숙주가 우세하거나 숙주에게 유리한 환경이 되면 건강이 증진하게 된다고 한다. 따라서 이 3요인이 균형을 잘 이루고 있을 때 비로소 건강이 유지된다.

그림 1-5 질병 발생의 3대 요인

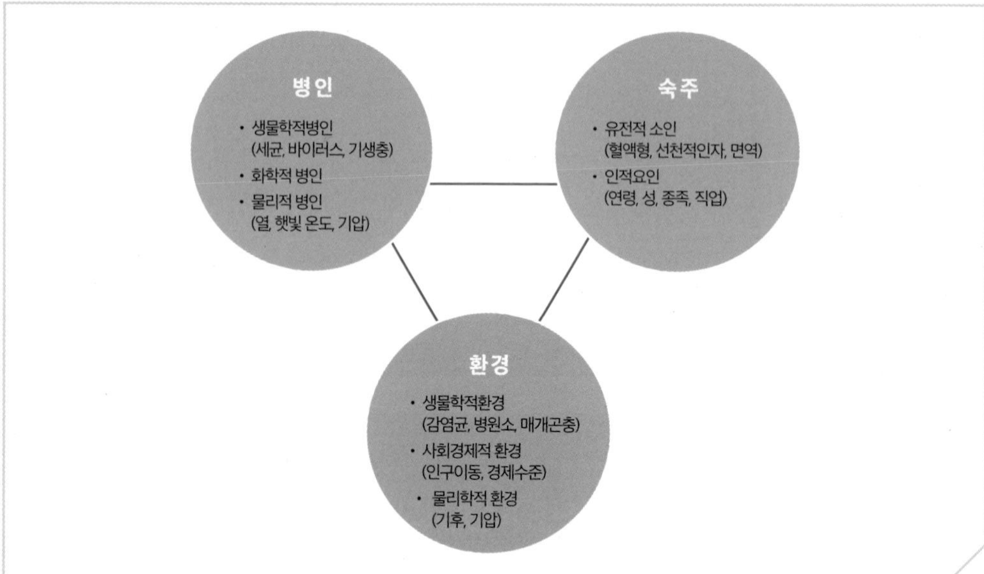

2. 질병의 발생과 예방

1) 질병발생

질병이란 건강에서 벗어난 상태, 즉 신체의 구조적. 기능적 장애로서 인간이 라는 숙주, 질병을 일으키는 병인, 그리고 인간이 살아가고 있는 환경의 세가지 요인에 의해서 결정된다. F.G. Clark는 건강의 성립조건으로 생태학적 모델(ecological model)로서 건강과 질병은 병인(agent), 숙주(host), 환경(environment)의 3가지 상호작용에 의하여 결정된다는 질병발생의 삼원론을 주장하였다. 여기서 병인은 질병발생의 직접적인 원인이 되며, 숙주는 병원체 요인에 의해서 침범을 받게 되어도 이에 대한 반응은 사람에 따라 다르게 나타난다. 환경은 숙주와 환경사이에서 지렛대 역할을 하며, 건강과 질병에 크게 영향을 미치는 요소이다.

2) 질병의 예방의 단계

Leavell과 Clark교수는 질병예방을 1차, 2차, 3차적 단계로 나누어 설명하였다.

(1) 1차적 예방(Primary Prevention) : 질병발생 억제단계

병인, 숙주, 환경 등에 의해서 질병발생의 자극이 있는 시기로서 인간의 생활환경개선, 건강증진활동, 안전관리 및 예방접종 등 질병발생의 억제 또는 방지예방활동이 필요한 단계이다. 즉 신체의 기능장애나 질병보다는 생체의 조절 기능이 변해가는 과정에 깊은 관심을 가지고 대상기능이 완전히 파탄되기 이전에 예방조치를 취하여 건강한 사람이 병들지 않고, 그들의 건강상태를 최고수준으로 향상시키도록 노력하는 것이다. 이 단계를 비병원성기(질병전 단계)라고 한다.

(2) 2차적 예방(Secondary Prevention) : 조기발견과 조기 치료단계

숙주의 병적 변화가 있는 시기로서 질병의 조기발견, 조기치료의 등의 치료의학적 예방활동이 필요한 질병의 악화를 예방하는 단계이다. 따라서 검진을 통해서 조기에 발견하여 치료함으로써 질병이 더 이상 진전되지 않도록 정지케 한다든가 또는 병의 진전을 지연시킴으로써 중증으로 되는 것을 예방하여 고통과 후유증, 그리고 비용 등을 줄여 효율적으로 치료하고자하는 예방활동이 필요한 시기이다. 즉 질병초기 또는 임상질환기에 적용되는 것으로 건강을 해쳐서 질병상태에 있는 사람은 물론, 어떤 질병에 걸릴 가능성이 있는 개인이나 집단에 대하여 개별적 또는 집단적으로 건강진단을 실시하여 질병을 될수록 빨리 찾아내고 적절한 의료혜택을 받도록 하여 질병의 진행을 늦추고 합병증 및 휴유증을 방지하여 빨리 원래상태의 건강상태를 유지하는 것을 말한다.

(3) 3차적 예방(Tertiary Prevention) : 재활 및 사회 복귀단계

질병의 재발방지, 잔여기능의 최대화, 재활활동 등의 재활의학적 예방활동 및 사회복귀능력의 제고활동이 필요한 단계이다. 즉 질병에 대한 치료를 하였음에도 불구하고 심신의 장애를 남긴 사람들에게 물리학적 치료를 실시하여 장애된 신체기능을 회복시키거나 기능장애를 최소한으로 경감시키고 남아있는 기능을 최대한으로 활용하게 하여 정상적인 사회생활을 할 수 있도록 직업훈련을 시켜주는 것을 말한다. 따라서 이 단계는 의학적재활, 직업적재활, 사회적재활, 정신적재활이 포함된다.

표 1-5 질병발생과 예방대책 단계

질병 단계	비병원성기 (1단계)	초기병원성기 (2단계)	불현성감염기 (3단계)	발현성질환기 (4단계)	회복기 (5단계)
질병의 과정	병인, 숙주, 환경	병인, 자극의 형성	숙주의 반응	질병	회복 또는 사망
예비적 조치	건강증진, 환경위생, 영양개선	특수예방, 예방접종	조기발견/조기치료	악화방지를 위한 치료	재활/사회복귀
예방 차원	1차적 예방		2차적 예방		3차적 예방

3) 질병 예방

우리 인간이 질병을 예방하고 건강을 유지하기 위해서는 여러 가지 예방활동이 필요하게 되는데 Leavell과 Clark교수는 예방은 질병발생을 억제하는 것으로 광의의 3단계로 분류하였다.

① 1차 예방(Primary prevention) : 질병 발생 억제 단계(환경개선, 건강증진활동, 안전, 예방접종 등)

② 2차 예방(Secondary Prevention) : 질병의 조기발견과 조기치료단계

③ 3차 예방(tertiary Prevevtion) : 재활 및 사회복귀 단계

3. 우리나라의 사망원인 분석

통계청에 의하면 우리나라의 2022년 총 사망자 수는 372,939명으로 전년 대비 355,259명(17.4%) 증가하였으며, 사망률은 인구 10만명당 727.6명으로 남자사망률이 여자사망률보다 높으며, 3대사인은 ① 악성신생물(162.7명) ② 심장질환(65.8명) ③코로나 19(61.0명)로 총사망자의 39.8%를 차지하고 있다. 그 뒤를 이어 ④ 폐렴(52.1명) ⑤ 뇌혈관질환(49.6명) ⑥고 의적 자해(자살)→ ⑦ 알츠하이머병 → ⑧ 당뇨병 → ⑨ 고혈압성 질환→ ⑩ 간 질환 순으로 10대 사망원인이 총사망자의 67.4%를 차지하고 있다(통계청 사망원인통계 2023).

표 1-6 사망원인 순위 추이, 2021~2022

(단위 : 인구 10만 명당, 명, %)

순위	2021년		2022년					
	사망원인	사망률	사망원인	사망자 수	구성비	사망률	'12 순위 대비	'21 순위 대비
1	악성신생물	**161.1**	악성신생물(암)	**83,378**	**22.4**	**162.7**	–	–
2	심장 질환	**61.5**	심장 질환	**33,715**	**9.0**	**65.8**	–	–
3	폐렴	**44.4**	코로나19	**31,280**	**8.4**	**61.0**	신규	↑+9
4	뇌혈관 질환	44.0	폐렴	26,710	7.2	52.1	↑+2	↓–1
5	고의적 자해(자살)	26.0	뇌혈관 질환	25,420	6.8	49.6	↓–2	↓–1
6	당뇨병	17.5	고의적 자해(자살)	12,906	3.5	25.2	↓–2	↓–1
7	알츠하이머병	15.6	알츠하이머병	11,624	3.1	22.7	↑+4	–
8	간 질환	13.9	당뇨병	11,178	3.0	21.8	↓–3	↓–2
9	패혈증	12.5	고혈압성 질환	7,717	2.1	15.1	↑+1	↑+1
10	고혈압성 질환	12.1	간 질환	7,541	2.0	14.7	↓–2	↓–2

자료출처 : 통계청(2023). 사망원인 분석

그림 1-6 성별사망순위(2022년)

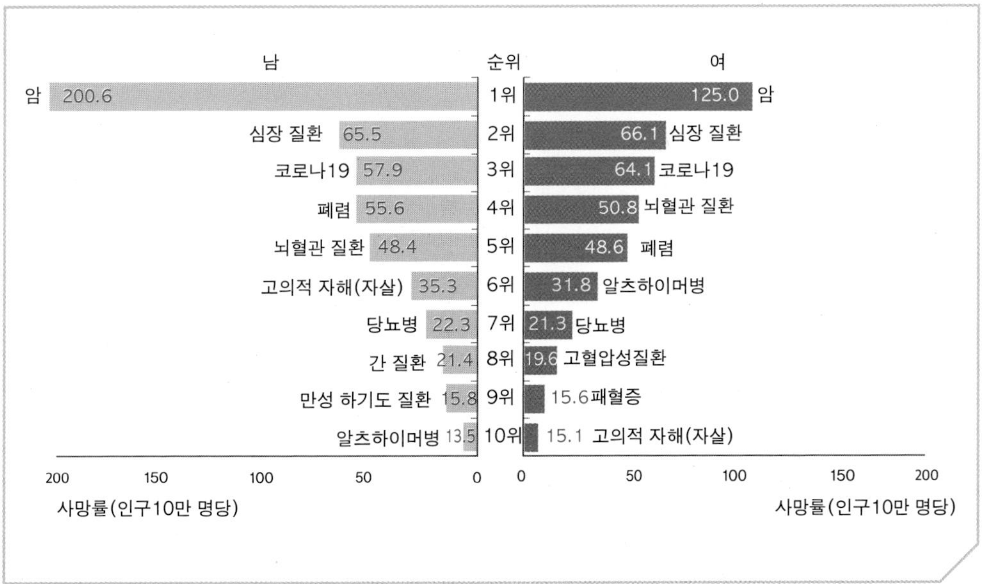

자료출처 : 통계청(2023). 사망원인 분석

(1) 성별 사망

성별 사망원인에서 남자의 10대 사인은 악성신생물(암), 심장 질환, 코로나19, 폐렴, 뇌혈관 질환, 고의적 자해(자살), 당뇨병, 간 질환, 만성 하기도 질환, 알츠하이머병 순으로 나타났으며, 여자의 10대 사인은 악성신생물(암), 심장 질환, 코로나19, 뇌혈관 질환, 폐렴, 알츠하이머병, 당뇨병, 고혈압성 질환, 패혈증, 고의적 자해(자살) 순으로 나타났다. 또한, 남녀 모두 악성신생물(암)의 순위가 가장 높았고, 남자의 악성신생물 사망률이 여자보다 1.6배 높았다.

(2) 악성신생물(암) 사망률

악성신생물(암)에 의한 사망률(인구 10만 명당 명)은 162.7명으로 전년 대비 1.6명(1.0%) 증가하였으며, 암 사망률은 폐암(36.3명), 간암(19.9명), 대장암(17.9명), 췌장암(14.3명), 위암(13.9명) 순으로 높았다.

표 1-7 악성신생물(암)의 성별 사망률 추이(2012~2022년)

(단위: 인구 10만 명당 명, %)

			악성신생물(암)	폐암	간암	대장암	췌장암	위암	유방암	전립선암	자궁암	백혈병	식도암	자궁암
남녀전체	2012년		146.5	33.1	22.5	16.3	9.5	18.6	4.0	2.9	3.3	2.8	2.4	2.4
	2021년		161.1	36.8	20.0	17.5	13.5	14.1	5.3	4.6	4.0	3.1	2.7	2.7
	2022년		**162.7**	**36.3**	**19.9**	**17.9**	**14.3**	**13.9**	**5.6**	**4.6**	**4.0**	**3.2**	**2.9**	**2.5**
	'21년 대비	증 감	1.6	-0.6	-0.1	0.4	0.8	-0.2	0.3	0.1	-0.0	0.1	0.2	0.1
		증감률	1.0	-1.5	-0.3	2.2	5.8	-1.3	5.0	1.1	-0.1	3.3	5.5	-4.3

자료출처: 통계청(2023). 사망원인 분석

수행내용 및 수행준거 - 건강과 질병예방

1 WHO의 건강의 정의와 건강의 변천사에 대하여 알아본다.

(1) 건강의 정의

세계보건기구(WHO)는 1948년 세계 보건기구헌장의 전문에서 건강의 정의는 건강이란 단순히 질병이 없거나 허약하지 않을 뿐만 아니라 신체적, 정신적, 사회적 안녕이 완전한 상태이다.

(2) 건강개념의 변천사

① 신체개념(19세기 이전)→ ② 심신개념(19세기)→ ③ 생활개념(20세기)으로 변천하였다.

2 Leavell과 Clark교수가 주장한 질병예방단계(1차, 2차, 3차)에 대하여 알아본다.

질병을 예방하고 건강을 유지하기 위해서는 ① 1차 예방(Primary prevention) : 질병 발생 억제 단계(환경개선, 건강증진활동, 안전, 예방접종 등) ② 2차 예방(Secondary Prevention) : 질병의 조기발견과 조기치료단계 ③ 3차 예방(tertiary Prevevtion) : 재활 및 사회복귀 단계가 있다고 하였다.

3 우리나라의 10대 사망원인과 암사망률에 대하여 알아본다.

통계청발표에 의하면 우리나라의 2022년 10대사망원인은 ① 악성신생물 ② 심장질환 ③ 코로나19 ④ 폐렴 ⑤ 뇌혈관질환 ⑥ 고의적 자해(자살) ⑦ 알츠하이머병 ⑧ 당뇨병 ⑨ 고혈압성 질환 ⑩ 간 질환 순으로 10대 사망원인이 총사망자의 67.4%를 차지하고 있다. 악성신생물(암)에 의한 사망률(인구 10만 명당 명)은 162.7명으로 전년 대비 1.6명(1.0%) 증가하였으며, 암 사망률은 폐암(36.3명), 간암(19.9명), 대장암(17.9명),췌장암(14.3명), 위암(13.9명) 순으로 높았다.

1-3 건강진단과 건강증진

{ 학습목표 } ❶ 건강진단 및 건강증진의 개념과 목적 대하여 이해할 수 있다.
❷ 우리나라에서 시행하고 있는 건강진단사업의 유형을 알 수 있다.
❸ 우리나라에서 시행하고 있는 국민건강증진사업을 알 수 있다.

필요 지식

1. 건강진단

1) 건강진단의 개념

건강진단(health diagnoses)은 개인의 건강상태 및 질병이상 유무에 대하여 의사의 진찰과 검사 등을 통하여 건강을 진단하는 것을 의미한다. 따라서 건강진단의 목적은 체계적인 선별검사를 통하여 각종 질병을 조기예방과 조기발견 및 조기치료를 할 수 있게 하고, 생활습관을 개선하여 건강을 증진시키는 예방적 활동이라고 할 수 있다. 또한 조기예방과 조기진단을 통한 건강관리로 삶의 질을 향상시킬 수 있다.

(1) 건진(健診)과 검진(檢斷)

건진(健診)은 건강진단(健康診斷)의 약어이며, 검진(檢診)은 검사(檢査)와 진단(診斷)의 약어이다.

(2) 조기검진

조기검진이란 특별한 자각증상이 없어서 치료를 받고 있지는 않지만 건강문제를 가지고 있는 사람들을 찾아내는 방법으로써 정의상 무증상자(no symptom)를 대상으로 하는 보건의료서비스(건강진단)를 의미한다.

(3) 정기검진

정기검진이란 정기적으로 건강상태를 점검하여 질병의 조기발견과 그에 따른 대책과 치료를 목적으로 하는 의학적인 조사를 의미한다.

2) 건강진단의 종류(유형)

건강진단(健康診斷)의 종류는 국가검진과 일반건강진단으로 구분할 수 있으며, 국가검진은 ① 일반건강검진(1,2차) ② 암검진 ③ 의료급여 생애전환기 건강진단 ④ 영유아 건강검진 ⑤ 학생건강검진 등이 있다. 일반건강진단에는 ① 근로자건강진단 ② 채용건강진단 ③ 특수건강진단 ④ 일반건강진단 ⑤ 종합건강진단 등이 있다.

(1) 일반건강검진 및 암검진

국민건강보험법 제47조에 의거 국민건강보험공단 주관으로 건강보험가입자(피보험자 및 피부양자)를 대상으로 실시하는 건강진단이다. 일반건강검진(1차 및 2차)은 생활습관병(성인병)의 예방 및 조기발견을 목적으로 실시하고 있으며, 암검진은 국가차원의 암예방 및 암의 조기 발견을 목적으로 6대암(위암, 대장암, 간암, 유방암, 자궁경부암, 폐암) 검사를 실시하고 있다. 또한 일반건강검진과 암검진은 질병의 사전예방과 조기발견 및 조기치료로 국민의 의료비를 절감하고 국민건강수준을 향상시키는 데 목적이 있다.

(2) 학생건강진단

초등학교부터 고등학교 재학중인 성장기 학생을 대상으로 학교와 가정에서 예기치 못한 질병을 조기발견하고 유소견 학생에 대하여 철저한 사후관리를 함으로써 보다 나은 학교생활로 건강을 유지하기 위하여 학교보건법(제7조 ②항 및 학교 건강검사규칙 제7조)에 의하여 실시하는 건강진단이다. 검사항목으로는 근, 골격 및 척추, 눈, 귀, 콧병, 목병, 피부병, 구강, 기관능력, 병리검사(소변, 혈액형, 혈압) 등을 실시하고 있다.

(3) 근로자건강진단

① 채용건강진단

채용건강진단은 신규채용된 근로자가 일반질병 및 조기발견에 필요한 기초 건강자료확보와 배치되는 업무에 대한 적합성(Fitness) 평가를 위하여 부서에 배치되기 전에 받아야 하는 건강진단이다.

② 일반건강진단

일반건강진단은 일반질병을 조기발견하기 위하여 사무직에 종사하는 근로자는 매 2년마다, 나머지 기타 근로자는 매1년마다 정기적으로 받아야 하는 건강진단이다.

(4) 신체검사

신체검사(身體檢査)는 용도와 목적에 따라 일반신체검사, 유학신검, 비자신검, 선원신검, 총포신검, 보건위생업종사자신검 등이 있다.

(5) 특수건강진단

특수건강진단(特殊健康診斷)이라 함은 산업안전보건법에 의하여 유해인자에 노출되는 업무에 종사하는 근로자 또는 근로자 건강진단실시 결과 직업병유소견자로 판정받은 후 작업 전환을 하거나 작업장소를 변경하고 직업병 유 소견 판정의 원인이 된 유해인자에 대한 건강진단이 필요하다는 의사의 소견이 있는 근로자의 건강관리를 위하여 실시하는 건강진단을 말한다. 특수건강진단의 대상 업무에 종사하는 근로자에 대하여는 '특수건강진단의 시기 및 주기'에 따라 특수건강진단을 실시하여야 한다. 특수건강진단의 검사항목은 필수검사항목과 선택검사항목으로 구분되며, 유해인자별 세부검사항목이 따로 명시되어 있다.

(6) 종합건강진단

각종 성인병예방 및 질병의 조기발견을 위하여 선별적 검사를 통하여 종합적으로 건강진단을 실시하는 것을 의미하며, 의료기관별로 다양한 건강진단 프로그램(건강진단 종류별 검사 항목 상이)을 운영하고 있다.

(7) 국가건강검진 및 종합건강진단 주요장비

국가건강검진 및 종합건강진단의 주요장비는 다음과 같다.

표 1-8 건강검진장비 현황

(단위 : 대)

번호	장비명	일반검진	종합검진	용도	비고
1	체성분측정기		ㅇ	신체계측용	
2	시력측정기	ㅇ	ㅇ	시력검사용	
3	안압측정기		ㅇ	안압검사용	
4	안저측정기		ㅇ	안저검사용	
5	흉부촬영기	ㅇ	ㅇ	흉부촬영용	
6	유방촬영기	ㅇ		유방촬영용	
7	골밀도		ㅇ	골다공증검사	
8	CT(PET CT)		ㅇ	부위별검사	
9	부인과진찰대	ㅇ	ㅇ	부인과검사용	
10	치과진찰대			치과검사	치과 기본검사용
11	위내시경	ㅇ	ㅇ	위장검사	Scopy 포함
12	대장내시경	ㅇ	ㅇ	대장검사	Scopy 포함
13	위/대장세척기	ㅇ	ㅇ	세척용	
14	복부초음파		ㅇ	복부, 신장검사	
15	전립선초음파		ㅇ	전립선검사	Probe포함
16	유방/갑상선초음파		ㅇ	유방, 갑상선검사	질초음파포함
17	심장초음파		ㅇ	심장검사	
18	자동혈압측정기	ㅇ	ㅇ	혈압측정	
19	심전도	ㅇ	ㅇ	심장검사	
20	폐기능검사기		ㅇ	폐기능	
21	동맥경화측정기		ㅇ	동맥검사	
22	청력검사기		ㅇ	청력검사	
23	MRI/MRA		ㅇ	뇌, 척추검사	

주) 병원의 검진프로그램에 따라 설치장비는 상이함.

3) 건강진단기관

건강진단기관(健康診斷機關)이란 건강상태를 조사하여 결과에 의해 적절한 사후조치를 하는 것을 건강진단이라 하는데 이러한 건강진단을 실시하는 기관을 건강진단기관이라 한다. 진단 실시 내용에 따라 일반건강진단기관과 특수건강진단기관으로 구분된다. 일반건강진단기관은 지방노동관서장이 관내 의료기관을 우선으로 지정하되 사업체의 근로자 수와 지역적 분포를 고려하여 지정의료기관의 수가 부족하거나 관외 의료기관을 지정해야할 필요성이 있는 때에는 인근지방관내의 의료기간을 지정한다. 특수건강진단기관은 각 지방관서별로 1개 기관을 지정하는 것을 원칙으로 하되 2개 이상의 의료기관을 지정하고자 할 때에는 특수검진대상 사업체의 근로자수를 고려하여 검진지역이 중복되지 않게 지정한다.

2. 건강증진

1) 건강증진의 개념

광의의 건강증진은 단순히 질병의 치료나 예방에 그치는 것이 아니라 건강향상을 위하여 사람들이 지니고 있는 건강 잠재력이 충분히 발휘될 수 있도록 이를 개발하고 건강을 보호하기 위한 예방의학적, 환경 보호적, 행동과학 및 보건 교육적 수단을 강구하는 것이라 할 수 있다.

협의의 건강증진은 어떤 특정한 질병이나 보건문제의 해결을 목적으로 하는 것이 아니라, 비병원성기에 있는 개인의 신체적, 정신적 안녕과 능력향상을 도모하려는 1차적 예방 수단으로서 겉으로 보기에는 건강한 사람들이지만 그들의 생활양식이나 건강습관 등으로 보아 상병의 위험성이 있는 사람들을 주 대상으로 건강에 나쁜 생활양식이나 건강습관 등을 건강에 유익한 행동으로 바꾸고 적당한 운동, 영양, 휴식과 스트레스관리 등을 통하여 건강잠재력을 함양함으로써 건강을 유지, 증진시키고 건강의 나쁜 요인들을 적극적으로 대처할 수 있는 저항력을 함양하는 것이라 하겠다.

2) 학자들의 정의

① 미국 공중보건국(1979)

건강증진은 건강한 사람들이 자산들의 안녕상태를 유지, 증진시킬 수 있는 생활습관을 개발할 수 있도록 개인과 지역사회의 방법들을 개발하는 활동이다.

② 세계보건기구(WHO, 1985)

개인이나 지역사회로 하여금 건강 결정인자들에 대한 통제를 증가시키게 함으로써 스스로의 건강을 향상시키게 하는 과정이다.

③ Tannahil

건강증진은 보건교육, 건강보호, 질병예방을 적극적 건강을 증진하고 불건강을 예방하기 위한 노력의 총합이다.

④ Green

건강증진은 건강에 유익한 행동을 유도하기 위한 보건 교육적, 사회적, 환경적 지원의 조합이다.

⑤ Breslow

건강증진은 질적, 양적으로 충분한 삶의 가능성을 향상시키는 모든 수단들로써 특정 질환에 대한 예방뿐만 아니라 신체적, 정신적 기능을 유지, 증진시키고 건강에 해로운 요인에 대한 저항력을 기르는 수단이다.

3) 우리나라의 국가건강검진 프로그램

우리나라는 질병의 조기 발견 및 예방을 위한 국가건강검진을 1988년부터 고혈압, 당뇨 등 암을 제외한 만성질환에 대한 국가건강검진사업을 시행하기 시작하였고, 2002년부터는 실제적인 국가 암검진 사업을 추가로 시행하고 2012년부터는 건강보험가입자에게만 제공되던 일반검진제도를 의료급여수급권자에게도 확대하면서 전 국민을 대상으로 국가건강검진을 실시하는 세계 유일의 제도로 발전하게 되었다. 따라서 우리나라에서 가장 문제가 되는 질환들에 대하여 조기검진을 통한 사전 예방적 건강관리를 해 오고 있다. 현재 생후 4개월을 시작으로 영유아 건강검진을 실시하고 있고, 이후 학동기의 학생건강 검사(교육부 주관), 비취학청소년 건강검진, 성인 대상의 일반건강검진, 의료급여생애전환기검진, 6대 암검진(위암, 대장암, 간암, 유방암, 자궁경부암, 폐암), 노인검진(지자체) 등 전 생애를 걸쳐 국가건강검진을 실시하고 있다.

3. 건강관리와 건강증진

1) 건강관리

인간이 개인적으로 건강하며, 건강을 장래에도 유지할 수 있다는 것은 그 사람 자신을 위해서 뿐만 아니라 사회전체를 위해서도 커다란 의미를 가지며 이익이 된다. 바꾸어 말하면, 사회는 그 발전과 이익을 위하여 각 개인이 충분한 건강을 보존할 수 있도록 힘쓸

책임과 의무를 가지는 것이다. 그러므로 사회는 구성원의 건강을 진단하여 이상이 있는 경우에는 치료하도록 하고, 이상이 없는 경우에는 그 상태를 유지하도록 하거나 더욱 증진시키도록 하여 장래에 이상이 발생하지 않도록 예방적 조치를 취해야 한다. 건강관리는 질병의 조기발견, 건강상담, 예방접종, 위생교육, 생활환경의 정비 등 예방의학의 실천이라는 것으로 인식되어 왔으나, 그와 더불어 건강이상자에 대한 회복과 사회적응 등 치료의학의 활동이기도 하다고 하였다.

Brubaker는 건강관리는 현재 자신의 건강상태에 따라 그 내용이 달라지며 부정적 건강 혹은 질병 상태에서 치료 및 재활 관리가 필요하고 중립적 건강상태는 유지하기 위해서는 건강유지 및 질병예방이 필요하며 긍정적인 건강 혹은 안녕상태에 도달하기 위해서는 건강증진이 필요하다고 하였다.

오늘날 건강관리체계에서는 중립적 건강상태에 머물기 보다는 긍정적, 건강 혹은 안녕상태에 도달하는 것을 궁극적인 목표로 삼고 있다. 그러므로 영양관리, 규칙적 운동, 스트레스 관리, 금연 및 절주 등의 건강증진 방법의 실천이 대단히 중요하다고 하였다(박정숙, 생활과 건강, 2003).

2) 건강증진

건강증진은 단순히 질병의 치료나 예방에 그치는 것이 아니라, 건강향상을 위하여 사람들이 지니고 있는 건강잠재력이 충분히 발휘될 수 있도록 이를 개발하고 건강을 보호하기 위한 예방의학적, 행동과학적 및 보건 교육적 수단을 강구하는 것이라 할 수 있다. 즉 건강에 나쁜 생활양식이나 습관 등을 건강에 유익한 행동양식과 습관으로 바꾸고, 적당한 운동, 영양, 휴식과 스트레스관리 등을 통하여 건강잠재력을 함양함으로써 건강을 유지 · 증진시키고 건강의 위해요인들에 적극적으로 대처할 수 있는 저항력을 함양하는 것이라 하겠다. 국민건강증진법에서 건강증진은 보건교육, 질병예방, 영양개선 및 건강생활실천 등을 통해 건강을 증진시키는 사업으로 정의하고 있다(국민건강증진법 제2조 ①항) 또한, 국가는 건강증진을 위하여 필요한 경우에 보건복지부령이 정하는 바에 의하여 국민에 대하여 건강검진을 실시할 수 있고(법 제20조), 건강검진을 한 자 또는 검진기관에 근무하는 자는 국민의 건강증진사업의 수행을 위하여 불가피한 경우를 제외하고는 정당한 사유 없이 검진결과를 공개해서는 안 된다(법 제21조) .

(1) 건강증진

건강증진이란 용어가 본격적으로 등장한 것은 1975년에 캐나다의 Lalonde가 발표한 "캐나다인의 건강에 관한 새로운 시각"이라는 보고서와 1979년에 미국의 "Health People"이며 여기서 공식적인 건강증진의 개념이 표현되었다. 라론드의 보고서는 세계보건기구(WHO)의 주도적인 행동을 촉발하게 되어 생활양식과 구조적 접근법을 결합하는 새로운 건강증진 개념인 "Health for all by the year 2000"전략을 1978년의 알마아타 선언을 통해 선포하였다.

우리나라는 1995년 1월 5일에 국민건강증진법이 공포되고 이법에 따르면 국민건강증진사업이란 "보건교육, 질병예방, 영양개선 및 건강생활의 실천" 등을 통하여 국민의 건강을 증진시키는 사업을 말한다.

(2) 건강증진사업의 필요성

① 국민건강의 욕구증대

국민들의 생활수준이 향상됨에 따라 삶의 질 향상 추구로서 건강에 대한 관심 및 욕구가 날로 증가되고 있다.

② 생활습관병 질환 및 사고의 증가

생활습관병 질환 및 사고의 발생은 사람들의 생활양식과 관련이 있으며 개인의 건강에 대한 인식부족과 무절제한 생활에서 기인 될 수 있다.

③ 건강향상 및 의료비 절감효과

보건교육활동을 통하여 국민들의 건강의식을 개선하고 건강생활실천을 유도하는 것이 필요하다.

(3) 국민건강증진사업의 주요내용

국민에게 건강에 대한 가치와 책임의식을 함양하도록 건강에 관한 바른 지식을 보급하고 스스로의 건강생활을 실천할 수 있는 여건을 조성함으로써 국민의 건강을 증진하는 것이며 국민건강증진사업의 주요내용은 ① 건강증진사업의 계획수립 ② 금연 및 절주운동 ③ 건강생활실천협의회 운영 ④ 보건교육실시 ⑤ 영양개선사업 ⑥ 국민영양조사 실시 ⑦ 구강건강사업 ⑧ 건강검진사업 ⑨ 국민건강증진기금의 관리 · 운용 등이다.

그림 1-7 건강증진사업

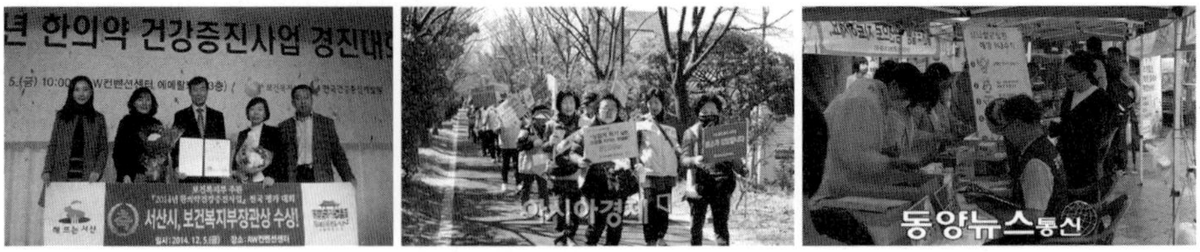

(4) 우리나라의 국민건강증진종합계획

국민건강증진종합계획은 「국민건강증진법」 제4조에 근거하여 국민의 건강증진 · 질병예방을 위한 정책의 방향을 제시하는 범정부적 중장기종합계획을 수립하여 시행하고 있다.

4. 건강상담

1) 건강상담

건강상담(健康相談, health consultation)은 건강 상태와 기능을 향상시키는 것뿐만 아니라 질병 과정의 진행을 예방하거나 줄이도록 돕는 다양한 접근 및 방법을 기술하는 포괄적인 용어이다. 건강상담의 목표는 증상을 줄이고 건강 상태를 향상시키며, 긍정적인 건강행동과 생활양식을 향상시키고, 건강과 관련된 처방을 계속 준수하도록 돕는 것이다. 건강상담가는 적당한 영양과 운동, 스트레스 관리, 금연, 음주량 조절 등과 관련된 충분한 지식과 기술을 지니고 있어야 한다. 건강상담의 실제에 적용할 수 있는 네 가지 접근법은 참여(engagement), 평가(assessment), 중재(intervention), 유지(maintenance)이다. 따라서 건강상담가들은 다양한 기법을 활용하고 있다.

(1) 건강상담의 목표

건강상담의 목표건강상담의 목표는 증상을 줄이고 건강 상태를 향상시키며, 긍정적인 건강행동과 생활양식(Mode of life)을 향상시키고, 건강과 관련된 처방을 계속 준수하도록 돕는 것이다. 건강상담은 내담자가 기대를 가지고 상담 과정에 잘 참여하면서 상담에 협조할 때 변화를 일으킬 수 있다. 건강 상담에서 무엇보다 중요한 것은 내담자의 동기가 충분해야 한다는 점이다(Donnelly, 2003). 그러므로 건강상담가는 내담자가 준비를 갖출 수 있도록 동기 부여에 초점을 맞춘 상담 전략에 숙달된 사람이어야 한다(Miller & Rollnick, 1991). 건강상담평가는 성격 유형과 동기, 장점, 변화를 방해하는 심리적, 관계적, 상황적, 문화적 장벽을 포함한다. 또한 구조화된 개입과 재발 예방을 강조하는데 인지적 재구조화뿐 아니라 다른 여러 전략이 사용된다.

생활양식(Life style)

인간이 가지고 있는 모든 생활양식의 총체라고 말할 수 있다. 생활양식의 총체란 가치관, 규범, 행동양식 등을 포함하는 개념이다. 모든 사회나 집단은 역사를 통해 자신만의 고유한 생활양식을 가지게 된다. 자신들만의 역사와 그 지역만의 자연적 조건들로 인해 다른 집단과 구별되는 생활의 방식을 소유하게 되는 것이다. 생활양식의 구체적인 요소들로는 의식주와 관련된 사회 관습, 사회적 관계, 소비 패턴, 문화 향유 방식 등을 들 수 있다. 생활양식은 보통 개인과 집단의 특성, 가치, 또는 세계관을 반영하여 자아를 세우고 개인의 정체성과 조화가 되는 문화적 상징을 만들어내는 것을 뜻한다. 생활양식은 풍습이나 민족적 전통, 계급의 차이나 도시와 농촌의 차이, 또 이데올로기, 기타의 문화 등에서도 많은 영향을 받는다(출처: 브리태니커).

(2) 건강상담의 유형

건강상담은 환자에게 생활양식 변화에 대한 건강 정보를 제공하는 것만이 아니다. 건강상담가는 적당한 영양과 운동, 스트레스 관리, 금연, 음주량의 조절 등과 관련된 충분한 지식과 기술을 지니고 있어야 한다. 건강상담의 실제에 적용할 수 있는 네 가지 접근법이 있는데, 첫 번째 접근은 의료 및 임상 장면에서 의사 그리고 임상 전문가가 제공하는 것이다. 이를 의료관리 상담(medical care counseling)이라 한다. 두 번째 접근은 건강증진 전문가가 개인 개업이나 협동 개업, 혹은 지역사회 장면에서 서비스를 제공하는 것으로 이러한 접근을 환자 교육이라 한다. 세 번째 접근은 건강 증진 상담이며 네 번째 접근은 건강 중심 심리치료이다(Donnelly, 2003).

① 의료관리 상담(medical-care counseling)

건강을 위한 처방이나 권고를 따르게 하여 건강 상태를 향상시키는 것을 말한다. 환자가 자신들에게 서비스를 제공하는 전문가의 전문성과 권위를 믿고 신뢰하기에 변화나 향상이 이루어진다고 가정한다. 이 상담에서는 변화를 위해 필요한 몇 가지 권고와 지켜야 할 일반적인 지침을 제시한다.

② 환자교육(patient education)

"심리 교육"이라고도 한다. 환자 교육은 임상 장면에서 의사가 아닌 간호사나 사회사업가, 건강 교육가 등의 의료인에 의해 제공된다. 교육 내용은 의사가 문제라고 생각한 구체적인 사안들에 대한 것이다. 환자 교육의 목적은 건강 처방에 대한 환자의 이해와 기술, 처방 준수를 향상시키는 것이다.

③ 건강증진 상담(health-promotion counseling)

건강증진 전문가가 제공하는 것으로 생활양식과 건강행동을 향상시키기 위한 것이다. 환자가 기술을 획득하도록 돕는데 여기에는 자기 효능감과 통제감을 증가시키기 위한 기법들이 사용된다. 의사나 다른 임상 전문가와 달리 건강증진 전문가는 건강-위험 평가도구를 사용하여 평가하는데 이러한 평가를 통해 개인이 기존의 생활양식을 고수하려는 정도와 변화를 위한 동기 수준을 확인한다. 개입은 내담자의 요구와 기대에 맞게 계획된다. 무엇보다도 재발 방지가 성공적인 건강 촉진 노력을 위한 핵심적인 요인이 된다.

④ 건강중심 심리치료(health-focused psychotherapy)

사회사업가, 전문 상담가, 심리학자, 정신과 간호사, 정신과 의사와 같은 사람은 공식적인 훈련을 받은 사람들로 상담과 심리치료의 경험을 가지고 있다. 행동주의 건강 서비스 제공자, 특히 심리 치료자에 의해 제공되는 건강상담 관련 접근방법을 건강중심 심리치료라고 한다. 일반적으로 상담은 일상 기능의 향상에 중점을 두지만 심리치료는 자기개념의 저하와 비합리적 공포, 우울증 등과 같은 무의식적인 것에 다가감으로써 근본적인 정신역동의 변화를 강조한다. 심리치료에서는 정서적인 증상이나 행동 증상 또는 기능장애를 가지고 있는 내담자와 훈련을 받은 치료자 간에 강한 신뢰와 유대관계가 형성된다. 치료자는 내담자가 내·외적 스트레스 요인을 효과적으로 다룰 수 있도록 언어적 방법과 비언어적 방법을 모두 동원한다.

5. 건강진단과 관련된 제 법률

1) 의료법

모든 국민이 수준 높은 의료 혜택을 받을 수 있도록 국민의료에 필요한 사항을 규정함으로써 국민의 건강을 보호하고 증진하는 데에 목적이 있다. 이 법에서 "의료인"이란 보건복지부장관의 면허를 받은 의사 · 치과의사 · 한의사 · 조산사 및 간호사를 말한다. 따라서 의료인은 종별에 따라 맡은 임무를 수행하여 국민보건 향상을 이루고 국민의 건강한 생활 확보에 이바지할 사명을 가진다.

2) 국민건강보험법

국민의 질병 · 부상에 대한 예방 · 진단 · 치료 · 재활과 출산 · 사망 및 건강증진에 대하여 보험급여를 실시함으로써 국민보건 향상과 사회보장 증진에 이바지함을 목적으로 한다.

3) 건강검진기본법

국가건강검진에 관한 국민의 권리 · 의무와 국가 및 지방자치단체의 책임을 정하고 국가건강검진의 계획과 시행에 관한 기본적인 사항을 규정함으로써 국민의 보건 및 복지의 증진에 이바지함을 목적으로 한다.

4) 국민건강증진법

국민건강증진법은 국민들이 건강에 대한 가치와 책임의식을 함양하도록 건강에 관한 바른 지식을 보급하고 스스로 건강생활을 실천할 수 있는 여건을 조성함으로써 국민의 건강을 증진함을 목적으로 한다.

5) 산업안전보건법

산업안전 · 보건에 관한 기준을 확립하고 그 책임의 소재를 명확하게 하여 산업재해를 예방하고 쾌적한 작업환경을 조성함으로써 근로자의 안전과 보건을 유지 · 증진함을 목적으로 한다.

6) 학교보건법

학교의 보건관리와 환경위생 정화에 필요한 사항을 규정하여 학생과 교직원의 건강을 보호 · 증진함을 목적으로 한다. 또한 학교건강검사규칙은 「학교보건법」 제7조 및 제7조의3의 규정에 의하여 학교 건강검사의 실시 및 그 결과의 기록에 관하여 필요한 사항을 규정함을 목적으로 하고 있다.

7) 감염병 예방 및 관리에 관한 법률

국민 건강에 위해(危害)가 되는 감염병의 발생과 유행을 방지하고, 그 예방 및 관리를 위하여 필요한 사항을 규정함으로써 국민 건강의 증진 및 유지에 이바지함을 목적으로 한다.

8) 암관리법

국가가 암의 예방과 진료 및 연구 등에 관한 정책을 종합적으로 수립 · 시행함으로써 암으로 인한 개인적 고통과 피해 및 사회적 부담을 줄이고 국민건강증진에 이바지함을 목적으로 하고 있다.

수행내용 및 수행준거 - 건강진단과 건강증진

1 건강진단과 건강증진에 대하여 개념을 정리해본다.

(1) 건강진단은 개인의 건강상태 및 질병이상 유무에 대하여 의사의 진찰과 검사 등을 통하여 건강을 진단하는 것을 의미하며, 건강진단의 목적은 체계적인 선별검사를 통하여 각종 질병을 조기예방과 조기발견 및 조기치료를 할 수 있게 하고, 생활습관을 개선하여 건강을 증진시키는 예방적 활동이다.

(2) 건강증진은 건강에 나쁜 생활양식이나 습관 등을 건강에 유익한 행동양식과 습관으로 바꾸고, 적당한 운동, 영양, 휴식과 스트레스관리 등을 통하여 건강잠재력을 함양함으로써 건강을 유지 · 증진시키고 건강의 위해요인들에 적극적으로 대처할 수 있는 저항력을 함양하는 것이다.

2 우리나라에서 실시하고 있는 건강진단의 종류에 대하여 알아본다.

건강진단의 종류는 국가검진과 일반건강진단으로 구분할 수 있으며, 국가검진은 ① 일반건강검진(1,2차) ② 암검진 ③ 의료급여 생애전환기검진 ④ 영유아 건강검진 ⑤ 학생건강검진 등이 있으며, 일반건강진단에는 ① 근로자건강진단 ② 일반신체검사 ③ 특수건강진단 ④ 일반건강진단 ⑤ 종합건강진단 등이 있다.

3 우리나라에서 시행하고 있는 건강증진사업에 대하여 알아본다.

우리나라는 1995년 1월 5일에 국민건강증진법이 공포되었으며, 국민건강증진사업에는 보건교육, 질병예방, 영양개선 및 건강생활의 실천" 등을 통하여 국민의 건강을 증진시키고 있다.

4 종합건강진단의 진단결과 실효성 입증에 대한 연구논문(사례)을 알아본다.

종합건강진단을 통한 암발견 수진자의 특성분석연구(A병원 건강진단결과를 중심으로) -김회창

1. 논문요약 및 결론

현대의학의 발달과 국민들의 건강수준의 향상으로 평균수명은 증가하고 있는 반면, 매년 암으로 인한 사망자수는 급격히 증가하고 있으며 생활습관의 변화와 식생활의 서구화에 따른 암의 발생형태도 변화되는 양상을 보이고 있다.

우리나라의 2002년 한 해 동안 사망자 총 수는 247천명이며, 그 중 암(악성신생물)에 의한 사망자 수가 전체 사망자의 25.6%인 63천명으로 사망원인 1순위로 나타나고 있다. 또한, 10대 사망원인 중 최근 10년간 인구 10만명당 사망률이 가장 많이 증가한 사인은 "암"으로 92년 110.7명에서 2002년에는 18.1%(10명)가 증가한 130.7명으로 나타나 암에 대한 예방과 조기진단의 필요성이 더욱 인식되고 있다.

일반적으로 암은 진행된 경우는 완치가 어렵고 사망률이 높지만 국내에서 흔한 발생빈도가 높은 위암, 대장암, 폐암, 자궁경부암, 유방암, 간암, 갑상선암, 전립선암 등은 모두 조기발견을 통해서 생존율을 높일 수 있는 것으로 알려져 있다. 암은 대개 초기에는 증상이 나타나지 않기 때문에 상당히 진행된 이후에 발견되므로, 특히 예방이 중요하며 이러한 암의 조기발견을 위해서는 정기적인 검진이 필요하다고 권고하고 있다. 따라서 본 연구는 종합건강진단 결과 암발견 수진자의 특성분석 연구를 통하여 국민의 건강수준향상을 위해 우선적으로 해결해야 할 암관리사업의 효과제고에 필요한 기초정보를 제공하고, 암의 조기발견을 위한 종합건강진단의 효과확인과 건강진단의 필요성을 제시하는 데 목적을 두고 있다.

첫째, 총 수진자 141,662명(남 84,191명 여 57,471명) 중 건강진단결과 암발견 수진자는 829명(남 523명, 여 306명)이었으며, 암발견율은 0.59%(남 0.62%, 여 0.53%)로 나타나 성별에서 유의한 차이를 나타내었다 (P<0.031). 성별 수진분포는 남자 59.4%, 여자 40.6%

였으나, 암발견 분포는 성별 수진분포에 비하여 남자 63.1%, 여자 36.9%로 조금 더 높게 나타났다. 또한 건강진단 수진자 171명당(남;161명, 여;188명)1명이 "암"으로 발견되었다.

둘째, 총 수진인원 대비 연령별 암발견율은 70세 이상이 2.91%로 제일 높고, 그 다음이 60대가 1.69%, 50대가 0.79%, 40대가 0.33%, 30대가 0.17%, 20대가 0.06% 순으로 연령이 높을수록 암발견율이 높은 것으로 나타났으며 통계적으로도 유의하였다(P〈0.001).

셋째, 총 수진인원 중 초진은 78,961명(55.7%), 재진 62,701명(44.3%) 중 암발견수진자는 초진이 615명(분포율 74.2%), 재진은 214명(분포율 25.8%)으로 나타나 초진 건강진단에서 암발견율(0.78%)이 재진 암발견율(0.34%)보다 훨씬 높고, 통계적으로 유의한 차이를 나타내었다(P〈0.001).

넷째, 건강진단실시 구분별 암발견율은 개인 건강진단수진자 99,616명 중 암발견 수진자는 735명(0.74%), 단체 건강진단수진자는 42,046명 중 암발견수진자는 94명(0.22%)으로 나타나 개인건강진단이 단체건강진단보다 암발견율이 높았으며, 변수 간 유의한 차이를 보였다(P〈0.001).

다섯째, 총 수진 인원 대비 교육수준별 암 발견율은 중졸미만수진자는 13,285명 중 암발견 수진자는 175명(1.32%)으로 발견율이 제일 높고, 그 다음이 중졸수진자 12,472명 중 109명(0.87%), 고졸수진자 36,974명 중 230명(0.62%), 대졸 이상 수진자는 66,833명 중 280명(0.42%), 무응답수진자 12,098명 중 35명(0.29%)순으로 교육수준이 낮을수록 남, 여 모두 암발견율이 높은 것으로 나타났으며, 변수간 유의한 차이를 나타내었다(P〈0.001).

여섯째, 암발견 수진자의 건강진단실시 동기별 암발견율 분포는 "건강에 이상"을 느껴 건강진단을 실시한 경우가 372명(44.9%), 개인건강진단 363명(43.8%), 직장단체건강진단 94명(11.3%)순으로 나타나 건강에 이상이 있는 경우 종합건강진단을 받는 사례가 높음을 알 수 있으며, 통계적으로도 유의하였다(P〈0.005).

일곱째, 암의 종류별 발견분포는 암발견 수진자 829명 중 위암 295명(35.6%)으로 제일 높고, 그 다음 자궁경부암 87명(10.5%), 대장암 83명(10.0%), 갑상선암 70명(8.5%), 간암 69명(8.3%), 폐암 47명(5.7%), 유방암 39명(4.7%), 전립선암 및 신장암 각 38명(각 4.6%), 췌장 및 담낭암 26명(3.1%) 등의 순이었다.

또한 성별로 남자는 암발견 수진자 523명 중 위암 244명(46.6%)으로 제일 많고, 그 다음이 대장암 59명(11.3%), 간암 55명(10.5%), 전립선암 38명(7.3%), 폐암 37명(7.1%), 신장암 32명(6.1%), 갑상선암 18명(3.4%), 췌장 및 담낭암 17명(3.3), 식도암 12명(2.3%) 기타 암 11명(2.1%) 순이었으며, 여자는 암발견 수진자 306명 중 자궁경부암이 87명(28.4%)으로 제일 많고, 그 다음이 갑상선암 52명(17%), 위암 51명(16.7%), 유방암 39명(12.7%), 대장암 24명(7.8%), 간암 14명(4.6%), 폐암 10명(3.3%), 췌장 및 담낭암 9명(2.9%), 난소암 8명(2.6%), 신장암 및 기타 암 각 6명(각 2.0%)순이었으며, 변수간 유의한 차이를 나타내었다(P〈0.001).

또한, 최근 4년간 연도별 암발견율 추이에서 매년 암발견율은 0.55~0.65%(99년 0.66%, 2000년 0.54%, 2001년 0.6%, 2002년 0.54%)로 큰 변화가 없이 비슷한 추이를 나타내고 있었으나, 통계청 발표와 같이 위암은 매년 감소하는 경향을 보이고 있으며, 남자의 경우 대장암과 전립선암, 여자의 경우 갑상선암과 유방암의 발견율이 부분적인 증가추세를 보이고 있었다.

여덟째, 연령별 빈도높은 암발견율 분포에서는 40대에 발견율이 높은 암은 갑상선암, 자궁경부암이었고, 50대에 발견율이 높은 암은 위암, 간암, 폐암, 췌장암, 신장암, 유방암이었으며, 60대에 발견율이 높은 암은 대장암, 전립선암, 식도암, 난소암으로 나타났다. 또한, 초진 건강진단에서 발견빈도가 높은 암은 대장암, 위암, 간암, 신장암, 유방암, 자궁경부암이었으며, 재진 건강진단에서 발견빈도가 높은 암은 폐암, 갑상선암, 전립선암 등으로 나타나 통계적으로 유의하였다(P〈0.001).

아홉번째, 암발견 수진자 829명 중 암질환 치료를 위해 건강진단을 실시한 병원에 입원한 수진자 717명 중 조직검사(Biopsy)결과 및 진료기록부를 참고하여 암의 진행상태를 분석한 결과 조기암 477명(66.5%), 진행성암 240명(33.5%)으로 나타나 종합건강진단의 효과를 확인 할 수 있었으며, 또한 건강진단의 필요성과 조기진단의 중요성을 알 수 있었다.

성별 암의 진행상태를 보면, 남자의 경우 조기암 비율이 높은 암은 ㉠ 신장암(90%), ㉡ 전립선암(77.4%), ㉢

갑상선암(72.2%), ㉣ 위암(67.3%), ㉤ 대장암(66.1%)등의 순이었으며, 진행성암 비율이 높은 암은 ㉠ 폐암(79.4%), ㉡ 췌장 및 담낭암(76.9%), ㉢ 간암(65.9%) 등이었다. 여자의 경우는 조기암 비율이 높은 암은 ㉠자궁경부암(94.4%), ㉡ 갑상선암(86%), ㉢ 신장암(80%), ㉣ 대장암(79.2%), ㉤ 유방암(70.3%), ㉥ 위암(65.9%) 등의 순이었으며, 진행성암 비율이 높은 암은 폐암, 난소암, 간암 등이었다.

특히, 조기발견시 치료효과가 크고 생존기간과 생존율이 높은 암으로 알려진 자궁경부암(여), 갑상선암, 전립선암, 위암, 대장암, 유방암 등은 암의 상태가 조기암이 높은 것으로 나타났으며, 상대적으로 치료효과가 크지 않고 생존기간과 생존율이 비교적 낮은 폐암, 간암, 난소암, 식도암, 췌장암은 진행성암 비율이 높은 것으로 나타났고 통계적으로 유의하였다(P<0.001).

또한 서울 A병원에 입원한 수진자 717명 중 수술을 시행한 수진자 608명의 조직생검(Biopsy) 및 진료기록부에 의한 암의 진행상태를 분석해보면, 조기암 456명(75%), 진행성암 152명(25%)이었으며, 수술 수진자의 조기암 분포가 높은 암은 자궁경부암 (94.2%), 전립선암 (82.1%), 대장암(71.8%), 유방암 (71.4%), 위암 (70.6%) 등의 순으로 나타났고 통계적으로 유의하였다(P<0.001).

열번째, 암발견 수진자의 건강행태(생활습관) 분석결과에서 흡연은 남자의 경우 암발견 수진자 523명 중 현재흡연 209명(40%), 과거피움경험 199명(38%), 비흡연 115명(22%)이었으며, 현재흡연과 과거피움경험을 합치면 408명(78%)이 흡연경험이 있는 것으로 나타나 흡연이 건강에 좋지 않는 것으로 나타났다. 특히, 남자 폐암발견 수진자 37명 중 현재흡연 13명(35.1%), 과거경험 22명(59.5%), 비흡연 2명(5.4%)으로 나타났으며 흡연경험으로 볼 때 35명(94.5%)이 흡연사실이 있어 폐암은 흡연이 직접적인 영향을 미칠 수 있는 것으로 재확인되었다.

또한 암발견수진자의 음주경험(자주+가끔)은 소화기계(위암, 대장암, 간암, 식도암, 췌장암) 암발견 남자수진자군에서 79.4%로 매우 높게 나타났으며, 암발견수진자의 규칙적으로 운동실시상태에 있어서는 암의 종류별로 큰 차이가 없었고, "규칙적인 운동을 실시한다"가 38.4%, 안한다 61.6%로 규칙적 운동을 하지 않는 경우가 매우 높았다.

열 한번째, 암발견 수진자의 특성변수 간 상관관계 분석결과는 음주와 흡연, 음주와 교육수준, 입원과 수술, 수술과 연령, 암의 상태와 수술과는 유의한 정(+)의 상관관계가 있었다.

이상의 분석결과를 종합해보면 종합건강진단은 암의 예방과 조기발견, 조기치료를 위해 매우 필요한 것으로 나타났다.

자료출처 : 제26회 대한종합건강관리학회 춘계학술대회 2014. 4.17./대한종합건강관리학회지

수행 Tip

→ 국가에서 실시하는 건강검진 및 건강증진사업과 병원에서 실시하는 건강진단사업에 대하여 알아본다.

Medical Examination Management

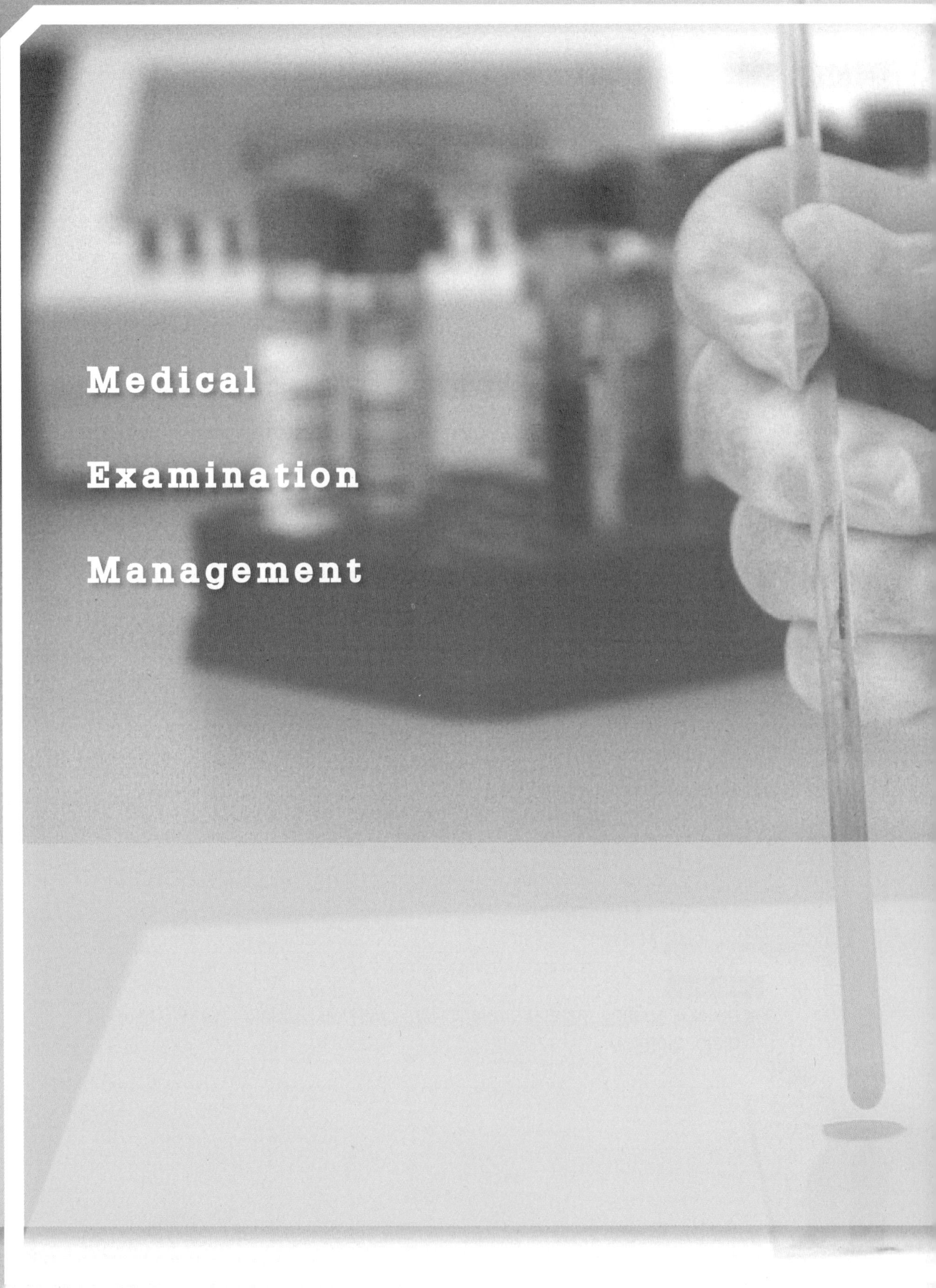

CHAPTER 02

고객관리

2-1 고객응대 및 예절

{ 학습목표 }
❶ 고객응대요령에 의한 수진자에게 건강검진상담을 수행할 수 있다.
❷ 고객만족도 조사를 실시하여 서비스제고에 필요한 기초자료를 제공할 수 있다.
❸ 고객접점별 서비스를 점검하고 개선방안을 도출할 수 있다.

▶ 필요 지식

1. 고객응대 및 상담

1) 고객응대의 개념

(1) 고객

고객(顧客: customer)은 경제에서 창출된 재화와 용역을 구매하는 개인이나 가구를 일컫는다. 따라서 병원의 내부고객은 의사, 간호사, 의료기사, 원무행정직원, 주차지원요원, 관리부서 지원요원 등 병원의 직원으로 경영활동에 영향을 미치는 모든 사람, 조직이 포함되며 나 이외의 사람을 고객으로 명명할 수 있다. 병원의 외부고객은 환자, 환자의 보호자인 가족, 병원을 선택하는 데 조언한 이웃, 친지, 지역사회, 협력업체나 기관 등이 있다.

(2) 고객만족

고객만족(customer satisfaction : CS)의 개념은 "제공한 상품과 용역 서비스에 대한 고객의 기대에 부응함으로써 그것이 고객의 사회적, 심리적, 물질적 만족감을 주고, 고객의 지속적인 재구매활동과 수평적 인간관계를 형성하는 커뮤니케이션 사이클(cycle)"이라고 정의할 수 있다. 순간의 만족으로 끝나는 것이 아니라 그것이 지속적으로 유지될 때 비로소 진정한 고객만족이라고 할 수 있다. 고객만족을 실현하기 위해서는 기본적으로 3요소가 필요하다. 첫째, 하드웨어(hardware)부문은 매장의 시설, 인테리어, 분위기 연출 등을 말한다. 둘째, 소프트웨어(software) 부문은 그 매장에서 취급하는 상품, 서비스 프로그램, A/S시스템, 부가서비스 체계 등이 있다. 셋째, 휴먼웨어(humanware) 부문은 매장에서 일하고 있는 사람들이 보이는 서비스 마인드와 접객 서비스 행동, 매너 등을 말한다. 고객만족(CS)의 3요소에는 제품, 서비스, 기업이미지 및 신뢰성 요소가 있다.

표 2-1 고객만족(CS)의 3요소

3요소	내용
제품	직접적인 품질, 기능, 가격, 디자인, 편리성
서비스	구매편리성, 종업원의 복장, 언어, 용모, A/S, 정보제공 서비스
기업이미지	사회공헌과 참여의 긍적 이미지

(3) 고객만족경영(Customer Satisfaction Management)

병원이 제공하는 진료서비스, 기업이미지 등에 대하여 고객의 만족을 얻기 위해 정기적, 정량적으로 만족도를 조사하고 그 결과에 기초해서 불만족스러운 점을 신속히 개선하여 고객의 만족을 제고하는 경영활동을 말한다. 고객만족경영의 실체는 기업(병원)이 실현하고자 하는 제품의 가치에 대하여 고객이 만족하는 상태를 만들어 충성고객의 확보를 추구하는 경영방식 및 전략이다.

(4) 고객관리의 목표

고객관리의 목표는 첫째 환자 및 내원객에게 편리함을 주는 것이며, 편리함이란 창구직원이 밝고 명랑한 표정으로 친절한 응대, 시간적으로 빠른 업무수행, 편리한 이용절차 등이 있다. 또한 업무프로세스는 병원위주보다 고객위주의 프로세스가 되어야 한다.

둘째, 환자 및 내원객에게 신뢰감을 주어야 하며, 환자로 하여금 그 자신이 건강유지와 질환치료 및 진료비용에 대한 신뢰감을 가질 수 있도록 관련된 정보를 안내, 게시, 상담 등의 방법으로 충분히 제공하여야 한다.

셋째, 지역사회와 원활한 친화관계를 유지하여야 하며, 지역사회와 함께 발전하는 병원이 되어야 한다. 이렇게 하기 위해서는 지역사회 참여활동과 지역주민을 위한 봉사활동 등이 있어야 한다.

(5) 의료서비스의 특성

의료서비스는 본질적으로 하나의 서비스가 고객의 품질 인식에 이르는 과정이 매우 복합적일 수 있으며, 의료서비스의 특성에는 무형성, 가변성, 소멸성, 비분리성이 있다.

① 무형성(Intangibility) : 의료서비스의 특징 중 가장 대표적인 것으로 눈으로 보거나 만질 수 없다는 것이다.

② 가변성(Variability) : 서비스의 수준이나 질이 항상 같지는 않다는 것이다.

③ 소멸성(Perishability) : 일반제품과 달리 의료서비스는 재고를 저장 할 수 없다는 것이다.

④ 비분리성(Inseparability) : 의료서비스의 생산과 동시에 소비가 이루어지며 동시성 혹은 불가분성이라고 한다.

2. 고객관리 서비스 활동

병원에서 주로 행하여지는 고객관리 서비스 활동은 다음과 같은 활동 등이 있다.

1) CRM(Customer Relation Management: 고객관계관리 활동)

고객정보를 효과적으로 이용하여 고객과의 관계를 유지. 확대, 개선함으로써 고객의 만족과 충성도를 제고하고 기업 및 조직의 지속적인 운영, 확장 발전을 촉구하고 고객의 제반 프로세스 및 활동을 개선하고 고객을 만족시키는 경영기법이다. 즉, 경영의 모든 부문을 고객의 입장에서 생각하고 고객을 만족시켜 기업을 유지하고자 하는 신경영기법이다.

CRM 구축과정

① 현황평가 → ② CRM전략수립 → ③ CRM인프라 구축 → ④ 고객분석 및 CRM시행 → ⑤ CRM 프로그램활용 → ⑥ 결과평가 및 피드백

2) CEM: Customer Experience Management, 고객경험관리)

기업이나 재품과 관련된 경험을 전략적으로 관리해 고객 경험을 이해를 바탕으로 기업 내부를 고객 중심적으로 혁신해 나가는 경영전략을 말하며, 고객 경험관리는 고객관계관리 CRM)의 다음 단계로 고객과의 관계를 중심으로 데이터베이스를 구축하는 CRM과 달

리 고객이 어떻게 생각하고 느끼는지 파악하기 위해 매장 방문, 구매 후 이동 등 거래 단계별로 고객이 무엇을 보고 느끼는지 파악해 이를 토대로 고객 경험 데이터베이스를 구축하는 것이 핵심이다.

CRM 범위는 ① 고객 세분화와 타겟 고객 선정 ② 혁신 ③ 포지셔닝 ④ 브랜딩 전략 ⑤ 서비스 등 다양한 영역에서 적용이 가능하며, 이 이론은 콜롬비아 비즈니스 스쿨의 번드 슈미트 교수(Bernd.Schmitt)가 그의 저서 『CRM을 넘어 CEM으로』에서 처음 소개하였다.

3) CS(Customer Satisfaction)활동

고객의 욕구(Needs)와 기대(Expect)에 부응하여 그 결과로서 상품과 서비스의 재구입이 이루어지고 아울러 고객의 신뢰감이 연속적으로 이루어지는 고객만족을 의미한다. 그리고 제공한 상품과 용역서비스에 대한 고객의 기대에 부응함으로써 그것이 고객에게 사회적, 심리적, 물질적 만족감을 주고, 고객의 지속적인 재구매활동과 수평적 인간관계를 형성하는 커뮤니케이션 사이클이라고 할 수 있다. 고객만족을 결정하는 3가지요소는 제품, 서비스, 기업이미지이다.

그림 2-1 병원의 CS교육

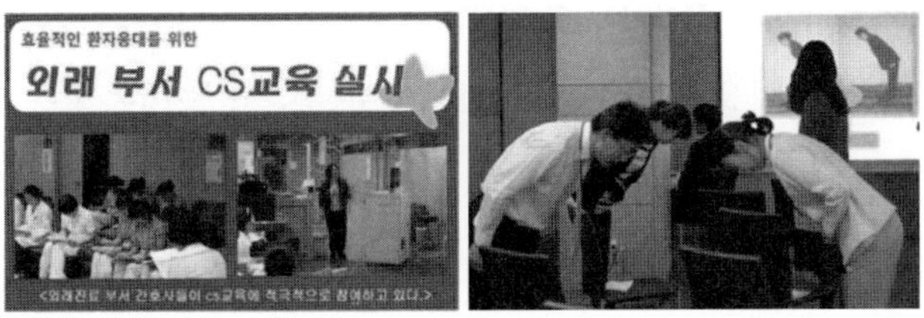
효율적인 환자응대를 위한
외래 부서 CS교육 실시

3) MOT(Moments of Truth)

의료서비스에 대한 고객의 인식은 짧은 순간에 이루어지며, 따라서 직원과 고객이 대면하는 순간, 상호작용이 이루어지는 순간에 의료의 질이 인식되는 것을 MOT라 한다.

MOT는 "Moments of Truth"의 약자로 진실의 순간 또는 결정적 순간을 의미하며, 즉 고객이 기업의 종업원 또는 특정 자원과 접촉하는 순간으로 그 서비스의 품질에 대한 인식에 영향을 미치는 상황으로 정의할 수 있다.

MOT는 스페인의 투우 용어에서 비롯된 것으로 투우사가 급소를 찌르는 순간을 의미하여 "피하려고 해도 피할 수 없는 순간, 실패가 허용되지 않는 순간"을 의미한다. 고객이 조직의 어떤 일면과 접촉하는 접점으로 서비스를 제공하는 조직과 그 품질에 대해 어떤 인상을 받는 순간을 말한다. 즉 고객과 서비스 요원이 만나는 15초 동안의 짧은 순간에 만족과 불만족이 결정된다는 것이다.

MOT는 스칸디나비아(SAS)항공사의 얀 칼슨(Jan Carlson) 사장에 의해서 도입되었으며, 그는 승객의 만족도를 향상시키기 위해 비행기에 탑승때부터 내릴 때 까지 승무원과 승객이 만나는 접점을 분류하여 승객들이 만족감과 불편감에 대해서 분석을 하여 서비스 품질경영의 신화를 이루었으며, SAS항공에 MOT를 도입하여 1년 만에 적자에서 흑자로 전환시켰다.

4) 표준진료지침(Critical Pathway : CP)

특정 진단명의 진료순서와 치료의 시점 등을 사전에 정해 둔 표준화된 주 진료과정을 말하며. 즉 환자에게 제공하는 진료내용을 표준화한 계획으로 진료경로는 시작과 종료가 있는 일련의 과정을 의미한다(표준 진료지침서, 핵심진료경로, 주 임상경로, 주 진료경로 등으로 개발 사용).

5) 6 Sigma(통계적 기법활용 품질혁신 운동)

1987년 모토로라에서 처음 도입한 품질혁신운동으로서 경영목적을 달성하기 위해 각 부문에서 발생하고 있는 업무실수 및 제품불량을 통계적으로 관리, 개선하는 활동이다.

6) QI 경진대회

QI경진대회는 병원의 의료의 질 관리활동과 서비스개선활동의 일환으로 QI실이 주관하여 매년 정기적으로 경진대회를 실시하여 우수부서와 직원을 시상하고 있으며, 실제적으로 의료의 질 향상에 많은 기여를 하고 있다.

그림 2-2 병원 QI경진대회

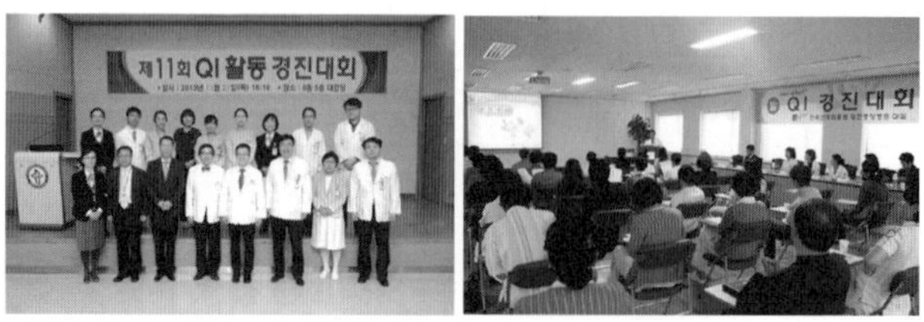

7) 고객만족도조사

병원이용고객을 대상으로 이용절차, 편의성, 진료결과, 시설 및 환경, 직원의 친절성 등을 조사하는 것이다.

8) 전화응대 모니터링

전화응대 서비스의 문제점을 파악하고 개선방안을 수립하고자 고객 접점부서를 대상으로 전화응대 모니터링을 실시하는 것을 말한다.

9) 고객 소리함(VOC)운영

고객의 의견에 대한 피드백을 통하여 서비스향상과 업무프로세스 개선에 목적을 두고 실시하고 있다. 업무처리 절차 및 흐름도는 ① 고객소리함 설치 운영(외래, 병동, 검진센터, 대기실 등) → ② 수거 → ③ 관련부서 분석 및 보고 → ④ 불편, 불만사항 개선 및 서비스향상 → ⑤ 감사카드 발송 및 친절직원 시상 등이다.

그림 2-3 칭찬카드 및 제안 · 불편 · 건의카드

친절직원 칭찬 고객 모두가 행복한 그날까지 정성을 다해 모시겠습니다.	
작성일자	201X년 월 일
작성자	
병원등록번호	
성명	
연락처	
친절한 직원을 칭찬해주셔요 ○칭찬직원 ○근무부서 ○내용 : 내용을 적으신 후 [열린소리함]에 넣어주셔요	
앞선 의술 더 큰 사랑 서울00병원	

제안 · 불편 · 건의 고객님의 소중한 의견에 귀를 기울이겠습니다.	
작성일자	201X년 월 일
작성자	ㅁ 환자 ㅁ 보호자 ㅁ 기타
병원등록번호	
성명	
연락처	
제안 · 불편 건의사항을 적어주셔요 ○내용 : 내용을 적으신 후 [열린소리함]에 넣어주셔요	
앞선 의술 더 큰 사랑 서울00병원	

10) 직원실명제

실명제(實名制)는 사람들이 특정한 공간에서 활동할 경우에 자신의 실제 이름을 드러내게 하는 제도로서, 병원에서는 주로 직원실명제, 서비스실명제, 간호실명제 등이 있다. 따라서 병원은 업무처리의 투명성과 신뢰성을 높이기 위해 직원들의 사진 및 이름을 각실 앞에 부착하여 환우 및 보호자로 하여금 신원을 확인 할 수 있도록 하고 있으며, 또한 내원고객에 대한 편안함과 친절도를 높이기 위해 서비스 및 직원 실명제를 실시하고 있다(예 : 정성을 다하겠습니다. 김승현).

3. 고객유지

고객유지는 고객만족을 통하여 이룰 수 있다. 서비스에 대한 만족은 반복적인 구매행동에 중요한 요인으로 제시된다. 고객만족은 병원을 이용하는 고객들이 계속적으로 이용할 수 있게 하여 지속적인 경쟁우위를 유지하기 위한 필수적인 요인이다. 따라서 병원에서 고객에게 가치를 증대시키지 않는 요소는 모두 제거하고 가치를 증대시킬 수 있는 요소를 제공하여야 한다. 기존고객과의 관계마케팅을 이용 지속적인 고객가치의 증대를 위하여 물리적 상호작용에서 전화중심의 콜센터, 더 나아가 인터넷 상담을 시행한다. 최근에는 자체정보시스템과 웹기능을 이용하여 보다 발전된 고객센터를 설치하여 고객서비스 개선을 통한 충성고객을 확보하기 위한 전략을 마련하고 있다.

병원의 신환유치 활동사례

① 신환고객 상시접수 및 진료실시 ② 신환고객 우선접수창구 개설 ③ 예약고객 예약시간 전 신환고객진료 ④ 건강강좌, 홍보행사 참여 강화 ⑤ 병원의 무료진료사업 확대 ⑥ 동문회지, 각종언론매체 출연 홍보 ⑦ 원내발간 소식지 홍보 ⑧ 협력업체 및 기관관계강화 ⑨ 대외협력 및 MOU 확대 ⑩ 건강진단 후 유질환자 사후 관리 강화 ⑪ 전문센터 및 특수클리릭 활성화(특성화) 등

4. 고객만족을 통한 경쟁력 강화방안

고객만족을 통한 병원의 경쟁력을 강화하는 측면에서 검토할 수 있는 업무특성은 다음과 같다.

첫째, 검진센터는 병원의 이미지와 업무능력에 대한 MOT가 결정되는 최일선의 접점 업무를 수행한다.

둘째, 임상정보는 수진자의 건강진단의 결과에 따라 임상과나 주치의의 선정뿐만 아니라 효과적인 진료결과를 얻기 위한 필수적 정보이다.

셋째, 다양한 절차에 따라 검진서비스가 제공되며 그 절차의 대부분은 검진비 수납업무와 관련이 있으며, 제공되는 검진서비스의 종류는 매우 다양하다.

넷째, 검진서비스는 제공되는 장소가 많고 동선이 길다. 접수 및 수납, 각종 검사실, 영상진단검사실, 내시경실, 특수검사실 등과 같이 건강진단 수진자가 서비스를 제공 받기 위해서는 직접 찾아가야 할 곳이 많고 이동해야 하는 거리도 상당히 긴 특성이 있다.

다섯째, 경쟁조직과 뚜렷하게 차별화 될 수 있는 요인으로 작용될 가능성을 지닌 특성이 있다. 즉, 고객이 최대로 만족하는 수준의 의료서비스를 제공하기 어려운 현실적인 제약이 많을수록 보유하고 있는 총체적 역량을 집약하여 건강진단을 포함한 모든 업무과정이 편리하고 신속하게 진행될 수 있도록 업무체계를 구축이 필요하다.

5. 수진자가 바라는 검진형태

종합건강진단의 수진자만족도 설문조사 및 건의사항을 분석한 결과(A병원) 수진자가 바라는 검진형태는 아래와 같이 나타 났으므로 건강진단 관리시 참고하면 효율적인 운영을 할 수 있다고 본다.

수진자가 바라는 검진형태

- 직원의 밝은 표정과 친절한 응대
- 편리한 이용절차 및 편안한 검진
- 신속 정확한 검사기능 및 첨단정보화 System
- 유질환 발견 시 신속한 진료 및 사후관리
- 우수한 시설장비 및 쾌적한 환경
- 다양하고 전문화 된 선택건강진단
- 의료진의 자세한 설명 및 신뢰성
- 건강증진에 관한 예방지도 등

주) 종합건강진단수진자 고객만족도 설문조사 분석보고서 (김회창 연구논문 참고)

6. 고객만족도 조사

1) 고객만족도조사

고객이 어느 상품을 구입했을 때 구입한 상품과 서비스에 어느 정도 만족하고 있는가를 중요시하는 마케팅 수법. 상품에 대한 고객의 만족도, 또는 소비자만족도라고 한다. 상품의 품질과 성능만이 아니라 점원의 서비스, 애프터서비스 등도 포함된다. 종합적인 의미로는 상품의 공급부터 고객이 기대한 만족도, 실제로 느낀 만족이 어느 정도 높은가 하는 것이다. CST가 높다면 고객에 의한 동일 상품의 구매율도 높아진다. 미국에서는 고객만족의 정도를 수치화해서 CST(고객만족도)라고 하는 형태로 복수의 상품비교가 행해지고 있다.

그림 2-4 병원 고객만족도조사

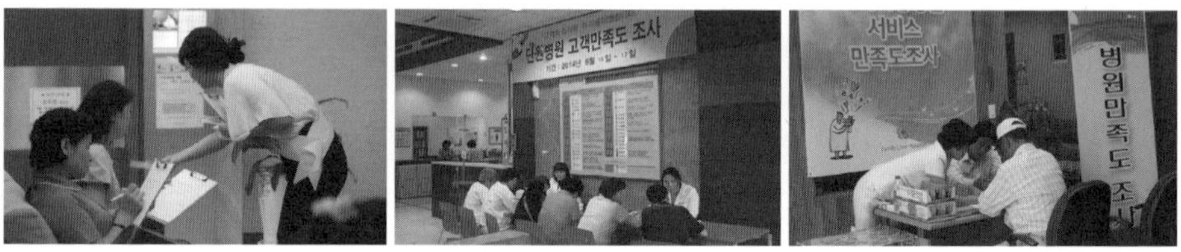

2) 고객만족도지수

(1) NCSI(National Customer Satisfaction Index : 국가고객만족지수)

국내외에서 생산, 국내 최종소비자에게 판매되고 있는 제품 및 서비스에 대해 해당제품을 직접 사용한 경험이 있는 고객이 직접 평가한 만족수준의 정도를 모델링에 근거하여 측정, 계량화한 지표를 의미한다. 참고적으로 말하면 기업 및 병원의 고객만족도 조사에는 한국생산성본부에서 시행하고 있는 NCSI와 한국능률협회에서 시행하고 있는 KCSI 등이 있다.

(2) 고객만족지수(CSI : Customer Satisfaction Index)

고객만족지수는 현재 생산, 판매되고 있는 제품 및 서비스 품질에 대해 해당제품을 직접사용해보고 이 제품과 관련된 서비스를 받아 본 고객이 직접 평가한 만족수준의 정도를 모델링에 근거하여 측정, 계량화한 것이다.

3) 건강진단 만족도조사

검진서비스를 포함하여 병원이 제공한 상품 및 서비스에 대하여 이용고객에게 만족도를 조사하는 것으로서 조사방법으로는 설문조사, 면접조사와 전화조사 및 우편설문 등이 있다. 조사항목은 검진절차, 이용편리성, 직종별 직원친절도서비스, 검사시간 및 서비스, 대기시간, 직원의 숙련도, 결과관리, 사후관리, 검사장비의 우수성, 시설과 환경, 일반서비스 등의 항목으로 이루어진다.

4) 고객만족도 평가시스템

(1) 고객만족도 평가시스템(Customer Satisfaction Evaluation System)

CS 평가 시스템은 고객만족에 기여한 내부 경영활동의 과정(Process)과 결과(Result)를 고객관점에서 평가하는 기법이다. 또한 CS 평가시스템은 고객이 만족한 정도를 측정함은 물론, 평소의 업무 속에서 고객만족을 위해 노력한 내부 활동에 대해서도 평가할 수 있는 균형 잡힌 평가방식을 의미한다.

(2) 고객만족도의 효과

① 고객의 충성도를 높여 재구매 고객을 확보할 수 있다.

② 비용을 절감할 수 있다.

③ 최대의 광고효과를 가져온다.

④ 시장우위를 가져와 타 기업의 진입을 막을 수 있다.

⑤ 불만족한 고객도 잘 활용하면 기업의 성장에 큰 도움이 된다.

수행내용 및 수행준거 - 고객응대 및 예절

1 병원에서 실행되고 있는 고객관리 서비스 활동에 대하여 알아본다.

병원에서 주로 행하여지는 고객관리 서비스활동은 다음과 같은 활동 등이 있다.

① CRM(Customer Relation Management: 고객관계관리 활동) ② CS(Customer Satisfaction)활동 ③ MOT(Moments of Truth) ④ 표준진료지침(Critical Pathway : CP) ⑤ 6 Sigma(통계적 기법활용 품질혁신 운동) ⑥ QI 경진대회 ⑦ 고객만족도조사 ⑧ 전화응대 모니터링 ⑨ 고객 소리함(VOC)운영 ⑩ 실명제 등이 있다.

고객응대요령	
1	수진자의 심리상태를 이해하고 수진자의 입장에서 응대한다.
2	업무를 정확하고 신속하게 처리한다.
3	성의 있게 듣고 친절하게 설명한다.
4	단정한 몸가짐과 상냥한 표정으로 응대한다.
5	검진시의 수진자가 불편하지 않도록 세심하게 배려한다.
6	접수 및 검사의 번잡을 피하기 위하여 수진자를 분산 관리한다.
7	건강진단 실시 후 사후관리를 철저히 하여 평생고객이 되도록 한다.

2 건강검진 업무수행시 관리자가 갖추어야할 조건에 대하여 알아본다.

건강검진 관리자는 병원을 위해서는 병원의 지속적인 운영과 발전에 필요한 적정이윤을 확보하는데 기여해야 하고, 고객인 수진자에게는 검진서비스를 제공받는 과정에 불편이 없도록 모든 편의를 제공해야하며 불편함이 없도록 배려한다.

3 병원의 MOT 중 고객접점서비스에 대하여 조사하고 MOT의 3요소를 알아본다.

고객과 접점의 직원이 만나는 곳, 고객이 혼자 이동하는 접점 등, 다양한 장소에서 병원의 만족도가 결정된다. 최근 고객들은 만족과 불만족을 결정짓는 시간은 15초보다 더 짧아졌다고 한다. 따라서 고객접점서비스는 고객만족도를 높여 병원의 재방문율을 높이고 궁극적으로는 수익성을 증대시키는 것이 그 목적이다.

4 병원에서 시행하는 CS활동 중 건강검진센터의 '친절다짐운동' 사례에 대하여 알아보고 실행해본다.

(1) A병원 건강증진센터 직원의 친절다짐운동

직원 친절다짐운동(사례)
ㅁ 우리는 고객 최우선주의 실천을 위해 친절다짐운동을 시작하겠습니다. ㅁ 친절다짐(운동) : 진행자가 선창하고 직원들은 밑줄 친 부분을 복창하면서 인사(고개숙이며)합니다.

· 우리는 고객에게 항상 밝은 표정으로 ···› 정성을 다하겠습니다.
· 우리는 내원 고객이 불편하지 않도록 ···› 편안히 모시겠습니다.
· 우리는 고객이 이해가 쉽도록 ···› 설명을 잘하겠습니다.
· 우리는 ㅇㅇ병원 건강증진센터의 ···› 홍보대사가 되겠습니다.
· 우리는 서로 돕고 협력하여 ···› 명랑한 직장을 만들겠습니다.
· 오늘도 즐겁고 ···› 좋은 하루 되십시오.

(2) B병원의 건강검진센터 직원의 인사 및 전화예절(사례)

직원 친절다짐운동(사례)			
인 사			안녕하십니까?
전화 받을 때	병원 내	받을 때	정성을 다하겠습니다. 건강검진센터 OOO입니다.
		끝날 때	수고하십시오.(또는 감사합니다.)
	검진 센터	받을 때	편안히 모시겠습니다. 건강검진센터(00실) OOO입니다.
		끝날 때	수고하십시오.(또는 감사합니다.)

· 항상 밝고 명랑하게 먼저 인사하는 것을 생활화합시다.
· 전화벨이 울리면 3회 이내에 받는 것을 생활화합시다.
· 작은 것 하나의 실천이 우리병원이 새롭게 발전하는 도약의 계기가 됩니다.

자료출처 : (1) (2) S병원 건강증진센터 컨설팅 보고서(김회창)

그림 2-5 친절다짐운동 및 인사

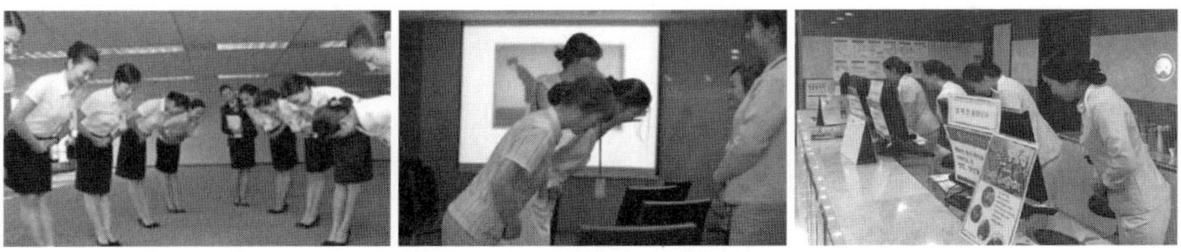

5 고객서비스 개선활동을 시행하여 고객만족도 향상 사례를 조사해본다.

(1) 서울아산병원의 고객의 눈높이로 원스톱 서비스 창구 오픈

처음 방문한 환자를 위해 진료예약 및 등록, 외부영상저장(CD), 진료상담, 고객 맞춤형 통합서비스 등의 기능을 한곳에서 처리해주는 통합서비스창구가 2014년 8월 4일 동관 1층에 오픈하여 병원의 업무는 물론 개인 비즈니스 업무까지 한 자리에서 처리하여 내원 고객으로부터 좋은 반응을 얻고 있다.

그림 2-6 A병원 고객의 눈높이 서비스 창구

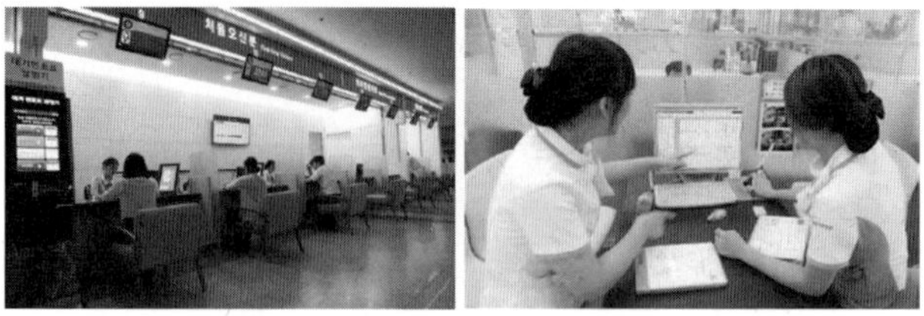

6 건강증진센터의 맞춤고객서비스(고객관리시스템)에 대하여 알아본다.

맞춤 건강진단은 재진 고객님들을 위한 건강관리 프로그램으로, 고객님의 과거 검사력 및 검사결과, 개인별요구도, 가족력, 병력, 성별, 연령, 생활습관 등을 종합적으로 반영하여 담당코디네이터가 고객님의 건강특성에 적합한 맞춤 프로그램을 설계하여 안내해 드리는 시스템이다(A병원건강증진센터).

맞춤고객서비스

① 건강진단 시행 ② 결과상담 & 간호상담 ③ 맞춤건강상담 안내문발송
④ 맞춤건강진단 안내문발송 ⑤ 맞춤코디네이터 전화예약 ⑥ 예약해피콜

수행 Tip

→ 건강진단 CS시스템이 활성화된 센터를 방문하여 자료를 수집 활용한다.

2-2 건강검진 접수

{ 학습목표 } ❶ 건강검진 접수를 전산으로 등록하고 취소할 수 있다.
❷ 처음검진과 재검진수진자의 고객 요구사항을 수렴할 수 있다.
❸ 기본검진과 정밀검진의 특징을 설명하고 접수할 수 있다.

필요 지식

1. 접수창구 관리

1) 창구관리 및 고객응대 예절

접수창구(接受窓口)는 내원 고객과의 첫 만남의 장소로서 고객과의 접점은 대부분 창구에서 이루어 지므로 창구의 이미지가 병원에 미치는 영향은 매우 크다. 따라서 창구를 관리하는 관리자는 적합한 인력을 배치하여 적절한 권한을 부여함으로써 고객응대 시 빠른 의사결정이 이루어질 수 있도록 도와주며, 물적시스템적 자원을 적극적으로 지원하는 것이 필요하다. 창구의 업무에는 접수(등록) 및 수납(외래, 응급실, 입원, 검진), 자격관리, 진료수가계산, 입 · 퇴원 수속, 제증명서 발급, 진료상담 등으로 분류될 수 있다.

(1) 고객응대 요령

창구업무를 효율적으로 수행하고 내원객에게 좋은 인상을 주기 위하여 창구에서는 다음과 같은 자세로 내원객을 응대하여야 한다.

① 수진자의 심리상태를 이해하고 고객의 입장에서 배려하고 응대한다.

② 창구업무는 신속하고도 정확하게 처리한다.

③ 친절한 태도와 인품을 갖추고 성의있게 설명한다.

④ 단정한 몸가짐과 상냥한 표정으로 응대한다.

⑤ 대기시간 단축을 위하여 환자의 시간적 가치를 존중한다.

(2) 고객의 요구 사항

내원한 수진자나 보호자 또는 병원내원객들의 요구사항은 매우 다양하며, 접수 및 수납에 관련된 사항, 검진료 관련사항, 병원의 제반 안내사항 등 다음과 같다.

① 건강진단예약, 접수, 수납절차에 관한 사항

② 검진종류별(프로그램별) 예약에 관한 사항

③ 검진유형별 검진절차 및 검진료에 관한 사항

④ 각 검사실 및 검사절차, 검사 유의사항 등에 관한 사항

⑤ 내시경 및 특수검사에 관항 사항

⑥ 검진 후 결과상담에 관한사항

⑦ 유질환 발견시 사후관리에 관한사항

⑧ 편의시설, 주차 등의 위치 및 전화번호 안내 사항

⑨ 불친절, 불만, 건의 등 민원에 대한 답변 등이 있다.

(3) 병원의 안내사항

병원의 안내는 병원의 첫인상과 이미지에 매우 중요하므로 방문객에게 밝은 표정과 성실한 안내가 요구되며, 검진 및 일반안내 사항은 다음과 같다.

① 건강진검진 안내

건강검진안내

① 건강진단절차 ② 검진프로그램 ③ 예약, 접수, 수납 ④ 검사 및 주의사항
⑤ 내시경 ⑥ 결과상담 ⑦ 사후관리 ⑧ 고객관리사항 등

② 일반안내

일반안내

① 병원의 편의시설(은행, 식당, 편의점, 커피점, 베이커리 등) ② 주차이용 ③ 병원시설 ④ 휴게실 ⑤ 문화공간 등

③ 종합안내 창구 운영

내원고객에게 신속한 병원의 정보제공 및 서비스 향상을 위해 종합안내창구를 운영하

고 있으며 업무내용은 의료수급절차 및 등록접수안내, 병원내 진료 및 편의시설안내, 입원환자 및 직원 면회 안내, 환자의 고충상담 및 불편, 불만 접수처리, 진료상담 및 건강진단상담 등 매우 다양하다.

그림 2-7 건강검진 접수 및 안내

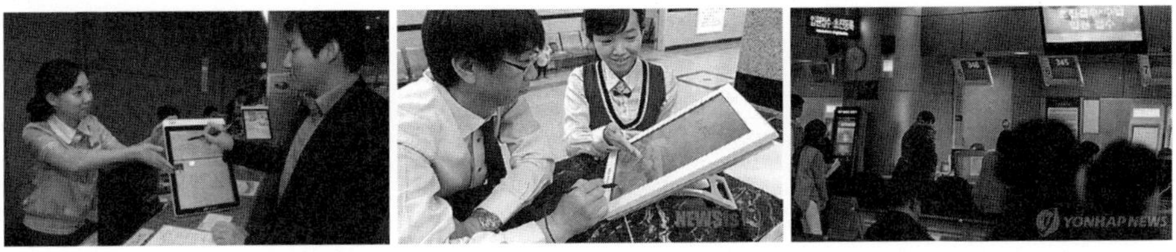

④ 창구의 게시문

창구의 게시문은 병원이용에 도움을 줄 수 있는 내용을 게시하는 것으로 다음과 같은 게시문이 필요하다.

창구의 게시문

① 진료 및 검진예약 안내 ② 접수 및 진료시간(표) ③ 진료과목 및 담당의사명 ④ 전문센터 및 특수클리닉 ⑤ 선택진료의사와 비선택진료 의사 명단 ⑥ 외래 및 입원진료절차 ⑦ 일반 및 상급병실료 ⑧ 진료비 및 검진료 수납방법 ⑨ 진료과 및 검사실 위치도 ⑩ 검진프로그램 등

(4) 안내시 유의사항

내원객들의 문의에 답변하거나 안내활동을 할 때는 항상 다음사항을 염두에 두고 업무에 임하여야 한다.

① 건강검진수진자의 심리상태를 이해하고 성의 것 응대하여야 한다.

② 밝은 표정과 부드러운 말씨로 친절하고, 상냥하게 응답하고 안내하여야 한다.

③ 항상 경어를 사용하고 몸가짐과 복장을 단정히 하여야 한다.

④ 질문에 대한 핵심을 파악하고 정확하게 안내하여야 한다.

⑤ 필요한 경우 관련부서와 협의하거나 확인하여 안내하고 불만 등 민원사항은 해당부서에 즉시 통보하여야 한다.

⑥ 다양한 질문에 대비하여 많은 지식과 정보를 습득하여야 한다.

⑦ 안내에 필요한 물품이나 자료를 준비하여야 한다.

⑧ 응대가 길어지게 될 경우는 다음고객을 위하여 적절하게 대처하도록 한다.

⑨ 감정적이거나 수진자의 사생활을 간섭하는 내용의 대화가 되지 않도록 주의한다.

⑩ 내원고객을 차별하지 않고 순서대로 한 사람씩 안내한다.

(5) 인사 및 대화예절

① 인사

사람들 사이에 지켜야할 예의로서 또는 그러한 예의를 지키기 위한 행동이며, 만나거나 헤어질 때 예를 갖추는 일이다. 또는 그러한 말이나 행동으로 만나는 사람끼리 서로 이름을 주고받으며 자기를 소개하는 일이다.

② 대화

서로 마주하여 주고받는 행위로서 겸손한 예의를 갖추고 부드러운 말씨로 시선을 상대방의 눈과 입 주위를 바라보며 상대방에게 호감을 가지도록 하여야 한다.

(6) 용모와 복장예절

직원들이 단정한 복장과 용모를 갖추게 함으로써 소속감과 일체감의 제고하고, 내원객에 대한 병원(검진센터)의 이미지를 고양시키도록 한다. 복장 및 용모에 관한 참고사항은 아래와 같다.

① 근무 중에는 반드시 병원에서 지정하는 복장(피복, 신발 등)을 착용하여야 한다.

② 원내에서는 자신의 소속과 성명을 타인이 인지할 수 있도록 항시 좌측 가슴에 사원증(또는 사원증 목걸이)을 패용하여야 한다.

③ 머리는 항시 청결하고 단정하게 보일 수 있도록 관리하여야 한다(남직원은 귀를 덮지 않도록 옆머리와 뒷머리를 짧게 유지한다).

④ 긴머리의 여직원은 머리 뒷부분을 단정히 묶거나 망을 이용하여 관리한다(지나친 부분염색과 모발 색조 변형은 피한다)

⑤ 지나친 색조화장은 피하고 립스틱은 근무시 복장과 잘 어울릴 수 있는 무난한 색상으로 한다.

⑥ 손톱은 짧게 유지하고 매니큐어를 바를 경우에는 환자나 보호자 등의 내원객에게 좋은 인상을 줄 수 있도록 가급적 연한 색상을 사용토록 한다.

⑦ 길게 늘어지는 형태의 목걸이나 귀밑으로 늘어지는 형태의 귀걸이 등 업무에 지장을 초래할 수 있을 정도의 장신구 착용을 피한다.

⑧ 근무 중 껌을 씹는 행위, 팔짱을 끼고 다니는 행위, 주머니에 손을 넣고 다니는 행위, 삼삼오오 짝을 지어 길을 막고 다니는 행위, 엘리베이터 내에서 크게 웃거나 잡담을 하는 행위 등을 금한다.

그림 2–8 병원의 직원복장

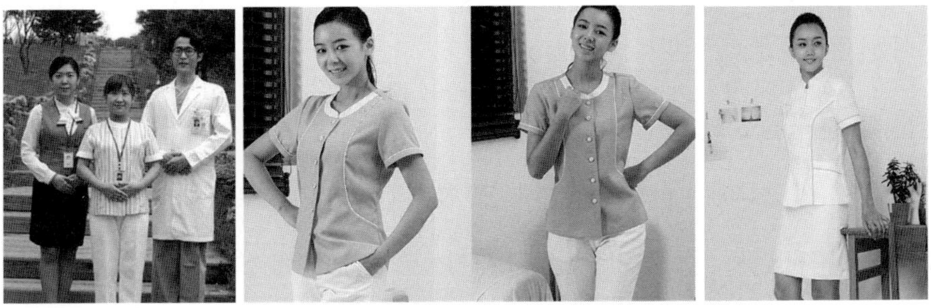

(7) 창구직원의 실명제

접수창구에 실명제판(직원이름, 사진, 정성을 다 하겠습니다 등)을 설치하여 친절하고 성실하게 업무에 임하는 것이 병원의 이미지(image)와 신뢰도(reliance)는 물론 서비스 향상에 많은 도움이 될 수 있다.

2) 건강검진 접수

건강검진접수는 예약, 당일접수, 기업검진 단체접수, 추가검사접수 등을 시행하며, 신청프로그램에 의한 자세하게 설명하고 수진자가 불편하지 않도록 배려하여 접수한다.

수행내용 및 수행준거 - 건강검진 접수

1 건강검진수진자가 검진신청서를 작성(초검 경우)하여 접수창구에 제출한다.

병원안내 및 검진센터창구에 비치되어 있는 검진신청서 양식에 직원의 안내를 받아 작성한다. 태블릿을 검진창구에 설치시는 직원의 안내에 따라 확인 후 서명한다.

2 건강검진센터에 수진자가 내원시 접수 등록한다.

(1) 예약수진자 및 당일 내원 수진자를 확인한다.

(2) 건강문진표를 접수한다.

(3) OCS 화면을 이용하여 등록한다(인적사항, 검진종류, 개인 및 단체검진 등)

(4) 수납대상자에 대하여 수납한다.

3 검진 접수등록을 하고 진찰권을 부여한다.

4 재진수진자의 경우에는 인적사항과 자격을 재확인 후 재진으로 등록한다.

5 수진자의 검진료를 수납 후 안내직원이 검진실로 안내(위치)한다.

수행 Tip

→ 병원의 검진 OCS 시스템 및 예약시스템이 잘된 병원을 방문하여 최신정보를 습득한다.

2-3 건강검진 예약

{ 학습목표 } ❶ 예약제도의 개념과 필요성을 알 수 있다.
❷ 건강검진예약 또는 예약을 변경/취소할 수 있다
❸ 수진자가 신청한 검진프로그램을 확인하고 관리할 수 있다.

필요 지식

1. 검진예약제도

1) 검진예약의 개념

(1) 건강검진 예약 제도

건강검진 예약제도는 수진자와 약속한 시간과 장소에 진료를 받는 제도이며 의료기관이나 수진자 측면에서 모두 필요한 제도라고 할 수 있다. 그러나 이 제도는 의료기관이나 수진자가 예약시간을 준수하지 아니하면 오히려 문제를 야기시킬 수 있다. 따라서 예약제도의 중요한 요소는 시간을 잘 지키도록 제도화하는 것이 필요하다.

(2) 목적

건강검진예약은 병원의 주어진 자원, 즉 건강진단의 능력을 최대한 활용할 수 있게 하고, 수진자에게 건강진단 대기시간을 단축하여 이용수진자의 만족도 향상에 따른 병원경영의 효율화를 제고하는 데 있다.

(3) 예약 방법

검진회수에 관계없이 수진자는 계절별, 요일별, 시간대별, 해당 병원 검진센터의 특수성에 따라 서로 다른 양상을 나타내고 있어 병원의 입장에서 검진능력에 적합하게 수진자의 내원양상을 조정해야 한다. 건강진단의 예약방법은 의료기관에 직접 방문하여 예약하거나 전화와 인터넷 및 팩스 예약 등이 있다.

건강검진 후 다음예약은 의료기관에서 예약을 하나 요즈음은 수진자들이 사전 병원에 대한 정보를 알아보고 병원의 건강검진센터나 콜센터를 활용하여 대부분 전화예약을 하고 있으며, 이용자가 점점증가하고 있는 추세이다. 건강진단 예약시는 검진일정, 본인에게 적합한 검진프로그램, 특수검사 등을 확인하여 예약을 하여야 한다.

① 내원(방문)예약

수진자 또는 보호자가 병원의 검진센터에 직접 방문하여 예약창구나 검진실에서 직접 예약을 하는 방법이며, 또한 건강검진 결과상담 후 다음 검진(재검진) 경우가 대부분이다.

또한 건강진단 후 다음 검진 일정이 결정되면 의사나 간호사가 직접 전산을 이용하여 다음 검진일정을 예약해 주거나 일정한 양식에 의한 "건강검진예약증"을 접수창구에 제출하여 다음 검진일을 예약하게 하는 방법으로 일종의 창구예약형태이다.

② 전화예약

병원의 콜센터(전화예약실)를 통해서 수진자가 원하는 검진일정과 프로그램을 예약하는 방법이다. 이는 처음 건강진단이니, 재검진의 경우 모두 예약이 가능하며 자동응답녹음장치를 통한 24시간 예약이 가능하도록 운영할 수 있다.

③ 자동응답녹음장치(VMS)

근무시간 이외의 시간, 휴일 등에 자동응답장치를 통해 예약에 대한 문의사항이나 인적사항 등을 녹음해 놓으면 정규 근무시간에 직원이 출근하여 직접통화한 후 예약을 해주는 방법이다.

④ 인터넷(Internet)예약

병원의 홈페이지에서 외래진료를 클릭한 다음, 본인이 직접 원하는 진료일정을 선택하여 예약을 실해하고 변경 및 취소를 할 수 있는 예약방법이다.

⑤ 팩스(fax)예약

병원의 예약 팩스번호로 수진자 성명, 전화번호, 희망하는 검진 프로그램 및 예상 건강진단일정을 기재하여 fax로 보내면 담당자가 예약 신청분에게 전화하여 예약하는 방법이다.

⑥ 스마트폰예약

예약에 필요한 어플리케이션을 다운로드 한 후 검색하여 검진일정 및 검진프로그램을 선택하여 예약을 하는 방법이다.

2) 건강검진 예약의 대상 및 종류

예약대상 및 종류에는 병원의 운영여건에 따라 다소 차이가 있지만 국가(공단)건강검진 예약, 건강진단(종합건강진단)예약, 숙박검진예약, 특수검사예약, 일반신체검사예약 등이 있다.

(1) 건강검진예약

질병의 조기예방과 조기진단을 위하여 건강검진센터에 희망일정과 검진프로그램을 예약을 하여 건강진단을 받는 예약방법이다. 건강검진예약에는 국민건강보험공단 주관으로 실시하는 건강검진예약과 종합건강진단예약, 신체검사예약 등이 있다.

(2) 숙박검진예약

병원의 입원실에 입원하여 대장내시경, CT, MRI 등 특수검사가 포함 된 정밀건강진단을 1박 2일 또는 2박 3일 동안 보다 편안하게 병원의 검진스케듈에 의하여 건강검진을 받는 예약이며 주로 대형병원에서 시행하고 있다.

(3) 검사예약

건강검진에 시간이 많이 소요되는 방사선특수촬영, 초음파, CT 촬영, MRI 촬영, 양전자단층촬영(PET), 뇌파검사(EEG), 근전도검사(EMG), 내시경(위, 대장, 기관지경 등) 검사, 재료의 보관이나 습득 및 사용에 제약을 받는 동위원소 검사 등과 같이 수진자에게 특정한 신체상태(공복)나 수진자의 준비(약물복용 또는 주사 후 일정시간 대기)를 요하는 검사의 일자 및 시간을 예약하도록 하는 방법이다.

(4) 추가검사 또는 특수검사 예약

검진당일 또는 결과상담일에 추가검사 또는 특수검사를 예약하도록 하는 방법이다.

그림 2-9 건강진단예약실(전화예약실)

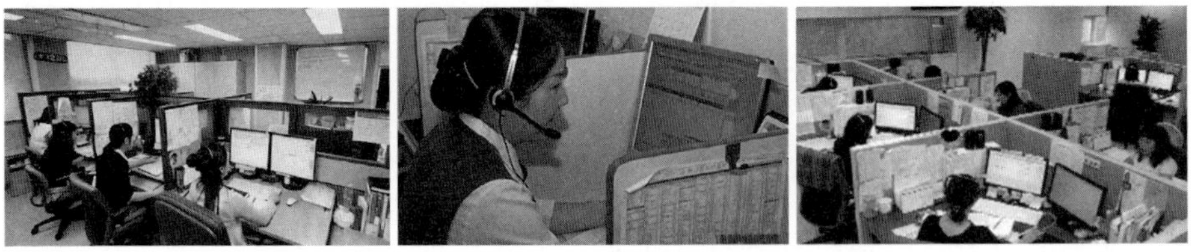

3) 일정 관리

(1) 건강검진 일정관리 및 변경

① 건강검진 일정관리란 병원의 검진프로그램, 검진일정, 의료장비별 특수검사 실시건수 예상 인원, 계절별, 요일별, 시간대별 등을 고려 검진일정을 계획하여 관리하는 것을 말한다.

② 건강검진 일정변경이란 병원의 검진센터의 사정, 장비고장, 검사의사가 학회참석(국내, 국외) 및 세미나, 출장 및 휴가 등으로 수진자의 예약날짜에 검진이나 결과상담 예약일정이 어려울 경우 전화 또는 메시지로 등으로 연락하여 일정을 변경하는 것을 말한다.

(2) 예약 변경 및 취소

수진자의 부득이한 사정으로 검진일정을 지키지 못할 경우 수진자가 원하는 날짜로 변경을 하거나 건강검진을 받지 못할 경우에 검진센터로 연락하여 예약을 취소하거나 다음 일정으로 변경하여 주고 있다. 또한 병원의 사정 및 검진의사의 사정(학회참석 등)에 의거 예약일정에 건강진단이 어려울 경우 병원에서 연락하여 변경을 하여 주고 있다. 그러나 수진자의 경우 본인의 사정에 의해 예약취소 또는 변경통보를 하는 경우가 많지만 아무런 통보 없이 건강검진 예약을 부도내는 경우가 있어 각 병원 검진센터는 부도율 방지를 위하여 사전에 노력을 하여야 하며 건강진단 일정 관리상 매우 필요하다.

(3) 예약확인 및 모바일 서비스

예약된 환자에게 2~3일전 또는 하루 전에 예약일자와 시간 등을 재확인(전화 또는 문자서비스) 해주는 제도로서 예약부도율을 최소화 할 수 있다. 대부분의 병원에서 예약된 환자에게 스마트폰으로 예약시간을 문자메세지로 전송하여 안내하고 확인전화를 하고 있다.

(4) 예약 부도율 관리

건강검진의 예약 부도율관리는 예약제도 관리에서 매우 중요하므로 사전 관리하여 부도율을 최소화가 되도록 하며, 또한 매월 원인분석을 하여 대책강구가 필요하다.

표 2-2 예약부도율 분석

검진예약 종류	전월		금월		증감	원인	대책
	인원	부도(율)	인원	부도(율)			

4) 진료 및 검진 예약센터

직접내원 예약보다 갈수록 전화예약이 증가하고 있어 많은 병원들이 콜센터나 전화예약실 등을 설치운영하고 있으며, 조직은 건강검진센터 또는 원무팀(과) 내 별도 조직으로 운영하고 있다. 담당업무는 예약상담, 예약, 검진 전 준비사항 및 유의사항, 예약 후 검진일 내원시 준비서류, 예약일정 변경 및 취소, 모바일 서비스 등이다. 참고로 서울아산병원이나 삼성서울병원, 서울대 강남센터 등은 간호사 또는 보건행정을 전공한 직원이 예약업무를 담당하고 있으며, 매년 업무기능이 확대되고 있다.

5) 건강검진 예약제의 효과

(1) 이용자 만족증대

예약제도 시행시 환자의 건강검진 대기시간을 단축하여 이용자들의 불만요인을 해소시켜 주고, 검진프로그램별, 특수검사건수별, 계절별, 요일별, 시간대별로 수진자가 폭증하는 현상이 줄어들고 수진자의 만족도가 증가할 수 있다. 따라서 병원에 내원하는 수진자가 예약된 시간에 신속하게 건강진단을 받을 수 있도록 함으로써 대기에 따른 간접의료비용도 줄일 수 있어 서비스개선과 병원경영의 효율성제고에 적극 기여할 수 있다.

(2) 업무능률의 향상

건강검진을 담당하는 의사나 검진실의 간호사 및 의료기사, 지원인력의 직원들은 특정 시간에 집중되는 업무가 분산되므로 업무의 효율성을 기할 수 있다.

(3) 인력관리의 효율화

예약제도의 활용은 업무가 폭증하는 시간이 분산되므로 각 부서의 업무를 조정할 수 있어 서비스증대는 물론 인력의 효율적 배치가 가능해진다.

(4) 특수장비 사용의 극대화

예약제도의 활용으로 내시경(위, 대장), 부위별 초음파, 방사선 특수장비별(CT, MRI, PET-CT) 검사건수를 관리할 수 있어 장비의 사용율을 극대화할 수 있다.

(5) 내원고객의 증가

건강검진의 대기시간단축에 따른 수진자의 만족도가 상승하여 병원의 신뢰도 향상으로 이용 수진자수가 증가하여 병원의 경영개선에 도움이 된다.

(6) 병원관리의 용이

대기시간단축에 따른 수진자의 병원 체류시간이 줄어 드므로 병원의 각종 시설물의 관리비는 물론 병원내의 혼잡함과 주차문제 해결에도 도움이 된다.

그림 2-10 예약제의 효과

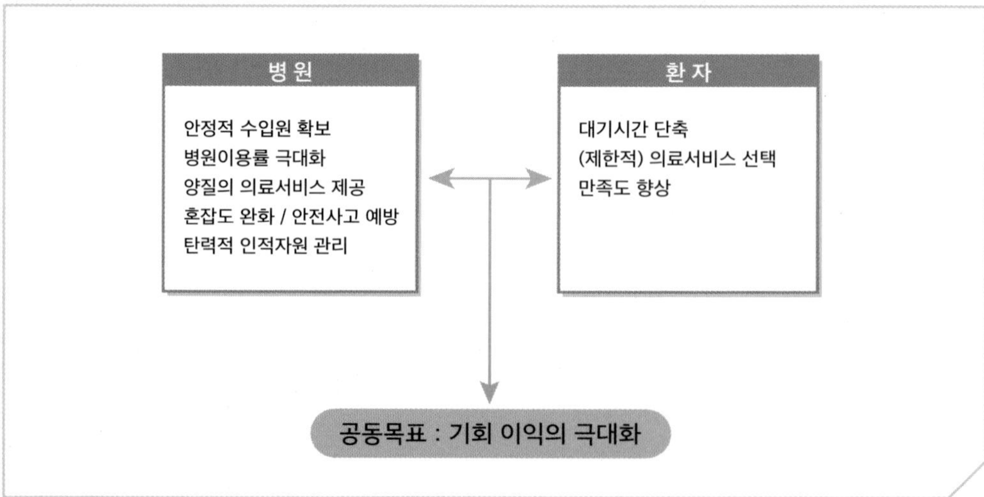

6) 건강검진 예약제의 고려사항

(1) 경영자 및 관리자의 관심

건강검진 예약제가 활성화되기 위해서는 병원경영층의 적극적인 관심과 시행의지를 가져야 한다. 아무리 좋은 제도라고 하더라도 이를 시행하는 의지가 없으면 되지 않는다. 따라서 의료진과 관련부서를 독려하여 문제점과 고객위주의 서비스개선에 적극적인 노력이 필요하다.

(2) 업무의 전산화

예약진료업무의 전산화가 선행되어 진료에 참여한 부서가 신속한 정보를 제공받을 수 있고 사용에 편리하도록 개발되어 있어야 한다.

(3) 의료진의 적극적인 참여

휴진이나 출장, 학회참석 등으로 예약일정에 진료를 못하게 되면 내원고객의 불만이 가중 될 수 있으므로 사정이 있는 경우는 미리 일정변경이 필요하며, 또한 예약시간보다 늦게 진료를 실시하면 나쁜 영향을 미칠 수 있으므로 진료시간 준수가 필요하다.

(4) 당일 수진자의 처리

대형병원은 대부분 건강진단예약제에 의해서 검진을 실시하고 있으나 예약을 하지 않고 내원하는 경우에도 병원의 나름대로 대비책을 강구하여 장시간 기다리지 않도록 하여야 한다.

(5) 건강검진 계획의 변화

대부분 오전에 수진자가 집중되고 오후는 오전보다 수진자의 집중현상이 상대적으로 낮다. 따라서 공복검사가 있는 수진자, 특수검사 시행자 등을 우선 오전에 예약하고 단순히 간단한 검사나, 검사항목이 적은 단체검진, 학생검진, 추가검사만 하는 경우 등은 오후에 배치하여 환자의 분산조정에 따른 의료자원의 효율적 관리가 필요하다.

(6) 자격관리 변동사항

예약기간이 긴 경우에는 예약기간 중 수진자의 자격이 변경(주소, 전화번호, 소속 및 직장 등)되는 경우가 있으므로 검진일 내원시에 자격을 재확인하여 수정 및 보완하도록 한다.

(7) 콜센터의 업무기능 확대

건강검진 예약제가 보다 활성화되고 서비스기능이 확대되기 위해서는 병원에서 설치된 콜센터의 업무기능 확대와 부도율관리가 중요하다.

7) 검진서비스의 대기시간 유형

의료서비스의 대기시간 유형은 다음과 같다.

표 2-3 의료서비스의 대기시간 유형

차원		대기유형	사례
서비스 제공과정		제공 전	접수대기, 검사대기, 건강진단예약대기
		제공 중	일반 및 특수검사대기, 검사결과 대기
		제공 후	검진비계산대기, 결과상담대기, 추가검사대기
검진예약 여부	예약	대기	예약시간 전 도착에 따른 대기(검진, 검사 등)
		지연	예약시간 경과 후 대기
	미예약	대기줄(줄서기)	미예약 상태에서 진료신청 후 기다림

수행내용 및 수행준거 - 건강검진예약

1 검진접수/수납직원의 업무수행에 필요한 지식, 기술, 태도 등 소양을 갖춘다.

지식	기술	태도
초 · 재진 및 급여유형에 대한 이해 진료과목 특성에 대한 이해 의학용어지식	컴퓨터 활용능력, 처방전달시스템(OCS), 사무능력	밝은 표정과 상냥한 태도

2 검진접수시 필요한 정보에 대하여 알아보고 실행한다.

수진자등록번호, 성명, 전화번호, 주소, 생년월일(주민등록번호), 검진담당의사, 검진일시, 검진프로그램, 내시경검사 신청(일반, 수면), 특수검사신청 등이 있다.

3 검진예약제도 필요성 및 도입시 고려되어야할 사항에 대하여 알아본다.

(1) 필요성

진료능력의 한계 및 환자의 불규칙적인 내원으로 검진능력에 맞게 환자수를 조정해애 할 필요가 있으며, 병원은 업무가 많고 복잡하여 예약업무체계를 확립하고 고객위주로 예약업무를 집중화하여 검진의 편의와 수진자의 편의를 도모해야 할 필요가 있다.

(2) 고려사항

건강검진예약제도의 도입은 센터의 검진능력, 검진시간계획, 수진자편의 등을 고려하여 요일별, 일자별, 프로그램별, 특수검사이용별, 시간대별로 조정하여 예약하는 제도이며, 수진자의 내원경과와는 무관하다.

4 건강검진(건강진단)예약제의 효과에 대하여 요약 정리해본다.

(1) 건강검진 대기시간을 단축 또는 불만을 해소할 수 있다.
(2) 수진자수 분산(일별, 시간대별, 프로그램별), 사전검진준비, 검진시간 조정 등의 검진서비스를 향상 도모할 수 있다.
(3) 의사와 수진자자간의 인간관계를 형성하여 신뢰감을 조성할 수 있다.
(4) 검진수용능력(의료인력, 공간, 시설장비)의 적정 활용으로 업무능률을 향상시키고 혼잡완화와 안정적인 분위기를 유지할 수 있다.
(5) 병원의 검진능력에 맞게 수진자수와 업무량을 조정할 수 있다.
(6) 건강검진 수진자의 편의제공과 질적인 향상을 제고할 수 있다.

5 초 · 재진 건강검진 접수시 신청한 프로그램을 확인한다.

6 건강검진예약제의 활성화방안에 대하여 알아본다.

이용환자의 편의 도모와 고객만족도 향상을 위해 관련부서 간 문제점 개선에 대한 실무협의를 거쳐 진료예약제의 단계적 활성화가 필요하다.

(1) 건강진단 예약제는 내원 예약, 전화예약, 검진 후 예약, FAX 예약, 인터넷 예약, 특수검사 예약, 추가검사예약 등이 있다.
(2) 예약수진자에 대해서는 부도율을 최소화하기 위한 사후관리(모바일/확인전화)가 필요하다.

7 병원의 검진예약시스템 및 예약시간의 배정에 대하여 알아보고 실행한다.

예약시간대의 결정에 있어서 먼저 수진자에게 병원의 일정을 고려 건강진단이 가능한 날짜와 시간을 결정하도록 한다.

표 2-4 연 월 일 건강검진 예약 대장

시간	등록번호	성명	프로그램	등록번호	성명	프로그램	등록번호	성명	프로그램
08:00									
08:30									
09:00									
09:30									
10:00									

8 건강검진 예약변경 및 취소현황에 대하여 알아보고 문제점을 개선한다.

예약변경 및 취소는 수진자의 사정이나 병원의 사정에 의하여 발생되므로 사유를 분석하여 진료예약관리 개선에 활용한다.

9 병원 검진센터의 사정으로 예약일정에 검진을 하지 못하는 경우 일정을 관리한다.

병원의 사정(의사 학회참석, 해외연수, 출장, 특수검사건수, 기타사유 등)에 의하여 담당의사나 검사(특수)가 예약일정에 검진을 실시하지 못할 경우는 그 사실을 미리 예약수진자에게 통보하여 일정을 변경 관리한다.

10 검진프로그램별 예약건수가 일정하게 배정되고 있는지 확인, 점검, 보완한다.

수행 Tip

→ 병원의 검진 예약시스템이 효율적으로 운영되고 있는 타 병원을 방문하여 운영실태를 조사해본다.

2-4 검진료 수납

{ 학습목표 } ❶ 수진자의 검진프로그램을 확인하여 검진료를 계산하고 수납할 수 있다.
❷ 프로그램별 검진료 수납내역 및 시행검사를 수진자에게 설명할 수 있다.

필요 지식

1. 검진료 수납

(1) 수납방법

검진료 계산은 병원에서 검진을 시행전 또는 검사 후 수진자에게 수납하고 공급자(병원)로부터 받은 서비스거래내역을 영수하기 위한 행위를 말한다.

수납방법에는 창구직접수납, 자동계좌이체, 무인수납, 하이패스 수납방법 등이 있다.

① 창구 직접 수납(현금 및 신용카드)

검진전 후 창구에서 수진자 또는 보호자, 회사담당자가 직원에게 직접 수납하는 방법이다.

② 진료비 자동계좌 이체(오픈카드 서비스)

진료비자동계좌이체는 수진자 또는 보호자가 지정한 예금통장에서 검진료가 자동으로 이체되어 대기시간이 필요 없는 편리한 수납제도이다. 따라서 수진자나 보호자가 신용카드를 미리 병원에 등록시켜 놓으면, 진료비나 검사비 등이 발생시 창구에 수납하지 않아도 자동으로 결제가 가능한 수납방법이다.

표 2-5 일반수납과 오픈카드서비스 수납절차 비교

수납구분	수납절차
일반수납	① 예약(접수) → ② 검진료수납 → ③ 검진 → ④ 검사 → ⑤귀가
오픈카드 서비스 수납	① 예약 → ② 검진/검사 → ③ 귀가

③ 진료비 하이패스(Hi-Pass) 수납

수진자 또는 보호자가 신용카드를 병원에 등록, 당일 진찰(검진)과 검사가 모두 종료된 후 한번에 결재하는 진료비 일괄 후불 결제 서비스로서 현재는 주로 대형병원만 시행하고 있으나 점점 확대하여가는 추세이다.

그림 2-11 검진료 수납

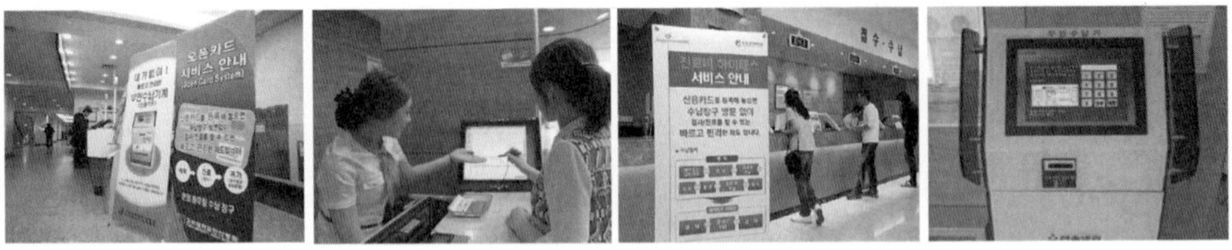

(2) 검진료 계산과 수납

검진료 계산과 수납업무는 정확한 근거를 적용해야 하고 현금을 수수하는 과정을 거쳐야 하는 업무이므로 외래 및 검진업무에 큰 비중을 차지하고 있는 분야이다. 또한, 수납과정은 진료비에 대한 문의나 민원이 많이 제기되며 어떤 경우는 본인부담금을 진료(검진)과정이나 결과와 연관시켜 불만을 제기하는 사례도 있으므로 민원이나 불만의 발생을 최소화하면서 업무의 효율성을 확보하기 위해서는 절차에 따라 업무가 진행되도록 해야 한다.

(3) 검진료 환불

환불사유가 발생하면 환불사유 및 대상, 환불가능 여부, 검사의 시행여부, 감액 및 미수금 발생 여부, 영수증 등을 확인하여 적정금액을 환불한다.

① 환불사유

- 검진료 환불 : 예약이나 당일 진료 신청 후 본인 또는 병원의 사정으로 검진(검사)을 받지 못한 경우 취소된 경우 등이 있다.
- 검사료 환불 : 사전에 검사료 및 방사선 특수촬영료를 지불하고 예약한 후 수진자 및 병원사정으로 검사를 시행하지 않는 경우에 해당된다.
- 기타 환불 : 처방입력 오류, 처방내용 변경, 계산착오, 수가적용착오, 검사장비 장애,

전산장애(Computer down), 사후 감면 처리 등에 대한 사유가 발생한 경우에 해당된다.

② 환불절차

이미 계산된 진료비 영수증과 사유 발생부서의 확인을 받아 환불하도록 하되 반드시 환불영수증을 받아두어야 한다.

(4) 검진료 수납 마감 및 정산 입금

수납담당자는 일일 수납이 마감되면 당일 수납 및 미수금액 리스트(List)를 전산 출력하여 대조 확인 후 정산을 한 다음 당일 마감처리 담당자 또는 병원이 지정한 은행창구에 입금한다.

(5) 수납시 유의사항

수진자가 검진을 받는 과정에서 접수뿐 아니라 진단을 위한 각종 검사 및 검진 결과상담에 따른 추가검사 등 두 차례 이상 검진료를 납부하게 되는 경우도 있어 금전 수불과 관련한 대기시간, 비용의 정당성 등의 문제가 발생할 가능성이 있으므로 접수와 수납업무를 담당하는 근무자는 다음과 같은 내용에 대한 각별한 주의가 요구된다.

① 수불수단에 따라 적합한 유의사항을 지키되 고객이 불쾌감을 갖지 않도록 처리한다. 현금을 수납할 경우는 건네받은 액수를 상대에게 확인시키는 과정이 필요하며, 신용카드는 카드사용자의 인적사항과 결재승인 결과를 확인하고 고액수표는 발행은행에 이상 여부를 확인하여 사용자로부터 수표에 친필로 이서하게 한다.

② 담당자별로 수납확인 수단을 철저하게 관리해야 한다. OCS 수납화면을 종료하지 않은 채 자리를 뜨지 않도록 각별히 유의해야 한다. 특히, 컴퓨터 사용자는 자신의 I.D 및 password가 노출되지 않도록 개인정보보안에 유념하는 한편, 부서장은 직원의 I.D 및 password를 정기적으로 변경하게 하고 철저히 관리하도록 감독하는 것이 필요하다.

③ 현금관리에 만전을 기해야 한다. 근무자 별로 실시간 조회가 가능하도록 정확하게 진료수익을 관리하고 도난이나 분실과 같은 현금사고를 방지하는 방법의 하나로 현금보유량이 너무 늘어나지 않도록 중간마감을 거쳐 은행에 입금토록 한다.

(6) 일일결산통계 관리 및 보관

처방건수와 검진료수익, 수납액(현금, 신용카드, 이체계좌별), 환불액, 구분사유에 따른 단체미수금, 감면액, 환불액에 대한 수진형태, 내원형태, 수가유형, 진료과, 의사, 기간(연간, 월간), 일자, 환자, 검사실, 수가항목, 수납직원, 거래처로 구분된 검진수익 통계를 관리한다. 추가검사 처방전이나 영수증 사본 등의 증빙서류는 관련 법률에서 규정하고 있는 기간 동안 보관한다.

(7) 민원 및 기타

업무접수, 수납업무 이외에 수진자나 외부기관의 민원해결이나 요구사항의 처리와 같이 창구담당자가 수행해야 하는 업무범위는 매우 다양하다.

첫째, 검진내역에 대한 궁금증을 제기하는 경우는 정확한 내용확인과 자세한 설명을 제공함으로써 상대방의 이해를 얻을 수 있도록 신중하게 대처해야 한다.

둘째, 각종 문의나 불편호소 또는 건의사항과 같은 민원의 적극적인 접수와 조속한 처리 및 정중한 결과통보 체계를 갖추고 효과적으로 운영해야 한다.

수행내용 및 수행준거 - 검진료 수납

1 직원은 수진자 내원시 예약사항(일정, 프로그램) 및 당일접수대상을 확인한다.

2 검진 수납직원은 수진자가 신청한 검진프로그램에 의한 검진료를 계산한다.

3 병원에서 운영 중인 검진료 수납방법에 따라 수진자가 선택하여 수납한다.

(1) 검진창구방문 수납

진료 후 검진수납창구를 방문하여 현금수납 또는 신용카드로 수납한다.

(2) 진료비자동계좌이체

진료비자동계좌이체는 환자 또는 보호자가 지정한 예금통장에서 진료비가 자동으로 이체되어 대기시간이 필요 없는 편리한 수납제도이다.

(3) 검진료 무인수납기

수진자의 수납 대기시간 불만을 해소하고자 자동화기기를 이용한 신속한 서비스를 제공하고 있다.

(4) 진료비 하이패스(Hi–Pass)

수진자 또는 보호자가 신용카드를 병원에 등록, 당일 검진과 검사가 모두 종료된 후 한 번에 결재하는 진료비 일괄 후불 결제 서비스제도이다.

안내사항

① 진료비 하이패스(진료비 후수납)를 신청한 분은 진료비 수납 없이 모든 진료, 검사를 시행하실 수 있다.
② 진료 및 검진 종료 후 단 1회만 수납창구를 방문하셔서 진료비 또는 검진료를 계산하면 된다.

4 검진료 환불대상이 발생할 경우 검진비를 환불한다.

(1) 환불 사유

① 검진비를 납부 후 수진자나 병원측 사정으로 건강진단을 받지 못한 경우
② 검사 · 촬영 신청 후 본인거부나 병원의 사정으로 취소 경우
③ 계산착오, 입력착오 또는 검진프로그램 내용 변경 시 등의 경우

(2) 환불 절차

이미 계산된 검진료 영수증과 사유 발생 부서에 확인하고 기존에 발행된 영수증을 회수하고 신분증을 복사하여 회수 영수증과 함께 보관한다.

5 일일 검진수납사항을 마감, 정산하고 자료를 출력하여 비교 확인한다.

6 개인검진과 단체검진사항을 확인하고 미수금발생에 대해서는 관리한다.

수행 Tip

→ 병원의 검진료 수납방법에 대하여 현황을 조사한 후 편리한 제도는 도입시행한다.

2-5 개인정보보호 및 진료기록 열람

{ 학습목표 } ❶ 개인정보보호법의 목적과 위반시 처벌규정에 대하여 알 수 있다.
❷ 의무기록의 열람 및 사본발급 절차에 대하여 업무를 수행할 수 있다.

필요 지식

1. 개인정보보호

1) 개인정보보호법

개인정보보호법(個人情報保護法)은 개인정보 보호를 위한 법체계를 일원화하고 개인의 권익 보호를 강화하기 위한 법으로 2011년 3월 29일 제정되었다. 개인정보보호법은 각종 컴퓨터 범죄와 개인의 사생활 침해 등 정보화 사회의 역기능을 방지하기 위한 목적으로 제정된 법률이며, 이 법의 보호대상인 개인정보는 주민등록, 신원조회, 병역사항 및 각종 납세자료 등 개인 신상에 관한 모든 정보를 포함한다.

(1) 목적

이 법은 개인정보의 처리 및 보호에 관한 사항을 정함으로써 개인의 자유와 권리를 보호하고, 나아가 개인의 존엄과 가치를 구현함을 목적으로 한다.

(2) 개인정보 및 개인정보처리자

① "개인정보"란 살아 있는 개인에 관한 정보로서 성명, 주민등록번호 및 영상 등을 통하여 개인을 알아볼 수 있는 정보를 말한다.

② "개인정보처리자"란 업무를 목적으로 개인정보파일을 운용하기 위하여 스스로 또는 다른 사람을 통하여 개인정보를 처리하는 공공기관, 법인, 단체 및 개인 등을 말한다.

(3) 개인정보 보호 원칙

① 개인정보처리자는 개인정보의 처리 목적을 명확하게 하여야 하고 그 목적에 필요한 범위에서 최소한의 개인정보만을 적법하고 정당하게 수집하여야 한다.

② 개인정보처리자는 개인정보의 처리 목적에 필요한 범위에서 적합하게 개인정보를 처리하여야 하며, 그 목적 외의 용도로 활용하여서는 아니 된다.

(4) 안전조치의무

개인정보처리자는 개인정보가 분실 · 도난 · 유출 · 변조 또는 훼손되지 아니하도록 내부 관리계획 수립, 접속기록 보관 등 대통령령으로 정하는 바에 따라 안전성 확보에 필요한 기술적 · 관리적 및 물리적 조치를 하여야 한다.

(5) 개인정보의 목적 외 이용 · 제공 제한

개인정보처리자는 개인정보를 제15조제1항에 따른 범위를 초과하여 이용하거나 제17조제1항 및 제3항에 따른 범위를 초과하여 제3자에게 제공하여서는 아니 된다.

(6) 개인정보의 폐기

① 진료를 위한 목적으로 수집된 개인정보는 의료법에서 보관하도록 명시된 기간 동안 보관할 수 있다(진료기록부 10년, 수술기록 10년, 진단서 부본 3년 등)

② 의료법에서 명시된 보존기간이 지난 개인정보는 원칙적으로 폐기하여야 한다.

- 환자의 개인정보를 폐기하여야 하는 시점(진료기록이 최종 작성된 후 10년이 경과) 이후에도 개인정보를 계속 보관하려면 정보주체로부터 별도의 동의가 필요하다.

(7) 개인정보 관련법률

개인정보 관련 법률에는 개인정보보호법, 의료법, 국민건강보험법 등이 있다.

2. 의무기록 열람 및 사본제출

(1) 의무기록 열람(의료법 제 21조)

① 의료인이나 의료기관 종사자는 환자가 아닌 다른 사람에게 환자에 관한 기록을 열람하게 하거나 그 사본을 내주는 등 내용을 확인할 수 있게 하여서는 아니 된다.

② 의료인이나 의료기관 종사자는 다음의 어느 하나에 해당하면 그 기록을 열람하게 하거나 그 사본을 교부하는 등 그 내용을 확인할 수 있게 하여야 한다. 다만, 의사 · 치과의사 또는 한의사가 환자의 진료를 위하여 불가피하다고 인정한 경우에는 그러하지 아니하다.

1. 환자의 배우자, 직계 존속 · 비속 또는 배우자의 직계 존속이 환자 본인의 동의서와 친족관계임을 나타내는 증명서 등을 첨부하는 등 보건복지부령으로 정하는 요건을 갖추어 요청한 경우
2. 환자가 지정하는 대리인이 환자 본인의 동의서와 대리권이 있음을 증명하는 서류를 첨부하는 등 보건복지부령으로 정하는 요건을 갖추어 요청한 경우
3. 환자가 사망하거나 의식이 없는 등 환자의 동의를 받을 수 없어 환자의 배우자, 직계 존속 · 비속 또는 배우자의 직계 존속이 친족관계임을 나타내는 증명서 등을 첨부하는 등 보건복지부령으로 정하는 요건을 갖추어 요청한 경우
4. 「국민건강보험법」에 따라 급여비용 심사 · 지급 · 대상여부 확인 · 사후관리 및 요양급여의 적정성 평가 · 가감지급 등을 위하여 국민건강보험공단 또는 건강보험심사평가원에 제공하는 경우
5. 「의료급여법」에 따라 의료급여 수급권자 확인, 급여비용의 심사 · 지급, 사후관리 등 의료급여 업무를 위하여 보장기관(시 · 군 · 구), 국민건강보험공단, 건강보험심사평가원에 제공하는 경우
6. 「형사소송법」에 따른 경우
7. 「민사소송법」에 따라 문서제출을 명한 경우
8. 「산업재해보상보험법」에 따라 근로복지공단이 보험급여를 받는 근로자를 진료한 산재보험 의료기관(의사를 포함)에 대하여 그 근로자의 진료에 관한 보고 또는 서류 등 제출을 요구하거나 조사하는 경우
9. 「자동차손해배상 보장법」에 따라 의료기관으로부터 자동차보험진료수가를 청구받은 보험회사등이 그 의료기관에 대하여 관계 진료기록의 열람을 청구한 경우
10. 「병역법」에 따라 지방병무청장이 징병검사와 관련하여 질병 또는 심신장애의 확인을 위하여 필요하다고 인정하여 의료기관의 장에게 징병검사대상자의 진료기록 · 치료 관련 기록의 제출을 요구한 경우

11. 「의료사고 피해구제 및 의료분쟁 조정 등에 관한 법률」에 따른 경우 등

③ 의료인은 다른 의료인으로부터 진료기록의 내용 확인이나 환자의 진료경과에 대한 소견 등을 송부할 것을 요청받은 경우에는 해당 환자나 환자 보호자의 동의를 받아 송부하여야 한다. 다만, 해당 환자의 의식이 없거나 응급환자인 경우 또는 환자의 보호자가 없어 동의를 받을 수 없는 경우에는 환자나 환자 보호자의 동의 없이 송부할 수 있다.

④ 진료기록을 보관하고 있는 의료기관이나 진료기록이 이관된 보건소에 근무하는 의사 · 치과의사 또는 한의사는 자신이 직접 진료하지 아니한 환자의 과거 진료 내용의 확인 요청을 받은 경우에는 진료기록을 근거로 하여 사실을 확인하여 줄 수 있다.

⑤ 의료인은 응급환자를 다른 의료기관에 이송하는 경우에는 지체 없이 내원 당시 작성된 진료기록의 사본 등을 이송하여야 한다.

(2) 기록 열람 등의 요건(의료법 시행규칙 제13조 2)

① 환자의 배우자, 직계 존속 · 비속 또는 배우자의 직계 존속(친족)이 환자에 관한 기록의 열람이나 그 사본의 발급을 요청할 경우에는 다음 각 호의 서류를 갖추어 의료기관 개설자에게 제출하여야 한다.

1. 기록 열람이나 사본 발급을 요청하는 자의 신분증(주민등록증, 여권, 운전면허증 그 밖에 공공기관에서 발행한 본인임을 확인할 수 있는 신분증) 사본
2. 가족관계증명서, 주민등록표 등본 등 친족관계임을 확인할 수 있는 서류
3. 환자가 자필서명한 별지 제9호의2서식의 동의서. 다만, 환자가 만 14세 미만의 미성년자인 경우에는 제외한다.
4. 환자의 신분증 사본. 다만, 환자가 만 17세 미만으로 주민등록증이 발급되지 아니한 경우에는 제외한다.

② 환자가 지정하는 대리인이 환자에 관한 기록의 열람이나 그 사본의 발급을 요청할 경우에는 다음 각 호의 서류를 갖추어 의료기관 개설자에게 제출하여야 한다.

1. 기록열람이나 사본발급을 요청하는 자의 신분증 사본
2. 환자가 자필 서명한 동의서 및 위임장. 이 경우 환자가 만 14세 미만의 미성년자인 경우에는 환자의 법정대리인이 작성하여야 하며, 가족관계증명서 등 법정대리인임을 확인할 수 있는 서류를 첨부하여야 한다.

3. 환자의 신분증 사본

③ 환자의 동의를 받을 수 없는 상황에서 환자의 친족이 환자에 관한 기록의 열람이나 그 사본 발급을 요청할 경우에는 서류를 갖추어 의료기관 개설자에게 제출하여야 한다.

④ 환자가 본인에 관한 진료기록 등을 열람하거나 그 사본의 발급을 원하는 경우에는 본인임을 확인할 수 있는 신분증을 의료기관 개설자에게 제시하여야 한다.

(3) 환자진료기록 열람 및 사본 제출 허용 불가범위

의료법 제21조에 열거되지 않는 법 규정에 따른 환자기록열람 및 사본발급은 환자본인의 동의 없이는 허용을 불가 한다.

- 의료법 제61조(보고와 업무검사), 소비자기본법 제77조(검사와 자료제출), 국민건강보험법 제97조(보고와 검사), 형사소송법 제198조(준수사항)

(4) 환자진료기록 열람 및 사본발급 비용 관련사항

① 환자제공을 위한 필름복사, 스캔복사, CD복사, Monitoring Data복사, Video Tape 복사, Diskette복사, 진료기록부 복사 비용은 실비로 환자가 부담한다.

② 다만, 국가 · 지방자치단체 · 요양기관 · 보험업법에 의한 보험요율 산출기관 그 밖의 공공기관 및 공공단체가 공단 또는 심사평가원에 제공하는 자료에 대하여서는 사용료 · 수수료 등을 면제한다.

의료법 시행규칙 [별지 제9호의2서식]

진료기록 열람 및 사본발급 동의서

환자 본인	성 명	연락처
	생년월일 (외국인등록번호)	
	주 소	
신청인	성 명	환자와의 관계
	생년월일 (외국인등록번호)	연락처
	주 소	
열람 및 사본 발급 범위	열람하려는 내용 및 사유	
	사본을 발급 받으려는 내용 및 사유	

본인(또는 법정대리인)은 상기 신청인(   )이 「의료법」 제21조제2항 및 같은 법 시행규칙 13조의2에 따라 본인의 진료기록 등을 열람하거나 사본을 발급받는 것에 대하여 동의합니다.

년 월 일

본인(또는 법정대리인) (자필서명)

비고 : 환자 본인이 만 14세 미만의 경우에는 법정대리인이 작성합니다.

[별지 제9호의3서식]

진료기록 열람 및 사본발급 위임장

<table>
<tr><td rowspan="3">수임인</td><td>성명</td><td>전화번호</td></tr>
<tr><td>생년월일(외국인등록번호)</td><td>위임인과의 관계</td></tr>
<tr><td colspan="2">주소</td></tr>
<tr><td rowspan="3">위임인</td><td>성명</td><td>전화번호</td></tr>
<tr><td colspan="2">생년월일(외국인등록번호)</td></tr>
<tr><td colspan="2">주소</td></tr>
<tr><td colspan="3">위임인은 「의료법」 제21조제2항 및 같은 법 시행규칙 제13조의2에 따라 「진료기록 등 열람 및 사본발급 동의서」에 기재된 사항에 대하여 일체 권한을 상기 수임인에게 위임합니다.

년 월 일

위임인
(자필서명)</td></tr>
</table>

210㎜×297㎜[백상지 80g/㎡(재활용품)]

수행내용 및 수행준거 - 개인정보보호 및 진료기록 열람

1 개인정보보호법의 정의와 목적 및 처벌규정에 대하여 알아본다.

개인정보보호법은 개인정보의 처리 및 보호에 관한 사항을 정함으로써 개인의 자유와 권리를 보호하고, 나아가 개인의 존엄과 가치를 구현함을 목적으로 한다. 국가행정기관, 지방자치단체, 공공단체 등 공공기관은 보유하고 있는 개인정보를 본래의 목적 외로 이용하거나 제공할 수 없고, 이를 위반할 경우에는 3년 이하의 징역이나 1,000만원 이하의 벌금형에 처하게 된다. 또한, 부당하게 개인정보를 제공받아 사용한 자도 2년 이하의 징역 또는 700만원 이하의 벌금형 처벌을 받는다.

2 의무기록의 열람 및 사본발급 절차에 대하여 알아보고 수행한다.

(1) 외래 의무기록 열람 및 사본발급 절차

① 진료과 접수(원무창구)→ ② 담당의사 면담(해당 진료과)→ ③ 사본발급 신청서 작성(해당 진료과)→ ④ 수수료 수납(원무과)→ ⑤ 사본발급/구비서류제출(사본발급창구)

(2) 병동(재원) 의무기록열람 및 사본발급절차

① 담당의사 면담(해당 병동)→ ② 사본발급 신청서 작성(해당 병동)→ ③ 수수료 수납(원무과)→ ④ 사본발급/구비서류제출(사본발급창구)

3 의무기록열람시 구비서류에 대하여 알아보고 실행한다.

(1) 구비서류(의료법 시행규칙 제 13조 2 기록열람 등의 요건)

사본발급신청자	신청자 신분증	동의서	가족관계 증명서	위임장	환자신분증 사본
환자본인	○				
환자의 친족 (배우자, 직계존속 및 비속, 배우자의 직계존속)	○	○	○	○	○
환자가 지정하는 대리인	○	○		○	○

(2) 환자의 동의를 받을 수 없는 경우 기록 열람 · 사본 발급 요청 시 구비서류

[별표 2의2]

환자의 동의를 받을 수 없는 경우 기록 열람 · 사본 발급 요청 시 구비서류 (제13조의2 제3항 관련)

구분	구비서류
환자가 사망한 경우	1. 기록 열람이나 사본 발급을 요청하는 자의 신분증 사본 2. 가족관계증명서, 주민등록표 등본 등 친족관계를 확인할 수 있는 서류 3. 가족관계증명서, 제적등본, 사망진단서 등 사망사실을 확인할 수 있는 서류
환자가 의식불명 또는 의식불명은 아니지만 중증의 질환 · 부상으로 자필서명을 할 수 없는 경우	1. 기록 열람이나 사본 발급을 요청하는 자의 신분증 사본 2. 가족관계증명서, 주민등록표 등본 등 친족관계를 확인할 수 있는 서류 3. 환자가 의식불명 또는 중증의 질환 · 부상으로 자필서명을 할 수 없음을 확인할 수 있는 진단서
환자가 행방불명인 경우	1. 기록 열람이나 사본 발급을 요청하는 자의 신분증 사본 2. 가족관계증명서, 주민등록표 등본 등 친족관계를 확인할 수 있는 서류 3. 주민등록표 등본, 법원의 실종선고 결정문 사본 등 행방불명 사실을 확인할 수 있는 서류
환자가 의사무능력자인 경우	1. 기록 열람이나 사본 발급을 요청하는 자의 신분증 사본 2. 가족관계증명서, 주민등록표 등본 등 친족관계를 확인할 수 있는 서류 3. 법원의 금치산 선고 결정문 사본 또는 의사무능력자임을 증명하는 정신건강의학과 전문의의 진단서

4 부서장은 정기적으로 직무교육시 개인정보보호(법) 및 유의사항에 대하여 직원들에게 교육한다.

수행 Tip

→ 개인정보보호법에 대한 개념을 먼저 이해하고 각 병원의 운영 실태를 조사해 본다.

Medical Examination Management

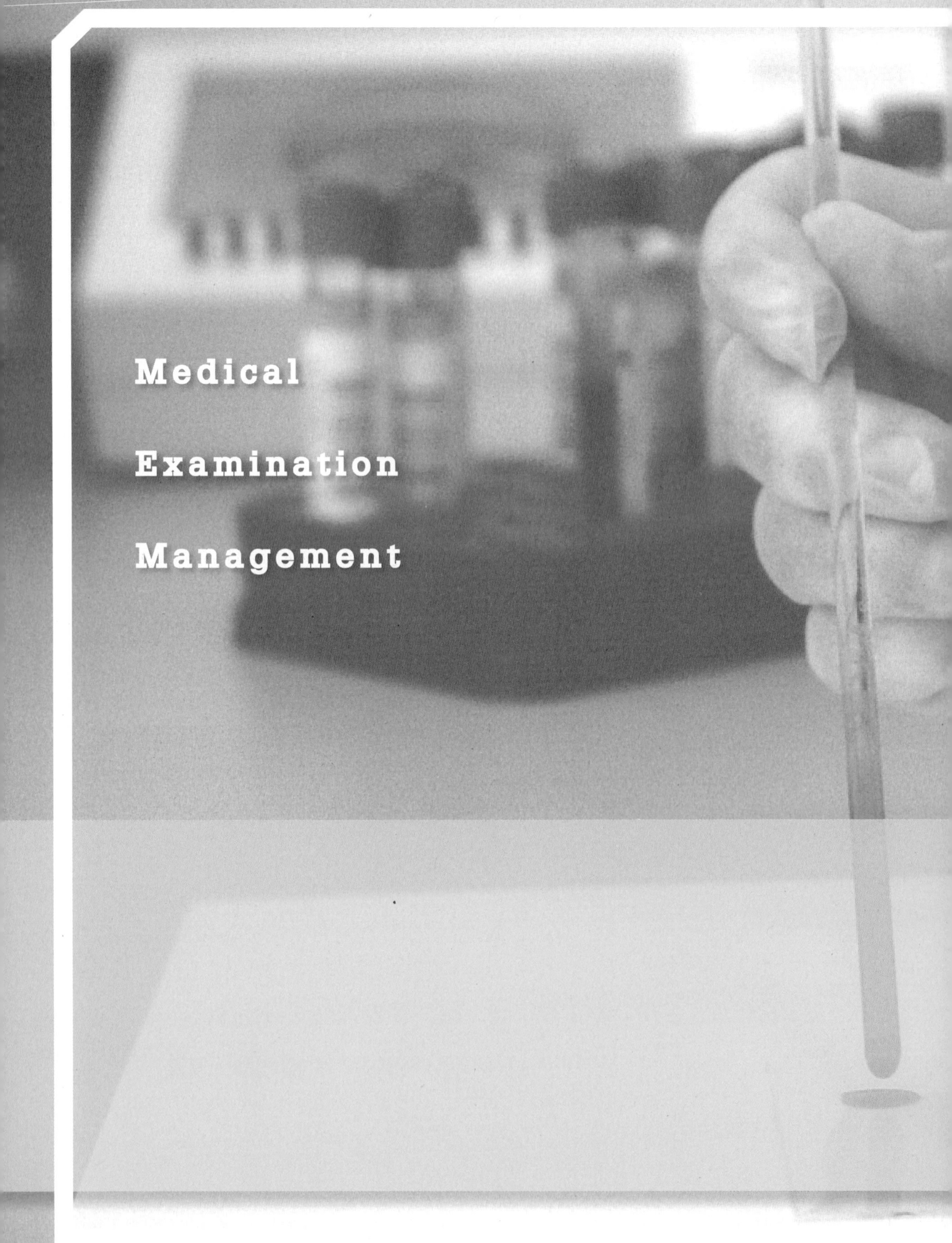

CHAPTER 03

기본진료 및 기능검사

3-1 기본진료

{ 학습목표 } ❶ 건강검진의 기본진료에 대하여 알 수 있다.
❷ 건강검진의 결과상담에 대하여 알 수 있다.

필요 지식

1. 기본진료

1) 문진(ask apatient detailed questionsabout his condition)

문진(問診)은 의사가 환자에게 환자자신과 가족의 병력 및 병의 발생상황과 증세 등을 묻는 것으로, 환자진단을 위한 기초자료로 삼는 것을 의미한다. 또한 병의 원인을 알기위해서 의사가 환자를 병의 발병상황과 증세 및 진행 등을 묻기도 한다. 건강검진에서는 일반문진과 치과문진이 있다. 따라서 의사의 관점으로 묻고, 환자가 호소하는 자각증세를 듣는 한편, 환자가족의 병력(病歷)을 조회하는 데 목적을 두는 진단법이다.

문진의 내용은 형식적으로는 기왕력(旣往歷) · 가족병력(家族病歷) · 주소(主訴) · 현 병력 등으로 나눈다. 기왕력에는 출생의 상태와 과거에 걸렸던 병에 대한 경위가 포함되고, 가족병력은 유전에 대한 정보를 파악하는 데 도움이 된다. 주소는 진찰을 받게 된 동기가 되는 병의 중심적인 증세이며, 이것으로 진단의 방향이 결정된다. 현 병력은 현재의 병의 시작 · 진행 · 증세의 종류 등 가장 중요한 부분이다.

2) 예진(preliminary(medical) examination[checkup])

예진(豫診)은 건강검진 진행 시 전문의와 함께 작성된 고객의 건강 문진과 건강이력 정보를 가지고 현재의 건강상태를 정확하게 진단 및 확인하는 진료과정이다.

3) 진찰(medical examination, Untersuchung)

의사가 진단을 위한 정보를 얻거나, 질병의 경과, 치료의 효과 등의 목적으로 행하는 것을 의미한다. 따라서 진찰은 환자의 용태를 듣고 관찰하여 병상 및 병명을 규명 판단하는 것으로서 그 진단방법으로는 문진, 시진, 청진, 타진 촉진 기타 각종의 과학적 방법을 써서 검사하는 등 여러 가지가 있다.

그림 3–1 예진, 진찰, 문진

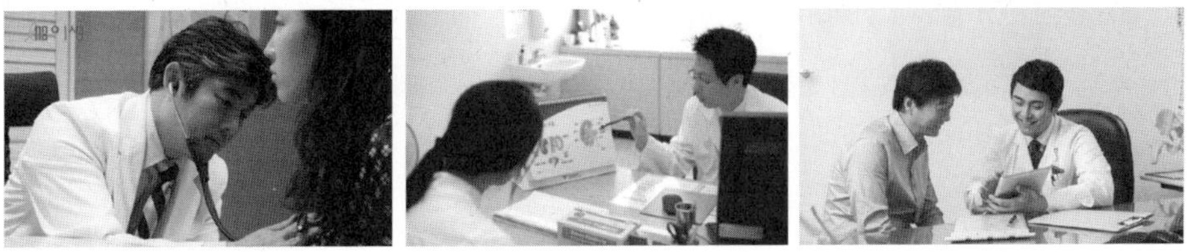

4) 부인과 진찰(Gynecologist Appointment)

외음부의 상태를 관찰한 후 질내로 질경을 삽입하여 질분비물의 양과 상태 그리고 자궁경관의 이상여부를 관찰하여 염증 또는 종양 등을 확인하고 자궁암 등을 진단하며, 또한 내진으로 자궁근종 및 난소낭종 등 기타종양과 염증, 선천성기형 등을 진단할 수 있다.

그림 3–2 부인과 진찰

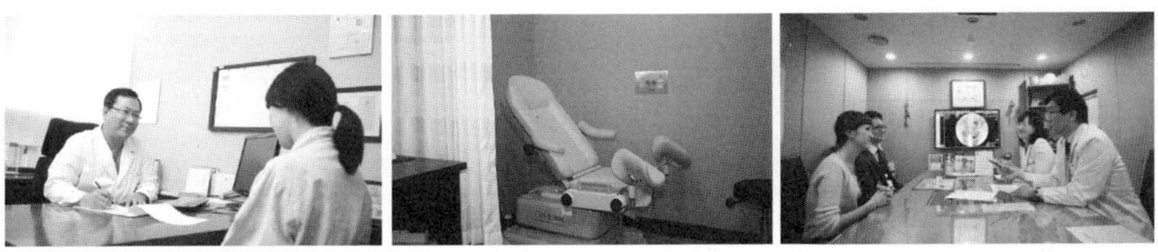

5) 신체계측

신체계측이란 신장 및 체중, 허리둘레, 시력, 청력, 혈압측정, 체성분, 비만도를 측정하는 것을 말한다.

(1) 신장 및 체중측정

신장에 맞는 표준체중을 산출해서 비만도를 판정한다. 비만이란 그저 단순히 체중이 많은 것이 아니고 체내에서 지방이 차지하는 비율(체지방률)이 높은 것을 말한다. 보통은 체지방이 많아지면 체중도 불어나지만, 일치하지 않는 경우도 있기 때문에 체지방측정기를 사용해 비만도를 판정하는 방법이 시행되고 있다.

그림 3-3 신체계측 및 InBody

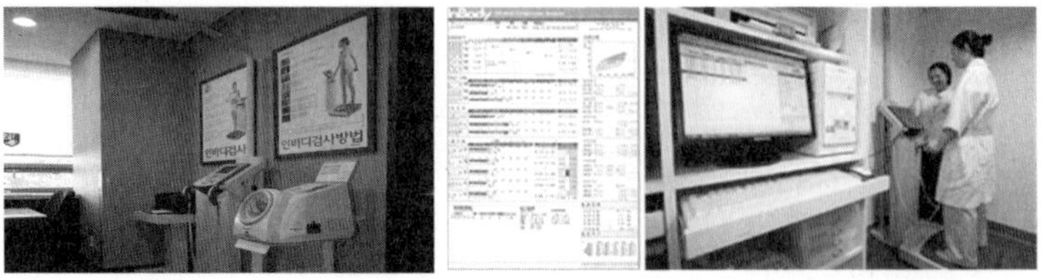

① **수치 보는 법**

표준체중의 산출방법은 여러 가지가 있지만 우리나라에서는 일반적으로 '(신장㎝−100)×0.9=표준체중' 이를 기준으로 비만도를 산출한다. '(실측체중−표준체중)÷표준체중×100=비만도'로 계산한 결과 ±10%이내면 정상, ±10~±20%는 과체중, ±20% 이상은 비만, −10~20%는 체중감소상태, −20% 이상은 너무 마른 상태이다. 국제적으로 체격지수인 BMI가 사용되는데 우리나라도 보급되어 시행하고 있다.

표 3-1 체지방률에 의한 비만의 판정

(단위: %)

구분	가벼운 비만	비만	극도의 비만
성인남성	20~29	30~34	35 이상
성인여성	30~34	35~39	40 이상

② **주요 질병**

비만자체는 병이 아니지만 비만도가 높으면 당뇨병이나 고지혈증, 심장병, 지방간, 통풍을 비롯해 성인병의 원인이 될 수 있다.

③ **권고사항**

가벼운 비만인 경우 일상생활에서 될수록 움직이거나, 걷는 운동 등을 하고, 지방분이 많은 식사나 술은 삼가 하도록 한다. 가까운 거리는 걸어 다니고, 2~3층 정도는 에리베이터를 이용하지 않는 등 생활습관을 바꾸는 것이 좋다.

6) 혈압측정(blood pressure measurement)

심장의 펌프 작용으로 발생하는 것을 혈압이라고 하며, 혈액이 혈관벽에 미치는 압력을 혈압이라 한다. 혈압을 측정하는 방법은 직접법과 간접법으로 대별할 수 있다. 직접법은 혈관 속에 주사침이나 카테테르를 삽입하여 헤파린 생식수를 넣은 연결관을 통하여 적당한 압력계에 접속하여 혈압을 측정한다. 즉 혈압은 심장이 박동할 때 혈관에 가해지는 혈액의 압력을 말한다. 심장이 수축할 때 혈관이 받는 압력을 수축기 혈압이라고 하며, 최고 혈압이라고 부르기도 한다. 심장이 이완할 때 혈관에 남아 있는 혈액은 이완 혈압 또는 최저혈압이라고 하며, 보통 앞에 숫자가 최고혈압, 뒤에 숫자가 최저혈압을 나타난다.

그림 3-4 혈압측정

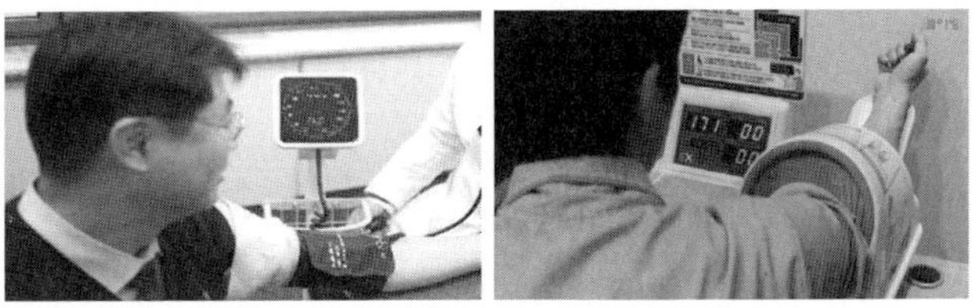

① 혈압측정

일반적으로 이완기 혈압 90mmHg 이상, 수축기 혈압 140mmHg 이상일 때를 고혈압이라고 정의하고 있다. 그러나 건강한 사람도 연령, 성별, 신체적조건, 운동, 정서반응, 수면, 소화, 하루 중 측정시간 및 계절 등에 다라서 상당한 변동이 있기 때문에 안정한 후 최소한 3회 이상을 측정한 후 판정하는 것이 정확하다. 고혈압 대상자 대부분은 증상이 없다. 모호한 불편감, 피로, 두통, 비출혈, 어지러움은 초기 지표이다. 심한 고혈압은 진동하는 후두통, 특히 아침에 흔하며 여러 시간 후에 사라진다. 심계항진, 흉부통증, 호흡곤란, 좌심실의 비대 등이 있으며, 치료로는 식이요법과 약물요법이 있다.

혈압재는 방법, 혈압측정 방법

- 혈압 측정 약 5분 이상은 심리적 안정을 취합니다.
- 특별한 경우가 아니라면, 앉아서 팔에서 측정합니다.
- 팔에 Cuff를 감습니다.
- 혈압계의 위치와 팔목의 위치, 그리고 심장의 위치를 비슷하게 하고 측정합니다.

② 정확한 혈압을 측정하기 위한 준비사항

- 혈압측정 약 30분 전에는 카페인이 들어 있는 음료를 피하고 금연한다.
- 혈압측정 전에 적어도 5분 이상은 눈을 감고 심리적으로 안정을 취한다.
- 특별한 경우가 아니라면 앉아서 팔에서 측정한다.
- 팔의 위치는 심장의 위치와 비슷해야 한다.
- 혈압이 정상보다 높으면 적어도 2번 이상 측정해본다.

③ 수치보는법

WHO가 규정하고 있는 고혈압증의 분류에는 저혈압은 최고혈압 100㎜*Hg*와 최저혈압 60㎜*Hg* 이하이고, 적정 또는 정상혈압은 수축기혈압이 120~130㎜*Hg*, 이완기혈압이 80~85㎜*Hg*, 경계고혈압은 90~95㎜*Hg*, 140~160㎜*Hg*, 고혈압은 수축기혈압인 최고혈압이 160㎜*Hg* 이상, 확장기혈압인 최저혈압이 95㎜*Hg* 이상을 기준으로 하고 있다. 정상치는 최고혈압 139㎜*Hg* 이하 최저혈압 89㎜*Hg* 이하를 의미한다.

그림 3-5 혈압측정기

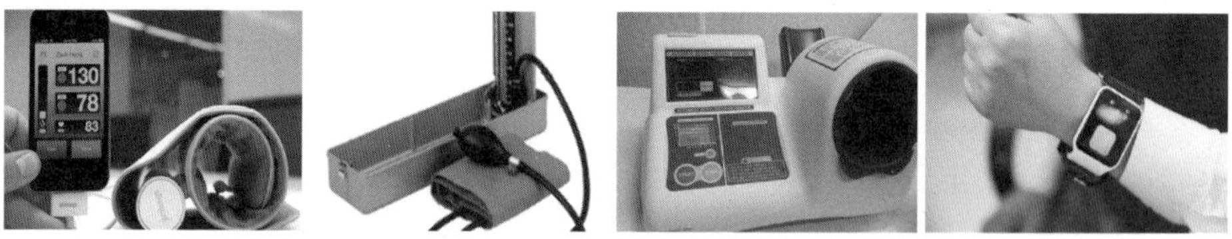

표 3-2 혈압의 분류

분류	최고혈압	최저혈압
정상혈압	130 이하	130 이하
고혈압 전단계	130~139	130~139
고혈압 1단계(경증)	140~159	140~159
고혈압 2단계(중등증)	160~179	160~179
고혈압 3단계(중증)	180~209	180~209

④ 예상 질병

고혈압, 동맥경화 등이 있다. 고혈압은 대부분 본태성고혈압이라 불리는 유전적인 것이며, 일부 신장병이나 내분비 이상 등이 원인인 2차성 고혈압도 있다. 혈압이 높으면 동맥경화나 협심증, 심근경색, 뇌졸중 등을 일으킬 우려가 잇지만 저혈압은 고혈압처럼 크게 걱정할 필요가 없다.

7) 치과검사

치아의 상태를 치과의사가 관찰 및 진찰하여 치아를 건강하게 유지하기 위한 검사이다. 치과진찰과 아울러 치아 X–선(panorama)검사로 치아 전체를 촬영해 관찰하기도 한다.

① 치과 진찰

치아 우식증(dental caries), 치은염(gingivitis), 치주염(periodontitis) 등 전체적인 구강 상태와 질병의 유무를 알아 볼 수 있다.

② 치과 파노라마 방사선사진

윗턱, 아래턱 및 얼굴구조물들을 하나의 연속된 상으로 나타내어 한 장의 필름상에서 동시에 볼 수 있는 사진으로 치과 영역에서 가장 많이 시행되는 촬영이다.

그림 3–6 치과검사

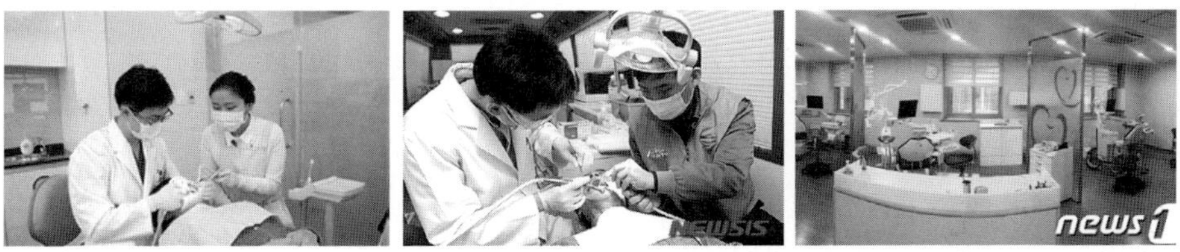

③ 예상 질병

풍치, 치석, 충치, 치은염 등이 있다.

8) 체력측정

심폐지구력, 유연성, 상체근력, 하체근력, 민첩성, 평형성 등 체력 요인들을 측정하여 개인의 체력을 표준상태와 비교, 평가하여 개인의 체력 정도를 알아보는 검사이다. 비만, 당뇨, 고혈압 등의 만성질환 유소견자, 체력이 저하되어 있는 경우 과학적인 운동을 하기 위한 검사 등으로 실시하고 있다.

(1) 심폐 지구력 운동

속보, 자전거 타기, 수영, 에어로빅과 같은 유산소 형태의 운동이 적극 추천되어지고 있고 이런 운동을 통하여 혈액순환을 좋게 하고 심장이나 혈관의 기능을 효과적으로 증진시킴으로써 혈압이 낮아지고 심장질환의 위험이 줄어드는 효과가 있다. 또 체중의 감량을 도와주며 비만을 예방해 주며 심리적으로도 안정을 갖게 해준다. 특히 수영은 근골격계의 부담을 적게 주면서 칼로리 소비량을 증가시킬 수 있는 효과적인 전신 운동이고 자전거 타기는 약해진 하체의 근력을 유지하고 증가시키며 관절의 움직임을 좋게 하는 역할을 하기 때문에 관절염 예방과 치료에 효과적이다. 심폐 지구력 운동시간은 30분에서 1시간 정도가 적합하며 주당 2~3회에서 4~5회로 점차 늘려 나가도록 한다.

(2) 근력 운동

근력은 근육이나 근조직이 발휘할 수 있는 능력으로 근력이 증가하면 쉽게 피로해지지 않기 때문에 중년남성의 건강증진을 위한 체력요소로서의 근력과 근지구력은 동시에 발달시키도록 하여야 한다. 헬스클럽에서의 다양한 장비를 사용한 웨이트 트레이닝이 가장 바람직하지만 시간이 없는 경우에는 집에서 자신의 체중을 이용한 윗몸 일으키기, 팔굽혀 펴기, 앉았다 일어나기 등의 동작을 통하여 근력을 강화하도록 한다.

(3) 유연성 운동

유연성은 관절의 가동범위로 관절에 연결되어 있는 근육, 건, 및 인대 등의 신전성에 의해 결정된다. 남성은 여성보다 유연성이 부족하여 몸이 뻣뻣하기 때문에 매일 스트레칭 운동을 해주어야 관절을 부드럽게 해주어서 오십견 같은 관절 질환을 예방할 수가 있다.

9) 스트레스검사

스트레스란 일반적으로 '감당하기 힘든 압박감과 괴로움을 주는 사건이나 일로서, 몸과 마음의 건강에 나쁜 영향을 미치는 것'을 말한다. 스트레스 분석은 일상생활에서 스트레스를 얼마나 겪고 있으며, 그 스트레스에 얼마나 잘 대처하고 있는 지를 객관적으로 측정하기 위한 검사로서, 정확한 분석을 통해 보다 효과적으로 스트레스에 대처할 수 있도록 방법을 제시해 준다.

(1) 방법

스트레스를 평가하기 위한 설문지를 작성한 후 작성한 설문지에 대한 분석이 이루어지고, 스트레스 상담 결과지가 출력이 되며, 스트레스 상담은 결과상담일에 전문의와 개별적으로 이루어진다. 따라서 상담을 통해 보다 효과적으로 스트레스를 대처할 수 있는 방법을 제시해 준다.

(2) 관련 질환

스트레스, 스트레스성 신체 증상, 스트레스성 우울 및 불안증상, 불면증, 주의집중력 저하, 만성 피로 및 기질적 원인이 없는 신체 통증 등이다.

2. 건강상담 및 영양상담

1) 건강상담(health counseling)

건강상태와 기능을 향상시키는 것뿐만 아니라 질병 과정의 진행을 예방하거나 줄이도록 돕는 다양한 접근 및 방법이다. 따라서 질병이나 건강에 대하여 근심이 있는 사람에 대한 건강상의 지도와 조언을 하는 행위로서 질병의 예방, 치료, 재활에 관한 상담 등 주로 의사 등 의료관계자가 내방자가 알지 못하는 것을 가르치고, 충고하고, 설득하는 지시적 방식으로 행하는 지도와 복잡한 인간관계나 사회 환경에 의해서 건강장해를 받은 사람에 대하여 본인이 스스로 해결책을 발견하도록 조언하는 비지시적 상담(counseling)이 있다.

2) 영양상담(nutrition consultation)

의사, 영양사 등이 전문적 입장에서 대상자에게 개별적으로 영양과 식생활을 상담지도하는 것을 말한다. 영양지도와 같은 뜻으로 취급하는 경우가 많다. 영양상담은 진료 및 검진기록을 바탕으로 식습관, 식생활 등을 평가하고, 직접 상담을 통해 영양상태를 판정한다. 개인별 영양상태 평가표를 작성한다. 개인별 섭취권장량을 처방하고, 식습관 개선 및 영양 교육을 실시한다. 질환별 식사조절을 위한 상담을 한다. 음식의 양 및 칼로리를 계산하는데 도움을 주기 위해 음식물 모형, 칼로리 계산표 등과 같은 관련 자료를 활용하여 상담한다. 영양 교육 자료를 개발한다.

영양상담은 영양평가도구(식생활평가, 영양상태평가)를 이용하여 고객의 식 습관과 영양상태를 분석하고, 현재 고객의 건강에 문제가 되고 있는 영양적 혹은 식 습관적 요인을 찾아, 질병예방과 건강증진을 위한 식생활 개선이 되도록 영양상담을 한다. 또한 영양조사는 평소 식생활과 영양섭취 상태에 대한 조사가 이루어지고 있다.

그림 3-7 영양식단 및 영양상담

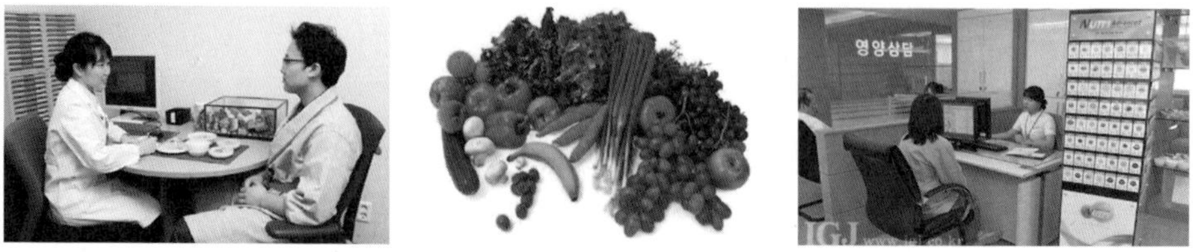

한국인을 위한 식생활 지침

1. 곡류, 채소/과일류, 어육류, 유제품 등 다양한 식품을 섭취하자.
2. 짠 음식을 피하고, 싱겁게 먹자.
3. 건강 체중을 위해 활동량을 늘리고, 알맞게 섭취하자.
4. 식사는 즐겁게 하고, 아침을 꼭 먹자.
5. 술을 마실 때는 그 양을 제한하자.
6. 음식은 위생적으로, 필요한 만큼 준비하자.
7. 밥을 주식으로 하는 우리 식생활을 즐기자.

3. 시각 및 청력 검사

눈의 구조를 크게 각막(cornea), 동공(pupil), 수정체(lens), 홍채(iris), 유리체(vitreous), 망막(retina), 황반부(macula) 등으로 구성되어 있다.

그림 3-8 눈의 구조

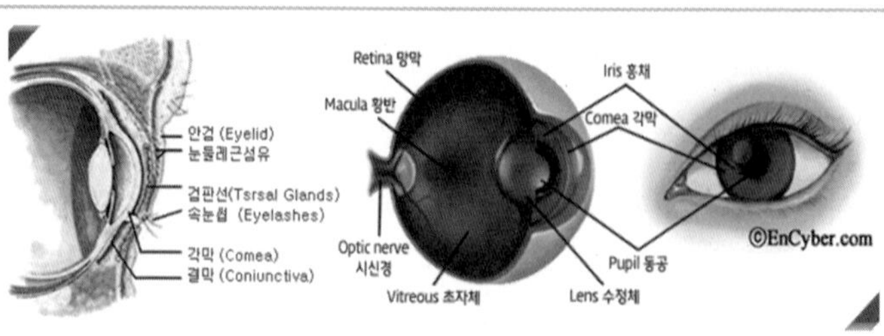

1) 시력검사(assessment of visualacuity)

원거리 시력검사와 근거리 시력검사로 나누어지고, 전자는 또한 나안시력(裸眼視力)과 교정시력(矯正視力)검사로 나뉜다. 국제안과학회에서 정한 란돌트고리만으로는 검사에서 불편한 점도 있으므로 시시력표(試視力表)의 대부분은 이것과 가시도(可視度)가 같은 문자 · 숫자 · 도형 등의 시표가 병기되어 있다. 한국의 원거리용 시력표는 대부분 시표가 0.1~1.0 사이는 0.1씩의 간격이고, 1.0 이상에서는 1.2, 1.5, 2.0의 시표로 되어 있다. 시력검사의 방법은 표준형 5m용 시시력표를 쓰는 경우, 일정한 표준조도(200럭스, 최근에는 500럭스로 하자는 제안이 있다) 아래에서 각종 시력에 해당되는 시표를 순차로 배열한 것을 5m 거리에서 식별한다. 측정방법은, 우선 나안시력을 측정하고 다음에 렌즈를 써서 교정시력을 측정한다. 보통 한쪽 눈을 가리고 검사하지만 안경의 시험테를 끼고 테스트렌즈와 차폐판(遮蔽板)을 번갈아 넣는 방법도 있다. 또한, 타각적 시력검사의 방법으로서 시동성 안진(視動性眼振)을 이용하는 방법도 있다.

① 시력검사

시력 검사는 시기능을 임상적으로 측정하기 위해 가장 흔하고 손쉽게 시행되어온 검사방법 중 하나이다. 1909년 유럽국제안과학회에서 란돌트 고리를 이용한 검사법이 인정받아 사용되었으며 오늘날의 시력표 제작의 밑바탕이 되었다. 란돌트 고리는 한쪽이 끊어진 원의 형태로 끊어진 방향을 피검자가 가리키도록 하여 터진 부분을 정확하게 판별할 수 있는지 여부에 따라 시력을 측정하는 것으로 문맹자에게도 쉽게 이용할 수 있다. 국내에서는 1951년에 처음 제작되었던 한천석시력표가 널리 이용되어 왔으나 1994년 개정된 국제표준에 맞추어(International Standard Organization 8596) 진용한 시력표가 개발되어 한천석 시력표와 함께 널리 이용되고 있다.

그림 3–9 시력검사표

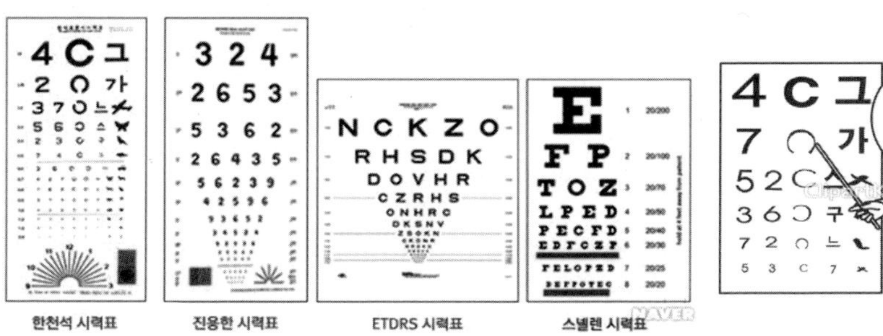

② 소요시간

일반적인 시력검사는 5분 이내에 간편하게 시행할 수 있으나 안경처방 등의 목적으로 굴절이상을 교정하여 측정하는 최대교정시력검사는 굴절이상을 측정하는데 약 5~10분 가량의 추가적인 시간이 필요하다. 특히, 소아는 어른에 비해 조절력이 강하여 굴절이상을 측정하기 위해 조절마비제(안약)를 점안한 뒤 조절마비굴절검사를 시행하게 되는데 이럴 때에는 적어도 30분 이상의 검사시간이 필요하다.

③ 수치보는법

시력은 육안으로 보았을 때 0.7~1.2의 범위를 정상치로 정하고 있으며, 0.6 이하인 경우는 안경이나 콘택트렌즈로 교정할 필요가 있다.

④ 관련질병

시력검사는 주로 근시나 원시, 난시 유무 등을 조사한다. 또한 급격히 시력이 떨어졌을 때는 녹내장이나 백내장, 혹은 전신 질환이 원인일 가능성도 있다.

2) 안저검사(examination of fundus)

동공(瞳孔 : 눈동자)을 통해 눈알 내의 구조물을 관찰하는 것으로 눈알 내의 유리체(琉璃體 : 수정체와 망막 사이의 안구 속을 채우고 있는 반고체의 투명한 물질), 망막(網膜 : 안구의 가장 안쪽을 덮고 있는 신경조직으로 빛에 대한 정보를 전기적 정보로 전환하여 뇌로 전함), 맥락막(脈絡膜 : 눈알의 뒷부분을 둘러싸고 있는 어두운 적갈색의 얇은 막. 혈관과 색소 세포가 많아 빛을 차단하여 눈알 속을 어둠상자같이 해 주며, 눈알의 영양 공급을 담당한다), 시신경유두(視神經乳頭 : 시각을 맡는 지각신경으로 젖꼭지처럼 생겼다) 등을 확인할 수 있다고 한다. 보다 넓은 안저(眼底 : 안구 속의 뒷부분)를 자세히 관찰하기 위하여 산동(散瞳 : 안저를 확대하기 위하여 안약을 넣어 동공을 확대시킴)한 뒤 안저 검사를 한다. 한쪽 눈에만 증상이 있더라도 두 눈 다 검사하는 것이 바람직하다고 한다. 즉 안저검사는 눈알 안쪽의 망막이 있는 부분을 살피는 검사. 눈병이외에 당뇨병, 동맥경화증 따위의 중요한 질병진단과 결과판정에 유용하다.

① 안저검사

안저는 눈의 안쪽에 있는 부위로 망막과 혈관, 뇌로 이어지는 시신경의 출입구 등으로 구성되어 있다. 망막은 체내에서 유일하게 혈관을 직접 촬영하는 부위여서 고혈압 · 당뇨병 등으로 인한 안저의 혈관변화나 동맥경화성 여부를 확인한다. 안저검사에 이상이 없으면 이상없음(정상)으로 표기한다. 안저검사의 목적은 망막염, 시신경염 등을 진단하고, 두개 내 질환(뇌종양, 두부외상 등)을 진단한다. 그리고 고혈압이나 동맥경화증의 상태를 알고, 당뇨병에서 망막의 합병 여부를 알기 위해서 검사를 시행한다.

② 진단질환

이 검사로 유리체혼탁, 유리체출혈, 망막전막, 황반원공, 망막박리, 망막염, 황반변성, 당뇨망막병증, 고혈압성 망막병증, 망막 종양, 맥락막신생혈관, 후포도막염, 맥락막 종양, 녹내장, 시신경염, 시신경위축, 시신경병증, 종양 등을 진단할 수 있다.

그림 3-10 안저검사 및 정상과 비정상 안저

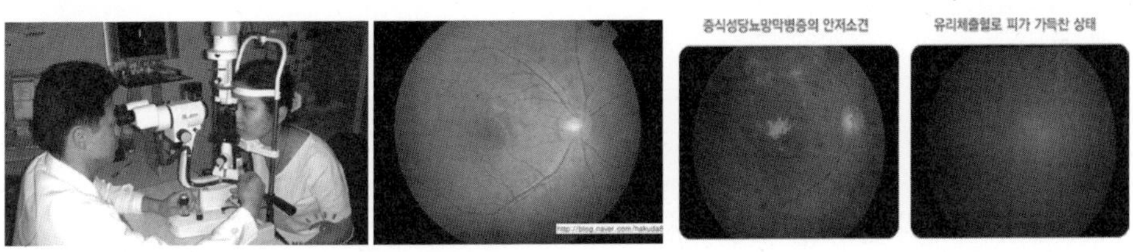

③ 주의사항

검사 전 동공 확대약물은 녹내장이 있는 사람에게는 사용할 수 없으므로 사전에 반드시 알려야 한다.

3) 안압검사(intraocular pressure test)

안압검사는 아내액(방수)의 압력을 측정하는 것으로 주로 녹내장을 검사한다. 녹내장에 걸리면 안압이 상승해서 시시경을 압박해 장애를 일으키게 되고, 시력저하나 이야협착을 초래한다.

검사는 암실의 검사대 앞에 앉아서 프리즘 압평면을 각막 중앙에 접착시키고 안압을 측정하는 고드만 안압계나, 각막에 접촉하지 않고 안압을 측정하는 논콘택트 안압계 등을 사용해서 측정한다. 안압이 22㎜*Hg* 이상은 녹내장이 의심되므로 다시 정밀검사를 받아야 한다. 사람의 안구는 축구공과 같이 겉이 두꺼운 공막(흰자)으로 되어 있는 공이다. 이공은 적당한 정도의 "물"이 들어 있어야 동그란 형태를 유지할 수 있다. 물이 들어간 정도를 압력이라고 하고 안구의 압력을 안압이라고 한다. 혈압은 핏줄 속의 피의 압력이고 안압은 안구 속의 압력을 말한다. 이 압력이 너무 낮으면 눈이 쭈그러지고, 너무 높으면 녹내장이 생긴다. 안구 내 압력이 높으면, 안구 속에 있는 혈관이 눌려 피가 안통하고, 그 결과 망막에 있는 시신경세포(사물을 보기 위한 세포)가 영양 장애로, 또는 눌려서 질식하게 되어 죽게 되고 신경세포가 죽은 것만큼 안보이게 된다.

그림 3-11 안압검사 및 녹내장

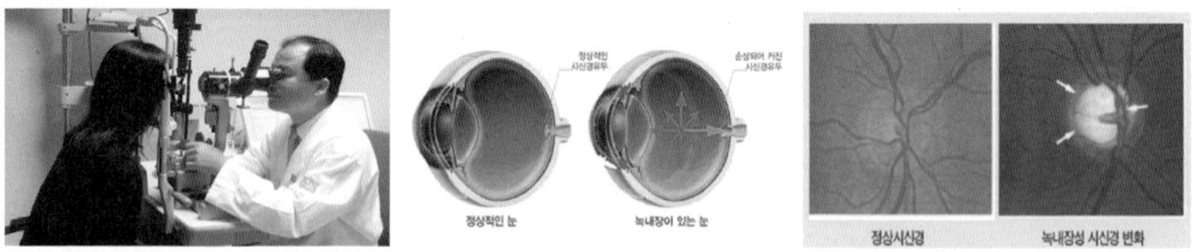

① 검사목적

각막 안쪽 액체의 압력을 측정하여 안압이 상승되었는지 검사한다. 안압이 상승되면 시신경을 압박하여 시력을 상실하는 녹내장이 생길 수 있다. 안압검사의 정상범위는 10~21㎜*Hg*이다.

② 예상질병

당뇨병, 고혈압, 동맥경화 때의 눈의 병변, 망막박리, 백내장, 녹내장 등이다.

4) 색각검사(color sense check)

색각 검사는 유전성 망막 이상증(hereditary fundus dystrophy)의 임상검사에서 유용할 수 있는데 이는 색각이상이 시력이나 시야 이상보다 먼저 나타날 수 있기 때문이다. 색맹을 강도 색각이상이라하고 색약을 중등도와 약도로 나누게 되며, 색약 중등도를 색각이상이라고 부른다. 전에는 색맹, 색약이라는 용어를 사용했으나 요즘은 색각이상으로 부른다. 색약의 진단은 색각 검사표를 이용해 중등도나 약도를 판단하게 된다. 선천적으로 망막안에 감광물질, 제1적색질, 제2녹색질, 제3황색질 중에서 한가지가 없는 상태를 색각이상이라고 한다. 그러므로 제1색맹은 적색맹이라하고 제2색맹을 녹색맹이라 하며 제

3색맹은 청황색맹이라고 한다. 태어날때부터 색을 구별하지 못하고 혼동하는 사람을 선천적으로 생긴색맹이라서 선천적 색맹이라하며, 망막에 생긴 염증과 이탈로 인해 색을 혼동하는 사람을 후천적으로 생긴 색맹이라 후천적 색맹이라고 한다. 빛깔을 보는 감각을 검사하는일. 색맹검사표와 아노말로스코프(anomaloscope)가 흔히 쓰인다.

① 색각이상이란 망막 원뿔세포의 선천적 기능 이상 또는 후천적인 망막 원뿔세포의 손상이나 시각 경로의 이상으로 색깔을 정상적으로 구분하지 못하는 현상을 일컫는다. 정상인이 느끼는 색은 3가지 단색광(적, 녹, 청)의 혼합으로 표현되며 적, 녹, 청 세 개의 원뿔세포 중 하나의 기능이 불완전한 것을 색약, 2개의 원뿔세포밖에 없는 것을 색맹이라고 하나, 실제로는 색약과 색맹을 구별하기 곤란한 점이 많아 최근에는 이러한 분류보다 다음의 분류를 많이 사용한다.

② 선천적 색각이상이란 유전적으로 적, 녹, 청 세 개의 원뿔세포 중 하나 또는 그 이상의 기능이 저하되어 발생한다.

③ 후천적 색각이상이란 당뇨와 같은 망막 혈관질환, 망막과 맥락막의 변성과 염증, 연령 관련 황반변성, 유두부종, 녹내장, 상염색체 우성 시신경위축, 시신경염 등의 다양한 망막 및 시신경 질환에 의해 발생한다.

그림 3-12 색각검사표

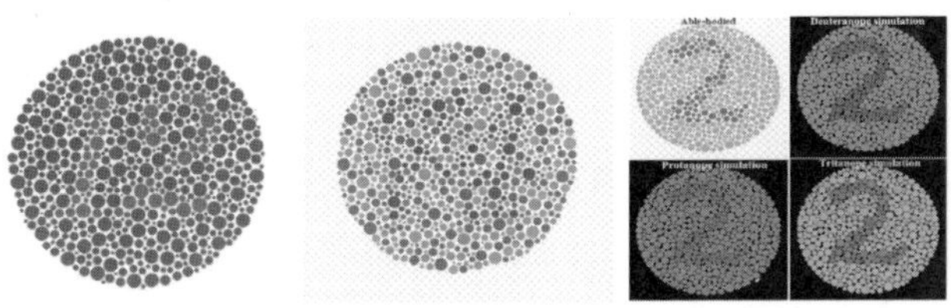

5) 청력검사(audiometry)

청력손실의 유무, 정도, 유형과 병변 부위 등을 알아내기 위한 검사이다. 청력검사는 기본적으로 소리를 듣는 능력을 평가하는 검사로서 청력손실의 유무, 정도, 유형과 병변 부위 등을 알아내고, 난청의 상태와 예후평가, 치료 및 재활의 선택, 치료효과 판정에 이용된다. 검진센터에서 시행하는 청력검사는 외부의 소리를 차단한 부스에서 한쪽 귀씩 리시버를 대고, 오디오미터에서 발산되는 소리가 들리는지의 여부를 조사한다.

(1) 종류

임피던스 청력검사, 순음청력검사, 어음청력검사 등이 있으며, 임피던스 청력검사가 가장 기본적인 검사이고, 난청의 병변 부위와 환자의 상태에 따라서 추가로 다른 청력검사를 실시한다.

① 임피던스 청력검사(Immittance Audiometry)

밀폐된 공간에서 진행하는 소리에너지는 새로운 매질을 만날 때, 일부는 이에 흡수되어 계속 진행하고, 나머지는 반사되게 된다. 이런 반사되는 에너지를 측정하는 것이 임피던스 청력검사이다.

② 순음청력검사(PureTone Audiometry)

전기적으로 순음(puretone)을 발생시켜, 각 주파수마다 음의 강도를 조절하면서 측정하는 검사이다. 난청의 정도를 파악하거나 난청의 유형을 알 수 있고, 난청의 예후평가, 치료 및 치료효과 판정, 재활의 선택, 보청기 사용에 유용하다.

③ 어음청력검사(Speech Audiometry)

어음청력검사는 일상적인 의사소통능력을 알아보기 위한 검사이다. 회화어음에 대한 청력 역치와 이해능력을 평가한다.

(2) 검사방법 및 소요시간

검사는 대부분 방음이 된 조용한 검사실에서 약 5~10분 동안 진행된다. 임피던스 청력검사(Immittance Audiometry)는 외이도를 밀폐한 상태에서 외이도 내의 압력을 변화시키면서 특정 주파수와 강도의 음을 줄 때, 고막에서 반사되는 음향에너지를 측정하여 중이강의 상태를 간접적으로 평가하는 검사이다. 짧은 시간 동안 실시된다. 검사가 진행되는 동안 움직이거나, 울거나, 침을 삼키면 검사결과에 지장을 줄 수 있다. 검진센터의 청력검사 소요시간은 보통 3분 이내 정도 소요된다.

(3) 수치보는 방법

청력은 0~30㏈(데시벨)가 정상범위이지만 연령에 따라 변화한다. 보통 대화하는 소리의 수치는 40~60㏈로써 가벼운 난청일 경우에는 별로 지장이 없지만, 소곤거리는 목소리는 듣기 어렵다. 60㏈ 이상은 고도의 난청으로 여겨진다.

(4) 진단질병

난청(돌발성, 소음성, 노인성), 중이염, 메니에르병, 외이도염, 청신경 종양 등이 있다.

그림 3-13 청력검사

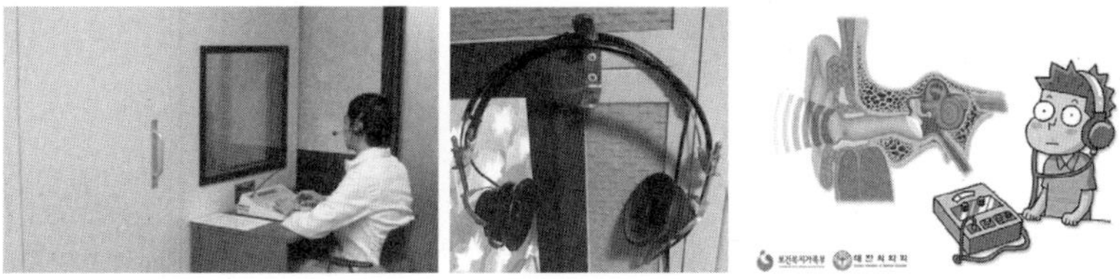

수행내용 및 수행준거 - 기본진료

1 종합건강진단 시 기본검사와 진찰 및 비만측정에 대하여 알아보고 전문지식을 습득한다.

(1) 기본검사

예진, 치과검사, 부인과 진찰, 신체계측, 혈압측정, 비만도측정 등이 있다. 국가건강검진시는 주로 문진을 시행하며, 종합건강진단시는 예진 또는 진찰을 실시한다.

(2) 비만측정

① 체질량지수(BMI)

세계보건기구에서 비만이란 건강에 유해할 정도로 체지방이 과다하게 축적된 상태라고 규정하고 있으나 체지방량은 쉽게 측정할 수 없기 때문에 비만지표로 체질량지수(BMI : body mass index)를 제시하였다.

체질량지수(BMI) = 체중(kg) ÷ (신장, m × 신장, m)

BMI 값이 20 미만이면 저체중, 20 이상이면 정상체중, 25 이상이면 과체중, 30 이상이면 비만, 40 이상이면 극도비만으로 분류한다.

② 표준체중 대비 비만도(%)

- 비만도(%)=(실측체중−표준체중)÷표준체중×100으로 나타내는 방법이 이용되는데 이 경우 실측체중이 20%를 초과하면 비만으로 판정 한다.
- 비만도(%)=실측체중÷표준체중×100으로 나타내는 방법이 이용되는데 이경 90% 이하는 저체중, 109%이하는 정상체중 119% 이하는 과체중, 120%이상은 비만, 200%이상이면 극도비만으로 분류한다.

2 안저 및 안압검사에 대하여 알아보고 전문지식을 습득한다.

(1) 안저검사

검안경이나 세극등을 이용하여 동공을 통해 눈알 내의 유리체, 망막, 맥락막, 시신경유두 등을 확인하는 검사이다.

(2) 안압검사

안압은 녹내장의 진단과 치료에 중요한 지표가 되며 각막, 수정체, 유리체, 망막 질환의 수술 후 경과관찰에도 중요하다. 정상적인 안압은 약 15㎜*Hg* 정도로 알려져 있고 10~20㎜*Hg*를 정상 안압이라 생각한다. 일반적으로 21㎜*Hg* 이상의 안압을 높은 안압이라고 보고 있다. 그러나 모든 눈이 특정 높이의 안압에 동일하게 반응하지 않으므로 정상적인 안압을 정확한 수치로 표현할 수는 없다.

3 청력검사 및 폐기능검사와 관련 질환에 대하여 알아본다.

4 영양상담 및 결과상담에 대한 전문지식을 습득한다.

수행 Tip

➜ 각 병원의 검진센터 홈페이지를 탐색하여 기본진료(검사)에 대한 자료를 수집 활용한다.

3-2 기능검사

{ 학습목표 } ❶ 건강검진시 시행하는 기능검사에 대하여 알 수 있다.
❷ 심장검사 종류별로 검사의 특징에 대하여 알 수 있다.

필요 지식

1. 폐기능 및 삼장검사

1) 폐기능검사(pulmonary function test)

산소를 들이마시고 이산화탄소를 배출하는 호흡의 각 과정의 기능을 검사하는 방법이다.

(1) 검사방법

마우스피스(입에 대는 부분)가 앞니를 지날 정도로 물고 마우스피스 주위를 입술로 감싸며 코를 집게로 막아 (호흡하는 공기가 새지 않도록 한다) 검사자의 지시에 따라 최대로 숨을 들이마신 뒤 공기를 크게 한꺼번에 허파로부터 내쉰다. 더 이상 내쉴 공기가 없는 것 같더라도 검사자의 지시에 따라 계속해서 숨을 내쉬려고 노력해야 하며 절대로 숨을 들이마시면 안 된다. 충분한 시간 동안 더 이상 허파로부터 나오는 공기의 흐름이 없어질 때 또는 폐용적이 편평한 상태(plateau)를 이루거나 6초 이상 숨을 내쉰 뒤에 검사자의 지시에 따라 다시 숨을 최대한 들이마신다.

그림 3-14 폐기능검사기 및 검사

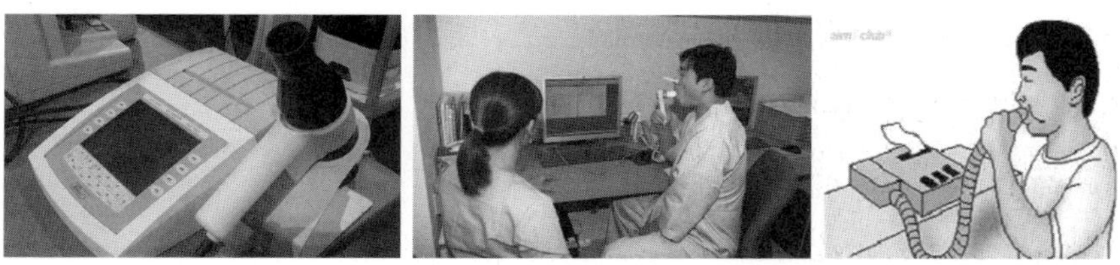

(2) 소요시간

검사 방법과 범위에 따라 5분~1시간폐활량 측정법은 일반적으로 3번 이상 반복해 시행하며 5~10분 정도가 소요된다. 그런데 기관지 확장제를 투여한 후에 폐활량을 추가로 측정할 경우는 속효성 베타 촉진제를 흡입하고 약효가 충분히 날 때까지 15~30분 정도 기다려야 하므로 추가로 20~40분이 더 소요된다. 여기에 폐용적 검사나 폐확산능 검사법 등을 추가할 경우에는 시간이 더 오래 걸린다.

(3) 진단질병

폐결핵, 폐섬유종, 호흡근장애, 기관지천식, 만성기관지염, 폐기종, 폐쇄성 환기장애 질환(만성폐쇄성 폐질환, 천식 등 기류제한이 있는 질환), 제한성 환기장애 질환(간질성 폐질환 등 폐활량이 감소한 모든 질환), 폐확산능 이상 질환(간질성 폐질환 등)

2) 심전도검사(electro cardiography : EKG)

체표면에서 심박동과 관련되어 나타나는 전위를 심전계에 의해 그림으로 기록하는 검사이다. 심전도란 심박동과 관련된 전위를 신체 표면에서 도형으로 기록한 것으로, 표준 12유도 심전도 외에 운동부하 심전도, 활동중 심전도(홀터 기록과 사건기록 심전도) 등이 있다. 순환기 질환의 진단에 많은 검사들이 이용되고 있으나 그중에서도 심전도는 많은 장점을 가지며 임상에서 가장 많이 사용되는 검사이다. 심전도는 정확하고 간단하며, 재현성 있고, 쉽게 반복하여 기록할 수 있으며, 검사비용이 비싸지 않은 비관혈 검사이다. 심전도는 부정맥과 관상동맥질환(심장동맥질환)의 진단에 가장 많이 사용되고 있다. 심방 확장 및 심실비대의 진단에는 심장초음파, CT, MRI 등으로 더욱 정확히 진단할 수 있으나, 심장 환자들의 경과를 관찰하는 데는 심전도가 더욱 유용하다. 또한 심전도검사는 기본 내과적 검사를 할 때, 혹은 심장질환을 진단할 때, 가장 기본적으로 하는 검사가 바로 심전도 검사입니다. 심전도 검사란 심장박동 때 일어나는 전기적 신호를 전류에 의해 파형으로 기록하여 안정시 심장상태를 확인하기 위한 검사를 말한다. 심전도 검사로 각 부위의 전압이 약하거나 강해진 것을 분석할 수 있으며, 심장의 리듬이 불규칙한지, 빠른지, 느린지를 알 수 있게 된다.

그림 3-15 심전도 검사 및 결과지

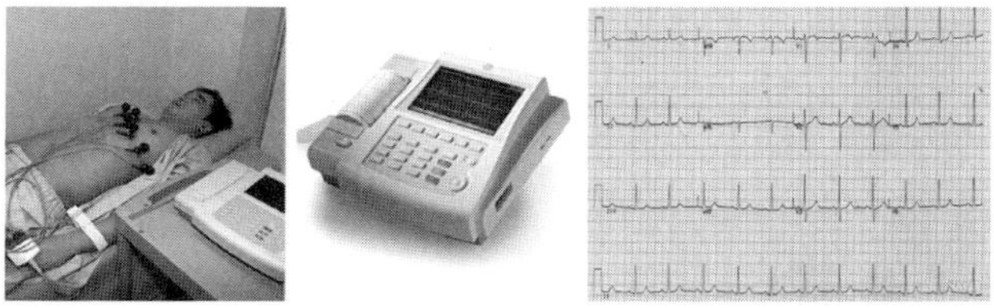

(1) 검사방법 및 소요시간

표준 12유도 심전도는 가슴 전면에 6개의 전극을 부착하고, 사지에도 전극을 부착한다. 홀터 검사 및 사건기록심전도는 가슴 전면에 전극을 부착하고 휴대용 기록지를 가지고 귀가한다. 일정 시간 동안 부착된 전극을 통해 심전도 정보를 수집하고 기록되는 기간 동안 발생하는 이상 소견을 일기형식으로 기록을 해 두면 추후 자료 분석시 참조를 하게 된다. 표준 12유도 심전도는 총 5~10분 정도 소요된다. 홀터검사는 24~48시간 동안 부착한다. 사건기록심전도는 7~28일까지 부착이 가능하다.

(2) 주의사항

활동 심전도 검사시 전극이 떨어지지 않도록 주의하여야 한다.

3) 심장운동부하검사(treadmill test : TMT)

검사목적 운동으로 심장에 부하를 주어 운동능력을 평가하고 심전도 및 혈압의 변화를 판독하여 관상동맥 질환(협심증)진단 및 부정맥이나 인공심박동기 기능을 알아보는 검사이다.

운동 부하 검사를 통해 일반적인 상황에서는 잘 나타나지 않는 관상 동맥 질환을 발견하고 최대 운동 수행 능력을 알아볼 수 있다. 협심증과 같은 증상이나 징후를 유발시키는 스트레스 수준을 알아내며, 구체적으로는 흉통의 원인 및 비전형적인 협심증의 원인을 파악하고, 치료 후 평가나 예후 판정에 이용되기도 한다. 또한 심장 운동부하검사는 환자의 가슴에 심전도 전극을 부착하여 우리가 런닝머신이라고 하는 기구 위에서 운동하도록 하여 혈압, 심박동수 및 심전도의 변화를 관찰하는 검사이다. 심장 운동부하검사로 협심증과 부정맥을 진단할 수 있으며, 심장병 환자의 운동능력을 평가할 수 있다.

검사는 러닝머신과 같은 운동기구에서 단계적으로 운동의 강도를 높여가며 최대한의 운동을 시킨다. 보통 10분에서 15분 정도 소요되며 운동 중 및 회복기 동안 심박동, 혈압, 심전도를 측정한다. 검사 시에는 편안한 옷과 신발을 준비하며 검사자의 지시에 잘 따르도록 해야 한다.

그림 3-16 심장 운동부하검사 및 결과지

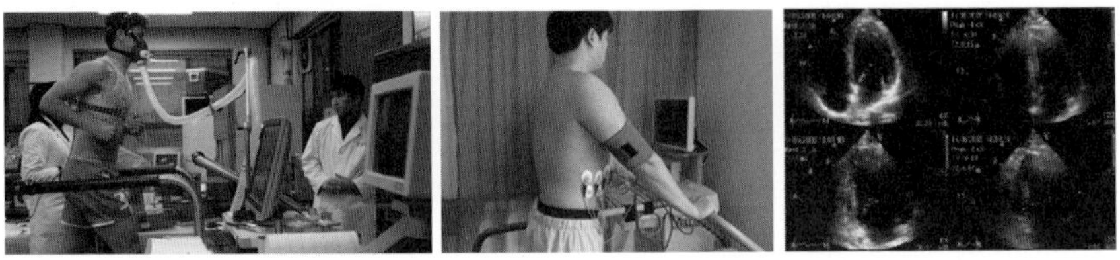

(1) 심장운동부하검사 대상자

흉통을 겪는 사람이나 부정맥, 관상동맥 질환, 심장마비 등이 있을 것으로 의심되는 사람이 심전도검사를 받는다. 뿐만 아니라 심낭염(심장을 감싸는 막에 염증이 발생한 경우)이나 폐의 혈액순환을 방해하는 혈전, 혈중 칼륨 수치에 이상을 보인 경우 그리고 약물을 과잉 복용했는지 진단하는데도 쓰인다. 때로는 정기 신체 검진의 일부로 시행될 때도 있고 심장질환이 걸릴 위험이 높은 사람들도 심전도검사의 대상자가 된다.

① 심혈관질환 의심 및 진단 ② 당뇨병성 자율신경병증 있는 경우 ③ 신기능장애를 동반하는 중증 이상의 당뇨병성 신증 ④ 고혈압, 흡연, 이상지질혈증, 미세알부민뇨, 망막증 등이다.

(2) 검사방법

운동부하 심전도는 가슴 및 사지에 전극을 부착한 후 런닝머신을 할 때 사용하는 답차 위에 올라가서 순차적으로 속도와 경사를 증가시키면서 운동을 하게 된다. 최대 운동량까지 부하를 늘려가면서 심전도 검사를 진행한다. 최대운동 후 일정 시간 동안 휴식을 하면서 휴식 후 심전도 이상 소견을 확인하게 된다. 운동부하 심전도검사는 총 20분 정도 소요된다.

4) 24시간 심전도(24hrs Holter mornitoring) 검사

24시간 혈압측정검사(Ambulatory Blood Pressure Monitoring: ABPM)는 특정시간의 혈압을 재는 일반 혈압 측정법과는 달리 활동 시간과 수면 시간을 포함한 하루 24시간 동안의 혈압 변화를 측정하는 검사이다. 일상생활을 하는 동안 혈압을 측정하기 때문에 24시간 생활혈압검사라고도 한다. 일반 혈압측정기와 달리 '활동혈압계'는 자동 공기 주입기와 혈압 기록장치가 있다. 일정 시간에 맞춰 자동으로 혈압 측정 커프에 공기가 주입되어 혈압 수치와 맥박수가 24시간 동안 측정된다. 대개 하루 동안 100번까지 혈압측정이 가능해, 혈압의 변화와 평균 혈압 등을 분석할 수 있다. 무엇보다 24시간 혈압측정검사를 통해 고혈압과 연관된 합병질환 – 좌심실 비대, 신기능 장애, 단백뇨, 동맥 경화의 진행, 동맥 확장능의 저하 등의 발생과 관련하여 일반 혈압측정방법보다 강한 연관성을 보여 매우 중요한 지표로 활용된다. 즉 활동 중인 환자의 심장의 전기적 활동 상황을 24시간 계속적으로 관찰하기 위한 검사를 말하며, 휴대용 녹음기 모양의 심전도 기록기를 부착하고 하루의 생활을 한다.

① 24시간 심전도 검사가 필요한 경우는?

- 부정맥이 의심되는 증상(가슴 두근거림, 어지러움, 실신 등)이 있는 경우
- 가슴통증 등의 협심증이 의심되는 경우 등이다.

② 24시간 심전도 검사시 주의사항은?

- 검사를 위해서는 이틀간 내원하셔야 한다.
- 검사 중에는 샤워를 하실 수 없다.
- 기기를 부착하여야 하기 때문에 여유가 있는 편한 복장으로 내원하셔야 한다.

③ 검사방법

- 환자의 가슴에 ECF lead를 연결시키고, Recorder를 환자의 몸에 부착, 고정한다.
- 환자는 검사 중 증상에 대해 시간, 활동 종류, 증상을 일기장에 정확히 기재한다.

④ 검사 후 간호

- 환자가 땀을 흘리지 않도록 주의해야 한다.
- 검사 시간 동안에 샤워는 할 수 없다.
- 심전도 파형에 이상을 주는 전기장판이나 옥 매트 등에서 자는 것을 피한다.

- 기계의 파손이 있을 수 있으므로 정확한 검사를 위해 엎드려 자지 않도록 한다.
- 기계를 떨어뜨리지 않게 주의하여야 한다.

그림 3-17 24시간 홀터검사 검사 및 결과지

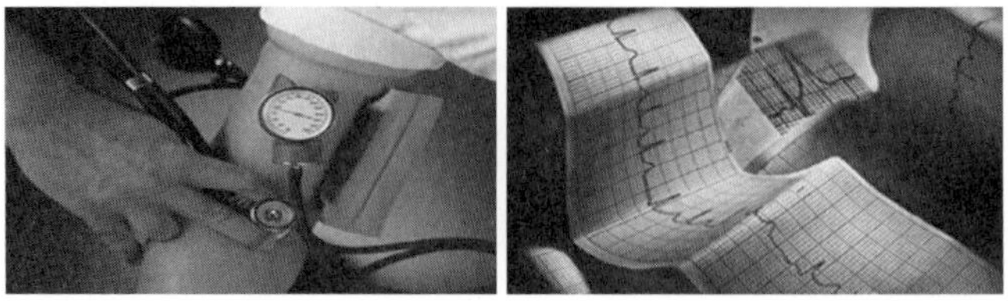

2. 뇌파 및 근전도 검사

1) 뇌파검사(electroephalography : EEG)

뇌파검사(Electro Encephalo Graphy: EEG)는 두피에 전극을 장착하고 뇌세포집단 활동의 전기적 변화를 기록하는 방법으로 뇌사(腦死) 판정의 보조진단으로도 필수적인 검사이다. 간질의 진단, 분류 및 치료 경과를 평가하는 데 매우 중요하며 국소적 · 기질적 뇌 병변이나 특이한 파형을 나타내는 신경 질환, 의식 장애 등을 진단하는 데 유용하다. 뇌파검사법은 뇌의 전기현상을 포착, 뇌의 기능을 조사하는 것이다. 뇌의 전기현상은 아주 미소(微小)하고 복잡하다. 그렇기 때문에 이 현상을 기록하기 위해서는 외계에서의 전기 현상으로부터 차단된 쉴드룸과 성능이 좋은 증폭력을 지닌 뇌파계가 필요하다. 일반적인 뇌파기록은 두피(頭皮)상에서 뇌파를 도출(導出)하여, 뇌파계에 의해 증폭시키고, 증폭된 전기현상을 기계적인 펜의 움직임으로 바꿔 기록지에 그린 것이다.

그림 3-18 뇌파검사장비 및 검사

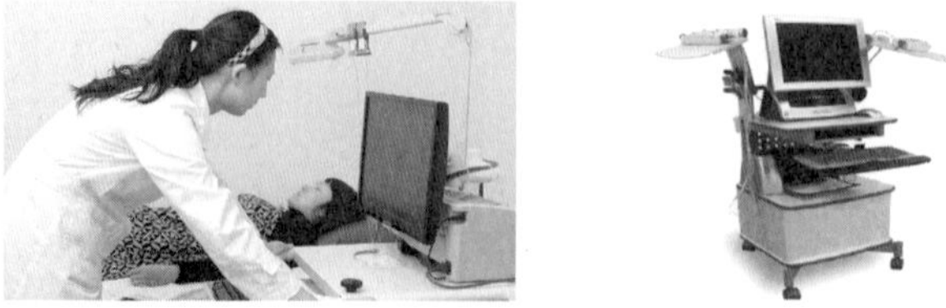

2) 근전도검사(electromyography : EMG)

근전도검사는 골격근에서 발생하는 전기적인 신호를 측정하고 기록하는 기술이다. EMG는 근전도검사기(electromyograph)라는 장치를 통해 측정한다. 근전도검사기는 근육세포가 전기적으로 혹은 신경적으로 활성화될 때 발생하는 전기적인 포텐셜을 감지한다. 이 신호는 의학적인 비정상 혹은 활성 정도 등의 측정이나 인간 혹은 동물의 행동에 대한 바이오메카닉스 분석에 활용될 수 있다. 따라서 근전도검사는 척수, 신경근, 신경총, 말초신경의 장애부위 특정과 근위축성 측색 경화증, 근염, 중증 근무력증 등의 진단에 유용하다.

그림 3-19 근전도검사기 및 검사

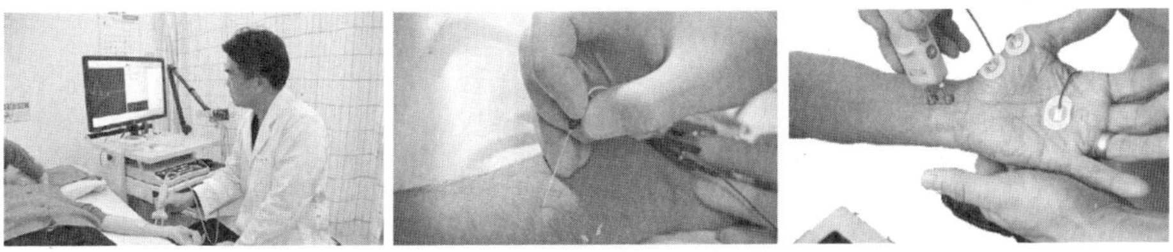

3. 동맥경화 및 기관지유발검사

1) 동맥경화도 검사

비침습적인 측정 방법으로 혈관의 탄력성과 혈관내막 침전정도를 정량적으로 측정하여 동맥관련 질환을 진단 가능하게 하는 검사이다. 동맥경화는 동맥혈관벽이 굳어져서 탄력성이 감소하고, 기름기와 이상조직으로 인하여 혈관 내경이 좁아지는 현상으로 최근 동맥경화의 발병은 큰 비율로 증가하고 있으며, 위험인자(고혈압, 당뇨병, 고지혈증, 비만, 흡연, 스트레스, 운동부족, 고령자)를 가지고 있는 집단의 비율도 빠르게 상승하고 있어 이에 대한 조기발견과 치료의 필요성은 매우 중요하다. 관련질환은 뇌혈관 및 심혈관 질환의 위험요인 확인, 고혈압, 고지혈증의 치료에 있어서 동맥경화도의 측정, 폐색성 동맥경화증(ASO)의 진단 등이다.

(1) 방법

안정상태로 편안하게 누운 자세에서 사지의 혈압, 심전도, 심음도, 맥파를 측정한다. 맥파는 맥박이 말초 신경까지 전해지면서 이루는 파동으로 동맥경화가 있으면 맥파의 형태가 변하고 전파속도가 빨라진다.

(2) 주의사항

안정 상태에서 검사를 해야 하므로 온몸에 힘을 빼시고 긴장을 풀고 편안한 상태로 호흡하는 것이 중요합니다. 또한 검사 1시간 전에는 커피나 담배 같은 자극성 물질뿐만 아니라 운동도 피해야 한다.

그림 3-20 동맥경화도 검사

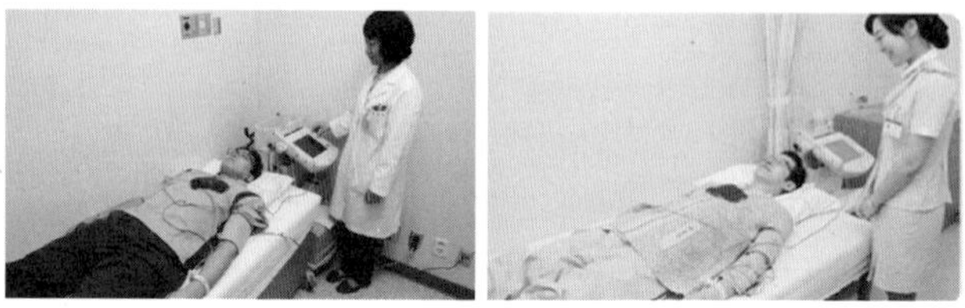

2) 기관지유발검사(bronchial challenge)

기관지유발검사는 기관지 과민성의 유무와 정도를 평가하여 기관지 천식을 진단하는 검사이다. 천식 관련 증상이 있으면서 기관지 유발검사에서 양성이 나온 경우에는 천식으로 진단할 수 있으며 기관지 유발검사에서 음성이 나오더라도 만성기침, 호흡곤란 등의 증상이 있으면 전문의와 상의가 필요하다. 관련질환은 기관지천식, 만성기침 등을 진단하며, 검사방법은 메타콜린을 저농도 상태에서부터 고농도로 단계적으로 분무상태를 만들어 흡입시킨 후 폐기능을 측정하여 1초간 노력성호기량(FEV1)이 흡입 전에 비해 20% 이상 감소되는 경우 기관지 과민성이 있다고 판정한다. 기관지 과민성이 있는 경우 감소한 1초간 노력성 호기량(FEV1) 수치를 통해 기관지 과민도의 정도를 평가할 수 있다. 1초간 노력성 호기량(FEV1)이 20% 이상 감소 시에는 기관지 확장제를 흡입한 후 5분과 10분 뒤 1초간 노력성호기량(FEV1)의 변화를 관찰한다.

4. 스트레스검사

1) 바이오피드백(biofeedback) 검사

자율신경계의 생리학적 신호(뇌파, 근전도, 체온, 혈압, 피부저항, 심박수)를 모니터를 통해 보거나 들을 수 있는 신호로 바꿔 나타내는 것이다. 스트레스로 나타난 불균형적인 자율신경계의 반응에 대한 평가를 하고, 시각적, 청각적 신호를 통하여 생리 기능을 조절하는 방법을 배우면서 그 조절 능력을 점차 향상시킬 수 있다.

2) 배경뇌파(background EEG) 검사

뇌외부 자극이 없는 상태에서 일어나는 대뇌 피질 신경세포의 자발적인 전기적 활동을 배경뇌파 라고 한다. 안정 시 대뇌 피질의 각 부위에서 배경뇌파가 정상적인 리듬의 형태로 발생하는지 진단함으로써 CT, MRI와 같은 뇌구조 검사만으로 관찰할 수 없는 대뇌 피질 기능의 불균형 여부를 종합적으로 파악 하는 검사이다. 신체에 자극이 없으며, 눈을 감고 편안하게 앉은 자세에서 측정이 가능하므로 누구나 편하게 부담 없이 검사를 받으실 수 있다.

그림 3–21 배경뇌파검사

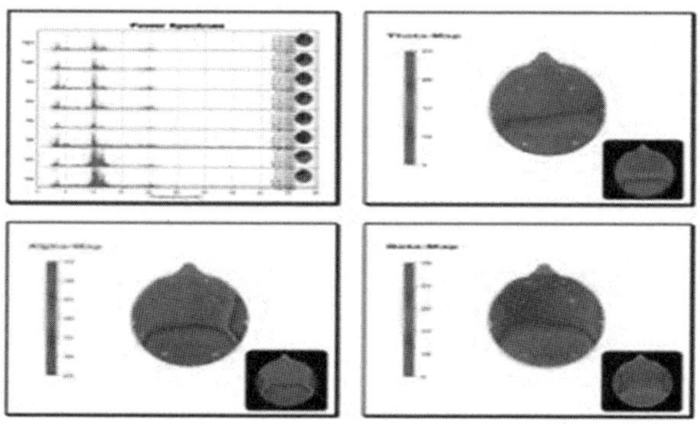

3) 집중력 및 학습능력검사

학습과정에 관여하는 고도의 인지기능에 대한 검사로써, 신경 생리학적 뇌파 지표를 통해 객관적인 평가를 한다. 인지기능의 취약한 부분을 확인하여, 뇌파–바이오피드백 훈련을 통해 개선해 나갈 수 있다.

수행내용 및 수행준거 - 기능검사

1 건강진단의 기능검사의 종류에 대하여 알아본다.

기능검사에는 청력, 폐기능, 안저, 안압, 동맥경화, 내시경 검사 등이 있다.

2 청력검사 및 폐기능검사와 관련 질환에 대하여 알아본다.

3 심장검사 중 심전도검사, 심장운동부하검사, 24시간 홀터모니토링검사에 대하여 알아보고 전문지식을 습득한다.

(1) 심전도검사(EKG)

심전도 검사는 심장박동 때 일어나는 전기적 신호를 전류에 의해 파형으로 기록하여 안정시 심장상태를 확인하기 위한 검사를 말한다. 심전도 검사는 각종 내과적 질환의 기본적인 검사로, 부정맥 · 협심증 · 심근경색증 · 심장비대 등의 심장질환 진단에 사용된다.

(2) 심장운동부하검사(TMT)

심장운동부하검사는 환자의 가슴에 심전도 전극을 부착한 후, 환자로 하여금 런닝머신이라고 하는 벨트 위에서 운동하도록 하여 혈압, 심장박동수 및 심전도의 변화를 관찰하는 검사를 말한다. 협심증과 부정맥을 진단하고, 심장병 환자의 운동능력을 평가할 수 있다.

(3) 24시간 홀터모니토링

24시간 활동성 심전도는 특수하게 만들어진 심전도 기록장치를 부착하고, 하루 동안 생활하면서 일상생활 중 심장의 상태를 확인하는 검사이다.

4 뇌파 및 근전도, 동맥경화검사와 관련 질환에 대하여 알아본다.

5 검진센터의 부서장 및 검사관리 담당자는 월 1회 이상 검사정보에 대한 교육을 직원에게 실시하여 최신 검사정보를 습득하도록 한다.

수행 Tip

→ 각 병원의 검진센터 홈페이지를 탐색하여 기능검사에 대한 자료를 수집 활용한다.

CHAPTER 04

혈액 및 내시경검사

- 4-1. 혈액검사
- 4-2. 뇨 및 분변검사
- 4-3. 내시경검사

4-1 혈액검사

{ 학습목표 } ❶ 건강검진시 실시하는 혈액검사에 대하여 알 수 있다.
❷ 각 혈액검사의 종류별로 관련 질환에 대하여 알 수 있다.
❸ 종양표지자검사의 종류와 관련 질환에 대하여 알 수 있다.

필요 지식

1. 혈액검사

1) 검사 분류

(1) 검체검사

검체검사(specimen test)로는 채혈(blood collection)로 혈구성분(적혈구, 백혈구, 혈소판)과 혈청성분(혈청단백, 콜레스토롤, 혈당, LDH(유산탈수효소), 간기능, 신장기능, 내분비기능 등)을, 소변검사(urinalysis)로 당뇨, 요단백, 요침사 등을, 대변검사(stoolexamination)로는 대변잠혈, 충란 등을 검사할 수 있다. 검체검사에는 일반혈액검사, 혈액응고검사, 생화학검사, 소변검사, 대변잠혈검사, 면역검사, 조직학검사, 미생물검사, 유전자검사, 염색체검사, 혈액은행검사 등이 있다. 검체검사의 주요 분류항목과 관련질환은 다음과 같다.

표 4-1 검체검사의 주요 분류항목과 관련질환

검사분류	항목	관련질환 및 목적
일반혈액검사	혈구수 계산(적혈구수, 백혈구수, 혈소판수)	빈혈, 혈소판 감소 등의 진단
혈액응고검사	PT(프로트롬빈 시간), APTT(활성화부분 트롬보플라스틴 시간), 피브리노겐, FDP(피브린분해산물) 등	출혈경향, 응고이상에 대한 진단 등

생화학검사	전해질, TP(혈청총단백), 알부민, LDH(유산탈수효소), AST (GOT), ALT (GPT), 혈당, 아밀라제, 각종 호르몬 등	간기능 이상, 신장기능 이상에 대한 진단
면역검사	간염검사, CRP(c반응단백), 자가면역항체검사 등	면역부진, 자가면역질환 진단 등
조직학검사	적출장치, 조직검사, 세포진단 등으로 얻은 검체를 고정 · 염색해 현미경으로 검사	암 등의 최종 확정 진단
소변검사	시험지법에 의한 단백질, 당, 잠혈, 유로	요로감염, 신장장애 진단과 일반적인 선별검사
대변잠혈검사	빌리노겐 등 현미경 검사에 의한 요침사잠혈반응(잠혈 양성과 음성)	대변잠혈반응, 대장암 검진의 선별검사
미생물검사	혈액, 소변, 객담, 기도분비물, 농양 등을 배양	감염균 진단, 결핵의 배균 확인
수혈검사	혈액형검사	혈액형진단 및 수혈

① 검체검사는 각 분류항목에 검체를 별도 명시하지 아니한 경우에는 검체의 종류를 불문하고 해당 분류항목의 소정점수를 산정한다.

② 내분비검사, 일반화학검사, 종양표지자검사, 유전성대사질환검사, 약물 · 독물 · 유기용제 및 중금속검사, 바이러스간염혈청검사, 감염증혈청검사, 자가면역질환검사 중 일반, 정밀검사로 분류된 경우 일반, 정밀검사의 검사방법은 다음과 같다.

(2) 일반검사

비색법, RPHA, 혈구응집법, 입자응집법, 보체고정법, 혈구응집억제법, 혼합수동혈구응집법, Guthrie법 등이 있다.

그림 4-1 혈액검사장비(자동분석기 등)

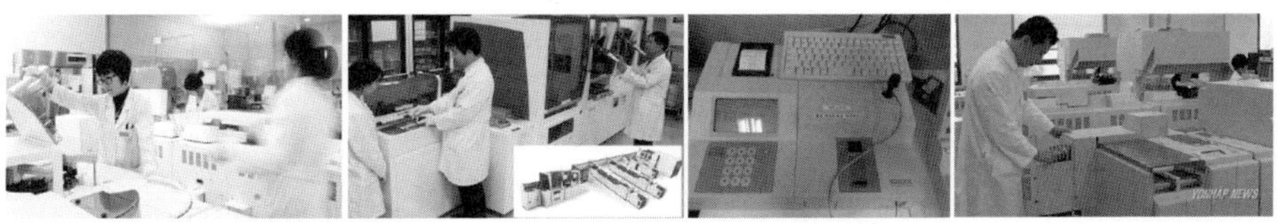

(3) 검사료

검사료는 질병을 진단하거나 질병의 경과를 확인하기 위해 우리 몸의 조직이나 검사물을 일부 채취해서 검사하는 비용을 말한다. 검사의 종류에는 일반적으로 혈액과 소변검사, 기능검사, 내시경 검사, 조직검사로 구분된다.

2. 임상 검사 종류

1) 혈액학 검사(CBC : Complete Blood Count)

혈액학 검사는 혈액의 세포수 계산, 적혈구 지수의 평가, 도말염색 표본으로 세포의 형태를 보는 등 혈액의 중요한 구성요소의 상태를 측정하는 검사로 평균 혈구 혈색소, 평균 혈구 혈색소 농(Hb, Hemoglobin), 평균 혈구 용적(Hct, Hematocrit),혈소판 수, 적혈구 수, 백혈구수, 혈액 내의 전체 혈색소(헤모글로빈) 양, 혈액세포감별, 적혈구용적율 등을 포함한다.

① Hb(Hemoglobin,혈색소)

- 산소와 이산화탄소를 운반하는 역할을 하며, 빈혈진단 및 혈액질환 진단의 선별검사이다.
- 정상 : 남자 14~18, 여자 12~16

② Hct(Hematocrit, 헤마토크리트)

- 전체 혈액량 속에 들어있는 적혈구의 백분율을 측정한 수치이며, 빈혈진단 및 혈액질환 진단의 선별검사이다.
- 정상 : 남자 42~52, 여자 37~47

③ RBC(Red blood cell, 적혈구)

- 정상치의 10%이상 감소 시 빈혈이라고 하며 적혈구 수치가 감소하는 이유는 출혈, 용혈, 영양소 결핍, 유전적인 이상, 약물섭취, 골수부전, 만성질환, 다른 장기부전 등이 있으며, 적혈구 수치가 증가하는 이유는 고도에서의 산소요구량 증가, 만성 무산소증, 다적혈구혈증 등이 있다.
- 정상 : 남자 4,200,000~6,100,000, 여자 4,200,000~5,400,000

④ WBC(White Blood Cell, 백혈구), WBC Differential Count(백혈구 백분율)

- 백혈구의 측정에는 두 가지 방법이 있다. 말초 정맥혈내의 백혈구 총량을 측정하는 방법과 감별 혈구수치 측정으로써 같은 검사물 내에 존재하는 백혈구 총량 안의 각 형태별 백혈구의 백분율을 측정하는 방법이다. 한 가지 백혈구의 백분율이 증가하면

다른 형태의 백혈구 백분율이 감소한다. 감염이나 스트레스, 신체적 손상, 백혈병 시 백혈구가 증가하고 골수부전, 영양결핍, 자가 면역질환 등에서는 백혈구가 감소한다.

- 정상 : 전체 백혈구 4,000~10,000
- 백혈구 백분율 : 호중구 55~77, 임파구 20~40, 단핵구 2~8, 호산구 1~4, 호염기구 0.5~1

⑤ Platelet (혈소판)

혈소판은 말초 혈액 내에 존재하는 유형 성분인 혈구의 일종으로 부착과 응집 과정을 통해 일차 지혈 기전을 담당하는 물질이다.

- 혈액응고에 필수적이며, 150,000 이하인 경우에 자연출혈로 큰 위험을 초래할 수 있다.
- 정상 : 150,000~400,000

⑥ MCV(Mean Corpuscular Volume, 평균적혈구용적), MCH(Mean Corpuscular Hemoglobin, 평균적혈구혈색소양), MCHC(Mean Corpuscular Hemoglobin Concentration, 평균적혈구색소농도)

- 증가 시 악성빈혈, 재생불량성 빈혈, 감소 시 철 결핍성 빈혈

⑦ Eosinophil Count(호산구수)

호산(好酸球)은 말초백혈구(末梢白血球)중에서 차지하는 비율이 적어(3.5%), 통상의 백혈구수산정(白血球數算定)과 도말표본(塗抹標本)의 분류로 구하는 간접법으로서는 그 변화를 포착하기 어렵기때문에 직접법이 필요하게 된다.

- 증가 시 용혈성 빈혈, 악성 빈혈, 감소 시 재생불량성 빈혈

⑧ ESR(Erythrocyte Sedimentation Rate, 적혈구 침강속도)

항응고제가 혼합된 정맥혈을 시험관에 넣고 일정 시간 수직으로 놓았을 때 적혈구가 혈장으로부터 분리되어 시험관 아래로 가라앉게 되는데, 이렇게 시간당 이동한 적혈구의 침강선까지의 거리를 적혈구 침강속도(ESR)이라고 한다.

- 증가 시 감염성질환, 조직파괴, 빈혈을 진단할 수 있으며 정상치는 15~20 정도이다.

2) 출혈 및 혈전검사 수혈검사

① BT(Bleeding Time, 출혈시간)

- 모세혈관벽의 기능 결함을 검사하는데 도움이 되며, Aspirin에 예민한 검사이므로 적어도 검사 2주 전에는 복용을 금해야 한다.
- 정상 : 1~9분

② CT(Coagulation Time, 응고시간)

혈액을 외부에 노출시킨 후 응고될 때까지의 시간을 측정하는 검사로 출혈성 경향의 존재 유무 및 그 원인을 알고자 할 때 실시하는 것으로 최근에는 프로트롬빈 시간을 검사로 대치한다.

③ PT(Prothrombin Time, 프로트롬빈시간)

- 조직인자로서 지질단백을 사용하여 외인계 응고인자의 결핍 및 이상을 검출하는 출혈성 소인 검사
- 정상 : 11~12.5초, 85~100%
- 증가 시 간질환, 비타민K결핍증, 폐색성 황달 또는 Cumarine제재 사용 시에 증가하고, 혈전형성 전단계에서 감소한다.

④ APTT(Activated Partial Thromboplastin Time, 활성화 부분트롬보플라스틴시간)

- 정상 : 30~40초
- 증가 시 혈우병, 요독증, 간장애, 감소 시 혈전형성 후 단계

3) ABO 혈액형 및 수혈검사(ABO typing)

ABO혈액형의 종류를 확인하는 검사를 말한다. ABO 혈액형은 크게 A, B, AB, O 형 네 가지로 분류되며, ABO 혈액형 검사를 통해 대상자의 ABO 혈액형의 종류를 확인할 수 있다. 혈액형은 혈액 내에서 산소 운반을 담당하는 적혈구라는 세포의 표면에 존재하는 특정한 구조물을 기준으로 하여 형성된 분류이다. 적혈구 표면뿐만 아니라 상피세포나 내피세포, 심지어 체액에서도 혈액형의 항원이 발견되기도 한다. 이러한 혈액형은 우리가 자주 들어서 흔히 알고 있는 ABO, Rh 외에도 Lewis, P, MNSs, Kell, Duffy, Kidd, Xg, Diego 등 수많은 종류의 혈액형 항원들이 존재한다. 그 중에서도 ABO 혈액형이 널리 알

려진 이유는 그만큼 수혈 과정과 관련하여 매우 중요한 의미를 지니기 때문이다. 수혈 시 주로 문제가 되는 것은 수혈자의 혈청내에 존재하는 항체와 수혈 받는 혈액의 적혈구 표면에 존재하는 항원과의 반응인데, ABO 혈액형이 중요한 것은 반드시 항체가 있을 것이라 예견할 수 있기 때문이다.

① ABO typing

적혈구에 항-A 혹은 항-B 혈청을 가하여 응집반응을 보는 혈구형 검사

② Rh typing

수혈, 장기이식 시에 ABO typing과 동반하여 시행

③ Cross-matching(교차시험)

- Electro 주는 혈액과 받는 혈액 사이에 있을 수 있는 부적합성을 확인하는 검사
- 주시험 : 주는 피의 혈구+주는 피의 혈청, 부시험 : 받는 환자의 혈구 + 주는 피의 혈청. 두 시험 모두 통과해야 수혈이 가능하다.

그림 4-2 채혈

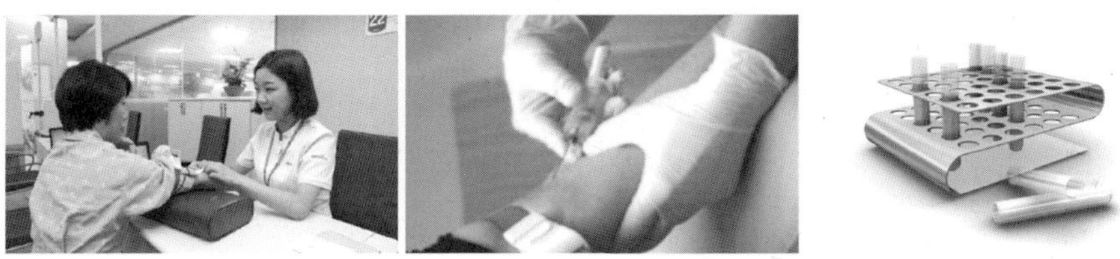

4) 간기능 검사(LFT : Liver Function Test)

간(肝)은 생체에서 단백질 합성, 포도당 및 기타 탄수화물 대사, 핵산 대사, 지질 대사, 약물 대사 등을 담당하는 중요 장기로, 생명 유지에 필수적인 장기 중 하나이다. 하지만 여러 질환들에서 간에 손상을 줄 수 있고, 이러한 질환들을 정확히 진단하는 것이 치료 방침 결정에 중요한 토대가 된다. 이러한 여러 질환들을 감별하기 위해서는 몇 가지 생화학적 검사들을 종합적으로 해석하는 것이 필요한데, 이를 위하여 몇 검사 항목들을 묶어 간기능 검사로 통칭한다. 주요 검사로는 Total Protein, Albumin, AST(SGOT), ALT (SGPT), LDH, ALP, r-GT, 빌리루빈 등이 있다.

① Total Protein

- 증가 시 탈수증, 골수종, 자가면역질환, 감소는 영양부족, 간경변, 신부전, 복수 시에 나타날 수 있다.
- 정상 : 6.5~8.2

② Albumin

- 감소 시 간질환, 신증후군, 영양불량 시에 나타날 수 있다.
- 정상 : 3.2~4.5

③ AST(Asparate amibotransgerase)/SGOT

- GOT(Glutamic Oxaloacetic Tansaminase)라고도 한다. aminotransgerase는 아미노산과 a-keto acid 사이의 아미노기 전이를 촉매하는 효소의 총칭으로서 임상적으로 AST와 ALT의 2종류가 중요시되고 있다. AST와 ALT는 심근, 간, 골격근 및 신 등에 많이 존재하지만 혈중에는 극히 미량이 존재할 뿐이다. 따라서 혈중에 AST와 ALT가 상승하면 이들이 분포하고 있는 장기의 세포 변성 및 괴사를 반영하며, 특히 간질환과 심질환의 유력한 지표로 널리 이용되고 있다. 증가 시 급성 간염, 심근경색, 알코올성 간염을, 감소 시 투석환자, 요독증, 각기병, 이신, 비타민B6 결핍증을 진단할 수 있다.
- 정상 : 5~40

④ ALT(Alanine aminotransferase)/SGPT

- GPT(Glutamic pyruvic Transaminase)라고도 하며, 간, 신, 심근 및 골격근 등에 많이 존재하지만 함유량은 AST에 비하여 적다. 가장 많은 양을 함유한 간에서도 AST의 약1/3에 불과하며 혈중에는 극히 미량 존재한다. 혈청ALT는 이들 장기 중에서도 간세포 변성과 괴사를 예민하게 반응하여 상승하기 때문에 특히 간담도 질환의 유력한 지표로서 널리 이용되고 있다. 증가 시 급성 간염, 악성 종양, 폐쇄성황달을 진단할 수 있다.
- 정상 : 5~35

⑤ LDH

- 증가 시 급 · 만성간염, 심근경색, 악성종양, 백혈병을 진단할 수 있다.
- 정상 : 90~200

⑥ ALP

증가 시 간질환, 간경변, 폐쇄성 황달, 골 질환을 진단할 수 있다.

⑦ r-GTP

증가 시 만성 간염 활동형, 간경변 활동형, 알코올성 간장애, 요독증

⑧ Total Bilirubin

- 간경변, 간염, 황달 진단 시에 시행
- 정상 : 0.1~1

⑨ Direct Bilirubin

- 간경변, 간염, 황달 진단 시에 시행
- 정상 : 0.1~0.3

5) 당뇨검사(FBS : Fasting Blood Sugar)

당뇨검사(diabetes mellitus test)의 종류에는 혈당검사(blood sugar level : BSL), 공복혈당(fasting blood sugar : FBS), 당부하검사(glucose tolerance test), 당화혈색소(HbA1c)가 있다.

① 공복혈당(FBS)

8시간 이상 공복 후 혈당을 측정한다.

② 당부하검사(glucose)

포도당을 300㎖의 물에 녹여 5분 이상에 걸쳐 당을 공급(당부하)한다. 혈당은 포도당 물을 마시기 전, 포도당 섭취 후 매 30분마다 2~3시간까지 측정한다. 임신성 당뇨의 진단시 당부하 검사가 필요하다.

③ 당화혈색소(HbA1c)

한 시점에서 측정하는 혈당 수치는 여러 요인들에 의해 변동이 생길 수 있기 때문에 장

기간의 혈당 조절 추이를 파악할 목적으로 가장 널리 사용되는 검사이다.

- 많은 대사질환을 진단하는데 유용하게 사용되고, 혈청 포도당 농도는 검사 시행한 시간에 따라 평가되어야 하며, 일반적으로 증가 시에는 당뇨병임을 의미하나 임상적으로 급성 스트레스 반응, 쿠싱증후군, 갈색세포종, 갑상선기능항진증, 췌장의 선종, 췌장염, 이뇨제, corticosteroid 투여 시에도 증가할 수 있고, 인슐린종, 갑상선기능저하증, 뇌하수체기능저하증, 에디슨병, 광범위한 간질환 시에 감소할 수 있다.
- 정상 : 4.5~5.6%

  ※ 6.5% 이상이면 당뇨병이 발병하였음을 의미할 정도로 치료적 접근이 필요하다.

  ※ 당뇨 진단을 위해서는 다음 세 가지 중 한 가지를 만족하면 진단할 수 있다. 양성이면 다른 날에 다시 검사하여 확인한다.
- 당뇨의 전형적 증상(다뇨, 다식, 다갈, 원인을 알 수 없는 체중 감소)이 있으면서 식후 혈당 수치가 200㎎/㎗ 이상
- 공복 혈당 농도가 126㎎/㎗ 이상(정상 : 70~115㎎/㎗)
- 당부하검사에서 부하 2시간 후 혈당농도(PP2, 2 hrs post-prandial plasma glucose level)가 200㎎/㎗ 이상

그림 4-3 당뇨검사

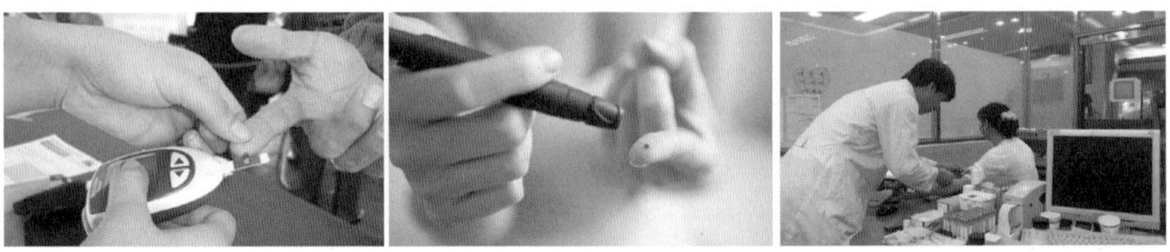

6) 혈청지질검사(lpid profile)

혈청 지지질 농도는 죽상경화성 질환의 진단과 치료에 중요한 자료이며, 지질은 혈류 내에서 운송될 때 단백질과 결합하게 되는데 이를 지단백이라 한다. 고지질단백혈증이라 함은 혈액 내에 이러한 지질 단백 복합체가 상승한 것을 말한다. 지질단백은 전기영동에 의해 분해되어 주로 단백질로 구성된 고밀도 지질단백(HDL), 콜레스테롤로 구성된 저밀도지질단(LDL) 및 트리글리세라이드(triglyceride)와 초저밀도 지질단백(VLDL)으로 구

분한다.

저밀도 지질단백은 관상동맥 질환과 강한 관계가 있으며 반면에 고밀도 지질단백은 관상동맥 질환의 위험과 역상관관계가 있다. 고밀도 지질단백/총 콜레스테롤 비율은 1/3이 이상적이고 최소한 1/5은 되어야 한다.

① Cholesterol Total) : 증가 시 가족성 고지혈증, 이차성 고지혈증을 진단할 수 있으며, 정상치는 150~200정도이다.

② Triglyceride(TG) : 증가 시 고지단백혈증, 비만, 지방간을 진단할 수 있으며, 정상치는 40~150정도이다.

③ HDL(High Density Lipoprotein, 고밀도 지질단백) : 증가시 가족성 고지단백혈증(인체에 좋은 콜레스테롤) 정상치는 55 이하이다.

④ LDL(Low Density Lipoprotein, 저밀도 지질단백) : 증가시 일차성 고지단백혈증, 갑상선기능저하증, 용혈성 빈혈, 법의학 및 유전학 정보를 얻어 친자 감별에도 이용하며, 정상치는 25~50%이다.

7) 갑상선 기능 검사(thyroid function test)

갑상선 기능 검사란 갑상선 기능을 평가하기 위해 필요한 호르몬들의 수치를 측정하는 검사들의 조합을 말한다.갑상선은 목 앞에 위치하는 작은 내분비기관으로 갑상선 호르몬을 분비하여 신체의 대사 속도와 단백질 합성, 성장 등을 조절하는 기능을 한다. 갑상선 호르몬에는 티록신(thyroxine, T_4)과 트리요오드티로닌(triiodothyronine, T_3) 두 종류가 있다. 뇌하수체에서 분비된 갑상선자극호르몬(thyroid stimulating hormone : TSH)이 갑상선을 자극하면 갑상선 소포세포(thyroid follicularcell)에서 갑상선 호르몬(T_3, T_4)을 생성한다. 혈중 T_4는 모두 갑상선에서 분비된 것이지만, 혈중 T_3의 80%는 T_4가 갑상선 이외의 조직에서 변환된 것이다. 혈중 T_3와 T_4의 대부분은 단백질에 결합된 상태로 존재하지만, T_4의 0.03%와 T_3의 0.3%는 단백질과 결합되지 않은 유리된(free) 형태로 존재한다. 실제로 호르몬 작용을 일으키는 것은 이 유리된 형태의 호르몬이다.갑상선 기능에 이상이 오는 질환의 종류는 다양하지만 크게 갑상선 기능이 상승되는 갑상선 기능 항진증과 반대로 기능이 저하되는 갑상선 기능 저하증으로 분류할 수 있다.

(1) 갑상선검사 종류

① TSH(갑상선자극 호르몬 ② 트리요오드 타이로닌(T_3) 갑상선기능호르몬 ③ 타이록신(T_4) ④ Free T_4(유리싸이록신) 등이 있다.

(2) 검사방법

갑상선 기능 검사는 혈액을 이용한 검사이다. 갑상선 기능 검사의 항목들을 검사하는 데에는 대개 면역 검사(immunoassay)가 이용된다. 면역 검사는 항원항체 반응을 이용한 검사로, 측정하고자 하는 물질에 선택적으로 결합하는 항체를 이용해서 원하는 물질을 측정할 수 있다. 대표적인 면역 검사의 종류와 원리는 다음과 같다. 기관별로 사용하는 방법과 구체적인 반응 조건은 약간 차이가 있을 수도 있으나 기본 원리는 거의 동일하다.

① 응집법(particleimmunoassay)

항원과 항체의 결합에 의해 응집 반응(agglutination)이 나타나는 것을 이용한다

② 효소면역측정법(enzymeimmunoassay : EIA)

항원과 항체의 결합을 효소 반응(enzymereaction)을 이용하여 측정한다.

③ 방사면역측정법

항원과 항체의 결합을 방사성 동위원소(radioisotope)를 이용하여 측정한다.

(3) 진단질병

갑상선 기능 저하증, 갑상선 기능 항진증, 하시모토병(Hashimoto's disease), 그레이브스병(Graves' disease), 갑상선 자극 호르몬 결핍증(TSH deficiency), 선천성 갑상선 기능 저하증(congenital hypothyroidism) 등이다.

8) 전해질검사(Electrolyte)

전해질이란 어떤 물질을 물에 녹였을 때 그 수용액이 전기를 통하는 물질로 물에 녹아 수용액으로 될 때 양이온과 음이온으로 이온화되는 것을 말한다. 따라서 전해질이란 수분에 녹아 전하를 띠는 물질을 일컬으며, 체액에 존재하는 모든 이온(ion)이 포함된다. 일반적으로 전해질로 측정되는 물질은 나트륨, 칼륨, 염소, 중탄산염의 4가지이다. 이 네 종류의 전해질 검사를 통해서 체내 삼투압 농도 상태, 수분 상태 및 pH 상태를 파악할 수 있

다. 또한 전해질은 체액에서 매우 좁은 범위의 농도에서 항상성(honeostasis)을 이루고 있는데, 이 범위 안에서 체내 대부분의 대사과정을 조절하는 기능을 하고 있다. 그렇기 때문에 전해질의 농도를 측정하면 전해질의 불균형으로 발생하는 각종 질병을 진단하는 목적으로 사용할 수 있을 뿐만 아니라, 전해질 불균형의 크기를 파악하여 전해질의 농도를 교정하는 기준으로 삼기 위해 측정하는 것이다.

전해질 중 양이온을 띠는 주된 전해질로는 나트륨(sodium, Na^+), 칼륨(potassium, K^+), 칼슘(calcium, Ca^{2+})과 마그네슘(magnesium, Mg^{2+})이 있고, 음이온을 띠는 주된 전해질로는 염소(chloride, Cl^-), 중탄산염(bicarbonate, HCO_3^-), 인(HPO_4^{2-}, $H_2PO_4^-$), 황(SO_4^{2-}), 유기 이온(유산, 음이온을 띠는 단백)이 있다.

(1) 전해질 종류와 의미

① 나트륨(Na, Sodium)

세포 외액을 구성하는 주된 양이온이다. 신체의 수분 상태와 관련이 높으며, 나트륨의 농도가 높거나 낮을 경우 각각 탈수와 과수분 상태가 나타날 수 있다. 혈장을 구성하는 무기 양이온의 90%를 차지한다. 145*mmol*/*L* 이상인 경우 고나트륨혈증, 135*mmol*/*L*이하인 경우 저나트륨혈증이라고 한다.

② 칼륨(K, Potassium)

세포 속에 다량 존재하는 주된 양이온이다. 조직세포에는 약 150*mmol*/*L*, 적혈구에는 약 105*mmol*/*L*(혈장의 약 23배)이 각각 존재한다. 일반적으로 산염기 상태와 관련성이 많아 알칼리혈증에서는 감소, 산혈증에서는 증가하는 현상을 각각 보인다.

③ 염소(Cl, Cloride)

염소 이온은 세포외액에서 가장 풍부한 이온이다. 수분의 재분포, 삼투압 유지와 양이온-음이온 균형을 맞추는 기능을 합니다. 섭취된 염소는 장에서 완전히 흡수된 뒤 신장에서 간접 여과와 재흡수 과정을 거친다. 땀으로 배출되기도 하며, 이는 알도스테론 분비로 억제될 수 있다.

전해질은 인체에 물 다음으로 많으며 삼투압유지, 체액균형유지, 신경전달물질로서의 역할을 하며 다음과 같다.

(2) 검사수치

① Na(Sodium) : 고지혈증, 구토, 설사, 신증후군에서 저하되며 정상치는 136~145 정도이다.

② K(Potassium): 요독증, 부신부전증, 신장염에서 증가, 만성설사일 때 감소하며 정상치는 3.5~5.0 정도이다.

③ Cl(Cloride) : 탈수증, 만성신장염, 염분과잉 시에 증가, 에디슨병, 구토, 만성설사에서 감소하며 정상치는 90~110 정도이다.

④ Ca(Calsium) : 비타민D과잉증, 부갑상선항진증, 악성종양에서 증가, 부갑상선기능저하증, 신부전증에서 감소하며 정상치는 9-10.5정도이다.

⑤ P(인) : 악성종양, 결핵, 신부전, 신장염, 만성신염, 요독증, 부갑상선기능저하시에 증가, 부갑상선기능항진, 구루병, 비타민D 결핍 시는 감소하며 정상치는 2.5~4.05 mg/dℓ 정도이다.

9) 통풍검사(uric acid)

통풍(gout)은 관절 조직에 요산(uric acid)의 결정(crystal)이 침착되는 질환이다. 통풍은 요산 일나트륨(monosodiumurate) 결정에 의해 생기는데, 관절액에서 이 결정이 관찰되면 통풍으로 진단할 수 있다.

- Uric acid : 증가 시에 통풍, 비만, 신질환, 백혈병, 악성종양을 진단할 수 있으며 정상치는 2.0~8.5 정도이다.

10) 신장기능검사(Renal Function Test)

장 기능 상태를 평가하기 위한 여러 생화학적 검사들의 조합을 말한다. 신장은 체액, 전해질 및 산-염기 상태를 조절하는 장기로, 혈중 노폐물을 제거하는 중요한 역할도 담당한다. 여러 질환들에서 합병증으로 신장 기능(신기능)이 떨어지거나, 혹은 신장 자체가 침범되어 신장 기능에 영향을 받는다. 신기능의 손상 정도를 파악하고, 치료에 어느 정도 반응하는지, 또 신대체요법이 필요할 것인지 등을 파악하고자 할 때, 몇 가지 생화학적 검사들을 조합하여 신기능을 평가할 수 있다.

(1) 혈중요소질소(BUN, Blood Uria Nitrogen)

신장기능을 사정하는 검사의 하나로 BUN은 아미노산의 탈아미노반응으로 생성된 암모니아로 주로 간의 요소화(cycle)를 거쳐 생산된다. 대부분의 경우 신장질환 또는 요도폐쇄가 있어 배설이 안되는 경우에 상승하며, 임신 후반이나 신진대사가 극히 저조한 경우에 저하된다. 탈수가 심할 경우 정상에서도 증가할 수 있다.

또한 혈액 내 요소질산 양을 측정하는 것으로 요소는 단백질 분해과정의 대사산물로서 간에서 형성되고 신장을 통해 배설된다. 그러므로 혈액 내 요소농도는 직접적으로 신장의 배설기능과 관련이 있으며 신장기능의 지표가 된다. 정상치는 5~20정도이다.

(2) 크레아티닌(Creatinine)

신장기능 장애의 지표로는 BUN보다 특이성이 크며, 크레아틴은 근육, 뇌, 심장 등에 존재하여 에너지를 보관하는 역할을 하는 크레아틴의 (단백질의 한 종류)의 노폐물로서 혈액 속이나 근육에 존재하고 신장의 사구체에서 여과되며 그 일부는 세뇨관으로 배설된다. 이는 노폐물의 일종이므로 배설에 장애를 보이는 경우는 신장기능이 저하되었음을 나타낸다. 또한 크레아틴의 대사산물로서 신사구체에서 여과된 후 거의 재흡수 되지 않고 요중으로 배설된다. 혈청 크레아티닌 농도는 GFR과 밀접한 관계가 있으며, 식이성 인자와 요량의 영향이 적은 점에서 신기능 장애의 지표로서 BUN에 비해 정확하다. 정상치는 0.7~1.5정도이다.

11) 효소검사

효소(酵素, enzyme)란 생명체 내부의 화학 반응을 매개하는 단백질 촉매로서 세포내의 대사기능을 조절하는 것을 말한다. 조직의 세포막이 손상되면 그 속에 있는 여러 가지효소가 주위조직을 경유하여 순환 혈액내로 방출되어 세포의 파괴정도를 알 수 있다.

① Amylase : 췌장염 감별진단에 시행하며 급만성 췌장염, 이하선염, 췌장염에 증가한다.

② Lipase : 췌장염 진단에 시행하며 급성췌장염, 췌장암, 대장경색에서 증가한다.

12) 바이러스성 간염혈청검사

(1) A형 간염(HAV : hepatitis A virus)

A형 간염은 A형 간염 바이러스(Hepatitis A virus)에 의한 급성 간염이다. 경구를 통해 사람 대 사람으로 전파된다. A형 간염은 감염 후 평균 28일(15~50)일의 잠복기를 가지며 다른 간염과 구별되지 않는 간염의 일반적인 증상이 나타난다. 초기에는 가벼운 감기와 비슷한 증상이 나타나다가 후에 열, 피로감, 근육통, 식욕부진, 복통, 오심, 구토, 흑갈색뇨, 황달 등의 증상이 급작스럽게 나타난다.

① HAV-Ab/IgM : 병균 노출 후 3~4주 후에 나타나거나 SGOT가 상승하기 직전에 양성으로 나타남

② HAV-Ab/IgG : IgM이 상승되기 시작 후 2주 정도 후에 나타나 10년 정도까지 감지 될 수 있는 낮은 수준으로 지속된다. IgM항체가 IgG없이 상승되어 있으면 급성간염을 의미한다.

(2) B형 간염(HBV : hepatitis B virus)

B형 간염은 B형 간염바이러스(Hepatitis B virus)에 의한 급성 및 만성 간염(주로 만성간염)이다. s항원(HBsAg)은 보균자의 혈액, 소변, 침 및 기타 체액에서 발견된다. 감염경로는 오염된 혈액의 수혈이나 주사바늘(약물 중독자가 돌려쓰는 주사바늘, 문신, 침 등), 감염된 모체에서 태아로 수직 전파, 성적 접촉, 오염된 체액(타액 등)에 노출되는 것 등이다.

B형간염은 혈청간염이라고 불리는 간염으로 5주에서 6개월의 장기간의 잠복기를 갖는다. 흔히 수혈에 의해 감염되나 피, 침, 정액 등을 통해서도 감염된다. HAV보다는 감염력이 낮지만 HBV는 매우 심한 형태의 감염을 일으켜 간부전이나 사망에 이르게 할 수 있다.

Dane particle이라고도 불리는 HBV는 내층과 외층으로 되어 있다. 외층은 B형 외층항원(hepatitis B surface antigen, HBs Ag)이고, 내층에는 내층항원(hepatitis B eantigen)이 있다. 이 항원들의 항체는 HBs Ab, HBc Ab, HBe Ab이다.

① HBsAg(B형간염 외층항원)

B형 간염 검사에서 가장 흔히 사용되고 쉽게 할 수 있는 검사이며, 비정상을 나타내는 첫 번째 증후이다. 외층항원의 혈중 수준은 임상증상이 나타나기 전에 증가하고 증상이

나타나는 첫째 주에 가장 높아지며 황달이 없어지는 시기에 정상으로 돌아감. 항원이 계속 혈중에 존재하면 보균자로 생각할 수 있다.

② HBsAb(B형간염 외층항체)

HBsAg가 사라진 4주 후에 나타나며 이는 급성 간염상태가 끝나고 앞으로의 간염에 대해 면역이 생겼다는 의미도 된다.

③ HBc Ab(B형간염 내층 항체)

보통 만성 간염 환자에서 발견되는 항체로 HBc Ag이 나타난 후 1개월 정도에상승하기 시작하여 1개월 후 최고 수준에 이르며 그 후 감소하나 정상에 비해 상승된 수준으로 수년간 남아 있다. HBsAg의 소실기와 HBsAb발현기 중간시기에 상승한다.

④ HBeAg(B형간염 e항원)

e항원은 진단목적이 아닌 감염력을 평가하기 위한 검사이다. 이 항원의 존재는 HBV 감염에서 초기 활동성 질환이나 감염력이 높은 상태를 의미하며 이 항원이 계속 혈중에 존재하면 만성 HBV 감염으로 발전함을 예측할 수 있다.

⑤ HBeAb(B형간염 e항체)

이 항체의 발견은 HBV감염의 급성기가 끝나거나 거의 끝나가고 있음을 의미하며 감염력이 감소됨을 나타낸다.

⑥ HBV-DNA prove

현재 바이러스를 생산하는지를 확인할 수 있다.

(3) C형 간염

C형 간염은 C형 간염바이러스(Hepatitis C virus)에 의한 급성 및 만성 간염(주로 만성 간염)이다. 임상적으로 B형 간염과 유사하나 만성화의 빈도가 80% 정도로 더 높고 간경화로 진행을 더 잘 하지만 간암 발생의 위험도는 더 적다.

HCV Ab(Hepatitis C Virus Antibody)는 C형 간염 바이러스 항체 진단, 급성 바이러스성 감염의 진단에 사용된다.

① HCV-Ab(C형간염 항체)

C형 간염의 진단 및 병태나 예후를 파악할 수 있고, 증가하는 경우 C형 간염, 수혈 후

간염, 간경변, 만성 간염을 진단할 수 있다.

13) 면역혈청검사

(1) RA : 류마티스와 관계되는 검사

류마티스 인자(Rheumatoid Factor)는 류마티스 관절염(Rheumatoid Arthritis)에 특이성이 높으며 혈관염을 동반하는 악성 류마티스에서 증가되며 만성 류마티스 관절염의 80−90%에서 양성을 보이며 건강인의 경우에도 4% 위양성을 보이며, 그 외 SLE, 감염, 간경화증에서도 위양성을 보인다.

(2) ASO(Anti-Streptolysin O)

류마티스와 관계되는 검사, 염증계통검사 Acute 또는 Recent Streptococcal(Group A) Infection 진단에 유용한 검사로 Streptococcal(Group A)감염은 skin이나 pharynx감염이 흔하고, 대부분의 경우에는 배양검사로 진단 가능하나, 종종 Rheumatic Fever나 Post Streptococcal Nephritis로 처음 발현하는 경우가 있으며, Streptococcal Infection 환자의 80−85%에서 양성을 보인다.

(3) CRP : 염증계통검사

생체 내 염증 또는 조직괴사가 있는 경우 급속히 증가되는 급성 반응 물질로서 이들 손상의 예민한 지표가 된다. CRP는 ESR보다 더욱 예민하게 나타나며 감염 후 14−26시간 이내에 혈청에 출현되어 차츰 소실되므로 세균감염증, 악성종양, 류마티스열에서 증가하고, 급성심근경색 및 화상환자의 경과 판정에 이용된다.

14) 알러지 검사(IgE)

lgE는 알러지와 밀접한 관련이 있어 이 검사는 아토피성 질환이나 기관지 천식, 간 병변, 기생충 감염증 등의 진단이나 경과 관찰, 치료 효과 등을 판정하는 데 유용하다.

(1) 혈청 총 IgE 검사

IgE(Immunoglobulin E/면역글로불린 E)는 혈액 속에 존재하는 면역단백질로, 혈청 IgE검사는 채혈한 혈액에서 혈청을 분리하여 혈청 내 전체 IgE의 양을 정확하게 측정함으로써 알레르기 반응 중 아토피성 질환의 진단에 도움이 되는 검사이다. 인체에 순환하는 총 IgE의 농도는 알레르기 질환과 연관되어 있다. 아토피 상태에 대한 개요를 제공해 준다.

(2) 혈청 특이 IgE 검사

특이 IgE는 특정 알레르기항원에 감작되면 혈액 내에 농도가 높아지며, 자주 노출될수록 증가합니다. 혈청에 존재하는 특정 항원에 대한 IgE 양을 측정합으로써 알레르기를 유발하는 원인물질을 규명하고 증세의 정도를 진단할 수 있다. 특이 IgE검사는 채혈을 통해 간단하게 알레르기를 유발하는 항원을 찾을 수 있고, 특히 피부과민성이 있어 피부반응검사를 시행할 수 없는 경우나 항히스타민제 등의 약제를 복용한 경우 진단에 도움이 된다.

(3) 메타콜린 기관지유발검사

호흡곤란, 천명, 만성기침 등이 있는 경우 기관지가 얼마나 자극에 대해 예민한지를 객관적으로 조사하는 방법으로 비 특이적인 기관지수축물질 메타콜린(methacholine)을 이용하여 점차 농도를 증가시키면서 흡입시켜 기저치 폐기능과 비교하여 폐활량을 측정하는 검사로 기관지천식의 유무와 중증도를 알 수 있다.

(4) 알레르기 피부반응 검사

짧은 시간 안에 간단한 방법으로 원인 항원을 검색할 수 있는 검사로 알레르기 항원 물질을 한 방울씩 등이나 팔에 떨어뜨린 후 바늘로 긁어 15분 후 판독한다. 이때 즉각적인 피부의 팽진(wheal), 발적(erythema)이 발생하면, 이 알레르기 원인 물질에 대한 특이항체를 지닌 비만세포나 호염기구 (혈액 세포의 일종)가 존재함을 의미한다.

15) 심장검사(Cardiac profile)

CPK(Creatine phospho kinase)의 생체 내 분포는 골격근, 심근, 뇌 및 평활근에 고농도로 존재하고 이 CK 활성 측정은 이 효소가 많이 함유된 장기의 손상을 파악 할 수 있다. 특히 MI의 조기 진단상 가장 유용한 효소이며 특히 치료면에서도 긴급을 요하는 검사이다.

급성심근경색에서 CK는 발병후 3~6시간에 증가하여 24~36시간에 최대 활성치를 보인다. 급성심근경색의 조기진단에 이용되는 CK-MB 출현은 발병 후 4~8시간에 60%,

12~24시간에는 100%로 모든 예에서 양성을 보인다.

① CPK.CK-MB : 급성심근경색근 질환 및 급성심근경색증의 진단에 이용되는 검사이다.

② Troponin : 급성심근경색, 심근 손상, 심근 괴사

③ Myoglobin : 급성심근경색, 피부근염, 갑상선기능항진증 심근경색 후 1~3시간 이내 혈중농도 증가, 7~10시간이 최고에 도달한다.

16) 종양표지자 검사(tumor marker)

종양표지자 검사란 종양에 의해 또는 종양에 대한 인체의 반응으로 생성된 물질에 대한 검사를 말한다. 즉 암세포의 존재를 나타내는 물질에 대한 검사이다.

종양표지자(tumormarker)란 종양에 의해 또는 종양에 대한 인체의 반응에 의해 생성된 물질로서 종양의 존재를 확인하는데 이용되는 물질을 지칭한다. 이러한 종양표지자 검사는 암의 선별 검사, 진단, 예후 판정, 치료효과 판정에 유용하게 사용될 수 있다. 이상적인 종양표지자는 특정 종양에 특이적이어야 하고, 조기 진단 및 선별 검사에 이용할 수 있도록 충분한 민감도를 가져야 한다. 종양표지자검사 종류에는 CEA, PSA, CA19-9, CA125, AFP, Ferritin 등이 있다.

(1) 검사방법

종양표지자를 검사할 때에는 말초 혈관에서 혈액을 채취, 검사실로 보내어 검사하게 된다. 종양표지자의 항목들을 검사하는 데에는 대개 면역검사(Immunoassay)가 이용된다. 면역검사는 항원항체 반응을 이용한 검사로, 측정하고자 하는 물질에 선택적으로 결합하는 항체를 이용해서 원하는 물질을 측정할 수 있다. 종양표지자의 검사와 해석에 있어서 중요한 몇 가지 개념들을 정리하면 다음과 같다.

① 선별 검사(screening)

증상이 없는 사람들을 대상으로 특정 질환이 있는지를 알아보기 위한 검사. 질환을 가질 가능성이 있는 사람을 빠뜨리지 않기 위해서 대개 민감도(sensitivity)는 높지만 특이도(specificity)는 낮은 방법을 이용하는 경우가 많다. 따라서 선별 검사에서 양성이 나왔을 경우 반드시 특이도가 높은 검사를 추가하여 양성(falsepositive)을 배제해야 한다. 선별

검사에서 음성이 나왔다고 반드시 질환이 없는 것은 아니다.

② 진단 검사(diagnostictests)

증상이 있거나 선별 검사에서 이상이 있는 사람들을 대상으로 특정 질환이 있는지를 알아보기 위한 검사. 높은 수준의 민감도와 특이도가 요구되므로 대개는 여러 검사들을 종합해서 해석해야 하는 경우가 많다.

(3) 검사대상

종양 표지자의 검사는 ① 암에 걸리기 쉬운 사람의 선별검사, ② 위험도 높은 그룹의 추적, ③ 암 유무 진단의 보조, ④ 암 종류의 감별, ⑤ 암의 진행정도 진단, ⑥ 예후(암이 생긴 사람의 장래가 어떻게 될 것인가)의 추정, ⑦ 암의 치료효과와 경과 관찰, ⑧ 재발 의 발견 등에 사용되고 있다.

(4) 종양표지자검사 종류

종양 표지자는 체내에 암세포의 존재를 나타내는 물질이며, 아래와 같은 검사가 있다.

CEA는 당단백의 일종으로 직장암, 결장암에서 흔히 증가됨을 볼 수 있으며, 기타 위장관, 유방, 폐, 난소, 전립선, 간, 췌장암 등에서도 그 수치가 증가한다. 악성종양 환자가 아니더라도 흡연자이거나 나이가 많은 경우에도 증가한다. CEA 수치는 외과적 절제 수술 후나 치료의 효과를 보기위해서 환자의 치료 경과를 살펴보는데 유용함. 또한 종양의 재발이나 타 장기로의 전이를 확인하는 데 중요하다.

① CEA(Carcino Embryonic Antigen, 태아성항원)

CEA는 당단백의 일종으로 직장암, 결장암에서 흔히 증가됨을 볼 수 있으며, 기타 위장관, 유방, 폐, 난소, 전립선, 간, 췌장암 등에서도 그 수치가 증가한다. CEA 수치는 외과적 절제 수술 후나 치료의 효과를 보기위해서 환자의 치료 경과를 살펴보는데 유용하며, 또한 종양의 재발이나 타 장기로의 전이를 확인하는 데 중요하다.

- CEA : 직장암, 결장암, 췌장암-CEA(Carcino Embryonic Antigen, 암태아성 항원)는 분자량 18만 전후의 당단백질로 정상세포에서도 생산되며 정상인의 위액, 장관, 담즙, 폐 등에 소량 분포한다. CEA는 조직학적으로는 각 장기의 선암계 종양표지자로서, 대장암(약 50~80%), 위암(약 40%), 췌장암(약 40%) 등에서 높은 수치가

나타나는데, 감도나 장기 특이성이 부족하므로 다른 종양표지자(CA19-9 등)와 함께 진단함으로써 진단율을 높인다.

② AFP(알파피토프로테인)

AFP는 당단백으로 태아 단백질이다. 태아에서는 AFP가 간, 소화기계에서 생성되고 임신 13주에 최고치에 도달 후 점차 감소하여 생후 성인 정상치에 이른다고 한다.

- AFP : 간세포암, 만성 간염, 간암 표지검사. AFP(알파태아단백)는 원발성 간암의 대표적 종양표지자이다. AFP는 알부민에 가까운 분자령의 당단백으로 주로 태아의 간세포와 성인의 간세포암에 의해 만들어진다. AFP는 CEA와 함께 암태아성 단백의 대표적 종양표지자이며 주로 원발성 간암의 혈청진단에 이용된다. 전이성 간암과 담관암에서는 AFP의 상승을 보이는 일이 드물며 간전이의 경우에는 CEA가 유용하다.혈청 AFP의 증가는 ① 원발성 간세포암 ② 생식기 종양 ③ 급성간염 회복기 ④ 만성간염 및 간경변증 ⑤ 임신 등을 의미한다.

③ PSA(Prostatic Specific Antigen, 전립선특이항원), PAP(Prostatic Acid Phospha-tase, 전립선산포스포타제)

전립선암, 전립선 비대증-PSA(Prostatic Specific Antigen, 전립선 특이항원)는 전립선암의 발현으로 혈중농도가 증가한다. 전립선암이 의심되는 환자는 PSA의 종양표지자 검사와 함께 직장내 촉진, 직장을 통한 초음파 검사를 병행하여 실시한다. PSA는 전립선에서 생성되는 분해효소로 악성상태가 아닌 전립선 비대증, 전립선의 감염 혹은 염증 소견시, 전립선암일 경우 이와 같은 질환에 걸린 남자의 혈액 내에서 높은 상승을 보인다.

④ CA-19-9 : 위장관암, 췌장암

주로 췌장암의 종양표지자로 알려져 있는데 대장암, 위암, 담관암, 난소암에서도 증가하는 경우가 있다.

그림 4-4 종양표지자 검사

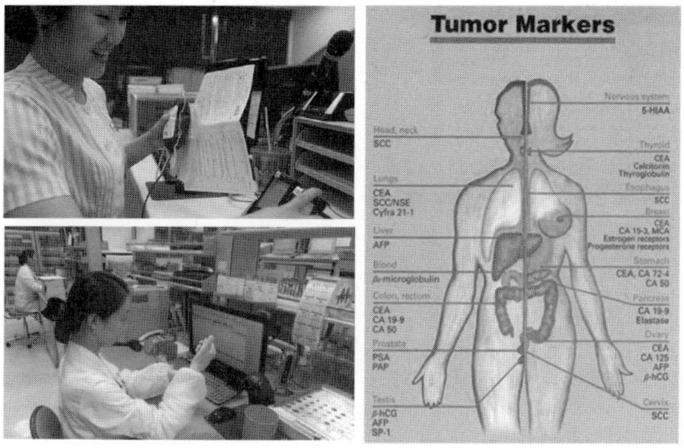

⑤ CA-125(당질항원 Cancer Antigen 125) : 난소암

CA-125검사는 난소암을 유발시키는 세포를 포함한 여러 가지 다양한 세포에서 생성되는 단백질이다. 혈액속의 CA-125 수치는 난소암을 가진 여성에게서도 상승함을 볼 수 있는데, 이러한 CA-125의 높은 상승은 다른 암에서도 나타나며, 암 소견상 음성 상태에서도 나타날 수 있다.

CA 125(Cancer Antigen 125)는 자궁내막암과 난소암에 특이성이 있는 종양표지자로 알려져 있다.

⑥ CA-15-3(Carbohydrate Antigen 15-3) : 유방암

CA 15-3 (Carbohydrate Antigen 15-3)은 일반적으로 유방암에 특이성을 가진 종양표지자로 알려져 있다.

⑦ Ferritin(훼리틴) : 악성빈혈

Ferritin은 생체 내에 철을 저장하는 역할을 담당하고 있는 단백으로서 각종 혈액질환에 철저장 및 철대사의 지표로서 피검사로 측정되고 있다.

⑧ PAP

PAP(Prostatic Acid Phosphatase, 전립선 산포스포타제) PSA와 함께 전립선암의 종양표지자로 사용된다.

⑨ SCC

SCC(Squamous Cell Cancer Antigen, 편평상피세포암항원)는 부인과, 호흡기과, 소화기과 영역의 편평상피암 종양 표지자로 편평세포자궁암, 편평세포폐암, 식도암 등을 진단하는 검사이다.

17) 미생물검사

배양검사(bacterial culture, 培養檢査)는 세균학적 검사의 한 방법으로 호기배양과 염기배양이 있다. 각종 검사재료에서 감염증의 원인균 또는 감염증과 관계가 있다고 고려되는 균을 선택하기 위해서 행한다. 자연상태에서 세균은 다른 균과 혼재하고 있는 경우가 많기 때문에 최초의 배양에서 개개의 균에 떨어진 집락을 형성케하는 분리배양을 행하며, 분리된 1종류의 균만을 증식시키는 순배양, 균의 종류를 조사하는 감별배양을 행한다. 세균의 발육지 온도는 37°C 전후가 많으며 배양시에 일반적으로 부란기가 이용된다.

(1) 미생물간이배양검사

미생물의 생장여부와 집락의 형태 및 수를 검사한 경우 산정한다.

(2) 미생물배양 및 동정검사

① 미생물간이배양검사는 별도 산정하지 아니한다.

② 미생물의 배양, 동정, 감별, 생화학적 시험, 면역학적 시험, 독소생성시험 등을 실시한 경우에 산정한다.

③ 동일 검체에서 2가지 이상의 균주가 분리되어 그 균주에 대하여 각각 검사한 경우에도 소정점수만 산정한다.

(3) 미생물 약제감수성검사

검사결과를 첨부하여야 한다. 다만, 항산균 약제 감수성 검사를 위탁검사 실시기관에 의뢰하여 검사 결과지가 도착되지 아니한 경우에는 검사 실시기관이 발급한 검사의뢰 접수증을 첨부하여야 한다.

(4) 미생물배양, 동정, 약제감수성검사

상급종합병원에 한하여 산정하되 미생물 간이배양검사, 미생물배양 및 동정검사, 미생물 약제 감수성검사는 별도 산정하지 아니한다.

① H. pylori Ab : 헬리코박터균감염을 의미한다.

Helicobacter Pylori 균주는 위나 십이지장에 기생하는 그람음성균으로서, 최근 궤양 재발의 중요인자의 하나로 인정되어 소화성궤양 원인규명 및 치료방향 설정에 도움을 주고 있으므로 내시경 등에 의해 위염 또는 소화성 궤양이 확진된 환자로서 치료에 잘 반응하지 않거나 치료 후 재발하는 환자에게 선택적으로 실시한 경우에 보험급여를 적용한다.

② Gram Stain검체 속에 있는 세균을 보기 위한 염색 방법

배양의뢰 검체를 직접 도말하여 그람 염색하는 것은 감염의 원인균을 찾아내는데 비용효율적이고 신속한 방법이기 때문에 배양결과가 나오기 전에 감염환자를 치료하는 데 매우 중요한 지침이 된다. 그러나 그람염색은 검체 1㎖당 100,000개 이상의 균이 있을 때만 감지할 수 있어서 감도가 떨어지는 단점이 있다.

③ AFB Stain : 결핵균을 보기 위한 염색방법

④ Culture : 배양검사 Culture종류별(Urine, Stool, Blood, Throat 등)로 실시한다.

⑤ Sensitivity : 약제(항생제)내성검사

그림 4-5 미생물 검사

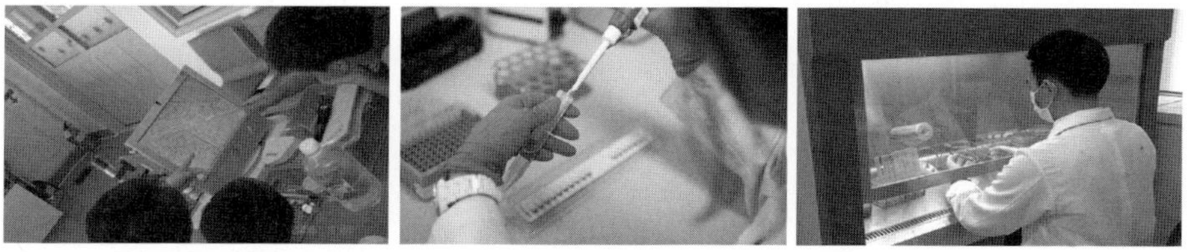

18) 감염증 혈청 검사

성접촉 감염증검사에는 매독(트레포네마 매독균(Treponema pallium), 에이즈 (인체면역결핍바이러스 Human Immunodeficiency Virus), 임질(임균(Neisseria gonorrhoeae), 클라미디아 감염증(클라미디아 트라코마티스균 Chramydia trachomatis) 등이 있다.

(1) VDRL : 매독반응검사

(2) TPHA(매독감작혈구응집) : 매독 2차 정밀검사

매독은 세균의 일종인 트레포네마 팔리듐균(Treponema pallidum)에 의해 발생하며 1기 매독은 매독균이 피부접촉을 통해 들어간 부위인 단단하고 둥글며 통증 없는 피부궤양(chancre)이 성기나 항문 주위에 보이며, 2기 매독은 피부발진(특히, 손바닥 및 발바닥)과 간수치 상승 등의 혈액검사 이상소견을 보인다. 진단은 무통성 궤양부위에서 얻어진 검체를 암시야 현미경으로 직접 관찰하여 매독균을 확인하거나 혈청검사(선별검사 및 확진검사)를 통해 이루어진다. 신경매독이 의심되는 경우에는 뇌척수액 검사를 해야 한다.

(3) AIDS(Acquired Immune Deficiency Syndrome) : HIV검사

에이즈검사는 사람면역결핍바이러스 감염증의 선별검사로 혈액을 채취하여 효소결합면역흡착측정법(enzyme-linked immuno sorbentassay, ELISA)을 사용하여 검사한다. 민감도와 특이도가 모두 99% 이상이다. 사람면역결핍바이러스에 감염된 사람이 감염된 후 22일간은 항체가 음성으로 나올 수 있다.

19) 천자(puncture)검사

천자란 인체에 침을 찔러서, 체내로부터 액체 또는 세포나 조직을 채취하는 것을 의미한다. 천자의 종류는 다음과 같다.

천자의 종류

① Lumbar Puncture(요추천자) ② Subdural Puncture(경막하천자) ③ Arthrocentesis(관절천자) ④ Bone Marrow Puncture(골수천자) ⑤ Thoracentesis(흉막천자) ⑥ Paracentesis(복수천자) ⑦ Ventricular Puncture(뇌실천자) ⑧ Bladder Aspiraction(방광천자) 등이 있다.

20) 병리조직검사 및 생검

생검(biopsy)은 피부를 절개하지 않고 중공침(中空針)을 생체 내 기관에 자입(刺入)하여 병리조직학적 검사용으로 조직 일부를 채취하는 검사법의 일종. 또한 생검이라는 용어는 부검이나 시검(屍檢)과는 대어가 된다. 당초는 신장, 간 등의 실질 장기나 골수가 대상이었으나, 그 후 내시경이나 조직편 채취장치를 조합하여 소화관, 요로(尿路), 기도 등의 관강기관 혹은 관강이 있는 장기에 대해서도 널리 시행하게 되었다.

건강진단에서 실시하는 조직검사로는 위내시경, 대장, 자궁경부암, 갑상선, 유방, 폐, 간, 전립선조직검사 등이 있다. 병리검사 종류로는 조직병리와 세포병리 및 특수병리검사 · 사람유전자 분자유전자검사가 있다.

그림 4-6 병리조직검사

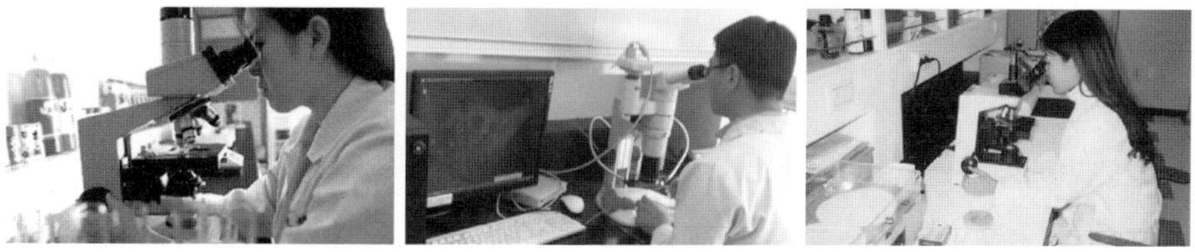

21) 객담검사(sputum examination)

객담검사란 객담에 포함된 암세포를 진단하여 폐암을 조기 발견하기 위한 검사이며, 주로 중심 기도에 위치하는 폐암의 진단에 유용하다. 검사대상자는 폐 정밀 과 폐 전문 건강검진을 선택하신 모든 분이다. 즉 가래를 이용하여 미생물, 세포 등의 검사를 시행하는 검사를 말한다. 객담검사는 폐와 기관지와 같은 하기도의 분비물인 가래를 검체로 채취하여 미생물, 세포 등에 대한 검사를 시행하는 것을 가래 검사라고 한다.

(1) 종류검사

목적에 따라 미생물 검사와 세포 검사로 나뉜다. 미생물 검사에는 일반 세균에 대한 그람염색과 세균배양검사가 있고, 결핵균 및 비결핵마이코박테리움(NTM)에 대한 항산균 염색(acid-fastsmear)과 마이코박테리움 배양검사가 있다. 세포 검사에서는 악성 세포, 백혈구 등을 검사한다. 검사 방법에 따라서는 그냥 스스로 가래를 뱉는 일반 가래 검사와 고장성 생리식염수를 흡입하여 가래를 유발한 뒤 뱉게 하는 유도 가래(inducedsputum) 검사로 나뉜다.

(2) 준비사항

가래를 뱉는 과정에서 입안의 세균들과 섞여 검체가 오염될 수 있기 때문에 이를 예방하기 위해 검사 전에는 물로 입안을 헹구고 양치를 해야 한다. 검체가 오염되면 정확하지 않은 결과가 보고될 수 있다.

(3) 검사방법

① 일반 가래 검사

밤 사이 하기도에 축적되어 있는 아침 첫 가래를 뱉는 것이 가장 좋다. 일어나면 양치를 하고 나서 준비된 작은 통에 가래를 뱉는다. 침이나 코는 가래가 아니며, 하기도 분비물을 받는 것이 가장 중요하다. 따라서 현재 코가 있다면 풀어버리고 가래를 뱉는 것이 좋다. 이 검사는 스스로 시행할 수 있다.

② 유도 가래 검사

검사 시작 전 폐기능을 측정하고 전처치로 속효성 기관지 확장제를 흡입한다. 유도 가래 검사에서도 입안을 깨끗이 하는 과정을 거친다. 4.5% 고장성 식염수를 5분 정도 연무기(nebulizer)로 흡입한다. 이후 유발된 가래를 용기에 뱉는다. 이 검사는 검사자의 도움을 받아 진행된다.

(3) 주의사항

객혈이 있다면 가래를 힘을 주어 뱉지 않아야 한다. 가래 검사 시와 직후에 검체가 다른 사람이나 환경을 오염시키지 않도록 주의한다. 객혈이 있다면 지나치게 강한 힘을 주어 가래를 뱉으면 안 된다.

(4) 결과

① 그람 염색과 세균 배양검사

우선 하기도 검체가 알맞게 얻어졌는지 평가한다.

② 항산균 염색과 마이코박테리움 배양검사

결핵균 및 비결핵마이코박테리움(NTM, nontuberculousmycobacterium)에 대한 검사이다.

③ 세포 검사

암세포 유무, 가래 검체에서 발견된 백혈구 및 호산구 수의 백분율(분획, differential-count)이 보고되고, 특이 세포 등이 확인되면 결과에 기록된다.

(5) 진단질병

폐렴, 만성 기도질환의 상재균 검사, 폐결핵, 비결핵마이코박테리움 폐질환, 폐암, 천식

(6) 준비사항

건강검진 당일 아침 일어나자마자 소금물로 입안을 가볍게 헹구신 후, 첫 객담(가래)을 준비된 검사 용기에 담는다. 채취된 객담이 들어있는 용기를 제공된 비닐 팩에 담아 건강검진 당일 방문시 가져온다.

22) 골수검사(bone marrow examination)

골수는 혈구세포를 생성하는 조혈 공간을 말한다. 유년기에는 모든 뼈에 골수가 존재하여 대부분의 골수에서 조혈이 일어나나, 나이가 들면서 골수가 지방세포로 대치되기 시작하여 성인은 척추, 늑골, 골반 등의 사지의 근심부분에만 있다. 대개는 뒤엉덩뼈 능선(posterioriliaccrest)에서 골수 검사를 시행한다. 골수 흡인과 생검(살아 있는 생물의 조직을 진단이나 병의 변화를 알기 위해서 채취하는 것)을 시행하여 골수의 세포 충실성을 평가하고 골수 내 세포의 형태학적, 수적 이상을 평가하며 비조혈세포의 침습 등을 평가하는 검사다. 검사종류에는 골수 흡인(bonemarrowaspiration, 골수에 있는 조혈세포를 흡인하는 것), 골수 생검(bone marrow biopsy, 피질골이 둘러싼 잔가지골 사이의 조혈 공간을 조직 검사하는 것) {골수도말검사, Clot section검사, 생검조직절편검사} 등이 있다.

23) 임신진단검사(pregnancy test)

임신 여부를 판정하기 위하여 혈액 또는 소변을 이용하여 시행하는 생화학적 검사이다.

(1) 검사종류

혈중 사람 융모성 성선자극호르몬(HCG), 소변 사람 융모성 성선자극호르몬(HCG)이 있다.

(2) 검사방법

혈중 사람 융모성 성선자극호르몬(HCG)은 혈액 검체를 뽑은 뒤 검사실에서 검사한다. 혈중 사람 융모성 성선자극호르몬(HCG)은 대개 면역검사법(Immunoassay)을 이용하여

검출한다.

면역검사법은 사람 융모성 성선자극호르몬(HCG)에 특이적으로 결합하는 항체를 이용하여 항원항체 반응을 일으킨 후 이를 여러 표지자를 이용하여 측정한다. 표지자의 종류에 따라 입자면역검사법, 효소면역검사법, 화학발광면역검사법 등의 여러 종류가 있다.

24) 자궁세포진검사(Pap Smear) : 액상 자궁경부암검사

우리나라 여성에서 가장 많은 암인 자궁경부암을 조기에 발견할 수 있는 경제적이고 효과적인 검사로 검사시 통증은 거의 없다.

그림 4-7 자궁세포진 검사

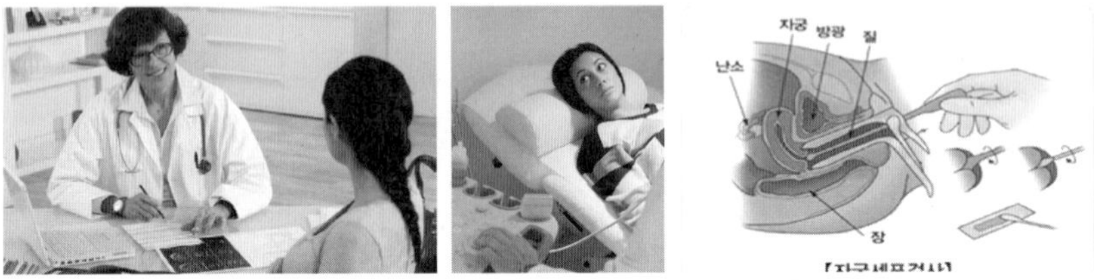

(1) 방법

진찰대에 올라가 양쪽 다리를 걸치고 누운 상태에서 시행되며. 먼저 질경을 삽입하여 자궁경부를 관찰하고, 면봉을 이용하여 자궁경부의 세포를 채취하여 진단병리 검사실에서 현미경을 통해 이상 세포의 유무를 진단한다.

(2) 주의사항

염증이 있거나 자궁경부가 헐어 있을 경우, 또는 경부조직이 약한 경우에는 검사 후 약간의 출혈로 속옷에 피가 묻어나올 수도 있다. 그러나 걱정할 필요는 없으며, 그 외 검사로 인한 불편감은 거의 없다.

(3) 관련 질환

질염, 자궁경부 용종, 자궁근종, 자궁경부암 등이다.

24) 자궁경부암 검사(cervical cancer screening test)

자궁경부나 질에서 떨어져 나온 세포를 현미경으로 관찰하여 비정상 세포유무를 관찰하는 검사법이다. 자궁경부암 검사에는 세포진검사, 조직검사, 인유두종바이러스검사(HPV), 질확대경 검사등이 있다. 일반적으로 통용되는 자궁경부암 검사는 세포진 검사를 의미한다. 바이러스 검사는 바이러스중 16번, 18번이 고위험 바이러스여서 이런 고위험 바이러스 감염인지를 확인하는 검사이다. 세포진검사는 현재 자궁경부의 상태를 진단하는 것이다, 바이러스검사는 원인을 알아보는 검사이다.

(1) 정의

자궁암 검사는 자궁경부 세포진 검사로 자궁경부나 질에서 떨어져 나온 세포를 현미경으로 관찰하여 비정상 세포유무를 관찰하는 것이다. 골반 내진을 하여 작은 솔로 자궁경부의 세포를 묻혀 유리 슬라이드에 펴 바른 뒤 현미경으로 관찰한다.

(2) 검사주기

만 30세 이상은 1년에 한 번씩 정기적으로 검사할 것이 권장된다. 70세까지는 검사를 정기적으로 시행할 것이 권장되며, 자궁경부의 이상 소견이 있었던 병력이 없고 앞서 10년간 검사결과가 정상이었다면 70세 이후에는 검사를 중단하여도 된다.

(3) 준비사항

자궁경부암 검사를 받으려면 검사하기 1~2일 전부터 질 세척을 하지 말아야 하고, 질정 같은 질에 삽입하는 약도 사용하지 말아야 한다. 생리기간은 가급적 피하는 것이 좋다.

(4) 검사방법 및 소요시간

자궁경부암 검사는 우선 질경이라는 기구를 질 내에 삽입해서 자궁경부를 검사하기 적합하게 충분히 노출시킨 후, 작은 솔(브러시)을 이용하여 자궁경부 표면의 세포를 채취하고, 채취한 세포를 유리 슬라이드에 바른 후 알코올로 세포를 고정하고 염색을 하여 현미경으로 세포의 이상 유무를 검사한다. 최근에는 유리 슬라이드 대신 검사의 민감도를 높이기 위해서 액상세포 검사를 이용하기도 한다. 소요시간은 약 1분 정도 소요된다.

(5) 주의사항

자궁경부암 검사를 받으려면 검사하기 1~2일 전부터 질 세척을 하지 말아야 하고, 질정 같은 질에 삽입하는 약도 사용하지 말아야 한다. 생리기간은 가급적 피하는 것이 좋다.

(6) 부작용 및 후유증

검사 후 하루 정도 피가 비치는 경우도 있으나 대부분 자연적으로 멈추게 된다.

25) 인유두종바이러스(HPV) 검사

인체 감염 시 사마귀, 자궁경부암의 발생 원인이 되는 파포바 바이러스과에 속하는 이중 나선상 DNA 바이러스검사를 말한다. 인유두종 바이러스는 자궁경부암의 중요한 원인 인자로 알려져 있으며, 파포바 바이러스과(Papovaviridaefamily)에 속하는 이중 나선상 DNA 바이러스이다. 현재까지 알려진 100여 종의 인유두종 바이러스 중에서 40여종이 생식 기관에서 발견되며, 자궁경부 상피 내에 병적인 변화를 일으키는 것으로 알려져 있다. 이 중 고위험군(high-riskgroup)인 발암성 인유두종 바이러스가 자궁경부암과 연관성이 높다고 알려져 있으며, 발암성 인유두종 바이러스 중 16, 18번이 가장 중요하고 전 세계적으로 70% 이상의 자궁경부암에서 발견된다. 자궁경부암과 관련이 있는 것으로 밝혀진 인유두종 바이러스는 자궁경부암을 유발할 가능성이 높은 고위험군과 낮은 저위험군 바이러스로 분류하고 있으며, 자궁경부에 고위험군 바이러스의 감염이 확인되면 자궁경부암의 발생 가능성이 높다고 볼 수 있으며, 일부 여성에서는 이 바이러스가 특별한 증상을 나타내지 않으면서 오랜 기간 동안 살아 있다가 결국은 자궁경부의 표면 세포를 암세포로 변화시키게 되기 때문에 반드시 정기적인 진찰이 필요하다. 검사방법은 매우 간단하며, 자궁경부 세포를 채취하여 바이러스의 감염여부를 진단하며, 종합건강진단 검사항목에 포함되어 있다.

(1) 방법

검사 방법은 매우 간단하며, 자궁세포진 검사와 같은 방법으로 자궁경부 세포를 채취하여 바이러스의 감염 여부를 진단한다. 자궁세포진 검사는 자궁경부 세포의 이상유무를 현미경으로 보는 검사로서, 세포의 모양이 비정상적인 모양으로 나타나야만 진단이 가능하나, 인유두종 바이러스 검사는 세포의 모양을 보는 것이 아니라 분자생물학적인 방법으로 세포 내의 바이러스를 그 종류까지도 검출하게 된다. 따라서 자궁세포진 검사보다 자궁경부암으로 발전될 위험도를 보다 빨리 예측할 수 있다.

26) 풍진검사(Rubella test)

풍진바이러스에 대한 감염 또는 면역 여부를 풍진 항체 검사를 통해 확인하는 검사이다. 임신 전 또는 임신 초기에 풍진에 대한 감염 또는 면역 여부를 확인하기 위해 임신을 계획 중인 여성 또는 산모에게 시행하는 기본 검사이다. 이 검사를 통해 풍진에 대한 예방접종 시행여부를 확인할 수 있고, 감염이 되었을 때에는 적절한 상담을 통해 치료 계획을 수립하게 된다. 검사방법은 일반적인 혈액검사와 동일하게 채혈한다. 건강진단에서 풍진검사는 예비부부검진 등의 프로그램에 포함되어 시행하고 있다.

수행내용 및 수행준거 - 혈액검사

1 일반혈액검사(CBC)와 참고치 및 관련질환에 대하여 알아보고 전문지식을 습득한다.

혈액을 구성하는 각종 혈구의 수 및 특성을 평가하는 검사로 전반적인 건강 상태를 나타내며, 질병의 진단이나 경과를 추적하는데 기본 자료를 제공하는 선별검사로서 백혈구, 백혈구 감별 %, 적혈구, 혈색소, 혈소판 등을 포함한다.

일반 혈액검사 CBC		
항목	정상수치	관련질환
RBC	5.65 ~ 8.78	적혈구수. 증가는 탈수, 심폐질환, 다혈구혈증, 쇼크, 신장암, 구토, 설사등 의심이 되고 감소는실혈성 빈혈, 용혈 (약물, 신수종, 양파 등), 적혈구 생산불량, 골수 억제 의심이 된다.
HGB	13.1 ~ 20.5	헤모글로빈. 감소는 빈혈, 출혈, 철 결핍을 의미하고, 낮으면 몸에 산소를 제대로 운반하지 못하게 된다. 적혈구중에 들어 있는 산소와 결합하는 색소이다.
HCT	37.3 ~ 61.7	헤마토크릿. 혈액중 적혈구 비율을 나타내고 적혈구수가 정상이라도 이 값이 낮으면 빈혈을 의미한다. 25% 이하면 심각한 빈혈로 수혈을 받아야 한다.
MCH	21.2 ~ 25.9	평균 적혈구의 혈색소량. 한개 적혈구 안에 헤모글로빈이 수치를 말한다.
RDW	13.6 ~ 21.7	적혈구 크기 차이 분포도. 적혈구간의 크기의 차이가 크면 수치가 높고, 크기의 차이가 작으면 낮게 나온다.
LYM	1.05 ~ 5.10	림프구. 증가는 감염, 바이러스성 질환, 임파유종과 같은 특정암을 의미하고, 감소는 폐혈증, 골수에 영향을 주는 바이러스 감염, 과립구 감소증을 의미한다.

EOS	0.06 ~ 1.23	호산구. 증가는 염증성 질환, 알러지, 기생충 감염이 의심되고 감소는 쿠싱증후군, 스트레스가 의심된다. 알러지성 질환, 기생충증, 피부질환, PIE증후군 등에 호산구 증가는 진단에 중요하다.
PLT	148 ~ 484	혈소판. 증가는 급성출혈 후, 골수이상, 스트레스를 의미하고, 감소는 출혈이 멈추지 않는 경우가 있다. 이 값이 너무 낮으면 출혈이 잘 일어나게 되고, 혈소판은 출혈을 멈추는데 중요한 역활을 한다
PDW	9.1 ~ 19.4	혈소판 입자 분포 폭. 혈소판 입자의 균일성에 대한 척도를 나타낸다.
PCT	0.14 ~ 0.46	혈소판 용적의 백분율. 증가는 보통 악성종양 일때 감소는 별 의의가 없다
MCV	61.6 ~ 73.5	평균 적혈구 용적. 적혈구 한개의 크기가 얼마인지 나타내는 것으로 적혈구 수와 헤마토크릿 값을 계산하고 빈혈의 종류를 특정하기 위한 검사이다.
MCHC	32.0 ~ 37.9	평균 혈구혈색 농도
WBC	5.05 ~ 16.76	백혈구 수. 증가는 흥분, 스트레스, 염증, 암, 백혈구 증가증, 알러지 등이 의심되며 감소는 범백혈구 감소증, 백혈병을 의미한다. 백혈구는 세포들을 탐식하며 면역정보를 전달하며 면역능을 작용해 생체방어에 관여한다. 세균감염증이 있으면 일반적으로 백혈구수가 증가 하지만 바이러스감염증에 경우 오히려 감소하기도 한다.

2 혈청화학검사와 참고치, 관련질환 대하여 알아보고 전문지식을 습득한다.

종합 혈청 화학 검사 및 전해질 검사		
항목	정상수치	관련질환
Glucose	74 ~ 143	혈당. 증가는 당뇨병을 나타내기도 하며 감소는 기절, 발작, 혼수를 유발할수 있다.
Creatinine	0.5 ~ 1.8	크레아틴. 증가는 신장질환, 요로폐색, 급성신부전, 만성신부전을 나타내며 감소도 신장질환을 나타낸다. 신장을 반영하는 수치이고 신장에 의한 BUN 증가와 신장 외적인 이유에 의한 BUN 증가를 구분하는데 도움을 준다.
BUN	7.0 ~ 27.0	혈액요소질소. 신장기능을 나타내고, 증가는 신장장애, 간, 탈수, 요도폐쇄, 쇼크, 심장질환 일때 나타나고 감소는 간기능 장애, 고단백을 먹었을때 일시적 영향을 받는다.
Phosphorus	2.5 ~ 6.8	인. 증가는 신장질환, 갑상선기능항진증, 응고계 이상을 나타내고, 증가시 식욕감퇴로 이어진다.
Globulin	2.5 ~ 4.5	글로불린. 혈청 중의 면역 단백질로 증가는 만성적인 염증 및 특정 질환에서 나타난다.
ALT	10 ~ 100	간 손상이 있는지 나타내는 민감도 높은 검사지만 원인은 밝혀 주지 못하며, 증가는 간질환, 중독을 나타내며 감소는 간부전을 나타낸다.
ALKP	23 ~ 212	증가는 간 손상을 나타내며 이 검사는 고양이 한테 민감도가 높다.
Lipase	200 ~ 1800	리파아제. 췌장염을 나타낸다.
Amylase	500 ~ 1500	아밀라제. 증가는 췌장염, 신장질환을 나타내고, 감소는 췌장기능 저하를 나타낸다.
Calcium	7.9 ~ 12.0	칼슘. 증가는 비타민D 과잉, 악성종양, 부갑상선 기능 항진증, 신장질환, 저알부민혈증을 나타내고, 감소는 다양한 질병을 나타낸다.

]

3 간기능 및 간염표지자검사에 대하여 알아보고 전문지식을 습득한다.

(1) 간기능검사

간세포가 손상 받는 경우 간세포 내에 존재하는 효소들이 혈중으로 방출되어 혈중수치가 증가하게 되고 이로 인해 간의 기능 이상을 진단하게 된다.

① 참고치는 AST(GOT)/ALT(GPT) : 0~40 IU/L, r-GTP : 남자 11~63IU/L, 여자 8~35 IU/L, 알칼라인 포스파타제 (ALP) : 40~120IU/L, 총빌리루빈 (Total Bilirubin) : 0.2~1.2mg/dℓ, 총단백 (Total Protein) : 6.0~8.0g/dℓ, 알부민 (Albumin) : 3.3~5.2g/dℓ이다.

② 관련질환은

- AST(GOT)/ALT(GPT) : 급성간염, 만성간염, 알코올성 간염, 지방간, 간경변, 약물성간염 등이다.
- r-GTP : 황달, 간암, 알콜성 간염, 만성 간질환 등이다.
- 알칼라인 포스파타제(ALP) : 바이러스성 간염, 알콜성 간염, 간경변, 간암 등이다.
- 총빌리루빈(Total Bilirubin) : 급성 간염, 만성 간염, 간경변, 체질성 황달, 폐색성 황달, 급성 간내 담즙 울체증, 담도 통과 장애, 용혈성 빈혈, 폐경색, 패혈증, 갑상선기능저하증 등이다.
- 총단백(Total protein) : 간질환(간염, 간경변), 임신 또는 estrogen 투여, 비타민 K 결핍증, 신증후군, 경구 항응고제 치료중인 경우 등이다.
- 알부민(Albumin) : 소화기장애, 만성질환 기아로 인해 단백질 섭취가 불충분한 상태, 간질환 등이다.

(2) 간염표지자

A.B.C형 등의 간염에 대한 항원, 항체 검사를 시행하여 바이러스 감염 여부를 감별하는 검사이다.

① 참고치는 A형 간염 항체(면역) : Negative(음성), Positive(양성). B형 간염 항원(보균) : Negative(음성). B형 간염 표면항체(면역) : Negative(음성), Positive(양성), B형 간염 핵항체(균흔적) : Negative(음성). C형 간염 항체(Anti-HCV) : Negative

(음성)

② 관련 질환은 다음과 같다.

구분	관련질환
A형 간염 항체(면역)	A형 바이러스 감염 후 또는 A형 간염 예방접종 후에 양성반응이 나타날 수 있다.
B형 간염 항원(보균)	B형 간염 바이러스 감염
B형 간염 표면항체(면역)	예방접종을 했거나 과거 바이러스 감염의 경험이 있을 경우 양성으로 나타나며, B형 간염 바이러스에 대한 면역 항체가 있음을 의미한다.
B형간염 핵항체(균흔적)	B형 간염 항원(HBsAg)과 함께 검출되면 아직도 진행성인 감염이 있음을 나타내고, B형 간염 표면항체(HBsAb)와 함께 검출되면 감염되었다가 회복되었음을 나타낸다. B형 간염핵항체(HBcAb)만 단독으로 검출되는 경우에는 급성 간염의 회복 초기이며, 단순히 B형간염 바이러스 감염의 과거력을 의미한다.
C형간염항체(Anti-HCV)	C형 간염 바이러스 감염, C형 간염 항체는 감염되고, 1~2개월 후 혈액에 나타나므로 감염 직후 검사에서는 음성이라도 그 후 재검사에서 양성이 되는 경우도 있다. C형 간염 항체 양성인 경우는 현재보균 또는 과거 감염일 수 있으므로 추가 검사가 필요하다.

4 결핵균 객담검사 및 객담세포진검사에 대하여 알아보고 전문지식을 습득한다.

(1) 결핵균 객담검사(AFB)

결핵이 의심되는 증상이 있으면 X-선 촬영을 해보고 확진을 위해 객담(가래) 검사를 한다. 결핵의 X-선 검사 소견은 중요하지만, 폐암, 폐농양, 폐렴, 진폐증 등의 다른 질환과 감별이 잘 안 되는 경우에 객담 검사에서 결핵균이 발견되면 확실한 진단이 된다.

(2) 객담세포진검사

가래에 섞인 세포에서 암세포를 발견해 내는 검사이다. 큰 중심성 암에서는 진단율이 높지만 말초 병변에서는 진단율이 낮고, 초기에는 가래에 암세포가 나올 가능성이 낮아 진단율이 높지는 않다. 또한 객담 검사만으로는 암종의 위치나 크기 등을 발견할 수 없으므로 다른 검사들과 반드시 병행되어야만 한다. 관련질환은 폐암이다.

5 혈액응고검사 및 지질검사, 전해질검사에 대하여 알아보고 전문지식을 습득한다.

(1) 혈액응고검사

혈관에 상처가 나서 출혈이 생기면, 그 부분에 혈소판이 모여들어 덩어리를 만든다. 그리고 혈액 속에 함유된 12종류의 혈액 응고 인자가 작용해 '히브린(Fibrin)'이라는 풀과 같은 물질로 상처를 굳히는데 프로트롬빈은 이 혈액 응고 인자 가운데 하나로 지혈의 중심적 역할을 수행하고 있다. 참고치는 PT(Prothrombin Time) : 70~140%, 0.8~1.3 INR, aPTT(activated Partial Thromboplastin Time) : 25~35 Sec이며, 관련질환은 간염, 간경변, 폐쇄성 황달, 비타민 결핍증, 미만성 혈관내 응고 증후군, 혈우병 등이다.

(2) 지질검사

지질 성분들을 측정하여 이상지질혈증의 감별 진단 및 관상동맥질환의 위험도를 예측하기 위한 검사이다. 참고치는 총콜레스테롤(T-Cholesterol) : 200mg/dℓ 이하, 고밀도 콜레스테롤(HDL-Cholesterol) : 40mg/dℓ 이상, 저밀도 콜레스테롤(LDL-Cholesterol) : 130 mg/dℓ 이하, 중성지방(TG) : 200mg/dℓ 이하이다. 관련질환은 총콜레스테롤(T-Cholesterol) : 고지혈증, 동맥경화, 급성 심근경색, 뇌경색, 당뇨 갑상선기능저하증, 신증후군 등이며, 고밀도 콜레스테롤(HDL-Cholesterol) : 증가시 관상동맥질환 위험도가 낮아진다. 저밀도 콜레스테롤(LDL-Cholesterol) : 고지혈증, 동맥경화, 급성 심근경색, 뇌경색, 당뇨, 갑상선기능저하증, 신증후군 등이다. 중성지방(TG) : 간 질환, 신장 질환, 뇌혈전, 심근경색, 비만, 동맥경화, 당뇨병, 갑상선기능저하증 등이다.

(3) 전해질검사

전해질의 농도를 측정하여 질병이나 장기의 장애 등을 진단할 수 있다. 참고치는 칼륨(K) : 3.5~5.5mEq/l, 나트륨(Na) : 135~145mEq/l, 칼슘(Ca) : 8.3~10.0mg/dℓ, 인(P) : 2.5~4.5mg/dℓ이다.

관련질환은 ① 칼륨(K)증가 : 급성 또는 만성 신부전, 애디슨병 등 감소 : 쿠싱증후군, 호흡부전 증후군 등 ② 나트륨(Na)증가 : 구토나 설사 · 발한등으로 인한 탈수, 당뇨병성 혼수, 쿠싱증후군, 요붕증 등. 감소 : 급성/만성 신부전, 당뇨병성 산증, 신증후군, 애디슨병, 갑상선기능저하, 심부전 등 ③ 칼슘(Ca)증가 : 부갑상선기능항진, 악성종양. 감소 : 구루병, 골연화증 ④ 인(P)증가 : Vit D 과다섭취 및 과다흡수로 인한 결장의 운동장애, 부갑상선 기능저하증, 쿠싱증후군. 감소 : 만성호흡성알칼리혈증, 납중독, 대사성 알칼리혈증 등이다.

6 갑상선기능 및 특수검사에 대하여 알아보고 전문지식을 습득한다.

(1) 갑상선기능검사

혈액검사를 통해 갑상선 호르몬의 수치를 측정하여 갑상선 기능 이상 여부를 진단하기 위해 시행한다. 검사는 일반적으로 Free T_4와 TSH를 하게된다. 참고치는 Free T_4 : 0.8~1.9*ng*/dℓ이며 TSH : 0.4~5.0μU/mℓ이다. 관련질환은 갑상선기능항진증에서는 Free T_4가 증가하고 TSH는 감소하게 되며, 갑상선기능저하증에서는 반대의 결과가 나타난다. 당뇨병, 급성 췌장염, 울혈성 심부전, 폐렴, 경련, 뇌졸중, 심부전, 두부 외상 등에서는 갑상선 질환이 아니더라도 갑상선 호르몬 수치에 변동이 있을 수 있다.

(2) 갑상선특수검사

갑상선기능 이상이 있을 경우 갑상선질환의 정확한 진단을 위해 시행한다. 참고치는 T_3 : 98~180 ng/dℓ, TBII(TSH-R-Ab) : 0~2 IU/L, Anti-Tg-Ab : 0~60 U/mℓ, Anti-TPO-Ab : 0~60 U/mℓ이다. 관련질환은 T_3 : 갑상선기능항진증에서 증가되고, 갑상선기능저하증에서는 감소, TBII(TSH-R-Ab) : 갑상선기능항진증의 가장 흔한 원인인 그레이브스병 환자 대부분의 혈청에 존재, 이 외에 하시모토갑상선염, 일차성 점액수종 등, Anti-Tg-Ab, Anti-TPO-Ab : 하시모토갑상선염, 그레이브스병 등의 자가면역성 갑상선 질환 등이다.

7 종양표지자 검사(Tumor Marker)와 관련질환을 알아보고 전문지식을 습득한다.

종양표지자란, 암세포가 있는 것을 나타내어 주는 물질을 총칭하는 말로 암을 사전에 예방하거나 혹은 조기 발견하는 것이나, 이미 발견하여 치료중인 경우라면 그 예후를 관찰하기 위한 목적으로 활용된다. 그러나 많은 종류의 종양표지자는 암과는 상관없이 증가하는 등, 불확실한 성질을 지니고 있는 경우도 있기 때문에 이것만으로 암의 유무를 진단할 수 있는 것은 아니다. 다시 말해「암세포가 만드는 물질, 또는 체내의 정상세포가 암세포와 반응해서 만드는 물질 중 혈액이나 조직, 배설물 등에서 그 물질을 거사하는 것이 암 진단이나 치료의 지표로서 도움이 되는 것」이라고 정의 할 수 있다.

① CEA(Carcino Embryonic Antigen, 태아성항원) : 직장암, 결장암, 췌장암 등

② AFP(알파피토프로테인) : 간세포암, 만성 간염, 간암 등

③ PSA(Prostatic Specific Antigen, 전립선특이항원), PAP(Prostatic Acid Phosphatase, 전립선산포스포타제) : 전립선암, 전립선 비대증 등

④ CA-19-9: 위장관암, 대장암, 담관암, 췌장암 등

⑤ CA-125(당질항원 Cancer Antigen 125) : 난소암

⑥ CA-15-3(Carbohydrate Antigen 15-3) : 유방암

⑦ Ferritin(훼리틴) : 악성빈혈 등이 있다.

8 남성호르몬과 여성호르몬검사에 대하여 알아본다.

(1) 남성호르몬

Testosterone검사는 뇌하수체-고환계의 질환 진단에 유용하게 사용되며 갱년기에 감소할 수 있다. 또한 소아와 여자에서는 거의 부신에서 유래되어 남성화 증상에 대한 병태 해석에 도움이 된다. 참고치는 남성은 2.62~15.9 ng/㎖, 여성은 0~0.8 ng/㎖이다. 관련 질환은 남성 성기능 질환, 여성 다낭성 난소 증후군 등이다.

(2) 여성호르몬

난소 기능의 파악과 태아, 태반계의 기능파악, 시상하부-뇌하수체전엽-난소(정소)계의 장애여부 판정, 폐경기 이후에 호르몬 치료를 하는 경우 치료의 지표로 사용된다. 참고치는 월경 주기 중 시기에 따라 변화한다. 관련질환은 무월경, 월경이상, 갱년기 장애, 전립선암이나 유방암에 대한 호르몬요법, 골다공증 등이다.

9 신장기능검사 및 심장특수검사에 대하여 알아보고 전문지식을 습득한다.

(1) 신장기능검사

신장기능과 그와 관련된 질환의 정확한 진단 및 질환의 경과관찰을 하기 위한 검사이다. 참고치는 요소질소 (BUN) : 10~26㎎/㎗, 크레아티닌 (Creatinine) : 0.7~1.4㎎/㎗이다. 관련질환은 요소질소 (BUN)증가 : 신부전, 요독증, 심질환, 탈수, 출혈(특히 소화관내 출혈) 감소 : 간염과 같은 간 기능 장애 의심. 그러나 낮은 수치가 문제가 되는 경우는 거의 없음. 크레아티닌 (Creatinine) : 신부전, 뇨독증, 심부전 등이다.

(2) 심장특수검사

지질 대사와 혈전 생성과 관련된 검사로, 동맥 경화에 의한 심혈관 질환 발생에 대한 위험도를 평가하고, 심혈관 질환 발병 시 치료의 적절성을 평가하고, 예후를 추적하기 위한

검사이다. 참고치는 Homocysteine : 5~15 umol/L, BNP(B type natriuretic peptide) : 남자 29 pg/mℓ 이하, 여자 36 pg/mℓ 이하, Apo-A : 남자 74~178mg/dℓ, 여자 101~198 mg/dℓ, Apo-B : 남자 52~109mg/dℓ, 여자 49~103mg/dℓ이다.

10 염증반응검사에 대하여 알아본다.

(1) 염증반응검사

류마티스 질환과 전신 염증을 추정하는 검사이다. (류마티스 인자 양성인 경우 류마티스 질환을 감별하여야 하나 증상이 없는 경우 임상적인 의미는 없으며, ESR, CRP등의 상승은 감염, 자가면역질환, 악성 종양등에서 나타날 수 있으나, 비염증성 질환에서도 단순 상승이 가능하다.) 참고치는 ① RA(정량) : 15 IU/mℓ 이하, ② CRP(고예민도) : 0.6 mg/dℓ 이하, ③ ESR(혈침) : 남자 0~9mm/hr, 여자 0~20mm/hr이다. 관련질환은 ① 정량(RA) : 자가면역 항체로 류마티스 관절염 및 다양한 바이러스 질환(간염, 매독, 말라리아, 박테리아 감염 등) 에서도 나타날 수 있음. ② 고예민도(CRP) : 급성 심근경색, 만성 관절 류머티즘, 세균 감염증, 바이러스 감염증 등이다.

11 자궁경부암진단검사에 대하여 알아보고 수진자의 검사관리시 참고한다.

자궁세포진검사(Pap Smear)와 인유두종바이러스(HPV) 검사 등이 있다.

12 당뇨검사(FBS, Fasting Blood Sugar)에 대하여 알아보고 수진자의 검사관리시 참고한다.

당뇨검사(diabetes mellitus test)의 종류에는 혈당검사(blood sugar level, BSL), 공복혈당(fasting blood sugar, FBS), 당부하검사(glucose tolerance test), 당화혈색소(HbA1c)가 있다.

13 대학병원의 핵의학과는 어떤 업무를 주로 수행하고 있는지 알아보고 전문지식을 습득한다.

핵의학과에서는 유용한 방사성 동위원소를 이용하여 영상검사, 검체검사, 동위원소 치료 등의 진료를 하고 있다. 영상검사는 추적자 원리를 이용하여 장기의 기능을 평가하거나 질병을 진단하는 방법이며, 검체검사는 체내의 미량 물질을 정확하게 측정하여 질병유무를 진단하는데 이용되고 있다. 또한 핵의학과에서는 최첨단 영상장비인 PET/CT(GE, SIEMENS) 3기와 CYCLOTRON(RDS111)을 보유하여 체내에서 일어나는 생화학적 반응을 영상화하여 각종의 암을 조기에 정확하게 진단하고 치료과정을 결정하는 데 이바지하고 있다.

핵의학이란 방사성(radioactive) 및 안정된 핵종의 특이한 성질을 이용하여 신체의 해부학적, 생리학적, 생화학적 상태를 진단/평가하고, 개봉된 방사성 선원(radio active source)으로 치료하는 의학의 전문 분야이다. 이 분야에 관계되는 방사성의약품의 개발이나 영상화 기술은 물론, 핵물리학(nuclearphysics), 방사선생물학(radiationbiology) 및 방사약학도 이에 포함된다. 핵의학을 다시 정의하면 다음과 같다.

① 방사성동위원소(radioactive isotope)를 추적자(tracer)로 사용하여 인체에 대한 형태학적인 정보와 아울러 생물학적이고 기능적인 정보를 얻을 수 있는 학문이다.

② 인체 장기와 조직의 기능, 대사 변화를 형태 변화와 동시에 분석하여 진단의학의 발전을 도모하는 학문이다.

③ 생체 내외에서 질병의 유전자 생화학적 정보를 생체해석에 응용함으로써 분자의학을 지향하는 학문이다.

④ 질병의 대사 기능 변화를 이용하여 방사성핵종 치료를 시행하는 독특한 방법을 사용하는 학문이다.

수행 Tip

→ 각 병원 건강검진센터의 홈페이지를 탐색하여 혈액검사에 대한 자료를 수집하여 활용한다.

4-2 뇨 및 분변검사

{ 학습목표 } ❶ 건강검진시 실시하는 요 · 분변검사에 대하여 알 수 있다.
❷ 요검사 및 분변검사의 관련 질환에 대하여 알 수 있다.

필요 지식

1. 뇨 및 분변검사

1) 요검사(urine analysis: UA)

소변은 신장에서 혈액을 거른 뒤 나오는 노폐물로서 여러 대사산물이 포함되어 있다. 소변을 검사함으로써 요로계의 이상뿐만 아니라 전신적인 내분비/대사 질환에 대한 정보도 알 수 있다. 또한 소변은 다른 검체에 비하여 비침습적으로 환자에게 부담이 가지 않게 채취할 수 있어서 요검사는 의료 현장에서 매우 중요한 역할을 한다.

요검사는 부피, 냄새, 색깔, 탁도, 비중 등을 측정하는 물리적 검사와 요시험지봉(urine strip)을 이용한 검사, 화학적 검사, 요침사 검사 등으로 크게 나눌 수 있다

(1) 검사방법

보통 일반 요검사에서는 임의뇨를 사용한다. 격심한 활동이나 특이한 식이 후가 아니라면 대체로 무방하나 아침 첫 소변이 농축이 잘 되어 있어 이상적이다. 소변을 볼 때 첫 30㎖ 정도는 버리고 중간뇨를 깨끗하고 건조된 용기에 받는다.간혹 특정한 목적(24시간 크레아티닌, 단백질, 호르몬 배출 등)을 위하여 24시간 동안 소변을 모아야 할 때도 있다. 이때는 채취 시작 시점에 우선 소변을 버리고 그 이후로 24시간 동안 나오는 소변을 모두 모은다. 대변 볼 때 나오는 소변도 모아야 하며, 24시간이 끝나는 시점에 마지막으로 나오는 소변까지 모은다.

그림 4-8 뇨 검사

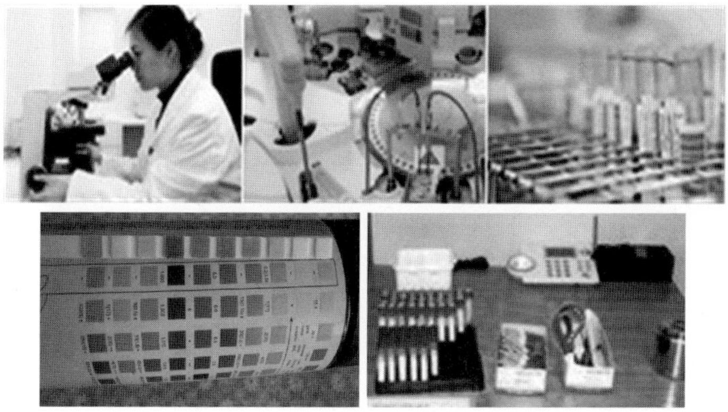

(2) 결과

소변은 인체의 활동, 식이 등에 따라 생리적 변화가 심하여 정확한 해석을 위해서는 병력 및 신체 검진, 기타 검사 소견을 종합한 전문가의 소견이 필요하나, 기본적인 물리적 성상과 그 이상은 다음과 같다.

① 색깔 및 혼탁도

정상 소변은 밝은 노란색이면서 혼탁하지 않고 맑다. 요 혼탁의 원인으로는 세균, 농, 유미(chyle), 지방구, 점액, 염류의 석출 등이 있다.

② 냄새

비정상적인 요의 냄새는 단풍 당밀뇨병(maplesyrup urine disease, 단풍 당밀 냄새), 페닐케톤뇨증(phenylketonuria, 쥐오줌냄새), 티로신혈증(tyrosinemia, 부패한 냄새) 등과 같은 아미노산 질환에서 나타날 수 있다.

③ 요량

정상 성인의 소변량은 하루 평균 1,200~1,500㎖정도이며, 야간 배뇨량은 400㎖를 초과하지 않으나 식이, 수분 섭취량, 체온, 운동량에 따라 달라질 수 있다. 24시간에 2,000㎖ 이상의 요가 나올 때를 다뇨(polyuria)라 하며, 수분 과다 섭취, 오한, 당뇨, 요붕증, 만성 진행성 신부전, 원발성 알도스테론증 등에서 볼 수 있다. 24시간에 500㎖이하의 요가 나오면 핍뇨(oliguria)라고 하며, 탈수, 신허탈(renalischemia), 신질환, 심부전 등에서 나타날 수 있다.

(3) 검사종류

① 요단백(Protein)

요에 나온 단백의 양을 측정해 신장의 기능을 조사하는 것이 요단백 검사이다. 고열, 외상, 심한 빈혈, 신증후군, 사구체신염, 신우신염, 간질성 신염, 임신 중독증, 신경화증, 다발성 골수종, 약물, 방사선 치료 등이 있다.

② 요당(Glucose)

당뇨, 만성 간질환 등의 질환, 사구체 여과속도가 높을 경우이다.

③ 요케톤체(Ketone)

심한 운동, 기아, 스트레스, 구토, 탈수, 당뇨병성 케톤산혈증, 폰기르케병(vonGierke's disease) 등이다.

④ 요빌리루빈(Bilirubin)

담도 폐쇄, 간질환, 혈색소 대사이상이다.

⑤ 요잠혈(Occult)

요로계 출혈, 용혈성 질환, 근육손상 등이다.

⑥ 유로빌리노겐(urobilinogen)

정상적으로 미량이 소변에 존재한다. 증가하는 경우는 용혈성 황달, 신생아 황달, 간세포성 황달 등에서 나타날 수 있고, 총담관이 막힌 경우는 음성으로 나타난다.

⑦ 요아질산(Nitrite)

질산 환원효소(nitratereductase)를 생산하는 세균 감염 시 양성을 나타낸다. 대표적인 세균으로는 이콜라이(E.coli), 클렙시엘라(Klebsiella), 에어로박터(Aerobacter), 시트로박터(Citrobacter) 등이 있다.

⑧ 요백혈구(WBC)

요로 감염증에서 양성을 나타낸다.

⑨ 요비중(Specific Gravity)

심한 탈수, 당뇨, 단백뇨가 심할 경우 비중이 증가하고, 신세뇨과 손상 등에서는 낮게 나타난다.

⑩ 요산도

알칼리성뇨는 급/만성 신질환, 대사성 및 호흡성 알칼리혈증, 구토, 요로 감염, 알칼리성 음식 섭취 등에서 나타날 수 있고, 산성뇨는 대사성 및 호흡성 산혈증, 심한 설사, 고열, 탈수, 산성 음식 섭취 등에서 나타날 수 있다.

(4) 진단질병

요로계 염증 및 출혈, 신증후군, 사구체신염, 요석, 신부전, 당뇨, 요로계 감염 등이다.

(5) 관련검사 및 질환

① Blood : 요로나 비뇨기계 출혈, 사구체성 신질환

② Bilirubin : 담도폐쇄, 간질환

③ Urobilinogen : 용혈성황달, 간세포성황달

④ Ketone : 기아, 심한 구토, 탈수, 당뇨병성케톤산증

⑤ Glucose : 식이성 당뇨

⑥ Protein : 신증, 신장염, 악성고혈압, 임신중독증

⑦ WBC : 요로감염

⑧ Nitrite : 요로세균감염 등이 있다.

2) 분변검사(stool examination)

분변검사(糞便檢査)는 병균이나 기생충 따위의 유무를 알아보기 위하여 대변을 검사하는 것을 말하며, 육안검사, 충란검사, 원충검사 및 배양법이 있다. 또한 분변잠혈검사(stool culture)는 간단하고 소화관 출혈이나 대장암의 조기발견을 위한 집단검진에서 선별검사로 널리 이용되고 있다. 대변에 혈액이 섞이는 것은 초기 대장암의 한 증상일 수 있기 때문에 우리나라에서는 2004년부터 국가암검진 프로그램을 통해 만 50세 이상 남녀에게 1년 간격으로 분변잠혈검사를 실시하고 있다. 그리고 분변 채취시기는 건강검진 전날 또는 당일 아침에 채취한다. 직장경 검사가 있으신 분은 반드시 검진 전날에 채취해야 한다.

(1) 검사종류

① 분변충란검사(Parasite Egg Examination) : 체내에 있는 기생충을 확인하는 검사

② 요충란검사(스카치테이프법 : Scotch Tape Meth) : 요충 감염증의 진단을 위하여 실시하는 검사

③ 원충검사(Protozoa) : 각종 원충 감염증의 진단을 위하여 실시하는 검사

④ 분변잠혈반응검사(Stool occult blood) : 분변내의 혈액유무(대장암)진단검사

(2) 검사방법

대변 채취는 깨끗하고 물기가 없는 용기에 대변을 받아오는데 대개는 병원이나 검진기관에서 제공하는 검은색 대변용기를 사용한다. 소변이 섞이지 않게 채취해야 하며 농, 혈액, 점액이 많은 부위를 택하여 강낭콩 크기 정도(약 5 g)로 채취한다. 대변용기에 환자의 이름, 성별, 나이 등을 기재하고 검사가 지체될 경우는 차고 서늘한 곳이나 4℃ 냉장보관을 해야 한다.

(3) 관련질환

분변검사는 기생충질환(회충, 요충, 구충, 편충, 조충, 유구조충, 간흡충증 등) 및 감염성 질환(장티푸스, 콜레라, 세균성 질환 등)과 대장관련 질환(직장암, 결장암, 궤양성 대장염 등)이 있다.

그림 4-9 소변검사 및 분변검사

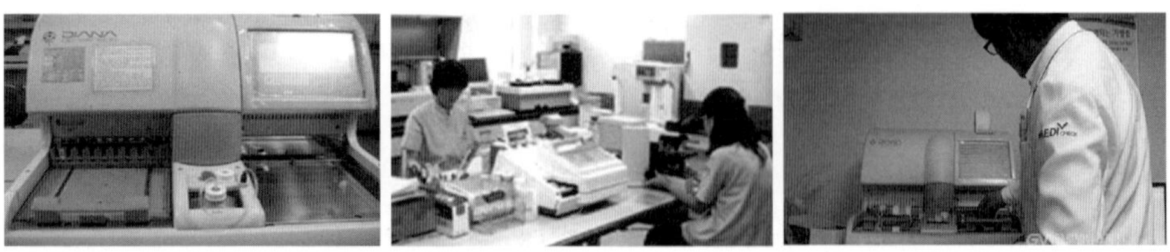

수행내용 및 수행준거 - 뇨·분변검사

1 소변검사에 대하여 알아보고 수진자의 검사관리에 활용한다.

소변으로 산도(pH), 비중(SG), 요단백(albumin), 요당(glucose), 요잠혈(occult blood), 유로빌리노겐(urobilinogen), 질산염(Nitrite), 케톤체(Ketone body), 요침사 백혈구(WBC), 요침사 적혈구(RBC)을 검사한다.

(1) 참고치

요비중 : 1.005~1.030, 요단백 : Negative(음성), 케톤체 : Negative(음성), 요잠혈 : Negative(음성), 질산염 : Negative(음성), 요침사 적혈구 : 0-2/HPF, 요침사 백혈구 : 0-2/HPF, 유로빌리노겐 : Negative(음성)이다.

(2) 관련질환

① 요비중 증가 : 심부전, 당뇨병. 감소 : 만성 신장염,신부전, 요붕증

② 요단백 : 요로 감염증, 방광염, 신장염, 신증후군, 신장 경화증, 임신 중독증 등

③ 케톤체 : 중증당뇨병, 요독증, 간 질환, 중증폐결핵, 장시간 금식시, 고열이 지속될 때

④ 요잠혈 : 신장염, 신장 결석, 요로 결석, 방광염, 요도염 등

⑤ 질산염 : 비뇨기계 감염

⑥ 요침사 적혈구 : 신장염, 요로 출혈성 질환(종양 포함), 요로 결석 등

⑦ 침사 백혈구 : 요도염, 방광염, 신장염 등

⑧ 유로빌리노겐 : 간세포성 황달, 간염, 간경화, 간암, 용혈성황달, 간실질성 황달 신생아황달 등이다.

2 대변검사에 대하여 알아보고 수진자의 검사관리에 활용한다.

소화기관이나 소화기관에 연결되는 장기에 기생하고 있는 기생충, 원충 감염 여부를 검사하고, 치질로 인해 출혈 또는 대장이나 직장, 항문 등에서의 출혈여부 등을 검사한다.

(1) 참고치

Occould blood immune latex(잠혈) : Negative(음성), Protozoa cyst &trophozoite (원충) : Negative(음성), Helminth ova(기생충) : Negative(음성)이다.

(2) 관련질환

회충, 요충, 십이지장충, 간흡충, 폐흡충 등의 기생충 감염과 이질아메바, 대장아메바, 람블편모충 등의 원충감염 여부를 알 수 있으며, 잠혈검사가 양성 반응이면 치질, 대장암이나 대장폴립, 식도암, 위 · 십이지장 궤양, 궤양성대장염을 의심할 수 있다.

수행 Tip

→ 각 병원 건강검진센터의 홈페이지를 탐색하여 요 및 대변검사에 대한 자료를 수집하여 참고한다.

4-3 내시경검사

{ 학습목표 } ❶ 건강검진시 실시하는 내시경검사의 종류에 대하여 알 수 있다.
❷ 건강진단 내시경검사의 준비와 관리요령에 대하여 알 수 있다.
❸ 일반 및 진정(수면)내시경검사의 차이점을 수진자에게 설명할 수 있다.

필요 지식

1. 내시경검사

1) 내시경검사(endoscopy)

우리 몸 내부를 의학적으로 검사하기 위한 것으로서, 보통 몸에 나 있는 구멍을 통해서 불이 켜져 볼 수 있게끔 만든 막대나 대롱을 몸속에 집어넣어 관찰하는 검사를 말하며 다음과 같은 내시경검사가 있다.

(1) 위내시경 검사(Gastrofibroscopy : GFS)

내시경을 입을 통해 식도로 삽입하여 위, 십이지장까지 관찰하며, 이상이 있는 경우 조직검사를 통해 진단하는 검사 방법이다. 수면내시경은 수면제 또는 마취제를 투여하여 수면 중인 상태에서 시행하는 내시경검사를 말한다.

① 검사 전 간호

- 검사 전 8시간 동안 금식(NPO)
- 통증 경감을 위해 마취제(일반적으로 리도케인)을 목에 30초간 물고 있는 방법으로 도포
- 위장관 운동 억제제(부스코판, 알기론) 투여
- 위 내 정상적으로 존재하는 거품과 가스를 제거하기 위하여 가스 제거제(시메치콘)

을 복용

- 시술의 목적과 방법 설명 → 왼쪽으로 누운 상태에서 내시경을 입을 통해 삽입하여 위에서 십이지장까지 관찰하며 병변이 있을 경우 조직검사를 함께 시행함(5분 내외) → 검사 중 주입되는 가스로 인해 트림이 발생할 수 있으나 참아야 함(트림을 할 경우 위가 부풀린 상태가 유지되지 않아서 검사가 제대로 이루어 지지 않음)

② 검사 후 간호

- 목 주변의 통증이 검사 후 하루정도 지속될 수 있고 조직검사가 시행된 경우 경미한 복통이 수 일간 남아있을 수 있음을 교육
- 대개 특별한 부작용은 없으나 삽입 과정에서 목의 통증, 출혈이 발생할 수 있음을 교육
- 수면 내시경의 경우 과도한 수면으로 Dyspnea가 발생할 수 있고 심각한 경우 사망에 이를 수 있으니 호흡수를 주의 깊게 모니터링 해야 한다.
- 검사 후 2시간 후부터 식사가 가능함을 알려준다.

그림 4-10 위의구조

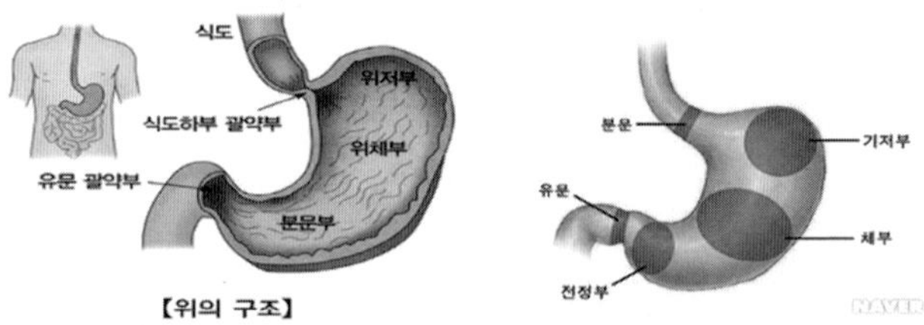

그림 4-11 내시경검사실 및 내시경세척기실, 회복실

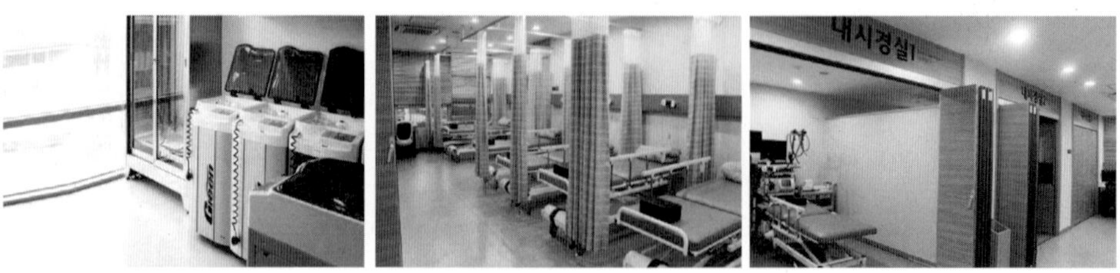

③ 종류

일반 내시경은 깨어 있는 상태에서 내시경을 시행하게 되며, 진정(수면)내시경의 경우 수면제 또는 마취제를 주사하여 졸리운 상태 또는 얕은 잠에 취한 상태에서 내시경을 시행하는 것으로 검사가 끝나면 검사 시행 상황을 기억을 못하게 된다.

④ 준비사항

검사 전 8시간 이상 금식을 한 후 검사 직전 내시경 삽입에 따른 통증 경감을 위해 마취제를 목에 30초간 물고 있는 방법으로 목을 국소 마취제(리도케인)로 마취한다. 정상적인 위 운동에 따른 움직임을 줄여 검사를 용이하게 하기위해 위장관 운동 억제제 주사(부스코판)를 맞는다. 위 내 정상적으로 존재하는 거품과 가스를 제거하여 검사를 용이하게 하기 위해 가스 제거제(시메치콘)를 복용한다. 수면 내시경의 경우 수면제를 주사로 투여한다.

⑤ 시술방법

왼쪽으로 누운 상태에서 내시경을 입을 통해 식도로 삽입하여 위와 십이지장까지 관찰하면서 병변이 발견되는 등 필요한 경우 조직검사를 함께 시행한다.

그림 4-12 내시경검사

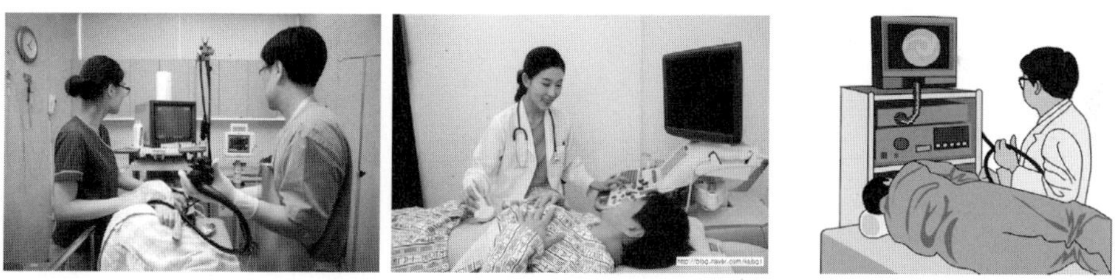

그림 4-13 위내시경 검사결과 사진

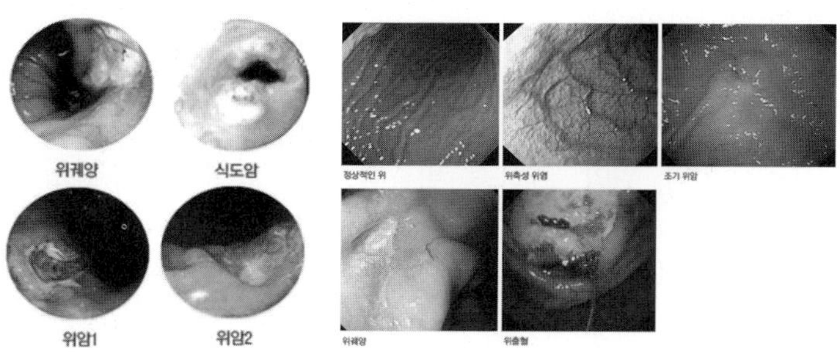

⑥ 소요시간

일반적으로 5분 내외에 시행되며, 조직검사 등의 이차 검사가 시행되는 경우 이보다 조금 길어질 수 있다.

⑦ 주의사항

검사 중 트림을 참아야 안전하고 편하게 검사를 시행 가능검사 중 내시경을 통해 공기가 주입하여 위를 부풀여야 검사가 제대로 이루어지므로 배에 가스 찬 느낌이 발생한다. 이는 검사를 위해 꼭 필요한 것이므로. 검사 중 트림을 참아야 안전하고 편하게 검사를 시행할 수 있다. 검사 중 트림을 하게 되면 위가 부풀린 상태가 유지되지 않아 검사가 제대로 이루어지기 어렵다.

⑧ 통증

목 주변의 통증이 검사 후 하루 정도 지속될 수 있고, 조직검사가 시행된 경우 경미한 복통이 수일간 남아 있을 수 있다.

⑨ 경과/합병증과 부작용/후유증

- 경과/합병증은 조직검사를 시행하지 않는 경우 검사가 종료된 경우 바로 결과를 확인할 수 있다. 조직검사를 시행한 경우 결과는 검사 종류 및 시행 방법 등에 따라 하루에서 일주일 가량 소요될 수 있다.
- 부작용 및 후유증 : 대개 특별한 부작용은 발생하지 않으나 내시경 삽입 과정에서 목의 통증, 출혈이 발생할 수 있으며 조직검사를 하는 경우 복통과 출혈이 발생할 수 있다. 수면 내시경의 경우 과도한 수면으로 호흡곤란이 발생할 수 있으며 심각한 경우 사망에 이를 수 있으므로 내시경 시술 과정에서 호흡이 잘 유지되고 있는지 모니터링을 하는 것이 중요하다. 검사 후 30분 정도 이후에 식사가 가능하다. 조직검사를 하였더라도 마찬가지다.

⑩ 진단질환

식도염, 식도암, 위염, 위암, 위선종, 위출혈, 위궤양, 십이지장궤양 등이 있다.

(2) 진정(수면)내시경(Conscious Sedation Endoscope)

진정(수면)내시경은 내시경 검사의 불안을 제거하고, 검사에 대한 불쾌한 기억을 감소시켜 주어 보다 편안하게 검사를 받을 수 있도록 도와주는 시술이다. 수면이란 용어로 인해 잠을 자는 상태나 마취로 생각하기 쉽지만, 의식이 있는 진정 상태로 수검자가 의사의 말에 반응을 할 수도 있다. 내시경 직전에 진정제를 정맥주사 하게 되는데 약 1~5분 이내에 진정 및 수면 효과가 나타나며, 약 30분에서 1시간까지 효과가 지속된다. 진정제의 용량은 수검자의 나이 및 상태에 따라 달라질 수 있다. 수면의 효과는 환자에 따라 다르게 나타나며, 대부분의 편안한 검사를 받게 되지만, 드물게 호흡저하와 같은 부작용이 발생하거나, 역설적인 반응을 보여 검사의 진행을 방해하기도 하고, 전혀 수면에 이르지 못하는 경우도 있을 수 있다.

① 진정(수면)내시경 동의서

병원에서는 시술 중 나타나는 불안감과 고통을 경감시키고자 수면내시경 검사를 시행하고 있으나, 합병증의 위험이 있으므로 사전에 피시술자의 동의가 필요하다. 수면내시경 동의서란 수면내시경 검사를 받을 것에 동의하는 내용의 문서를 말한다. 수면내시경 동의서 작성 시에는 환자의 기본 정보를 비롯하여 병동명, 예약 일자, 검사 장소, 주치의 성명 등을 정확히 기재해야 한다. 또 환자 본인이 수면내시경 검사 시 발생할 수 있는 상기 합병증에 대한 설명을 읽었으며, 진정제 사용을 포함하여 검사를 받을 것에 동의한다는 내용을 명시하도록 한다. 구성항목으로는 성명, 성별, 나이, 서명, 병동명, 예약 일자, 검사 장소, 주치의 등이 있다. 수면내시경을 추가할 시는 검진료 포함 또는 추가비용으로 부담하고 있다.

② 검사 전 준비사항

공복으로 가면 진찰 후 검사를 바로 할 수 있다. 전날 저녁 식사 후 금식하되, 물이나 차는 마셔도 괜찮다. 검사 당일에는 물, 차, 약 일체를 금지해야 하는데, 복용하고 있는 약물이 있을 경우 병원에 미리 알려서 지시하는 대로 따르면 된다. 일반적으로는 천식, 혈압, 심장에 관련된 약은 복용해도 되며, 인슐린 등 당뇨 관련 약은 내시경 검사 후에 복용한다. 심장 관련 질환, 호흡기 질환 등 지병이 있다면 반드시 의사에게 미리 얘기해야 한다. 그리고 수면내시경을 받을 때는 보호자를 꼭 동반해야 한다.

③ 검사 후, 휴식

수면내시경 검사를 받고 나면 다양한 증상이 나타날 수 있다. 어지럽고 정신이 혼미하거나 두통, 일시적인 기억 장애, 불안하고 초조한 느낌, 수면 장애 등이 생길 수 있고 심하면 헛것이 보이는 경우도 있다. 몸 전체가 힘이 빠져 축 늘어지거나 팔다리가 저린다는 사람도 많고, 종종 구토나 경련 증상이 일어나기도 한다. 이런 증상은 당일에 없어지는 경우가 대부분이지만 개인차가 있어서 다음 날까지도 증상이 남아 있을 수 있다. 또 운전이나 기계 조작 등 힘과 판단력, 집중력이 필요한 일은 피하고 휴식을 취해야 한다. 검사 후 1시간이 지나면 식사가 가능하며 되도록 부드러운 음식을 먹는 것이 좋다.

헬리코박터 파이로리균

헬리코박터 파이로리균은 위 점막에 기생하는 나선균으로 환자에서 분리된 균주마다 서로 다른 유전체 구조를 가진 특이한 세균집단이다. 헬리코박터 파이로리균은 우리나라 성인의 70% 정도가 보균자로 한국인에게 가장 많이 발생하는 위암의 주요한 원인인 것으로 알려져 왔다.

▶ 즉석 헬리코박터 검사(UBT)

위 내시경을 하지 않고 호흡을 통해 간편하게 검사할 수 있다.

(3) 대장내시경검사(Colonoscopy)

대장내시경은 항문을 통해 내시경을 넣어 대장내부 및 대장과 인접한 소장의 말단 부위를 관찰하는 검사이다.

① 정의

항문으로 내시경이라는 특수한 카메라를 삽입하여, 대장 내부 및 대장과 인접한 소장의 말단 부위까지를 관찰하는 검사법이다. 최근 사용되는 대부분의 내시경은 유연한 튜브의 끝에 광섬유로 연결된 카메라가 달려 있는 길이 1.3~1.7*m*의 기구이다. 대장내시경은 특히 대장암과 염증성 장질환의 진단에 매우 중요한 검사이다. 갑작스러운 혈색소(헤모글로빈 hemoglobin)의 감소 등 빈혈의 징후가 있는 경우에는 대변에서 혈색소가 검출되지 않더라도 상부 위장관(위, 식도, 십이지장)내시경과 함께 흔히 대장내시경을 시행한다. 직접 대장의 내부를 보면서 눈으로 진단을 하고, 필요에 따라 지혈을 하거나, 조직 검사 또는 의심스러운 병변을 제거하는 치료적인 목적도 가지고 있다. 최근에는 다양한 기구와 술기를 이용하여 출혈 부위를 지혈하거나, 용종과 점막의 종양을 제거하는 치료 내시경이 확대되고 있다.

그림 4–14 대장의 구조

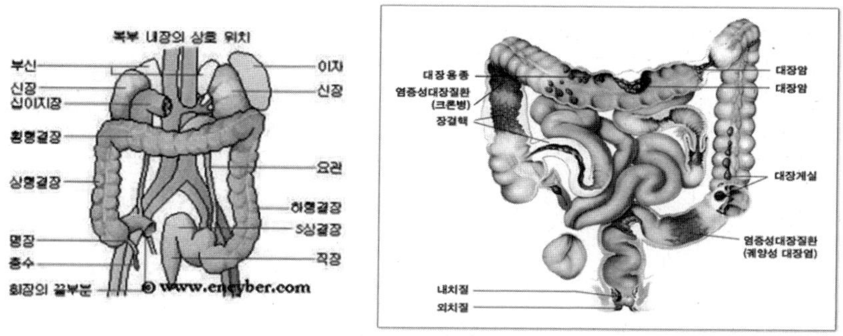

② 검사대상

다음과 같은 경우 진단의 목적으로 대장내시경을 시행할 수 있다.

검사대상

- 40~50대 이후 대장암의 선별검사
- 출혈을 의심하게 되는 자장과 유사한 검은색 대변
- 원인이 불분명한 대변 습관의 변화
- 체중 감소를 동반한 복부 증상
- 대장 용종이 의심될 때
- 대장 조영술이나 복부 컴퓨터 단층촬영(CT)에서 이상 소견
- 염증성 장질환 환자에서 증상 시 또는 정기적 검사
- 위장관 출혈 또는 대변 잠혈 검사 시 양성
- 철 결핍성 빈혈(출혈이 흔한 원인)
- 설명되지 않는 변비나 지속적인 설사
- 대장에 발생하는 종양이나 암 등이 의심스러운 경우
- 가족 중에 대장/직장 종양 등의 환자가 있는 경우
- 과거에 대장 용종이나 대장암이 있던 경우
- 설명되지 않는 만성 복통 등이다

③ 대장내시경 종류

직장내시경(항문에서 상방 20~30㎝ 이내를 관찰), S상결장내시경(항문에서 상방 60~70㎝ 부위 관찰)이 있다.

그림 4–15 대장내시경검사

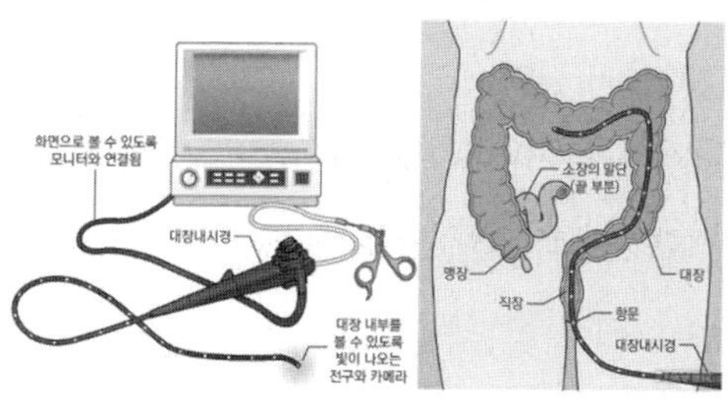

④ 검사주기

40세 이상은 검사를 해서 정상인 경우 5~10년마다 한 번 정도 검사하고, 이상 소견이 있을 경우 병변에 맞추어 시행한다. 과증식성 용종의 경우 일반인 그룹과 똑같이 5~10년의 기간을 산정하나, 불완전 제거나 잔변으로 인해 내시경의 질이 좋지 않은 경우 더 짧은 기간 내에 확인할 수 있다. 대한소화기내시경학회에서는 1cm 미만의 선종성 용종은 3년 이내, 1㎝ 이상이나 여러 개의 선종성 용종은 1년 후에 검사를 시행하도록 권하고 있다. 불완전한 검사가 되었을 경우, 6개월~1년 이내에 다시 시행할 수 있다. 과거의 검사가 비록 정상이었더라도, 이상 증상과 징후를 보일 경우 의사와 상의하여 대장내시경을 시행하는 것이 바람직하다.

⑤ 준비사항

■ 검사의 목적과 과정에 동의

내시경 의사나 간호사가 먼저 검사 전에 검사의 목적과 과정, 가능한 부작용이나 불편사항에 대하여 구두 서면으로 설명하고, 검사 받는 분의 동의를 구하게 된다. 개인의 특이 체질, 복용하는 약물, 과거 검사의 특이 사항에 관해 담당의 및 간호사에게 상의하도록 한다. 다른 대부분의 검사들과 마찬가지로, 환자가 동의하지 않는 경우에는 검사를 시행할 수 없으나, 환자 본인이 검사 과정을 이해하고 동의할 수 없는 상황(유소아 등)에서는 보호자에게 동의를 요청한다. 검사 도중 필요에 의해 조직 채취를 하거나 시술을 병행할 수 있음을 예상하는 것이 좋다. 내시경실에 있는 안내문과 검사 전 준비사항을 잘 읽고 숙지하는 것이 중요하다.

■ 주의해야 할 음식

검사 1주일 전부터 씨 있는 과일, 검정쌀 등 소화되지 않는 잡곡, 3일 전부터는 단단한 섬유질의 채소 등은 피한다. 특히 포도, 참외, 수박 등의 경우 시야를 방해하고 내시경 기구를 막아 검사 진행이 불가능할 수 있다.

■ 금식 및 대장정결제(관장약) 복약

보통 가장 힘들다고 호소하는 것이 관장약 복약이지만, 검사를 위한 가장 중요한 준비다. 검사를 오전에 하는 경우, 전날 낮에는 미음으로 가벼운 식사를 하고 검사가 끝날 때까지 물을 제외하고 아무것도 먹지 않는다. 특히 덩어리가 있는 고형음식은 먹지 않는다.

검사 전날 밤 10시부터 약 2시간에서 2시간 반에 걸쳐 관장약을 복약하고, 검사할 때까지 금식한다. 단, 검사 3시간 전까지 생수는 마실 수 있다. 검사를 오후에 하는 경우, 전날 저녁 6시에 소량의 가벼운 유동식을 하고 물 이외의 것은 먹지 않는다. 검사 당일 새벽 6시부터 약 2시간에서 2시간 반에 걸쳐 관장약을 복약하고, 검사할 때까지 관장약 및 검사 3시간 전까지 물 이외의 것은 먹지 않는다.

적절한 금식 시간은 매우 중요하며, 미국소화기학회에서는 적어도 12시간 이상 금식할 것을 권유하고 있다. 과식을 하거나 늦게 음식을 먹는 경우, 관장약을 빠른 속도로 복약할 수 없고, 복약하더라도 심한 복통 또는 구토가 발생하거나, 장 정결이 제대로 되지 않아 검사가 원활하지 않게 된다. 관장약을 다 복약해도 배변이 되지 않을 경우, 걷거나 움직이도록 하고, 복부를 가볍게 마사지하는 것도 도움이 된다. 심한 변비가 있는 경우, 검사 2~3일 전 변비약 등으로 미리 배변을 원활히 하는 것이 도움될 수 있으나, 역시 담당의사와 상의하는 것이 좋다.관장액에는 크게 두 가지가 있다. 4L의 물을 넣어 복약하는 콜라이트(colyte®) 및 콜론라이트(colonlyte®)는 물과 함께 세척하는 방법으로 가장 많이 쓰이며, 플리트(Fleet®)라고 하는 인산소다의 경우 여러 컵의 물과 함께 복약한다. 플리트(Fleet®)는 인산이 다량 들어 있어 심장질환이나 신장질환자에서 부작용을 일으킬 수 있어 주의를 요한다. 시야의 확보를 위해 거품을 없앨 목적으로 대장 정결액 복용시 마지막에 시메티콘(simethicone, 가소콜®)을 함께 복약하거나, 이를 이용해 검사 중 거품을 씻어내기도 한다.

■ **과거력의 확인**

과거 비슷한 검사나 대장을 포함하는 다른 검사를 한 경우(대장촬영, 대장조영술, 복부 CT, 직장내시경 등) 그 시기 및 결과를 시술 전에 알려 검사에 도움이 되도록 한다.

- 복약 중인 약물에서 중단이 필요한 약제와 지속해야 하는 약제를 확인한다. 출혈을 일으킬 수 있는 약제(아스피린, 클로피도그렐, 실로스타졸 등의 항 혈소판 제제, 이부프로펜 등의 일부 진통제)는 끊는다. 심장 질환, 판막 수술을 받은 환자, 뇌졸중, 혈전증, 부정맥 등으로 특별한 위험이 있어 와파린(warfarin, 쿠마딘®) 등 혈액 응고를 늦추는 약제를 복약하는 경우는 처방한 주치의 및 내시경 의사와 검사 전에 상의한다.

- 당뇨나 심장/폐 질환, 고혈압 치료제나 항경련제를 복약하는 경우, 일부 약들은 금식 중에도 복약하는 것이 권유되므로 의사와 상의한다. 고혈압 환자는 검사 당일 관장액을 모두 복용하고 1시간 후에 혈압약을 복용한다. 당뇨 환자 중 인슐린을 주사하는 환자는 검사 시각에 따라 용량을 줄여 투약하는 것을 고려하고, 치료로 인해 내시경 후에도 금식할 경우에는 담당의와 상의하도록 한다. 경구용 혈당 강하제는 복약하지 않고, 저혈당 증상이 있으면 사탕을 이용한다. 급성 전립선염의 경우는 검사를 미루는 것이 좋다.
- 수술, 특히 복부의 수술을 받은 경우, 전립선 비대증, 자궁근종, 복막 질환, 신장 질환의 경우 주치의와 검사를 담당한 내시경의사 및 내시경실 담당자에게 알리도록 한다. 복막 투석을 받고 있는 말기 신부전 환자, 인공판막이나 체내 인공물을 삽입한 경우, 검사 전 항생제 투약이 필요할 수 있다. 인공심박동기를 가진 경우, 과거 약물에 알레르기나 이상 반응을 보인 경우에는 시술 기구나 투약 등 주의사항이 있으므로 사전에 상의하도록 한다.

⑤ 주사 및 투약

■ 진통제 주사

대장에 공기가 주입되며 장 운동의 반대 방향으로 내시경이 진입할 때 장벽에 긴장이 가해지며 불쾌감과 통증을 줄 수 있어, 흔히 메페리딘(meperidine, Demerol®) 이라고 하는 진통제 주사를 정맥 또는 근육으로 주사하게 된다.

■ 진정(수면)제 주사

최근에는 대장내시경 검사 시의 고통을 최소화하기 위해 환자를 진정시키고 검사 과정에 관한 기억을 약화시키는 약물(midazolam, propofol 등)을 쓰기도 한다. 이들 약제는 수술 시 사용하는 마취제와 달라 환자의 의식이 유지되며, 잠꼬대를 하는 것처럼 대화를 듣고 반응하는 것이 가능하여 '의식하 진정제'로 불린다. 기존에 진정제나 수면제를 복약하던 환자의 경우 일반인과 같거나 더 많은 용량에서도 수면 및 진정 효과를 얻지 못하는 경우가 있다. 수면 및 진정에 따르는 부작용으로 간혹 호흡이 얕아지거나 심장 박동이 느려지는 경우가 있으며, 대개 일시적으로 약효가 떨어지면서 회복하게 된다. 미다졸람(midazolam)의 경우 약물의 효과를 중단시키는 길항제(Flumazenil, Anexate)가 있다.

간혹 수면 진정제를 썼을 경우 환자의 행동이 통제되지 않고 검사 과정에 저항을 보이거나 폭력적인 반응을 보여 검사를 진행할 수 없는 경우가 있어 주의를 요하며 이를 '역설적 반응'이라고 부른다. 쉽게 설명하면, 음주 후 행동이 통제되지 않는 상태와 비슷하다고 할 수 있다. 역설적 반응을 보일 경우 길항제를 사용하여 환자의 수면을 깨우도록 하고, 역설적 반응의 경험이 있는 환자에서는 진정제 없이 검사하는 것을 권한다. 검사 당일은 운전을 금하고, 반응이 느려지거나 기억이 소실되므로 검사 결과에 대한 상담이나 중요한 업무 결정은 피하도록 한다. 주의사항도 잘 기억하지 못할 수 있으므로 가능한 한 보호자와 동행하는 것이 좋다.

■ **진정제(대장의 움직임을 감소)**

투약시술자에 따라 대장의 연동 운동을 줄여 관찰을 용이하게 할 목적으로 진경제(hyoscine N−butylbromide 등)를 쓰기도 한다.

그림 4-16 대장내시경장비 및 검사

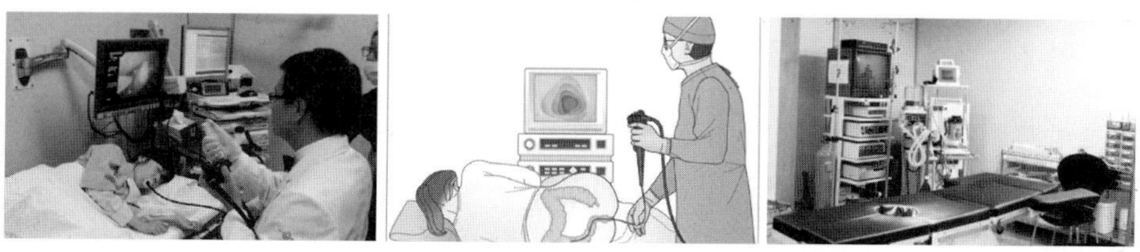

⑥ 검사방법

대장내시경은 항문으로 내시경을 삽입하여 대장의 내부를 관찰하고 사진을 촬영하는 검사이다. 대장은 평균 길이가 약 1.5~1.6*m*에 달하는 주름이 잡힌 관의 형태로, 수축과 연동 운동이 일어난다. 검사 시 내시경은 장 운동의 방향과 반대로 진행하게 되며, 대장 내에 공기를 적절히 주입하고 장액와 이물질을 흡인하며 맹장까지 삽입한 후 내부를 관찰한다. 수술 후 장루를 갖고 있는 환자는 장루를 통하여 검사를 시행한다.환자는 왼쪽 옆으로 누워 양쪽 무릎을 구부리고, 엉덩이를 뒤로 살짝 뺀 자세를 취하게 된다. 이때 몸의 긴장을 풀고 천천히 편안하게 호흡하는 것이 좋다. 배에 힘을 주거나 말소리를 내면 복벽에 긴장이 더해져 내시경의 진입이 어렵게 된다. 대개는 맹장까지 삽입하는 과정에서 불편감과 약간의 통증이 있고, 내시경을 빼면서 관찰할 때는 해소가 된다.

⑦ 소요시간

대략 20~30분 정도소요되며, 시술 시간은 시술자 및 환자 개인에 따라 다르나 약 20~30분 정도이며, 치료를 위한 내시경은 한 시간 이상이 소요되기도 한다.

⑧ 주의사항

검사 전 다량의 물을 섞은 관장액을 복용하고 수차례 이상 배변하는 장 정결 과정이 필수이며, 정상 대장 내에는 대변과 공기가 존재한다. 내시경이 맹장 및 소장과 대장 경계부에 도달하려면 장내의 대변을 가능한 한 제거하고 대장 점막의 표면이 노출되도록 씻어내어 시야를 확보하는 준비 과정인 장 정결이 꼭 필요하다. 검사 전 다량의 물을 섞은 관장액을 복용하고 수차례 이상 배변하여 장 내부를 정결(세척)한 상태에서 검사를 시행하여야 한다. 이는 다량의 물이 장내를 통과하면서 물리적으로 대변을 밀어내는 것이므로, 변의 양상이 투명한 물처럼 되면서 잔변감이 감소할 때까지 시행하도록 한다. 관장이 잘 되지 않은 경우, 비록 투명한 액체라도 다량이 남아 대장이 늘어나거나 대장의 구부러진 부분이 과장되어 통증을 느끼거나 내시경의 진입이 어려운 경우가 종종 있다. 정결이 불량하여 대변이 제거되지 않았거나, 시야를 확보할 수 없을 정도로 잔변(고형의 대변, 과일 씨나 잡곡, 섬유질 등)이 남아 있을 경우에는 검사를 중단하는 편이 유리할 수 있다. 설령 맹장까지 완전한 내시경 진입이 되더라도, 이후에 잔변을 제거할 수 없거나 시야를 확보할 수 없어 중요한 병변을 놓칠 수 있기 때문이다.

⑨ 결과

대장의 정결도에 따라, 또는 병변의 크기와 위치에 따라 용종이나 병변의 발견율이 달라질 수 있다. 숙련자의 경우에도 맹장 삽입율(대장내시경 검사에서 내시경이 맹장에 도달하는 비율)이 100%에 달하지는 못하며, 용종의 경우 일반적인 인구 집단에서의 용종 발견율, 맹장 삽입율 등으로 내시경의 질적 평가를 하게 된다. 과거에 수술을 받은 환자에서 맹장 삽입이 어렵거나 일반인에 비해 검사 시간이 길고 검사 중 불편감을 보고하는 경우가 흔한데, 이는 아마도 수술 후 복부의 경미한 유착 등 평상시 느끼지 못할 정도의 변화가 공기 주입과 내시경의 역방향 주행으로 인해 과장되어 나타났을 것으로 생각된다.

그림 4-17 대장내시경 사진

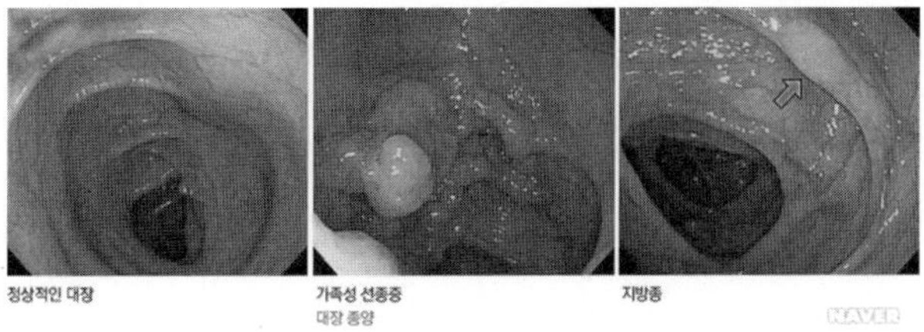

⑩ 부작용 및 후유증

자세한 관찰을 위해 장에 공기를 주입하였으므로, 변의나 통증을 느낄 수 있다. 변기에 앉아 아랫배를 마사지하고, 많이 걸으면서 가스를 배출하는 것이 좋다. 더운물 주머니를 복부에 대는 것이 도움이 될 수 있다. 검사 당일에 많이 먹거나 자극적인 식사를 할 경우 복통을 유발할 수 있으니 주의한다.

치료적 내시경의 경우 검사 후에도 X선 촬영을 하거나 금식을 하는 경우가 있다. 단순 용종 절제술의 경우 천공 합병증의 유무를 확인하기 위해 X선 촬영을 하며, 지연성 미세 천공의 경우에 대비하여 검사 후 3~4시간 정도 금식을 지속한다. 종양의 점막 절제술이나 점막하 박리술의 경우 또는 출혈 병소에 지혈을 시행한 경우 경과 관찰 등을 위해 추가적인 금식이 필요할 수 있다.

검사가 끝난 후 간혹 하복부에 약간의 불편감이나 소량의 출혈, 통증이 있을 수 있다. 진통제로 인한 어지러움과 구토 증세가 나타날 수 있으며 대개는 일시적인 현상으로 3~4시간 후면 완화된다. 만일 지속적인 복통이나 발열, 다량의 흑색변이나 혈변 등 심한 출혈이나 통증이 있으면서, 어지럽고, 맥박이 빨라지거나 식은땀이 나는 경우에는 응급실을 방문하도록 한다.조직 검사를 시행할 경우 결과 보고에는 3~7일 정도 걸리게 된다. 치료적 내시경으로 병변을 제거한 경우에도, 치료 자체 보다는 조직 검사 소견이 향후의 방침을 결정하게 되므로 반드시 진료를 받고 확인토록 한다.

⑪ 진단질병

대장암, 대장 용종, 염증성 장질환, 감염성 대장염, 장의 림프선 종양, 대장 결핵, 대장 출혈, 게실 질환, 대장의 혈관이형성증, 허혈성 장염, 궤양, 장착색, 치질, 대장 협착.

관련 대장 검사법(의학상식)

1) CT 대장내시경장 정결에 영향을 받으며, 조직 검사는 불가능하다.
2) 대장 조영검사전체 대장을 간접적으로 관찰하는 방법으로, 역시 관장이 필요하다. 조영제를 복약하고 공기를 넣어 촬영한다. 조직 검사는 불가능하다.

(4) 내시경검사의 종류

내시경검사의 종류는 다음과 같다.

내시경검사 종류

① GFS(Esophago- gastroduodenoscopy) : 상부소화관내시경검사
② CFS(Colonoscopy) : 결장경검사
③ sigmoidoscopy : S상결장경검사
④ Arthroscopy : 관절경검사
⑤ Laryngoscopy : 후두경검사
⑥ Bronchoscopy : 기관지경검사
⑦ Nasopharyngoscoppy : 비인강경검사
⑧ Sinus Endoscopy: 부비동내시경검사
⑨ Choledochoscopy : 담도경검사
⑩ Cystoscopy : 방광경검사 등이 있다.

① 상부소화관(식도 · 위 · 십이지장)내시경검사(EGD : Esophago-gastroduodenoscopy, 나-761)

EGD 검사는 직경 1㎝ 정도의 가는 관 끝에 렌즈가 달린 내시경을 입으로 삽입하여 X선 검사로 확인하기 어려운 식도(食道), 위, 십이지장의 병터 부위를 직접 관찰하면서 검진한다. 식도, 위, 십이지장까지의 점막을 내시경과 연결된 카메라로 촬영하면서 모니터로 선명하게 직접 확인하면서 진행하는 검사이다.

② 하부소화관(대장) 내시경검사

대장내시경검사는 하혈(下血)의 출혈원 진단과 치료를 하는 경우, 모든 대장 질환, 기타(식욕부진, 체중감소, 빈혈 등)에 적용된다.

③ S상결장경검사(Sigmoido fiberscopy)

S상 결장경검사는 내시경으로 항문과 직장, S상 결장의 내부를 관찰하여 종양, 용종, 궤양 등을 진단하는 방법으로 대장전체를 보는 것은 아니며, 대장암이 가장 많이 발생하는 부위인 항문으로부터 약 45㎝(전체길이의 약 1/3정도)의 대장을 검사하는 방법이다.

따라서 S상결장 직장의 점막관찰에 사용하는 내시경으로 검사시 병변의 크기, 형태, 궤양의 유무 등을 관찰하고 필요에 의해 생검을 행한다.

■ 적응증

양성 혹은 악성 신생물, 치질, 용종, 치루, 치열 등이 항문으로부터 40~50㎝까지 국한된 질환.

■ 검사목적

S상 결장 내시경을 항문을 통하여 삽입하여 항문, 직장, S상 결장의 병변을 진단하고 필요시 생검표본을 채취하기 위함이다

■ 검사방법

양 무릎을 90도로 구부린 자세로 왼쪽으로 누운 상태에서 직장으로 대장경을 삽입하고 서서히 맹장까지 진입시킨다. 모든 내시경에서와 같이 공기를 넣음으로써 관찰시야를 좋게 한 다음 필요시 조직 생검 및 용종 제거를 실시하고 대장경을 뺀다(소요시간 약 15분).

■ 금식시간

- 8시간 이상 금식
- 씨 있는 음식(키위, 메론, 수박, 참외, 포도, 딸기, 흑미 등) 을 4일 전부터 먹지 않는다

■ 검사전 주의사항

- 고혈압 환자는 검사 당일 아침 5시에 혈압 약을 복용하고 오십시오.
- 당뇨 환자 중, 인슐린을 주사하는 분은 검사 당일 절반 용량만 주사하고, 경구용 혈당 강하제를 복용하는 분은 드시지 말고 오시며, 저혈당 증상이 있으면 사탕을 빨아서 드십시오.
- 아스피린, 코마딘과 같은 항응고제를 복용하는 경우 검사 전에 미리 말씀해 주십시오.

■ 검사후 주의사항

천공증상 관찰, 발열, 출혈, 복부팽만, 비정상적 통증, 점액 등이 있다.

④ 복강경검사

복강경검사(laparoscopy)는 피부를 통해 내시경을 삽입해 복강 내 장기를 직접 관찰하는 검사로 주로 간질환 진단에 사용된다.

⑤ 관절경검사

관절경검사(arthroscopy)는 주로 슬관절(kenee joint)에 대해 실시하며 일반적으로 직경 4㎜ 전후의 관절경이 이용된다. 슬관절 내의 반월판, 인대손상, 관절 내 골절, 관절염, 관절종양, 관절병 등의 진단에 이용된다.

그림 4-18 관절내시경검사

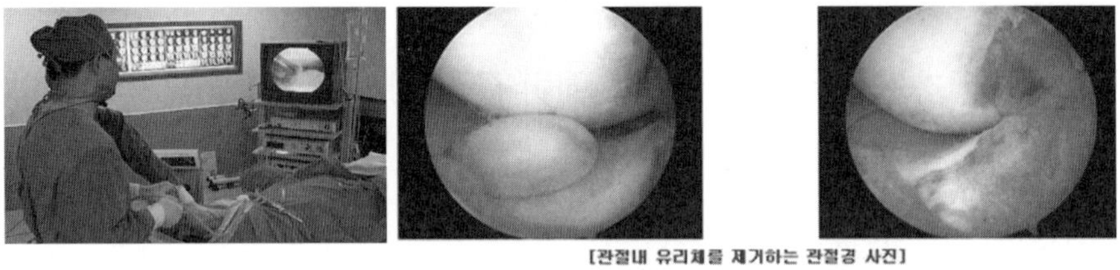

⑥ 기관지경검사

기관지경검사(Bronchoscopy)는 끝에 렌즈가 부착된 직경 약 3~5㎜ 정도의 (fiber-scope)을 입이나 코로 삽입하여 기관부터 기관지를 육안으로 직접 관찰함으로써 병변의 변화나 병소 진단, 치료를 하는 방법이다. 진단목적으로 혈담과 객혈, 호흡곤란의 원인 검색, 기도 내 이물질 채취 확인, 기도손상과 기도열상의 확인, 폐의 병변을 진단하기 위한 기관지 폐포세척, 폐질환의 원인규명에 사용된다.

그림 4-19 기관지경검사

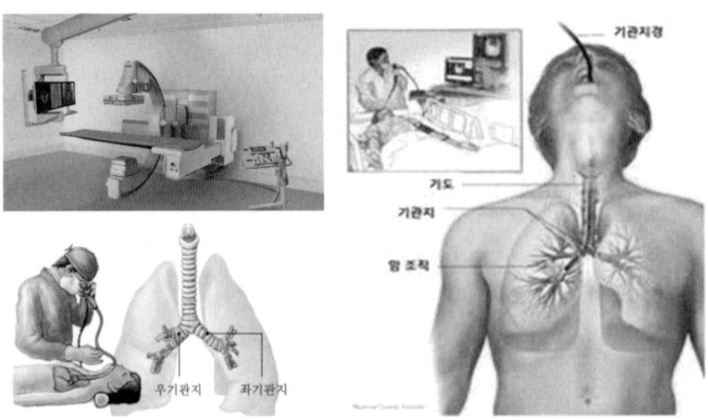

⑦ 방광경검사(cystoscopy)

방광경검사는 요도와 방광내부를 관찰하는 검사로, 요도이상, 즉 배뇨통(排尿痛), 배뇨곤란, 배뇨 시 거부감, 잔뇨감, 혈뇨(血尿), 재발성 농뇨 등을 호소하는 경우에 실시한다.

(5) 비후내시경

비후내시경은 비강을 직접 관찰하여 비염과 비용종, 축농증(부비동염)의 여부를 확인할 수 있고, 인후 내시경은 인후두부의 관찰을 통하여 만성기침의 한 원인인 인후두역류(LPR, laryngopharyngeal reflux)의 여부를 파악하기 위한 검사이다.

① 방법

- 편안한 자세로 앉은 후 코와 인후부의 점막을 마취한다.
- 코와 입을 통하여 내시경 검사를 시행한다.

② 주의사항

- 식사 직후에는 구역반응으로 인한 구토가 있을 수 있다.
- 드물게 코피가 날 수도 있다.
- 점막 마취가 완전히 풀리는 데는 20~30분 정도 소요되며 그 시간까지는 음식을 먹거나 음료를 마시지 않는다.
- 검사 시간은 보통 10~20분 정도가 소요된다.

(6) 캡슐내시경

지름 11㎜, 길이 26㎜ 크기의 비타민 알약 크기만한 내시경을 삼키면, 장의 연동운동에 의해 구강에서 직장까지 이동하면서 초당 2장씩 영상을 연속 촬영한다. 일반 위 · 대장 내시경이 도달하지 못하는 소장의 점막상태 및 병변까지 자세히 관찰하여, 몸 밖에 있는 수신기에 전송하여 컴퓨터로 저장하여 판독하는 검사 방법이다.

수행내용 및 수행준거 - 내시경검사

1 내시경검사의 정의와 내시경검사의 종류에 대하여 알아보고 전문지식을 습득한다.

(1) 내시경검사

내시경을 사용하여 신체 내부를 관찰하는 검사 방식의 총칭. 내시경 검사가 행해지는 검사 부위로는 비강, 부비강, 인두, 후두, 기관, 기관지, 식도, 위, 십이지장, 소장, 대장, 항문, 질, 자궁, 담관, 복강, 관절강 등이 있다. 더 나아가서 뇌실, 대혈관, 이자관 등도 내시경적인 관찰이 가능해지고 있다.

(2) 검사종류

내시경검사의종류에는 ① 상부소화관(식도 · 위 · 십이지장) ② 내시경검사(EGD, Esophago-gastroduodenoscopy) ③ 하부소화관(대장)내시경검사(colonoscopy) ④ S상결장경검사 ⑤ 복강경검사(laparoscopy) ⑥ 관절경검사(arthroscopy) ⑦ 기관지경검사(Bronchoscopy) ⑧ 방광경검사(cystoscopy) 등이 있다.

2 S상결장경검사와 대장내시경검사의 차이점에 전문지식을 습득한다.

(1) S상 결장경검사는 내시경으로 항문과 직장, S상 결장의 내부를 관찰하여 종양, 용종, 궤양 등을 진단하는 방법으로 대장전체를 보는 것은 아니며, 대장암이 가장 많이 발생하는 부위인 항문으로부터 약 45㎝(전체길이의 약 1/3정도)의 대장을 검사하는 방법이다.

(2) 대장내시경검사는 S상 결장경검사와 마찬가지로 내시경으로 직장 및 결장과 회장의 말단부d위까지 관찰하는 검사로 대장관련 불편증상이 있거나 40대 후반(특히 50대이상), 대장용종 과거력 또는 대장암가족력이 있는 분들은 대장전체검사를 받는 것을 의미한다.

3 대장내시경 검사주기에 대하여 알아본다.

전체대장경 검사시행 후 결과가 정상이고 특이 불편사항이나 가족력이 없다면 3~5년 주기로 확인하시면 된다. 불편증상, 과거력, 가족력 등이 있으면 2~3년 주기, 없으면 4~5년마다가 재검진하실 것을 권유해드리고 있다. 단, 용종제거를 하신 경우 1~2년 뒤 재검사가 필요하며 특히, 제거하신 용종이 선종이라면 다음 해에 재검사가 필요하다.

4 일반 위내시경과 진정(수면) 위내시경의 차이점에 대하여 알아보고 수진자에게 설명한다.

(1) 일반 위내시경은 식도부위를 부분마취하여 검진이 진행이 되며, 약간의 통증이 동반되는 검진이다. 일반 위내시경에 대한 두려움이 있으신데 위검사를 원하시는 분들은 진정 위내시경을 권해 드리며, 진정 위내시경은 진정비용을 별도로 부담하게 되며, 주사로 약물을 투여하여 어느 정도의 진정상태에 도달하게 한 후 검사를 함으로써 검사에 따른 불편함을 줄여주는 장점이 있다. 그러나 완전 마취한 상태로 하는 검사는 아니며 검진 간 수검자의 협조가 가능한 진정상태에서 검사를 진행하며 수검자분들은 통증 없이 검진을 받으실 수 있다.

(2) 그러나 진정(수면)내시경은 진정(수면 또는 가수면 상태 및 불안감)에 따른 위험부담이 있을 수 있으므로 사전에 심전도 검사와 혈압을 측정한 후 이상 유무를 판단하고 검진을 진행한다. 단, 고열을 동반한 감기 환자분은 수면내시경검사를 삼가 하시기 바란다.

5 위내시경 및 진정(수면)내시경 대장내시경검사의 검사준비에 대한 안내 및 주의사항을 알아본다.

(1) 위내시경검사(비수면)

① 목적

내시경 검사는 지속되는 복통, 메스꺼움, 구토, 연하곤란 등의 증상 진단 및 상부 위장관 출혈의 확인 및 치료, 식도/위/십이지장의 염증이나 궤양, 종양 확인 및 조직검사 등 상부 소화기계의 이상을 검사하기 위해 가장 많이 쓰이는 검사입니다.

② 방법

- 검사 전날 저녁 6시에 가볍게 죽을 드십시오. 저녁식사 이후에는 물만 드시고 자정부터 절대금식(술, 담배 포함)이 필요합니다.
- 검사실에 오면 간호사와 문진/상담을 시행하고 위안의 가스와 점액을 제거하기 위한 물약/위장관 운동의 억제를 위한 물약을 마십니다.
- 침대에 누워 목 마취를 하고 자세를 변경합니다.
- 입을 통하여 내시경을 삽입한 후 식도, 위, 십이지장을 관찰하게 됩니다. 검사도중

정확한 진단을 위해서 조직검사를 시행하는 경우도 있습니다.

- 검사하는 데 소요되는 시간은 약 5~10분 정도이지만, 검사 받는 분에 따라서 시간이 더 걸릴 수도 있습니다.

③ 주의사항

- 혈압약, 심장약, 항경련제를 복용하는 고객은 오전 6시경에 최소량의 물로 복용하십시오.(※ 검사당일 혈압이 높은 경우는 위내시경 검사가 제한 될 수 있습니다.)
- 천식이 있는 경우 기관지 흡인제를 사용하십시오.
- 당뇨약을 복용하는 고객은 검사 당일 아침 인슐린 주사나 당뇨약 복용을 금합니다.
- 아스피린, 쿠마딘과 같은 항응고제를 복용하는 경우 조직검사에 제한이 있을 수 있으므로, 약 복용 여부를 담당 진료 의사와 상의 후 오셔야 하며 복용 여부를 검사 전 미리 말씀해 주십시오.
- 최근 치과 치료 중이거나 흔들리는 치아가 있는 분은 미리 직원에게 알려주십시오.(※ 치아 손상의 우려가 있는 경우 위내시경 검사가 제한 될 수 있습니다.)
- 입을 통해 내시경을 삽입하기 때문에 검사 전 의치는 제거해야 합니다.
- 검사 중 세포의 일부를 채취해 조직검사를 하거나 헬리코박터의 감염여부를 알기 위해 조직검사를 하는 경우가 있으니 조직검사를 하셨더라도 크게 걱정하실 필요는 없습니다.
- 검사 중 구역질이 심한 경우 목이 많이 아프고 침에 피가 섞여 나올 수 있습니다. 시간이 경과하면 증상이 좋아지며 미지근한 물로 목을 헹궈내면 증상 완화에 도움이 됩니다.
- 검사 중 공기 주입으로 인한 복부 불편감이 있을 수 있으나 검사 후 트림을 해서 공기가 배출되면 증상 완화에 도움이 됩니다.
- 검사 후 귀 밑 턱관절 주변이 붓고 아플 수 있으나 시간이 경과하면 나아지며 미지근한 타월로 찜질을 하면 증상 완화에 도움이 됩니다.
- 조직 검사 시행 후 출혈 증상으로 흑색 변을 보거나 피를 토하면서 심하게 어지럽고 맥박이 빨라지거나, 식은땀이 나며 또는 심한 복부 통증이 있을 수 있으므로 이런 경우 바로 응급실로 오십시오.
- 검사 당일은 술, 담배, 자극적인 음식의 섭취를 제한합니다.

그림 4-20 내시경검사 및 세척기

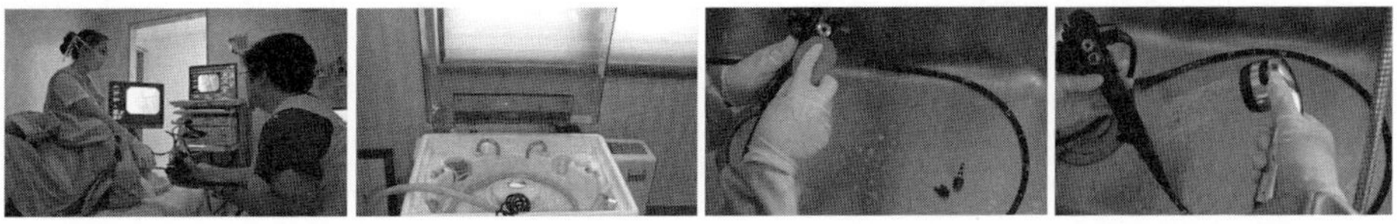

(2) 진정(수면)위내시경

① 목적

내시경 검사는 지속되는 복통, 메스꺼움, 구토, 연하곤란 등의 증상 진단 및 상부 위장관 출혈의 확인 및 치료, 식도/위/십이지장의 염증이나 궤양, 종양 확인 및 조직검사 등 상부 소화기계의 이상을 검사하기 위해가장 많이 쓰이는 검사입니다. 하지만, 검사 시 고통과 불쾌감으로 인해 많은 분들이 검사 받기를 회피하거나 두려워하고 있습니다. 진정위내시경은 미다졸람이라는 진정제를 사용하여 진정 상태에서 위내시경을 실시하게 되므로, 일반위내시경보다는 편안하게 검사를 받으실 수 있습니다. 진정위내시경은 의식이 없을 정도로 잠을 들게 하는 것은 아니며, 순간적으로 몽롱한 상태에서 검사를 받게 되므로, 검사 시에 고통이 덜하며,의식이 회복되면 내시경검사를 받은 기억을 못하는 분들이 많습니다.

② 방법

- 검사 전날 저녁 6시에 가볍게 죽을 드십시오. 저녁식사 이후에는 물만 드시고 자정부터 절대금식(술, 담배 포함)이 필요합니다.
- 검사실에 오면 간호사와 문진/상담을 시행하고 위안의 가스와 점액을 제거하기 위한 물약을 마십니다.
- 손이나 팔의 정맥에 진정제 주입을 위한 정맥주사를 삽입합니다.
- 침대에 누워 목 마취를 하고 자세를 변경합니다. 위장관 운동의 억제를 위한 약과 진정제(미다졸람) 주사를 맞은 후 수면이 유도되면 내시경 검사를 시작합니다.
- 입을 통하여 내시경을 삽입한 후 식도, 위, 십이지장을 관찰하게 됩니다. 검사도중 정확한 진단을 위해서 조직검사를 시행하는 경우도 있습니다.
- 검사가 끝나면 회복실로 이동하여 회복실 침대에서 수면을 취한 후 귀가하게 됩니다.

③ 주의사항

- 진정위내시경에 사용되는 진정제는 일부에서 호흡, 혈압 등에 영향을 줄 수 있기 때문에 다음에 해당되는 분들은 검사 시 주의를 요하는 분들입니다. 그러므로, 다음 질환에 해당되는 분은 검사 전 미리 말씀해 주시기 바랍니다.－ 간경화나 간기능 이상을 동반한 만성질환, 만성 폐질환, 협심증 및 심근경색증, 기타 만성질환
- 간염 보균자, 간기능 상승 과거력이 있는 분은 검사 당일 간기능 혈액검사를 확인 후에 진정내시경 가능 여부를 결정합니다.
- 혈압약, 심장약, 항경련제를 복용하는 고객은 오전 6시경에 최소량의 물로 복용하십시오.(※ 검사당일 혈압이 높은 경우는 위내시경 검사가 제한 될 수 있습니다.)
- 천식이 있는 경우 기관지 흡인제를 사용하십시오.
- 당뇨약을 복용하는 고객은 검사 당일 아침 인슐린 주사나 당뇨약 복용을 금합니다.
- 아스피린, 쿠마딘과 같은 항응고제를 복용하는 경우 조직검사에 제한이 있을 수 있으므로, 약 복용 여부를 담당 진료 의사와 상의 후 오셔야 하며 복용 여부를 검사 전 미리 말씀해 주십시오.
- 최근 치과 치료 중이거나 흔들리는 치아가 있는 분은 미리 직원에게 알려주십시오.(※ 치아 손상의 우려가 있는 경우 위내시경 검사가 제한 될 수 있습니다.)
- 입을 통해 내시경을 삽입하기 때문에 검사 전 의치는 제거해야 합니다.
- 개인에 따라 진정제의 유도가 늦거나 잘 안 되는 경우도 있습니다.
- 검사 당일에는 운전, 기계 조작이나 중요한 결정을 내리는 일은 삼가는 것이 좋으며, 가능하다면 하루 정도 휴식을 취하는 것이 바람직합니다.
- 고령, 허약자, 심폐기능 장애, 만성 간질환, 신장질환 또는 급성 질환을 앓고 있는 고객에서는 주의를 요하며 경우에 따라 진정 위내시경이 어려울 수 있습니다.
- 검사 중 세포의 일부를 채취해 조직검사를 하거나 헬리코박터의 감염여부를 알기 위해 조직검사를 하는 경우가 있으니 조직검사를 하셨더라도 크게 걱정하실 필요는 없습니다.
- 검사 중 구역질이 심한 경우 목이 많이 아프고 침에 피가 섞여 나올 수 있습니다. 시간이 경과하면 증상이 좋아지며 미지근한 물로 목을 헹궈내면 증상 완화에 도움이 됩니다.

- 검사 중 공기 주입으로 인한 복부 불편감이 있을 수 있으나 검사 후 트림을 해서 공기가 배출되면 증상 완화에 도움이 됩니다.
- 검사 후 귀 밑 턱관절 주변이 붓고 아플 수 있으나 시간이 경과하면 나아지며 미지근한 타월로 찜질을 하면 증상 완화에 도움이 됩니다.
- 조직 검사 시행 후 출혈 증상으로 흑색 변을 보거나 피를 토하면서 심하게 어지럽고 맥박이 빨라지거나, 식은땀이 나며 또는 심한 복부 통증이 있을 수 있으므로 이런 경우 바로 응급실로 오십시오.
- 진정 위내시경 고객께서는 검사 당일 보호자와 함께 오시고, 사고 위험성이 있으므로 검사 후 자가운전을 금합니다.
- 검사 당일은 술, 담배, 자극적인 음식의 섭취를 제한합니다.

(3) 진정(수면)대장내시경

① 목적

대장내시경 검사는 대장 질환이 의심되는 모든 경우가 해당된다고 할 수 있습니다. 첫째, 장출혈, 원인 불명의 만성 설사, 하복부 동통, 최근 배변 습관의 변화 등이 있는 경우, 둘째, 대장 용종(폴립)과 장결핵, 대장암, 궤양성 대장염, 기타 장염 등 염증성 장 질환의 진단과 추적 그리고 대장암과 같은 질환의 위험도가 높은 환자들에서 질환의 조기 발견을 위해 시행합니다. 진정대장내시경은 미다졸람이라는 진정제를 사용하여 진정 상태에서 대장내시경을 실시하게 되므로, 일반대장내시경보다는 편안하게 검사를 받으실 수 있습니다. 진정대장내시경은 의식이 없을 정도로 잠을 들게 하는 것은 아니며, 순간적으로 몽롱한 상태에서 검사를 받게 되므로, 검사 시에 고통이 덜하며, 의식이 회복되면 내시경검사를 받은 기억을 못하는 분들이 많습니다.

② 방법

- 검사 전날 저녁 9시 이후에는 절대금식(술, 담배 포함)이 필요합니다. ※콜론라이트(관장약) 제외 안내된 시간에 정해진 용량의 콜론라이트(관장약)을 복용합니다.
- 검사실에 도착하면 간호사와 문진/상담을 시행하고 손이나 팔의 정맥에 진정제 주입을 위한 정맥주사를 삽입합니다.
- 침대에 누워 자세를 변경합니다. 위장관 운동의 억제를 위한 약과 진정제(미다졸람)

주사를 맞은 후 수면이 유도되면 내시경 검사를 시작합니다.

- 검사 시 항문에 국소마취용 윤활제를 바른 후 항문을 진찰합니다.
- 크기가 작은 용종의 경우 검사 중 제거하는 경우도 있으나, 용종의 크기가 6mm이상인 경우 소화기 내시경센터 용종 클리닉에서 별도의 일정을 잡아야 합니다. (대장암이 아니더라도 염증, 용종 등의 이상이 있는 경우 조직검사 시행)
- 검사가 끝나면 회복실로 이동하여 회복실 침대에서 수면을 취하고 검사 후 귀가하게 됩니다.

③ 주의사항

- 진정 대장내시경에 사용되는 진정제는 일부에서 호흡, 혈압 등에 영향을 줄 수 있기 때문에 다음에 해당되는 분들은 검사 시 주의를 요하는 분들입니다. 그러므로, 다음 질환에 해당되는 분은 검사 전 미리 말씀해 주시기 바랍니다.– 간경화나 간기능 이상을 동반한 만성질환, 만성 폐질환, 협심증 및 심근경색증, 기타 만성질환
- 간염 보균자, 간기능 상승 과거력이 있는 분은 검사 당일 간기능 혈액검사를 확인 후에 진정내시경 가능 여부를 결정합니다.
- 고혈압 환자는 검사 당일 콜론라이트를 모두 복용하고 1시간 경과 후 혈압약을 복용하십시오.(※ 검사당일 혈압이 높은 경우는 대장내시경 검사가 제한될 수 있습니다.)
- 당뇨약을 복용하는 고객은 검사 당일 아침 인슐린 주사나 당뇨약 복용을 금합니다.
- 아스피린, 쿠마딘과 같은 항응고제를 복용하는 경우 조직검사에 제한이 있을 수 있으므로, 약 복용 여부를 담당 진료 의사와 상의 후 오셔야 하며 복용 여부를 검사 전 미리 말씀해 주십시오.
- 검사 도중 주입된 공기로 인해 복부 불편감이 있을 수 있습니다. 이때는 많이 걸으면서 가스를 배출시키거나, 복부에 온찜질을 하면 도움이 됩니다.
- 검사 중 투여한 위장 운동 억제제 부작용으로 앞이 흐리게 보이거나 투여된 진통제 때문에 어지러움과 구토증세가 나타날 수 있습니다. 이러한 증상들은 2~4시간 가량 지나면 완화됩니다.
- 조직검사 시행 후 출혈이 있는 경우에는 흑색변이나 혈변을 보면서 심하게 어지럽고, 맥박이 빨라지거나 식은땀이 나며 또는 심한 복부 통증이 있을 수 있으므로 이런 경우 바로 응급실로 오십시오.

- 진정 대장내시경 고객께서는 검사 당일 보호자와 함께 오시고, 사고 위험성이 있으므로 검사 후 자가운전을 금합니다.
- 검사가 끝난 후 식사는 바로 가능하나, 첫 번째 식사는 부드러운 음식을 먹도록 합니다.
- 집으로 귀가 후 따뜻한 물에 좌욕을 하면, 검사 중 긴장된 항문 괄약근이 이완되어 불편감을 줄일 수 있습니다.
- 용종이 모두 암이 되는 것은 아니지만, 용종이 자주 생기는 사람은 정기적으로 검사를 받아야 합니다.
- 또한 변비인 사람은 섬유질이 많은 음식 섭취로 심한 변비가 되지 않도록 해야 합니다(자료출처: 서울아산병원 건강증진센터).

6 캡슐내시경(capsule endoscope; wireless endoscope)에 대하여 알아본다.

(1) 캡슐 내시경

캡슐 내시경이란 2000년 이후 새롭게 개발된 내시경으로 크기가 작고 가벼워 일반 내시경에 비해 통증이 없고 일반내시경으로 관찰하기 어려운 소장을 관찰할 수 있다는 장점이 있는 장비이다. 현재 일반 내시경을 쓰기 어려운 소장(작은창자)에 국한하여 사용되고 있다.

단점으로는 캡슐내시경의 사용 범위 제한, 암의 조기 진단에 도움이 된다는 증거 부족과 비싼 비용문제가 지적된다. 또 자체 이동기능이 없는 수동방식으로 소화기관의 움직임에 의존해야하기 때문에 이동 속도가 매우 느린 점 등이다.

캡슐내시경은 비타민 알약 크기만 한 캡슐을 물과 함께 삼키면 장의 연동운동에 의하여 캡슐이 위장관(GI tract)을 촬영하게 된다. 소장캡슐이 촬영한 이미지는 가슴과 복부에 부착되어 있는 센서어레이(안테나 역할)로 전달되며, 모든 이미지는 워크맨(소형카세트)처럼 생긴 Data Recorder(데이터레코더)에 저장된다. 8시간의 검사가 끝나면 환자허리에 부착된 데이터레코드를 제거한다.

그림 4-21 캡슐내시경검사

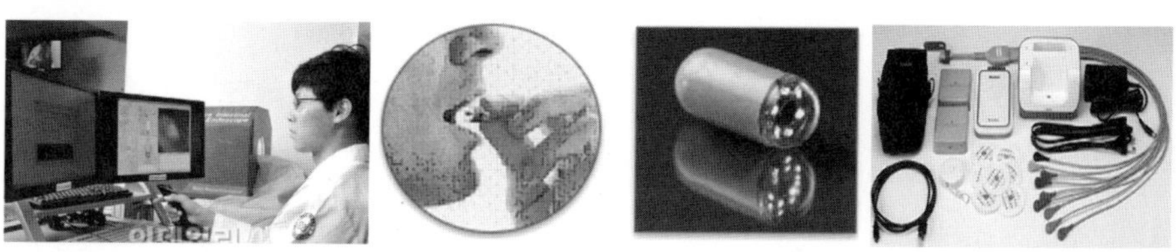

(2) 캡슐내시경 방법

① 검사전날

- 저녁은 오후 5시에 소화되기 쉬운 죽 종류로 가볍게 드십니다.
- 오후 7시에 Fleet 45㎖를 냉수 반 컵(120㎖)에 희석해서 마시고, 물 1컵(240㎖)을 복용합니다.
- 취침 전까지 2리터의 냉수를 더 마십니다.
- 밤 12시부터는 금식하시고, 물도 드시지 않습니다.

② 검사당일

- 상의는 앞 터짐이 있는 간편한 옷과 겉옷(잠바, 가디건)을 준비하고 오십시오.
- 검사 30분 전까지 검사실로 오십시오

③ 캡슐내시경 후 주의사항

- 검사 후 캡슐은 보통 24시간 안에 대변에 섞여 몸 밖으로 배출됩니다.(개인차에 따라서는 다소 지연될 수 있습니다.) 1회용이므로 수거하실 필요 없습니다.
- 아무런 증상이 없는 상태에서 캡슐이 빠져 나오지 않았는지가 염려되신다면 3일 후 X-선 검사를 시행할 수 있다.

7 내시경장비의 몸체와 Scopy. 세척기의 용도와 기능에 대하여 정리해본다.

수행 Tip

→ 검사정보(위 및 대장내시경검사)에 대한 자료를 수집하여 검사실시 및 관리에 활용한다.

CHAPTER 05

방사선 및 초음파검사

- 5-1. 일반 방사선검사
- 5-2. 특수 방사선검사
- 5-3. 초음파검사

5-1 일반 방사선검사

{ 학습목표 } ❶ 건강검진시 일반 방사선촬영의 검사에 대하여 알 수 있다.
❷ 일반 방사선촬영의 검사준비와 관리요령을 알 수 있다.
❸ 건강검진 수진자에게 일반 방사선촬영에 대하여 설명할 수 있다.

필요 지식

1. 일반 방사선 촬영

1) 흉부촬영(Chest X-ray)

흉부 X선 촬영은 X선을 흉곽 부위를 투과시켜 촬영하는 폐와 심장 계통의 질환에 대한 검사로서 가장 흔하게 행해지는 방사선 검사 중 하나로 폐와 심장 계통의 질환에 대해 많은 것을 알려 주는 중요한 검사이다. 폐 부위, 심장, 종격동, 횡격막 및 쇄골, 늑골, 흉추 등의 이상을 검사할 수 있다.

(1) 검사종류 및 촬영방법

정면촬영(chest PA) 측면촬영(chest AP–Lat) 등의 촬영 방법이 있다. 흉부촬영은 국가건강검진 및 종합건강진단, 특수검진, 학생검진, 일반 신체검사시에 기본검사로 되어 있다.

(2) 준비사항

상의를 속옷까지 탈의하고 검사용 가운으로 갈아입는다. 목걸이 등 사진에 나올 수 있는 금속류도 제거한다.

(3) 검사방법 및 소요시간

건강진단시는 주로 흔히 서 있는 자세로 촬영하며. 촬영기를 가슴에 밀착시키고 촬영하는 동안 대부분 방사선사의 지시에 따라 숨을 깊이 들이마시고 참은 상태에서 촬영한다. 소요시간은 약 1~2분 정도 소요된다.

그림 5-1 흉부촬영

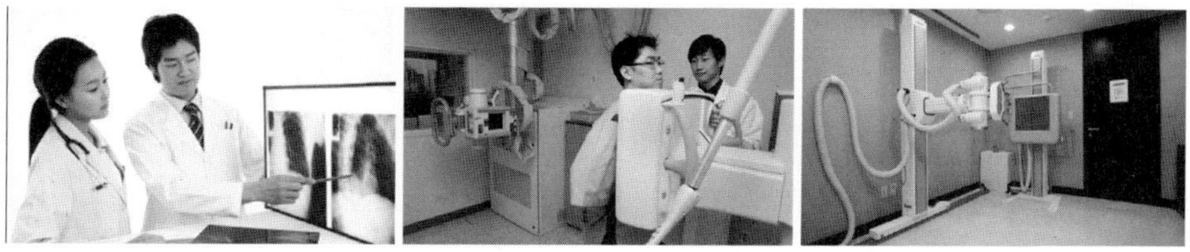

(4) 주의사항 및 부작용·후유증

① 주의사항은 촬영 시 방사선사의 지시에 따라 호흡과 자세를 유지하도록 하며, 방사선사가 요구하는 대로의 자세로 움직이지 말고, 숨을 잘 참고 촬영해야 한다. 움직이거나 숨을 참지 못해 사진이 많이 떨려서(또는 흔들려서) 나오거나, 또는 귀금속 등의 X선 비투과 물체로 인해 진단에 방해가 되는 경우는 재촬영을 하게 된다.

② 부작용 및 휴유증은 특별한 부작용이나 불편감은 없다. 하지만 X선에 노출되는 검사이기 때문에 임신을 했거나 임신 가능성이 있는 환자는 미리 담당의사 또는 방사선사와 의논하여 검사가 꼭 필요한 경우는 자궁 부위를 납치마나 X선 보호대로 투과를 차단시키고 촬영하여 X선의 노출을 최소화하는 것이 좋다.

(5) 결과

판독은 영상의학과 전문의가 하며, 판독에 걸리는 시간은 병원 사정에 따라 다른데 약 1~5일 정도 소요된다.

(6) 진단질병

폐렴, 폐결핵(tuberculosis), 종양(tumor) : 폐종양, 심장종양, 흉곽벽 종양, 흉곽골 조직종양 폐암, 폐쇄성 폐질환, 미만성 간질성 폐질환 등이다.

2) 유방촬영(Mammography)

유방촬영술이란 유방촬영기를 이용한 검사방법으로 유방을 진단하는데 가장 기본적이고 간단한 검사이다. 유방촬영술로 초기암 초기 소견인 미세석회화를 가장 잘 관찰할 수 있으며, 유방조직과 유방내부의 지방 밀도차이를 영상화하여 유방질환을 찾아내는 검사이다. 따라서 유방에 발생하는 악성종양 및 일반 질병을 초기에 감별 진단하기 위하여 종괴의 크기와 모양, 피부두께, 유선의 확장, 섬유화 등을 정리하게 진단할 수 있도록 특별히 고안된 X-선촬영기로 촬영하는 방법이며, 유방질환의 기본검사이다.

(1) 검사방법 및 소요시간

촬영방법은 가능한 많은 부분이 사진에 포함되도록 적절한 촬영 자세를 취한후 유방을 납작하게 압박을 하여 촬영을 한다. 이때 가끔 환자가 통증을 호소하는 경우가 있다. 압박하는 이유는 유방의 움직임을 줄이고 유방을 가능한 얇게 하여 유방내 구조물을 잘 나타나게 하고 촬영시 방사선량을 줄이기 위해서이다. 검사는 유방촬영기에 유방을 한쪽씩 놓고 위아래, 내외 방향으로 2번씩 촬영한다. 검사 시에는 유방을 압박하게 되는데 충분히 압박을 해야 정확한 검진이 가능하며, 소요시간은 약 5~10분이 소요된다.

그림 5-2 유방촬영

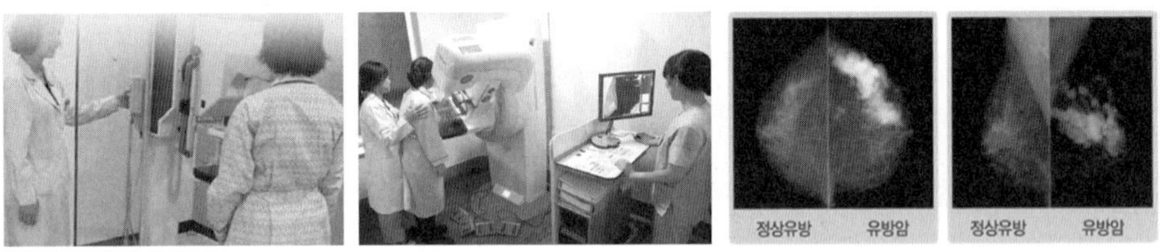

(2) 대상

① 멍울이 만져질 때 ② 비주기적인 통증이 올 때 ③ 핏빛 분비물이 나올 때 ④ 유방 피부 색깔이 변하거나 주름이 생길 때 ⑤ 유두 함몰이 생길 때 ⑥ 여성 호르몬 치료를 할 때 등이다.

(3) 진단

유방 조직 내 모든 손상을 방사선 검사로 발견할 수 있는 것은 아니지만, 많은 손상들이 정기 건강진단시 시행하는 촉진보다 주로 유방촬영술에 의해 발견된다. 이렇듯 유방촬영술의 1차적 목표는 암의 조기 발견이다. 조기발견은 완치의 기회를 높이는데, 질병의 초기 단계에서 발견되었을 때 항암치료약의 효과를 가장 높일 수 있기 때문이다.

(4) 권고사항

유방촬영술은 젊은 여성들보다는 중년의 여성들에게 더욱 효과적이다. 중년 여성들의 가슴 조직은 젊은 여성들에 비해 밀도가 낮기 때문이다. 일부 전문가들은 정기 건강검진의 기본 검사로 35~40세 여성들이 유방촬영술을 받을 것을 권유한다. 미국 암협회는 40~49세의 여성들에게 매년 또는 2년마다 유방촬영술 검진을 받고, 그 이후부터는 해마다 검진을 받아야 한다고 권고한다.

(5) 검사주기

검사주기는 40세 이상 여성에게는 2년을 주기로 유방 임상진찰과 유방촬영술 검사를 권장하고 있다. 검진 도중에 양성의 가능성이 있는 경우에는 6개월에 한번씩 추적 관찰검사로 유방촬영술을 시행할 수 있으며 2차 검사로 유방초음파검사를 실시하기도 한다.

① 국가 5대 암 검진사업에서 유방암검진시 40세 이상 여성에게 2년에 한 번씩 유방 촬영술과 유방 임상 진찰을 받을 것을 권장하고 있다. 검진에서 이상 소견이 있으나 양성의 가능성이 높은 경우는 6개월에 한 번씩 추적 관찰 검사로서 유방 촬영술을 시행하는 경우도 있다.

② 종합건강진단시는 여성인 경우 기본검사로 실시하고 있으며, 여성정밀건진시에도 유방초음파검사와 함께 실시하고 있다.

(3) 주의사항

검사 시 유방을 압박할 때 통증이 있으므로 유의해야 한다. 유방 촬영술을 받는 여성들은 유방을 압박할 때의 통증 때문에 이 검사를 기피하는 경향이 있으나, 압박을 하여 충분히 유방 조직을 펴서 검사를 시행해야 적절한 화질에 필요한 방사선량이 줄고 대조도가 향상된다. 임신의 가능성이 있는 여성에서 유방 검사를 시행하고자 할 때는 유방 촬영술보다는 유방 초음파 검사를 시행하도록 한다.

(4) 결과

검사 결과는 정상, 추가 검사 요망 등으로 나오며 추가 검사로는 이상이 의심되는 부위에 대해 유방 초음파를 시행하거나 확대 촬영술을 시행하게 된다.

3) 위장조영촬영(Upper Gastro Intestinalseries : UGI)

위조영검사란 X선 투과가 잘 안 되는 물질(대개, 바륨현탁액이나 요오드 제제)을 이용하여 검사하고자 하는 부위를 채우거나 코팅하여 장기의 이상 유무를 검사하는 방법을 통틀어 일컫는다. 이때 환자는 X선이 발생되는 기계 위에 서거나 누워서 검사를 받게 되고, 환자 몸을 통과한 X선이 반대편 X선 검출기에 도달하면 이를 모니터에 형상화하여 장기의 이상 유무를 판단하게 된다. 검사하고자 하는 부위에 따라 식도 조영검사, 상부 위장관 조영검사, 소장 조영검사, 대장 조영검사 등으로 명명하게 된다. 위 조영검사는 바륨현탁액을 환자에게 들이키도록 하고 위와 십이지장의 모양 및 병변을 모니터로 직접 보면서 검사를 한다.

그림 5-3 위장조영촬영(UGI)

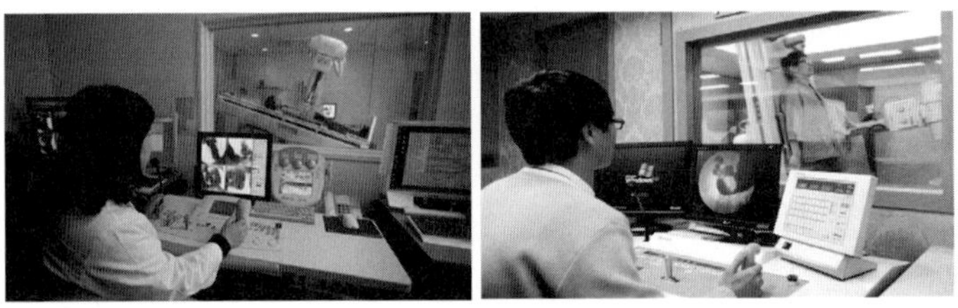

(1) 검사종류

위가 팽창되지 않은 상태에서 조영제를 위에 채우고 검사하는 단일 조영검사와, 발포제를 먹고 위를 팽창시킨 상태에서 위벽에 조영제를 코팅하여 위벽의 병변 유무를 검사하는 이중 조영검사로 나눌 수 있다. 대부분의 경우 두 종류의 검사를 모두 시행한다.

(2) 준비사항

검사 전날 10시 이후로는 금식한다(물, 약, 음료수, 담배 등 포함).

(3) 검사방법 및 소요시간

① 검사방법은 환자가 촬영실에 도착하면 담당의사 또는 방사선사의 인도를 받아 방사선 촬영기 위에 눕게 된다. 이때 흰색의 바륨현탁액 한 컵을 마시게 되며 공기가 생기는 발포제를 같이 복용하게 된다. 환자의 위벽에 약제가 잘 코팅되도록 수차례 방

사선 촬영기 위에서 빙글빙글 돌려 눕게 되며, 의사는 모니터를 통해 위장의 모양을 관찰한다. 검사 중 조영제가 위벽을 따라 흐르는 형태도 관찰하게 되며(흐름 기법), 의사의 지시에 따라 몸을 돌려야 한다. 또한 위벽의 병변을 자세히 관찰하기 위해 복부를 방사선 촬영기에 장착된 압박기로 눌러가며 압박 검사를 한다. 검사 중간에 촬영을 할 때에는 의사의 지시에 따라 숨을 참아야 한다.

② 검사에 소요시간은 약 15~20분 소요된다.

(4) 주의사항

정확한 검사를 위해 발포제를 삼킨 후 트림을 참고 발생된 공기를 삼키도록 한다.검사 중 발포제를 삼키면 다량의 가스가 발생하여 입 안에 공기가 차게 되는데, 이때 가능한 한 트림을 참고 발생된 공기를 삼켜야 정확한 검사를 할 수 있다. 검사 도중 의사의 지시에 따라 몸을 움직이게 되는데 이때 방사선 촬영기에서 떨어지지 않도록 주의해야 하며, 특히 누웠다가 서게 될 때 어지러움을 느끼는 환자는 넘어지거나 쓰러지지 않도록 방사선 촬영기 옆에 달린 손잡이를 잘 잡고 있어야 한다.

(5) 진단질병

위염, 십이지장염, 위 궤양, 십이지장 궤양, 용종, 조기 위암, 진행성 위암, 위장관 간질 종양(gastro intestinal stromatumor : GIST), 기타 질병: 위 게실, 위하수 등이다.

(6) 검사주기

① 국가 5대암 검진사업시 위암검진시

② 종합검진시 기본검사항목에 포함하여 위내시경검사와 위장조영촬영 중 선택적으로 실시하고 있으나 최근에는 단체종합검진시 희망자에 한하여 부분적으로 실시하고 있다.

(7) 결과

영상의학과 의사가 직접 검사를 시행할 경우 검사 시행과 동시에 대부분의 결과를 알 수 있고, 검사실에서 촬영한 영상을 영상 저장 및 전송용 서버(PACS)를 통해 전송하면 영상의학과 의사가 이를 판독한다. 최종 결과에서 이상 소견이 발견되면 조직 검사를 위해 내시경을 시행할 수 있고, 종양이 발견될 경우 국소적 병기 결정 및 다른 기관 전이 여부를 평가하기 위해 CT나 MRI를 촬영하게 된다.

4) 흉요추촬영(L-spine AP/Lateral)

가장 기본적인 뼈와 관절의 상태나 형태, 척추의 상태를 보기 위한 검사이다. 특별한 검사 전 후 처치는 요하지 않는다. 서있는 자세로 전면과 측면 X-선 촬영을 한다. 주의사항은 검사 전 목걸이나 브레지어 등과 같은 금속성 물질은 제거하여야 하며, 임신 중이거나 임신의 가능성이 있는 분은 반드시 사전에 이야기를 해주셔야 한다. 관련질환은 척추측만증, 퇴행성질환, 골감소증, 압박골절 등을 진단한다. 흉요추촬영은 종합건강진단시 추가검사나 요추 정밀건강진단시 검사항목에 포함되어 있다.

5) 척추단순촬영 및 경추촬영(Cervical)

척추단순촬영의 적응부위는, 경추, 흉추, 요추, 선골, 미골이다. 경추단순촬영에서는 전후방향, 사방향(斜方向)(관절돌기, 관절돌기간렬격), 측방향, 개구(환추, 축추 · 환추의 외측괴와 축추치돌기의 관계, 환추축추간의 관절) 촬영을 행한다. 흉추에서는 전후방향 · 측방향 촬영을 행할 필요가 있다. 요추에서는 전후방향, 사방향, 측 방향촬영을 행하며, 천골은 전후방향, 측방향, 천장관절사방향(仙腸關節斜方向). 미골에서는 전후방향 · 측방향의 촬영을 행한다.

6) 부비동(Paranasal sinus) X-ray촬영

부비동 X-ray촬영은 주로 축농증, 감기, 알레르기 등으로 코막힘 등이 있을 때 하는 검사이다. 검사방법은 담당자의 안내에 따라 촬영 시에 숨을 잠시 참은 후 안면부의 전면과 측면 X선을 촬영한다(각 부비동의 위치가 다르므로 보통 3장을 촬영) 주의사항은 검사 전 목걸이 등과 같은 금속성 물질은 제거하여야 하며, 임신 중이거나 임신의 가능성이 있는 분은 반드시 사전에 이야기를 해주셔야 한다. 관련 질환은 축농증(부비동염), 농양, 종양 등을 검사한다.

(1) 검사방법

담당자의 안내에 따라 촬영 시에 숨을 잠시 참은 후 안면부의 전면과 측면 X선을 촬영한다. 각 부비동의 위치가 다르므로 보통 3장을 촬영한다.

(2) 주의사항

검사 전 목걸이 등과 같은 금속성 물질은 제거하여야 하며, 임신 중이거나 임신의 가능성이 있는 분은 반드시 사전에 이야기를 해주셔야 한다.

7) 치아 X-ray촬영

치아 X-ray는 구강 내에서 눈으로 발견할 수 없는 것들을 볼 수 있게 한다. 치아 사이의 충치, 잇몸병에 의한 뼈의 변화, 상, 하악골의 문제 병소, 치아 및 치아주위 조직을 전반적으로 평가할 뿐 아니라, 외상 등에 의한 악안면 골절의 발견에도 도움이 되며, 이런 질병의 조기 발견을 통해 큰 손상을 방지하고 비싼 비용이 드는 치료를 막아준다. 검사 전에는 틀니나 악세사리 등은 제거하고, 거즈로 싼 촬영용 마우스피스를 상악절치와 하악절치를 이용하여 가볍게 문 후 12초 동안 잠깐 숨을 참고 촬영을 하게 된다.

그림 5-4 치아촬영

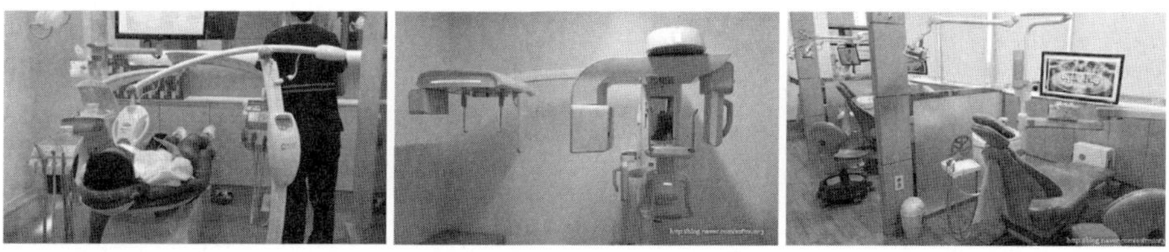

(1) 주의사항

주의사항은 검사 전 목걸이나 브레지어 등과 같은 금속성 물질은 제거하여야 하며, 임신 중이거나 임신의 가능성이 있는 분은 반드시 사전에 이야기를 해주셔야 한다.

(2) 관련질환

관련 질환은 치아매복, 마모증, 교모증, 치아 파열 유무 확인, 치조골 내에서 치석 및 흡수 유무 확인, 치근단 병소 관찰, 상 · 하악골의 형태 및 대칭 확인, 골조직 병변(Cyst, 구강암, 골수염) 등을 진단한다.

8) Bone Scan(뼈 스캔)촬영

방사성 의약품을 이용하여 근골격계 영상을 획득할 수 있는 검사로, 근골격계의 외상,

종양의 골 전이 유무를 판별하며, 골 관절 질환과 양성 혹은 악성 골 병변을 평가하는 검사이다. 검사방법은 방사성 동위원소를 정맥주사 하게 되며, 방사성 동위원소의 체내섭취를 위해 대기한다. 소요시간은 약 10~20분간 검사를 시행한다.

주의사항은 검사 전 후 충분한 수분섭취(Hydration)를 하며, 정확한 검사를 위해 소변이 옷이나 몸에 묻지 않도록 주의해야 한다. 또한 검사 직전에는 배뇨를 해야 정확한 검사가 가능하다. 관련질환은 근골격계 외상, 종양의 골 전이, 골 관절 질환 등이다.

9) 골밀도검사(Bone densitometry : BMD)

골다공증 검사는 인체 특정 부위의 뼈의 양을 측정하기 위한 검사이다. 골다공증 및 골연화증과 같은 대부분의 대사성 골질환 환자에서는 뼈의 양이 감소하게 되는데, 뼈의 양을 골밀도라고 하는 지표로 측정하고 이를 정상인의 골밀도와 비교하여 얼마나 뼈의 양이 감소되었는지를 평가하고자 하는 검사이다.

골다공증이나 골연화증 같은 대부분의 대사성 골질환 환자는 뼈의 양이 감소된다. 뼈의 양을 골밀도라고 하는 지표로 측정하고, 이를 정상인의 골밀도와 비교하여 얼마나 뼈의 양이 감소되었는지를 평가하는 검사이다. 또한 골밀도검사는 인체의 노화 및 폐경기 이후 여성호르몬의 분비 감소로 골밀도가 떨어져 뼈에 구멍이 많이 생겨 경미한 충격에도 쉽게 골절이 되는 질환으로 일단 진행된 골다공증은 효과적인 치료가 어렵기 때문에 예방이 보다 중요하다.

(1) 골밀도검사가 필요한 경우

- 골절 및 골다공증의 가족력이 있는 경우
- 골절의 기왕력이 있는 경우
- 폐경기 이후의 여성
- 당뇨, 갑상선 질환 등 골밀도에 영향을 주는 내과질환이 있는 경우
- 대사성 증후군으로 진단된 경우

(2) 골밀도검사 대상과 주기

골다공증 환자는 1년에 한 번씩 정기적으로 실시할 것을 권장하며, 선별검사로는 65세 이상의 여성, 70세 이상의 남성 등이다.

(3) 골밀도검사 방법

검사가 방해가 되지 않도록 속옷을 제외한 모든 옷을 탈의하고, 검사용 가운을 입은 상태로 검사 테이블에 눕는다. 천장을 바라보는 똑바로 누운 자세를 1~2분 가량 유지하면 촬영 장비가 이동하면서 검사가 진행되어진다. 검사 중 움직이지만 않는 것 이외에 특별한 주의사항은 없으며, 골다공증 환자에서 골절이 가장 흔하게 발생하는 요추와 대퇴골 2군데에 대하여 검사를 시행한다.

(4) 검사시행

종합건강진단의 검사항목에 기본검사 또는 선택검사로 실시하고 있으며, 여성정밀건강진단 검사항목에 포함되어 있다.

그림 5-5 골밀도(BMD) 검사장비 및 검사

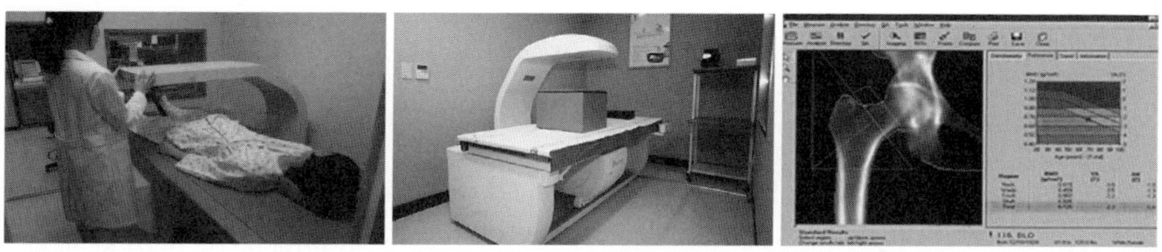

10) 신우조영촬영(Intravenous pyelogram : IVP)

영제를 주입하여 신장 요로계의 형태를 조사하는 검사로 가장 기본이 되는 X선 검사법이다.

신장에서 형성된 요가 배설되는 신우나 요관, 방광 등을 조영제로 염색하고 이들의 형태 변화나 이상유무를 조사하는 검사이다. 검사방법으로는 정맥에 조영제를 주입하고 X-선 촬영을 하는 방법과 방광내시경과 카테터를 사용하는 방법이 있으나 일반적으로 사용되는 방법은 전자의 방법이다.

그림 5-6 신장의 구조

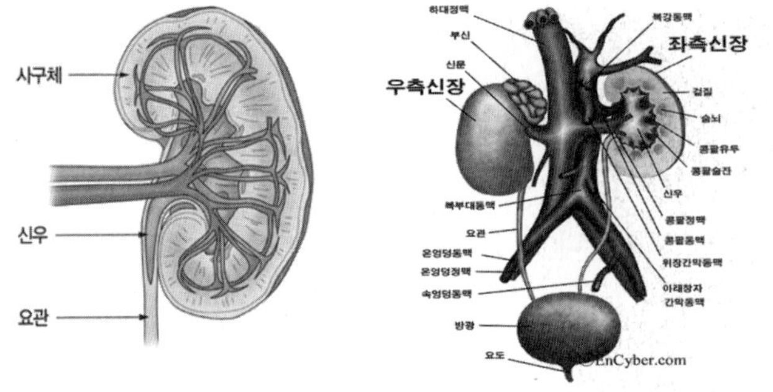

(1) 진단질환

요관결석증, 요관협착, 신우종양, 수신증, 방광종양 등의 요로계 질환 등이다.

(2) 검사 방법 및 소요시간

X선 투시대에서 검사를 실시하며, 우선 조영하기 전에 복부의 단순사진을 촬영한다. 다음에 팔의 관절내측 정맥에 요오드계 조영제를 점적주사하고, 주사 5분 후, 15분 후, 20분 후,… 와 같이 시간을 좇아서 X-선 촬영을 한다. 끝으로 방광에 모인 조영제가 배설된 후에 촬영하고 검사를 마친다. 검사시간은 약 40분 정도 소요된다.

(3) 정맥성 신우조영(IVP)

요오드계 조영제를 1회 정맥주사(IVP), 또는 점적 정맥주사(DIP)를 한다. 5분, 10분, 15분, 20분, 30분과 같이 시간에 따라 X-선 촬영을 하면 조영제의 배설상태 즉, 신장, 요관, 방광의 이상여부를 알 수 있다.

(4) 검진검사

종합건강진단 후 추가검사가 필요한 경우 필요에 따라 시행하고 있다.

11) 이동형 X-선 투시 촬영장치 C-Arm

C-Arm 이란 병원 내 각종 수술실, 응급실 또는 기타 임상을 위한 처치 중에 진단용으로 사용되는 근골격장비이며, 인체의 뼈 및 관절 등을 연속적으로 투시하는 Digital X-ray 장비이다. 통증치료를 위한 신경차단술 및 관절치료시 병변부위를 정확하게 포착하는 정

형외과, 신경외과의 모든 수술, 처치 및 통증치료에 필수적인 최첨단 의료기기로 활용되고 있다.

C-Arm 은 투시 촬영 조건의 조작이 간단하고 자유자재로 움직이는 핸들 바와 원터치 브레이크 시스템으로 이동과 고정이 용이하며, 장비 측면 양쪽에 컨트롤 판넬을 적용시켜 작동 정보와 데이터를 사용자가 쉽게 조작할 수 있도록 설계되어 있다. 또한 C-Arm은 여러 각도로 뼈구조를 진단할 때, 골절의 도수정복(수술을 하지 않고 뼈를 맞추는 것)을 할 때, 정복이 잘 되었는지 등을 진단할 때 사용한다. 요추나 경추에 신경염증 주사치료 등을 할 때 실시간으로 영상을 볼 수 있으므로 임상을 위한 처치 중에 진단용으로 사용되며, 인체의 뼈 및 관절 등을 연속적으로 투시하는 X-ray장비이다.

그림 5-7 디지털 C-Arm

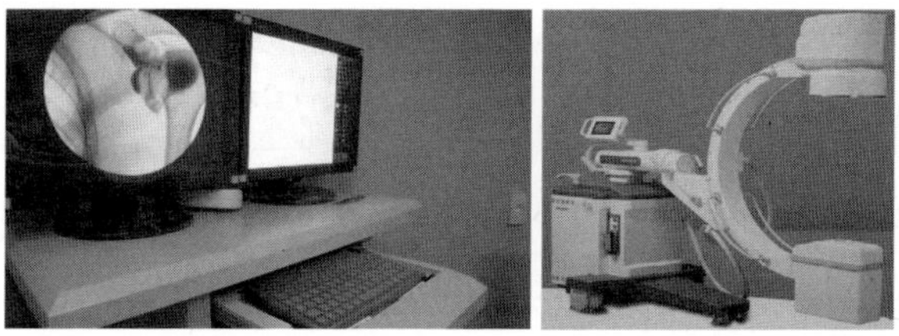

수행내용 및 수행준거 - 일반 방사선검사

1 흉부촬영 및 유방촬영검사에 대하여 알아보고 전문지식을 습득한다.

(1) 흉부촬영

흉부의 질환을 진단하는 가장 간단하고 기본적인 검사 방법으로, 전 처치가 필요 없고 숨을 깊게 들여 마신 후 촬영 때까지 잠시 숨을 멈추기만 하면 된다. 이처럼 방법이 간단하고 시간과 비용이 적게 들 뿐만 아니라, 적은 방사선 조사량으로도 폐, 종격동, 흉막 질환 등을 비교적 민감하게 진단할 수 있어 특별한 질환이 없어도 검사해 볼만큼 상당히 널리 사용한다.

(2) 유방촬영

유방조직에 대한 X-선 검사로 유방내부 조직의 양상을 보여주는 기초 검사이다. 유방 X-선 촬영법은 혹이 만져질 경우에 암인지 아닌지를 구별하고 유방종양이 만져지기 전, 즉 아주 작은 크기의 종괴나 석회화 침착 현상(미세한 모래알같이 아주 작은 석회가루들이 모여있음)이 있을 때 악성 여부의 판별뿐만 아니라 이를 통한 조직검사로 몇 ㎜밖에 안 되는 조기암을 발견해 낼 수도 있다. 약 10%의 유방암은 유방촬영술상 발견이 안 되는 경우가 있고 35세 미만의 젊은 여성이나 섬유낭종성질환이 존재하는 경우에는 유방 X-선 검사만으로는 유방암과의 감별진단이 어렵다. 이러한 경우는 유방초음파를 통해 종괴의 특성이나 성질을 파악할 수 있다.

2 치아파노라마촬영에 대하여 알아본다.

3 위장조영촬영(UGI) 및 신우조영촬영(IVP)에 대하여 알아보고 전문지식을 습득한다.

(1) 위장조영검사란 X선 투과가 잘 안 되는 물질(대개, 바륨현탁액이나 요오드 제제)을 이용하여 검사하고자 하는 부위를 채우거나 코팅하여 장기의 이상 유무를 검사하는 방법을 통틀어 일컫는다. 이때 환자는 X선이 발생되는 기계 위에 서거나 누워서 검사를 받게 되고, 환자 몸을 통과한 X선이 반대편 X선 검출기에 도달하면 이를 모니터에 형상화하여 장기의 이상 유무를 판단하게 된다.

(2) 신우조영촬영은 요관카테터용 방광경을 사용해서 요관카테터를 요관 내에 삽입하고 요관카테터에서 조영제를 신우요관에 주입해 X-선 촬영하는 방법이다.

4 골다공증검사 및 예방법에 대하여 알아보고 전문지식을 습득한다.

(1) 골다공증이란?

골다공증은 뼈가 약해져 쉽게 부러지는 상태를 말하며, 이런 뼈를 관찰해 보면 치밀하지 못하고 구멍이 많이 나 있는 모양으로 보이므로 '골다공증' 이라고 부른다.

(2) 골다공증 예방

골다공증이란 뼈의 양이 감소하여 뼈의 강도가 약해져 골절이 일어날 가능성이 높은 상태를 말한다. 골다공증은 낮은 골밀도가 주요 원인으로 유전적 요인, 조기 폐경, 약제(스테로이드), 흡연, 알코올, 류마티스관절염 등으로 인해 골밀도가 낮아지게 된다. 골다공증은 뼈의 구성성분인 칼슘이 서서히 감소하면서 뼈의 강도가 약해져 가벼운 외상으로도 골절이 되는 상태로 뼈가 극대로 약해져 있으므로, 칼슘 섭취를 중심으로 하는 식이요법과 운동요법, 약물요법 등이 병행되어야 한다.

① 골다공증의 예방 : 평소 식생활에서 우유 등 칼슘이 풍부한 음식을 섭취하고 규칙적인 운동 그리고 금주, 금연하는 것이 골다공증의 예방에 도움이 된다.

② 폐경기 이후의 여성 : 폐경기 이후의 여성은 여성호르몬이 감소되면서 골질량이 감소되므로 여성 호르몬인 에스트로겐이나 칼라토닌 등을 사용하여 예방에 도움이 된다.

5 유방암의 자가진단법에 대하여 알아보고 수진자 건강관리에 활용한다.

(1) 유방암 자가진단

자가검사법은 본인이 직접 자신의 유방을 만져보는 검사로, 간단하고 자주 시행할 수 있으며 비용이 들지 않는 장점이 있다. 유방암 조기 발견을 위해서는 철저한 유방 자가검진이 가장 중요 하다. 초기 유방암 크기는 2cm 이하, 손으로 감지할 수 있는 종양의 크기는 대략 1cm이므로 웬만한 유방암은 자가검진으로 잡아낼 수 있다. 자가진단으로 자신의 유방의 모양과 촉감에 익숙해지면 젖멍울과는 구별되는 종괴를 찾을 수 있다. 또한 유방을 진찰하는 의사는 손끝으로만 느끼지만 자신이 만지면 가슴과 손끝에서 같이 느낄 수 있어 더 정확하게 잡아낼 수 있다.

(2) 유방 자가검사방법

① 목욕 직후 거울 앞에 서서 양쪽 유방을 비교하면서 평소와 다른 유방 모양, 돌출 또는 함몰 부위가 있는 지 살펴본다.

② 양손을 깍지 끼워 머리 위로 올리고 가슴을 편 상태로 다시 관찰한다.

③ 양손을 옆구리에 올려놓고 어깨와 팔을 앞으로 민 상태서 다시 관찰한다.

④ 왼팔을 들고 오른손 중지와 약지를 이용해 왼쪽 유방을 샅샅이 만져본다. 만질 때는 젖꼭지를 중심으로 원심을 그려가며 만지거나(A) 안쪽부터 바깥쪽으로(B) 위아래 지그재그식(C)으로 일정한 형식을 정해놓고 만져야 병변을 놓치지 않는다. 겨드랑이를 만지는 것도 필수적이다.

⑤ 젖꼭지를 짜보아 분비물이 나오는지 살펴본다. 4, 5번을 오른쪽 유방에도 동일하게

시행한다.

⑥ 바로 누워 양쪽 유방을 동일한 방법으로 만진다. 어깨 뒤를 수건 등으로 받쳐주면 가슴이 펴져 작은 몽우리도 쉽게 찾을 수 있다.

6 방사선 일반촬영의 검사종류와 건강진단에서 촬영하는 검사를 알아본다.

7 건강진단의 종류에 따라 시행하는 일반촬영검사에 대하여 알아본다.

수행 Tip

→ 각 병원 건강검진센터 홈페이지를 탐색하여 일반촬영검사에 대하여 알아본다.

5-2 특수 방사선검사

{ 학습목표 }
❶ 건강검진시 특수 방사선촬영의 검사의 종류에 대하여 알 수 있다.
❷ 특수 방사선촬영의 검사준비와 관리요령을 알 수 있다.
❸ 건강검진 수진자에게 특수 방사선검사에 대하여 설명할 수 있다.

필요 지식

1. 특수 방사선 촬영

1) 특수영상진단

(1) 영상진단 및 방사선 치료

영상진단 및 방사선 치료는 영상 장비를 이용해서 질병을 진단하거나, 방사선을 이용해서 치료를 하는 것을 말한다. 영상 진단의 종류에는 대부분 X-ray 촬영으로 이루어지는 단순 영상 진단과 위장, 결장, 소장, 식도 등에 대하여 조영제를 이용하여 촬영하는 특수 영상 진단, 그리고 뇌, 갑상선, 심장, 뼈 등의 내부조직을 영상으로 들여다보는 핵의학 영상 진단 등이 있다.

(2) 조영제(contrast medium)

조영제란 자연현상을 나타낼 수 없는 장기(Organ)를 나타내게 검사를 시행하여 장기의 형태, 크기, 위치, 운동상태 및 병변은 물론 그 기능을 관찰하는 데 사용되는 약물을 말한다.

조영제는 장기(臟器) 등의 검사에서 쓰이는 물질로, X선을 잘 흡수하는 양성 조영제와 반대로 X선의 투과성이 좋은 음성 조영제가 있다. 식도 · 위의 X선 검사에는 X선 화상 표시 장치를 사용해 바륨 조영제를 복용한 후 투시 촬영을 반복한다. 대표적으로 쓰이는 물질이 황산바륨으로 백색의 분말 또는 무정형의 결정으로 무미 · 무취이다. 천연에서는 중정석으로 산출되는데, 물 · 에탄올 · 에테르 · 클로로포름에 전혀 녹지 않으며, 산이나 알칼리에도 녹지 않는다. 그러나 뜨거운 진한 황산에는 녹는다. 독성은 없으며, 독성이 있는 아황산바륨 · 황화바륨과 혼동하기 쉬우므로 주의해야 한다. 위액 · 장액에 용해되어 소화관으로부터 흡수되는데, 일반적으로 복용할 때는 향료 · 감미료 · 현탁화제 등을 첨가하여 내복한다.

2. 특수방사선검사

1) CT(Computed Tomography)

컴퓨터 단층촬영(CT)은 X선 발생장치가 있는 원형의 큰 기계에 들어가서 촬영하며 단순 X선 촬영과 달리 인체를 가로로 자른 횡단면상을 획득한다. CT는 단순 X선 촬영에 비해 구조물이 겹쳐지는 것이 적어 구조물 및 병변을 좀더 명확히 볼 수 있는 장점이 있다. 대부분의 장기 및 질환에서 병변이 의심되고 정밀검사를 시행해야 할 필요가 있을 때 기본이 되는 검사법이다. CT검사와 MRI검사의 차이점은 단면상을 얻는다는 점에서 MRI와 CT는 공통점이 있지만, CT는 X선을 이용하여 영상을 얻고, MRI는 자기장 내에서 고주파를 전사하여 영상을 획득한다는 차이점이 있다.

일반 X-선 촬영 때는 앞뒤의 여러 가지 영상이 겹쳐보이는 데 전산화단층(CT)촬영을 하면 신체의 일정 원하는 부위를 칼로 썰어서 보듯이 깨끗한 2차원 영상으로 볼 수가 있다. 또 촬영이 끝난 후 컴퓨터를 이용하여 삼차원(3D)영상으로 재구성하면 입체적인 영상도 얻을 수 있다. 컴퓨터를 이용하여 계산하므로 인체의 아주 작은 조직사이의 밀도 차이도 구별할 수 있어 질병의 조기진단뿐만 아니라 구성까지도 세밀히 볼 수 있는 검사법이다.

■ 검사방법 및 소요시간

병원에 내원한 후 담당의사 또는 방사선사의 안내를 받아서 기계 위에 반드시 눕게 된다. 이때 옷은 면섬유로 된 촬영복을 갈아입는다. 곧 이어 필요에 따라서 조영제를 정맥주사 놓게 된다. 조영제는 간혹 부작용을 일으키는 경우가 있으므로 두드러기 등 예민한 분은 미리 담당의사에게 이야기를 하여야 한다. 촬영이 시작되면 기계에서 윙윙하는 소리가 난다. 이 소리는 X-선 발생기가 사람을 중심으로 돌아갈 때 생기는 소리로 촬영이 잘 되고 있다는 신호이기도 하다. 약 10~20분 정도 가만히 있으면 담당의사 또는 방사선사가 팔의 주시를 뽑아주며 촬영이 끝났다고 이야기하게 된다.

■ **준비사항**

검사할 때 주사 맞는 조영제가 가끔 구토증을 유발하는 수가 있으므로 검사 시작 6시간 전부터 물, 음료수 등을 포함하여 아무 것도 잡수시면 안 된다. 복부촬영 때는 경우에 따라서 X-선이 잘 통과되지 않는 음료액을 필요에 따라서 마시게 한다.

■ **진단질환**

전산화단층(CT)촬영을 이제 대중화되어서 누구나 쉽게 촬영할 수 있는 검사법이듯이 신체의 거의 모든 질병이 검사대상이 된다. 특히, 뇌 질환, 두경부부위 종양, 폐암, 식도암, 간암, 위장관 종양, 골 종양 등 거의 모든 질환이 대상이 되며 머리의 부상 등 신체 각 부위의 손상을 파악하는데 도움이 된다. 특히 연조직의 표현력이 뛰어 나므로 추간판탈출증 등 척추질환의 진단에 도움이 된다.

■ **부작용 및 주의점**

검사 후 처치는 특별한 것이 없으나 경우에 따라서 두드러기 등 과민반응이 있을 수 있다. 만약 가려움증등이 있는 경우는 담당의사에게 즉시 이야기하여 조치를 받도록 한다. 촬영 때 흔히 사용하는 조영제는 옥도(Iodine)성분이 들어 있는 약제이다. 이 조영제는 연조직의 X-선 흡수도를 차이 나게 하여 진단에 도움을 주는 유용한 약제이다. 그러나 드물게는 옥도 성분에 과민반응을 일으켜서 약 70,000~80,000명의 검사 당 1명 꼴의 사망이 발생하기도 하지만 검사의 중요도가 높기 때문에 이러한 위험을 감수하고도 검사와 조영제주사를 권하게 된다. 만약 과민성 체질이거나 전에 부작용을 경험한 적이 있다면 미리 담당의사에게 의논을 하여야만 된다. 전산화단층촬영 때는 X-선 발생기가 신체를 중심으로 돌아가며 조사하므로 평상시의 신체에는 해가 없지만 일반 X-선 촬영 때보다 방사선 노출량이 많을 수 있다. 따라서 임산부이거나 임신 가능성이 있는 환자는 미리 자신의 상황을 담당의사 또는 방사선사에게 의논하여 촬영을 피하도록 해야 한다.

■ 일반적 CT검사 대상

- 호흡기 질환 환자의 경우, 폐암의 진단과 병기 결정, 폐에 생긴 원인 불명의 염증성 질환, 만성기관지 질환 등에 대한 정밀진단이 필요한 경우
- 소화기 질환이 의심되는 경우, 예를 들면 간암, 췌암, 담도암 등의 진단, 위암을 포함한 암 치료를 위한 병기 결정, 췌장염, 여러 원인의 장(식도, 위장, 소장, 대장, 결장, 충수)질환의 확인이 필요한 경우
- 비뇨 생식기계 질환이 있는 경우, 예를 들면 신장질환, 부신질환, 여러 가지 부인암의 진단 및 병기 결정 등이 필요한 경우
- 두경부 질환이 의심되는 경우, 특히 뇌출혈, 뇌암, 두개골병변(골절 포함), 부비동염, 부비동암 등
- 근골격계 질환이 있는 경우는 대부분 외상과 관련이 된 질환이 많으며 그 외에도 골암, 골수염등의 진단
- 최근 CT 촬영의 속도가 매우 빨라지면서 심장의 여러 질환, 특히 관상동맥 질환에 이용되고 있다.
- CT는 이러한 여러 질환의 진단뿐만 아니라 병의 치료 경과 관찰을 위해서도 이용되고 있다

그림 5-8 CT 및 사진

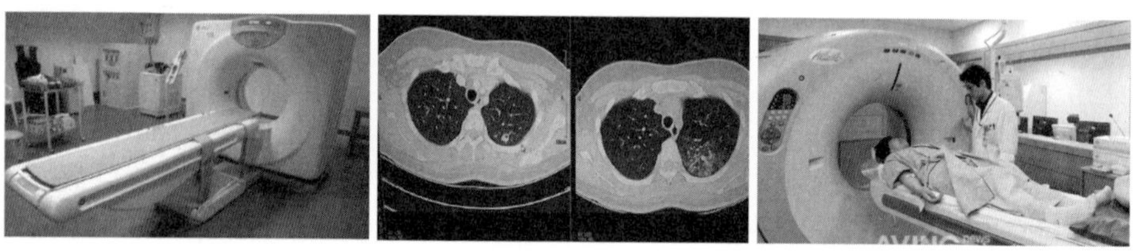

(1) 흉부 CT

몸의 횡단면에 5~10㎜ 간격으로 X선을 조사하므로 화상이 선명하기 때문에 아주 작은 조직 사이의 밀도 차이도 구별할 수 있어서 흉부 CT 는 폐암, 폐결핵, 폐렴 등 폐 이상소견을 평가하고자 하는 검사이다. 관련질환은 폐암, 폐결핵, 폐렴 등 폐의 이상소견, 늑막질환, 종격동 질환 등이다.

① **방법**

- CT 장치의 촬영대에 누워서 필요에 따라 조영제를 정맥주사로 투여 받게 된다(저선량폐CT인 경우 조영제의 투여 없이 검사를 진행한다)
- 이때 사용되는 조영제가 간혹 구토 등의 부작용을 유발할 수 있으므로, 검사 시작 6시간 전부터는 물을 포함한 금식상태를 유지하시고 알러지가 있으신 분은 검사 전에 미리 말씀해 주셔야 한다.
- 둥근 모양의 기계 안으로 몸이 천천히 이동하고, 검사대상 부위에 X선이 조사되면 기계에서 시끄러운 소리가 나는데 이 소리는 촬영이 잘 되고 있다는 신호이기도 한 만큼 걱정하지 않으셔도 된다.
- 검사 시간은 검사하는 부위에 따라 다르지만, 보통 10~15분 정도가 소요된다.

② **주의사항**

- 검사 후에는 경우에 따라서 두드러기 등 과민반응이 있을 수 있으며, 만약 증상이 있는 경우는 담당 직원에게 즉시 말씀하셔서 적절한 조치를 받으셔야 한다.
- 메포민 당뇨약(다이아벡스 정, 글루코파지 정 등)을 복용하는 고객 중 조영제를 사용하는 CT촬영 검사를 하는 경우, 검사 당일과 검사 후 48시간 동안은 메포민 당뇨약 복용을 하시면 안 된다.

(2) 복부체지방 CT

복부체지방측정 CT는 내장지방과 피하지방을 평가하고자 하는 검사이며, 관련질환은 내장지방형 비만 등을 진단한다.

① **방법**

- CT 장치의 촬영대에 누워서 검사를 하며, 정맥주사는 필요 없다.
- 둥근 모양의 기계 안으로 몸이 천천히 이동하고, 검사대상 부위에 X선이 조사되면 기계에서 시끄러운 소리가 나는데 이 소리는 촬영이 잘 되고 있다는 신호이기도 한 만큼 걱정하지 않으셔도 된다.

(3) 저선량 흉부 CT촬영 (Low-dose chest CT)

기존 CT의 1/10로 방사선양을 줄인 저선 량 흉부CT촬영은 방사선으로 인한 피해도 줄이면서 폐암의 진단에 있어 작은 크기의 병변도 잘 관찰되어 폐암의 조기 검진에 많이 사용되고 있다. 조영제를 사용하지 않기 때문에 금식이나 검사 후 부작용이 없다는 장점이 있으나 폐실질 이외에 기관지나 혈관, 임파선 등 좀 더 자세한 구조를 알기는 어렵다. 폐저 선량 컴퓨터 단층촬영는 폐암을 조기진단하기 위한 검사이다. 저선량 흉부 CT란 방사선량을 일반 CT보다 1/5~1/10 정도로 낮춘 것으로, X-ray를 한 번에 5~10번 찍는 것과 같은 방사선 양이다. 방사선량을 낮췄기 때문에 큰 부담이 없고, 흉부 X-선 촬영만으로는 찾기 힘은 조기 폐암을 찾는데 용이해 최근 널리 사용되고 있다.

① 검사방법 및 대상

저선량 흉부 CT촬영은 흡연자뿐 아니라 비흡연자에서도 폐암 발병률이 높아지면서 폐암의 생존율을 높이기 위해 조기 검진에 더욱 철저해야 한다는 목소리가 높다. 폐암은 국가에서 실시하는 5대 암검진 사업에서 제외되어 있는데다가, 건강검진에서 하는 흉부 X-선 촬영은 폐암을 조기에 발견하는 큰 도움이 안 된다는 지적이 있다. 최근에는 저선량 CT가 이런 문제를 해결해 줄 새로운 방법으로 제시되고 있다.

② 저선량 흉부 CT촬영의 장점

저선량 흉부 CT촬영은 폐암을 조기진단하기 위한 검사이며, 단순 흉부 방사선 촬영에서는 발견할 수 없는 폐 주변부의 작은 크기의 결절을 확인할 수 있는 장점이 있으며, 일반 컴퓨터 단층촬영에 비해 방사선 노출정도가 낮아 폐 저선량 컴퓨터단층촬영이라고 한다. 또한 조영제를 사용하지 않기 때문에 금식이나 검사 후 부작용이 없다는 장점이 있으나 폐실질 이외에 기관지나 혈관, 임파선 등 좀 더 자세한 구조를 알기는 어렵다.

(4) 복부 골반 CT(Abdomen & Pelvis)

복부 골반 CT는 몸의 횡단면에 5-10㎜ 간격으로 X선을 조사하므로 화상이 선명하기 때문에 아주 작은 조직 사이의 밀도 차이도 구별할 수 있어간, 췌장, 신장, 비장, 담낭 등 복부 소화기 질환을 평가할 때 유용한 검사이다. 관련질환은 간, 췌장, 신장, 비장, 담낭 등 복부 소화기 질환 등을 진단한다.

① 방법

- CT 장치의 촬영대에 누워서 필요에 따라 조영제를 정맥주사로 투여 받게 된다.
- 이때 사용되는 조영제가 간혹 구토 등의 부작용을 유발할 수 있으므로, 검사 시작 6

시간 전부터는 물을 포함한 금식상태를 유지하시고 알러지가 있으신 분은 검사 전에 미리 말씀해 주셔야 한다.

- 둥근 모양의 기계 안으로 몸이 천천히 이동하고, 검사대상 부위에 X선이 조사되면 기계에서 시끄러운 소리가 나는데 이 소리는 촬영이 잘 되고 있다는 신호이기도 한 만큼 걱정하지 않으셔도 된다.
- 검사 시간은 검사하는 부위에 따라 다르지만, 보통 10~15분 정도가 소요된다.

② 주의사항

- 검사 후에는 경우에 따라서 두드러기 등 과민반응이 있을 수 있으며, 만약 증상이 있는 경우는 담당 직원에게 즉시 말씀하셔서 적절한 조치를 받으셔야 한다.
- 메포민 당뇨약(다이아벡스 정, 글루코파지 정 등)을 복용하는 고객 중 조영제를 사용하는 CT촬영 검사를 하는 경우, 검사 당일과 검사 후 48시간 동안은 메포민 당뇨약 복용을 하시면 안 된다.

(5) 관상동맥 CT

관상동맥질환의 주요 유발 요인인 동맥경화증을 진단할 수 있는 동맥 내 석회화를 확인하여 향후 심장질환 발병을 예측하기 위해 시행하는 검사이다. 심장을 CT scan한 후 3D로 재구성하여 여러 분지의 관상동맥 내의 석회화 양을 합산하고 측정된 값을 나이 및 연령대별 기준치에 비교해 결과를 산출하는 검사이다. 관련질환은 동맥경화증, 대동맥판폐쇄부전, 승모판폐쇄부전, 심근경색증, 불안정협심증 등을 진단한다.

① 방법

- CT 장치의 촬영대에 누워서 필요에 따라 조영제를 정맥주사로 투여 받게 된다.
- 이때 사용되는 조영제가 간혹 구토 등의 부작용을 유발할 수 있으므로, 검사 시작 6시간 전부터는 물을 포함한 금식상태를 유지하시고 알러지가 있으신 분은 검사 전에 미리 말씀해 주셔야 한다.
- 둥근 모양의 기계 안으로 몸이 천천히 이동하고, 검사대상 부위에 X선이 조사되면 기계에서 시끄러운 소리가 나는데 이 소리는 촬영이 잘 되고 있다는 신호이기도 한 만큼 걱정하지 않으셔도 된다.
- 검사 시간은 검사하는 부위에 따라 다르지만, 보통 15~20분 정도가 소요된다.

② 주의사항

- 심전도 검사 시행 후, 심박동수가 안정적인 경우 검사한다.
- 심박동수 70회 이상이면 약물(concor)를 복용 후 1시간이 경과하면 검사를 시행한다.
- 검사 후에는 경우에 따라서 두드러기 등 과민반응이 있을 수 있으며, 만약 증상이 있는 경우는 담당 직원에게 즉시 말씀하셔서 적절한 조치를 받으셔야 한다.
- 메포민 당뇨약(다이아벡스 정, 글루코파지정 등)을 복용하는 고객 중 조영제를 사용하는 CT촬영 검사를 하는 경우, 검사 당일과 검사 후 48시간 동안은 메포민 당뇨약 복용을 하시면 안 된다.

2) MRI(Magnetic Resonance Imaging : 자기공명영상)

자기공명영상(MRI)이란 자장을 발생하는 커다란 자석통 속에 인체를 들어가게 한 후 고주파를 발생시켜 신체부위에 있는 수소원자핵을 공명시켜 각 조직에서 나오는 신호의 차이를 측정하여 컴퓨터를 통해 재구성하여, 영상화하는 기술이다. 자석으로 구성된 장치에서 인체에 고주파를 쏘아 인체에서 메아리와 같은 신호가 발산되면 이를 되받아서 디지털 정보로 변환하여 영상화하는 것을 말한다. 자기공명영상은 X선을 이용한 검사인 단순 X선 촬영이나 CT와는 달리 비전리 방사선인 고주파를 이용하는 검사이므로 인체에는 사실상 해가 없다는 것이 중요한 장점 중의 하나이다. MRI는 인체를 단면으로 보여준다는 점에서는 CT와 유사하지만 CT에서는 인체를 가로로 자른 모양인 횡단면 영상이 위주가 되지만 MRI는 환자의 자세 변화 없이 원하는 방향에 따라 인체에 대해 횡축 방향, 세로축 방향, 사선 방향 등의 영상을 자유롭게 얻을 수 있다는 장점도 있다.

■ **검사 종류**

뇌 자기공명영상, 척추 자기공명영상, 근골격계 MRI, 심장 자기공명영상, 간 자기공명영상, 부인과 자기공명영상, 비뇨생식계 자기공명영상, 태아 자기공명영상 등이 있다.

■ **검사주기**

각각의 부위와 질병에 따라 달라진다.

■ **준비사항**

편안한 검사복을 착용하며 다른 특별한 사전 준비는 필요하지 않으며, 조영제 사용이 필요한 경우는 정맥 내 주사를 위한 혈관 선택이 필요하다. 폐쇄공포증이 있는 환자를 위해 수면 검사를 준비할 수 있다.

■ **검사방법**

검사가 시작되면 시끄러운 기계 소리가 몇 분 간격으로 들리는데, 평소와 같이 안정된 마음으로 가만히 누워 있으면 된다. 검사 중에는 시끄러운 소리가 발생하며 이때 움직이면 안 된다. 자기공명영상(MRI) 촬영시에 MRI실의 검사대에 약 20~40분 정도 가만히 누워있게 되며, 헤드폰을 착용하고 밴드를 이용하게 고정한다. MRI 촬영시에는 밀폐된 공간에서 원통형 검사대에 들어가서 수십분 동안 가만히 있게 되므로 폐쇄로 인한 불안감과 소음으로 인한 불편감을 동시에 느끼게 된다. 헤드폰을 착용하면 기계 소음이 줄어들게 되고 기계를 작동하는 사람과 대화를 할 수 있다. 촬영중에 검사를 중단하고 싶으면 미리 제공된 버튼을 누르면 된다. 일부의 환자는 폐쇄공포증과 유사한 경험을 하게 될 수 있으며 이때에는 여러 가지 방법이 사용될 수가 있다. MRI 촬영기기에 따라서는 조용하고 부드러운 음악이나 영상이 제공되기도 하며, 과도하게 불안감을 느끼거나 MRI 촬영을 견디기 힘든 사람들에게 진정제가 투여되기도 한다. 일부 병원에는 원통형 MRI 말고도 전면이 개방되어 있는 개방형 MRI가 있어 편안하게 검사를 받을 수 있다.

■ **주의사항**

보청기, 틀니, 머리핀, 벨트, 시계, 열쇠, 지갑, 카드, 휴대전화기 등 금속성 소지품은 검사에 방해가 되므로 반드시 별도의 장소에 보관해야한다.

■ **결과**

검사 결과는 영사의학과 전문의의 판독으로 이루어지며, 2~3일 가량 소요된다.

■ **부작용**

자기공명영상 검사로 인한 부작용은 없으며 영상 촬영 시 함께 사용되는 조영제에 알레르기성 약물 부작용이 발생할 수 있다.

■ **진단질병**

뇌종양, 허혈성 뇌경색, 뇌출혈, 뇌감염, 뇌 기형, 퇴행성 뇌질환, 척수종양 및 다발성 경색, 자궁경부암, 전립선암 등이다.

그림 5-9 MRI 및 사진

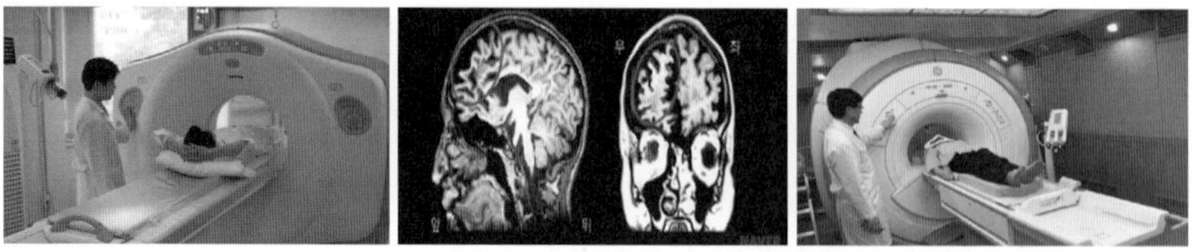

그림 5-10 부위별 MRI 사진

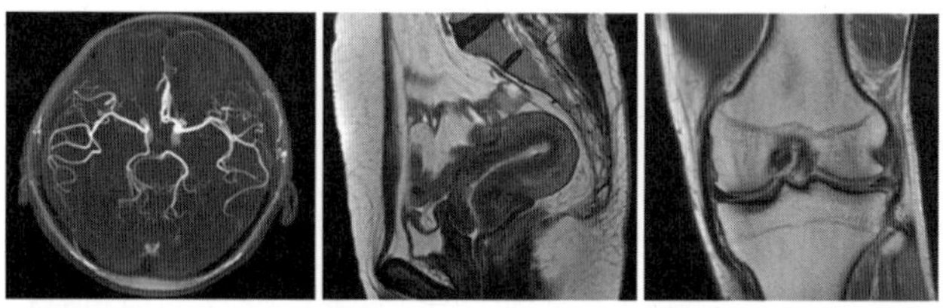

자기공명 혈관 촬영술 / 골반 MRI / 슬관절 MRI

(1) 뇌(Brain) MRI

MRI검사는 자기장과 고주파의 상호작용을 이용하여 인체의 해부학적, 병리학적인 정보를 얻을 수 있는 검사이며, 뇌 MRI는 뇌종양 등 뇌 이상소견 여부를 확인하고자 하는 목적이 있다. 관련질환은 뇌종양, 뇌허혈성질환 등 이상 소견 여부를 진단한다.

① 방법

- 검사를 할 때 소음이 나기 때문에 귀마개를 해 드린다.
- 영상의 흔들림을 방지하고 정확한 진단을 위해 검사 중에는 움직이면 안 된다.
- 둥근 모양의 기계 안으로 몸이 천천히 이동한 후, 검사 중 기계에서 시끄러운 소리가 나는데 이 소리는 촬영이 잘 되고 있다는 신호이기도 한만큼 걱정하지 않으셔도 된다.
- 검사 시간은 검사하는 부위에 따라 다르지만, 보통 20~25분 정도가 소요된다.

② 주의사항

- 검사 전후에 특별한 처치는 필요하지 않으나 다만, 인공 심장 박동기나 금속성 물질을 체내에 이식한 분은 자석의 영향이 크므로 검사를 받으실 수가 없다.
- 움직이지 않고 촬영 장치 내에 누워 있으면 되므로 검사하는 동안 별다른 어려움은 없다. 다만, 폐쇄공포증이 있는 고객은 검사가 어려울 수도 있다.

(2) 뇌(Brain) MRA

MRI검사는 자기장과 고주파의 상호작용을 이용하여 인체의 해부학적, 병리학적인 정보를 얻을 수 있는 검사이며, 뇌MRA는 동맥류, 혈관기형, 혈관형태를 확인하기 위해 혈관만을 영상화하는 검사이다. 관련질환은 뇌 동맥류, 혈관기형 등 뇌혈관 이상 소견이다.

① 방법

- 검사를 할 때 소음이 나기 때문에 귀마개를 해 드린다.
- 영상의 흔들림을 방지하고 정확한 진단을 위해 검사 중에는 움직이면 안 된다.
- 둥근 모양의 기계 안으로 몸이 천천히 이동한 후, 검사 중 기계에서 시끄러운 소리가 나는데 이 소리는 촬영이 잘 되고 있다는 신호이기도 한만큼 걱정하지 않으셔도 된다.
- 검사 시간은 검사하는 부위에 따라 다르지만, 보통 20~30분 정도가 소요된다.

② 주의사항

- 검사 전후에 특별한 처치는 필요하지 않으나 다만, 인공 심장 박동기나 금속성 물질을 체내에 이식한 분은 자석의 영향이 크므로 검사를 받으실 수가 없다.
- 움직이지 않고 촬영 장치 내에 누워 있으면 되므로 검사하는 동안 별다른 어려움은 없다. 다만, 폐쇄공포증이 있는 고객은 검사가 어려울 수도 있다.

(3) 경추(Cervical vertebrae) MRI

MRI검사는 자기장과 고주파의 상호작용을 이용하여 인체의 해부학적, 병리학적인 정보를 얻을 수 있는 검사이며, 경추 MRI는 경추(목뼈)의 추간판 탈출증이나 염증, 퇴행성 질환, 악성종양의 전이여부를 평가하고자 하는 목적이 있다. 관련질환은 경추 추간판탈출증(디스크)등의 척추장애, 관절질환 등을 진단한다.

① **방법**

- 검사를 할 때 소음이 나기 때문에 귀마개를 해 드린다.
- 영상의 흔들림을 방지하고 정확한 진단을 위해 검사 중에는 움직이면 안된다.
- 둥근 모양의 기계 안으로 몸이 천천히 이동한 후, 검사 중 기계에서 시끄러운 소리가 나는데 이 소리는 촬영이 잘 되고 있다는 신호이기도 한만큼 걱정하지 않으셔도 된다.
- 검사 시간은 검사하는 부위에 따라 다르지만, 보통 30~40분 정도가 소요된다.

② **주의사항**

- 검사 전후에 특별한 처치는 필요하지 않으나 다만, 인공 심장 박동기나 금속성 물질을 체내에 이식한 분은 자석의 영향이 크므로 검사를 받으실 수가 없다.
- 움직이지 않고 촬영 장치 내에 누워 있으면 되므로 검사하는 동안 별다른 어려움은 없다. 다만, 폐쇄공포증이 있는 고객은 검사가 어려울 수도 있다.

(4) 요추(Lumbar vertebrae) MRI

MRI검사는 자기장과 고주파의 상호작용을 이용하여 인체의 해부학적, 병리학적인 정보를 얻을 수 있는 검사이며, 요추 MRI는 요추(허리뼈)의 추간판 탈출증이나 염증, 퇴행성질환, 악성종양의 전이여부를 평가하고자 하는 목적이 있다. 관련질환은 요추 추간판탈출증(디스크) 등의 척추장애, 관절질환 등을 진단한다.

① **방법**

- 검사를 할 때 소음이 나기 때문에 귀마개를 해 드린다.
- 영상의 흔들림을 방지하고 정확한 진단을 위해 검사 중에는 움직이면 안 된다.
- 둥근 모양의 기계 안으로 몸이 천천히 이동한 후, 검사 중 기계에서 시끄러운 소리가 나는데 이 소리는 촬영이 잘 되고 있다는 신호이기도 한만큼 걱정하지 않으셔도 된다.
- 검사 시간은 검사하는 부위에 따라 다르지만, 보통 30~40분 정도가 소요된다.

② **주의사항**

- 검사 전후에 특별한 처치는 필요하지 않으나 다만, 인공 심장 박동기나 금속성 물질을 체내에 이식한 분은 자석의 영향이 크므로 검사를 받으실 수가 없다.
- 움직이지 않고 촬영 장치 내에 누워 있으면 되므로 검사하는 동안 별다른 어려움은 없다. 다만, 폐쇄공포증이 있는 고객은 검사가 어려울 수도 있다.

3) 양전자단층촬영(Positron Emission Tomography : PET)

CT 및 MRI가 우리 몸의 구조적인 변화를 측정한다면, PET은 우리 몸의 생화학적 변화를 측정하는 검사이다. PET는 양전자를 방출하는 방사성 의약품을 이용하여 인체에 대한 생리 · 화학적 · 기능적 영상을 3차원으로 나타낼 수 있는 핵의학 검사 방법 중 하나이다. 현재 각종 암을 진단하는 데 주로 활용되고 있으며 암에 대한 감별 진단, 병기 설정, 재발평가, 치료 효과 판정 등에 유용한 검사로 알려져 있다.

그림 5-11 PET-CT 장비 및 검사 사진

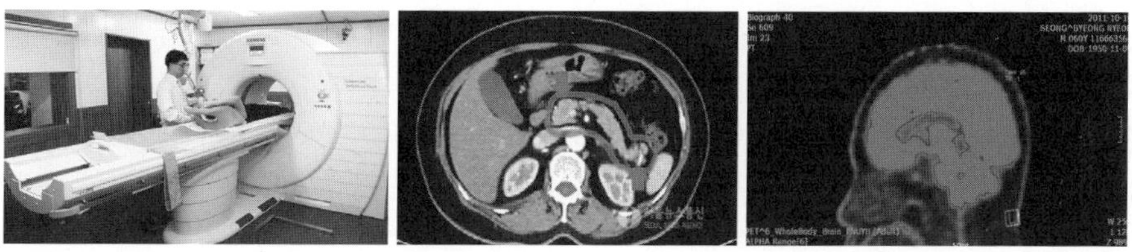

(1) 양전자방출단층 촬영(PET)

방사성의약품을 혈관에 주사한 후 전신에 흡수되어 방출 되는 양전자를 이용하여 전신을 촬영. 이때 주사 되는 방사성의약품은 포도당과 같은 몸의 기초 신진대사에 이용되는 물질이므로 대사과정에 이상이 있는 암이나 염증부위, 조직의 괴사부위 등을 알 수 있는 검사이다.

(2) 양전자방출단층 CT 촬영(PET-CT)

양전자방출단층촬영(PET)에서 몸 속 조직들의 기능과 생화학적진 대사 상태를 검사하는 기능적인 영상과 최신형 CT에서 제공되는 해부학적인 영상을 Fusion하여 보다 정확한 병변의 위치와 크기를 알 수 있는 의료기기이다. 따라서 해부학적 변화를 나타내는 CT와 MRI로 알 수 없는 조기의 화학적인 변화를 찾아 낼 수 있다.

① 준비사항

- 금식 후 하는 검사이므로 당뇨환자는 인슐린 및 혈당 약을 먹지 말고 혈압약 등 기타 다른 내복약을 복용중인 주치의와 상의한다.
- 조영제를 사용하는 다른 검사는 1주일 정도 간격을 두고 검사한다(조영제는 PET

CT에 영향을 준다).

② 검사방법

검사는 방사성의약품을 정맥 주사 맞고 전신에 분포가 잘되도록 안정을 취하면서 기다린 후(약 45분 정도) 바로 누운 상태에서 촬영을 하며, 검사하고자 하는 부위에 따라 다르나 약 30~40분 소요된다(총 검사시간: 1시간 반~2시간 정도).

③ 주의사항

PET-CT 검진 전 주의사항

① 저녁 8시 이후에는 금식해야 합니다.

② 조영CT 또는 위장조영촬영을 하신 분은 최소 10일 후에 검사가 가능합니다.

③ 칼슘제, 호르몬제, 글루코사민 등 골다공증이나 퇴행성관절염 치료제를 복용하시는 분은 1주일간 약물 복용을 중단하셔야 검사가 가능합니다.(혈압약은 아침에 드셔도 됩니다) (예: 6/10일 예약, 6/3일부터 중단)

④ 당뇨환자는 당뇨 수치를 150이하로 조절 후 검사가 가능합니다. (담당자와 미리 상담 필요) (검사 당일에는 당뇨약을 복용하시거나 인슐린 주사를 맞으시면 안 됨)

⑤ PET-CT검사는 모든 검사가 끝난 후에 진행합니다.

⑥ 검사 전날 물을 충분히 마시고(1000cc, 커피, 녹차 등 음료는 드시면 안 됨), 과격한 운동을 삼가시고 충분한 수면을 취하시기 바랍니다.

⑦ 검사 예약 날짜는 변경이 불가하니 꼭 가능한 날짜로 잡아주셔야 합니다.(최소 3일전) (취소시 28만원의 검사용 약값 개인부담, 반감기가 있어 기한이 지나면 약의 효능이 사라짐)

⑧ 검진시간은 총 1시간 30분에서 2시간 정도 소요됩니다. (약물주사 후 대기 60분, 검사 30분, 추가 검사 필요시 : 30분~1시간 연장)

⑨ 검사 후 가급적 물을 많이 드셔야 되며, 수유중인 산모는 검사가 끝나고 24시간이 지난 후부터 수유하시기 바랍니다.

⑩ 검사 당일은 유아나 임산부를 동반하지 않는 것이 좋습니다.

④ 부위별 검사유의 사항

- 전신 PET검사 : 검사 전 몸을 많이 움직이면 근육에 방사성의약품의 흡수가 많으므로 예약시간보다 조금 일찍부터 준비해서 안정된 상태로 검사받도록 한다.
- 뇌 PET검사 : 정확한 검사를 위하여 당일에는 담배와 커피, 홍차, 콜라 등의 음료와 두통약 등 뇌 성화 상태를 유발하는 약 및 음식물은 먹지 않는다.

4) 단일광자단층촬영(Single Photon Emission Computed Tomography : SPECT)

SPECT(Single Photon Emission Computed Tomography, 단일광자 전신화단층촬영)은 평면 영상에 더해 단층 영상을 얻음으로써 병소(病所)를 정확히 평가할 수 있는 방법이다. 목적에 따라 해당하는 방사성 의약품을 환자에게 투여한 후 감마카메라를 인체 주위로 회전시키며 여러 방향의 2차원 투사상(projection)을 얻고, 이를 사이노그램(Sinogram) 형태로 변환한 후 이에 영상 재구성 기법을 적용하면 CT와 마찬가지로 체내 단층 영상(tomogram)을 얻을 수 있다.

(1) 뇌관류 SPECT

혈류에 비례해 뇌 조직에 섭취되는 방사성 의약품을 이용하여, 뇌 조직으로 공급되는 혈류량을 직접 평가하는 영상법이다. 뇌경색이나 모야모야병과 같은 뇌혈관 질환이 있을 때 그에 의해 발생하는 국소 뇌 관류의 이상을 평가하는 데 주로 이용된다. 이외에도 간질, 치매 등과 같은 신경학적 질환이나 여러 정신과적 질환 등에서 뇌기능 이상과 동반되는 관류의 변화를 평가하기 위해서도 이용된다.

(2) 심근관류 SPECT

협심증, 심근경색과 같은 심혈관질환은 심장에 혈류를 공급하는 관상동맥이 좁아지거나 막히는 것이 원인이다. 이러한 혈관 문제의 결과로서 발생하는 심장 근육의 혈류 감소를 직접 영상화하여 보여주는 방법이 심근관류 SPECT이다. 관상동맥질환의 진단, 예후와 위험도 평가, 심근경색의 진단 및 심근의 생존능력 평가, 관상동맥중재술(PCI)이나 관상동맥우회이식술(CABG)의 효과 평가 등에 다양하게 이용된다.

그림 5-12 SPECT 및 사진

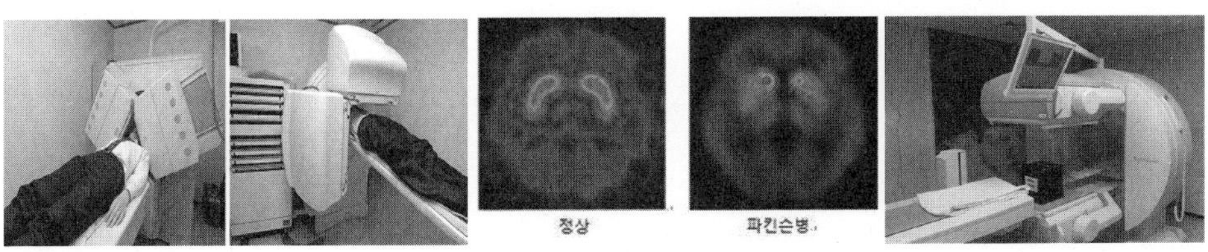

(3) 기타 SPECT

뼈 SPECT, 신장 SPECT, 부갑상선 SPECT, 방사성 옥소 SPECT 등이 있다.

(4) 준비사항

① 뇌관류 SPECT

특별한 준비사항은 없으나 관련 약제(카페인, 뇌혈류에 영향을 주는 약제)를 끊고 시행할 수 있으므로 검사 전 담당 의료진의 안내를 따른다.

② 심근관류 SPECT

촬영 4~6시간 전에 금식을 하고 카페인이 함유되어 있는 어떠한 음식, 음료도 검사 당일 섭취해서는 안 되며, 진통제 및 감기약 등도 복용하면 안 된다. 또한 흡연은 관상동맥의 강직을 일으키므로 하루 전부터 금하고, 심장 관련 약제는 의사와 상담 후 검사 당일 복용 여부를 결정한다.

③ 기타 SPECT

검사별로 다르므로 각 병원의 안내를 따른다.

(5) 주의사항

검사 도중 가능한 한 움직이지 않도록 하며, 카페인 성분을 포함한 음료를 먹지 않도록 한다. 검사 중 움직이면 영상이 왜곡되므로, 검사 도중 가능한 한 움직이지 않도록 한다. 금식이나 카페인 성분을 포함한 음료나 약물의 중단, 기타 검사와 관련된 안내사항을 준수하지 않으면 검사를 시행하지 못할 수도 있다.

(6) 진단질병

① 뇌관류 SPECT : 뇌경색, 모야모야병 등 뇌혈관질환, 간질, 치매, ADHD, 기타 신경과, 정신과 질환 등이다.
② 심근관류 SPECT : 협심증, 심근경색, 수술 위험도 평가 등이다.
③ 기타 SPECT : 무릎 통증, 수신증, 유두 갑상선암 등이다.

5) 뇌졸중검사 SET(뇌MRI(자기공명영상)&MRA(뇌혈관촬영)/뇌혈류초음파)

인체에 있는 수소 원자핵에 자기장을 이용하여 특정한 고주파를 송신하면 인체 조직에 따라 각각 다른 고주파를 수신할 수 있는데 이를 컴퓨터로 분석하여 영상으로 나타내는 자기공명영상(MRI)과 혈관 속의 혈액처럼 빠른 속도로 움직이는 영상을 찍을 수 있는 자기공명혈관영상(MRA)을 영상화 함으로써 각 장기의 질환을 진단하는 검사이다. 방사선이 아니므로 인체에 무해하고 해상도가 뛰어나며 여러 방향의 단면을 얻을 수 있어 보다 정확한 병변의 크기나 위치를 알 수 있는 장점이 있다.

(1) 머리 자기공명영상(Brain MRI)

자기공명영상(MRI)의 특징을 이용하여 전반적인 뇌질환을 진단하기 위한 검사이다.

(2) 뇌혈관자기공명영상(Brain MR angiography)

조영제를 사용하지 않고 혈류의 특성을 이용하여 혈관 영상을 얻는 것으로 뇌혈관 질환 등의 진단에 널리 사용하고 있다.

(3) 뇌혈류초음파(Transcranial Doppler Study)

인체에 무해한 초음파를 이용하여 두개강 내 흐르는 혈류의 속도를 측정하는 검사로 뇌혈관의 협착, 뇌혈관의 폐쇄 유무, 뇌혈관 기형, 동맥질환을 진단하는 검사이다.

(4) 혈관 조영검사

첨단 영상장비를 이용한 혈관 검사의 일종이며, 특별히 훈련된 인터벤션 영상의학과 전문의가 피부에 3㎜ 정도 크기의 절개를 한 뒤 카테터라고 하는 2㎜ 내외의 가느다란 관을 환자의 혈관에 넣고 조영제라는 약물을 주입하여 우리 몸의 혈관(동맥, 정맥)을 엑스선을 통해서 볼 수 있게 하는 검사이다.

6) 혈관조영검사(Angiography)

혈관 속에 엑스선 촬영 시에 보이는 물질을 넣고 엑스선 촬영을 하면 혈관의 모양을 엑스선 촬영으로 알아볼 수 있는 것을 혈관조영술이라 한다. 혈관 조영검사를 근본으로 발전한 학문이 중재시술(인터벤션)이라는 분야이며, 기존에 수술로 치료하거나 보존적 치료만을 하던 질환들을 첨단 장비를 이용하여 덜 침습적인 방법으로 치료할 수 있게 되었다. 중재시술의 치료 대상이 되는 대표적인 질환들로는 간암, 말초 혈관질환, 간경화 관련 정맥류, 급성 출혈, 자궁근종, 정맥류, 동정맥루, 심부정맥 혈전증 등이 있다.

수행내용 및 수행준거 - 특수 방사선검사

1 CT촬영과 MRI검사를 이해하고 전문지식을 습득하여 수진자 문의시 설명한다.

(1) 컴퓨터 단층촬영(CT)이란

CT란 인체의 목적 부위를 여러 방향에서 조사하여 투과한 X-선을 검출기로 수집하고 그 부위에 대한 X-선 흡수 차이를 컴퓨터가 수학적 기법을 이용하여 재구성하는 촬영기법을 말한다. 종래의 X-선 사진상에 비하여 혈액, 뇌척수액, 백질, 회백질, 종양 등을 구분하는데 우수한 분해능력과 대조도를 가지며 미세한 부분의 흡수차를 표현할 수 있어 영상진단분야에 있어서 아주 중요한 영역을 차지하고 있다.

CT는 X선 발생장치가 있는 원형의 큰 기계에 들어가서 촬영하며 단순 X선 촬영과 달리 인체를 가로로 자른 횡단면상을 획득한다. CT는 단순 X선 촬영에 비해 구조물이 겹쳐지는 것이 적어 구조물 및 병변을 좀더 명확히 볼 수 있는 장점이 있다. 대부분의 장기 및 질환에서 병변이 의심되고 정밀검사를 시행해야 할 필요가 있을 때 기본이 되는 검사법이다. 단면상을 얻는다는 점에서 MRI와 CT는 공통점이 있지만, CT는 X선을 이용하여 영상을 얻고, MRI는 자기장 내에서 고주파를 전사하여 영상을 획득한다는 차이점이 있다.

(2) 자기공명영상(MRI)이란?

자기장을 발생하는 커다란 자석통 속에 인체를 들어가게 한 후 고주파를 발생시켜 신체부위에 있는 수소원자핵을 공명시켜 각 조직에서 나오는 신호의 차이를 측정하여 컴퓨터를 통해 재구성하여, 영상화하는 기술이다. 자석으로 구성된 장치에서 인체에 고주파를 쏘아 인체에서 메아리와 같은 신호가 발산되면 이를 되받아서 디지털 정보로 변환하여 영상화하는 것을 말한다. 자기공명영상은 X선을 이용한 검사인 단순 X선 촬영이나 CT와는 달리 비전리 방사선인 고주파를 이용하는 검사이므로 인체에는 사실상 해가 없다는 것이 중요한 장점 중의 하나이다. 인체에 해가 없는 자기장과 비전리 방사선인 라디오 고주파를 이용해 조영제 없이도 CT에 비해 체내 연부조직의 대조도가 뛰어나며 수소원자핵을 함유한 조직의 생화학적 특성에 관한 정보를 얻을 수 있다. 인체를 단면으로 보여준다는 점에서는 CT와 유사하지만 CT에서는 인체를 가로로 자른 모양인 횡단면 영상이 위주가 되지만 MRI는 환자의 자세 변화 없이 원하는 방향에 따라 인체에 대해 횡축 방향, 세로축 방향, 사선 방향 등의 영상을 자유롭게 얻을 수 있다는 장점도 있다.

자기공명영상과 일반 CT 비교 장점과 단점	
장점	단점
① 방사선의 영향에 대한 우려가 전혀 없다. ② 일반 CT의 약점(공기가 많은 곳 · 뼈로 둘러싸인 부분)에 대해서도 효과적이다. ③ 조직이 변형되지 않은 병변(病變)도 찾아낼 수 있다. ④ 병변의 위치뿐만 아니라 성질까지도 알아낼 수 있다.	① 일반 CT에 비해 진단 시간이 오래 걸린다는 점이다. ② 현재의 자기공명영상 기술로는 수소 원자의 분포 밖에 알 수 없다. 나트륨, 인, 탄소 등 다른 원자가 지니는 정보도 병변의 발견, 진단에 유용하므로, 이를 통한 자기공명영상 기술이 연구되고 있다. ③ 자기공명영상 장비를 설치하는데 많은 비용이 들고 강한 자기장을 만들고 유지하는 데에도 많은 비용이 든다. ④ 진단시 소리가 크기 때문에 청력에 문제를 겪는 환자들도 있다.

2 MDCT(Multi Dedecter Computed Tomography) 64채널에 대하여 알아본다.

1회의 방사선 조사량으로 여러장의 영상을 얻을 수 있는 장비이며, 인터케어의 128 MDCT는 0.3초의 1회 촬영으로 128장의 영상을 얻을 수 있으므로 인체의 모든 부위를 고화질 입체영상으로 재구성할 수 있는 최첨단장비이다. 또한 기존의 CT에 비해 좀 더 빠른 시간안에 훨씬 많은 양의 자료를 얻음으로서, 영상진단의 정확성뿐만 아니라 다양한 영상정보를 제공한다.그리고 조기폐암에도 효과적이며 내시경과 투시 조영술로만 가능했던 위, 대장검사도 통증없이 빠르게 해낼 수 있다. 부위별 진단의 경우 방사선 피폭양의 자동조절이 가능하며 적은 방사선으로도 암 진단과 병기 결정, 진단 후 치료까지 효용도가 매우 높은 우수한 성능의 최첨단 의료장비이다.

3 MRI 및 MRA검사의 차이점에 대하여 이해하고 검진 수진자 문의시 설명한다.

MRI검사는 자기장과 고주파의 상호작용을 이용하여 인체의 해부학적, 병리학적인 정보를 얻을 수 있는 검사이며, 뇌MRA는 동맥류, 혈관기형, 혈관형태를 확인하기 위해 혈관만을 영상화하는 검사이다.

뇌 MRI는 치매, 뇌종양 등 뇌의 구조적, 기능적 이상소견 여부를 확인하고자 하는 목적이 있으며 뇌 MRA는 동맥류, 혈관기형, 혈관형태 등 뇌혈관 이상을 확인하기 위해 혈관만을 영상화하는 검사이다.

4 PET-CT에 대하여 전문지식을 습득하여 수진자 관리시 설명한다.

PET-CT는 양전자 방출촬영기(PET)와 컴퓨터 단층촬영기(CT)를 하나로 결합시켜 만든 장비로 두 장비의 장점을 살려 진단의 정확도를 높인 검사법을 말한다.

PET은 우리 몸의 대사변화를 직접 확인할 수 있는 예민한 검사방법이지만 병소의 정확한 위치는 알기 어렵다. 이 단점을 극복하기 위하여 PET의 장점과 CT의 장점을 보완한 PET-CT는 구조적으로 변화를 함께 관찰함으로써 검사의 정확성이 향상되고, 검사시간이 단축되어 있다. 전신의 조기암 발견 및 암의 전이 여부에 대한 판별, 병소의 위치를 정확하고 빠르게 알아낼 수 있는 첨단 정밀진단 장비이다.

5 심근 SPECT(Single Photon Emission Computed Tomography)검사에 대하여 알아본다.

심근 SPECT는 혈류 분포에 따라 심근에 섭취되는 방사성 의약품을 정맥 주사한 뒤 SPECT카메라를 이용하여 심근의 단층 영상을 얻는 검사로 협심증, 심근경색 등 관상동맥질환의 진단뿐 아니라 경피적중재술(PCI) 이나 관상동맥우회로술(CABG) 등 시술 전후에도 널리 이용되고 있다. 심근 부하는 대개 약물 부하를 하게 되며 이때 환자분이 누운 상태에서 검사자가 심근 부하용 약물을 서서히 주입한다. 운동부하를 하는 환자분의 경우 약 15분간 자전거를 탄다. 이어서 부하기 영상, 휴식기 영상을 각각 촬영하게 된다. 총 검사시간은 약 4시간 이상 소요되며, 촬영중에서는 음직이지 말아야 한다.

6 저선량 흉부 CT(Low-dose chest CT)촬영에 대하여 알아보고 검사대상 수진자에게 설명한다.

저선량 흉부 CT란 방사선량을 일반 CT보다 1/5~1/10 정도로 낮춘 것으로, X-ray를 한 번에 5~10번 찍는 것과 같은 방사선 양이다. 방사선량을 낮췄기 때문에 큰 부담이 없고, 흉부 X-선 촬영만으로는 찾기 힘은 조기 폐암을 찾는데 용이해 최근 널리 사용되고 있다. 미국에서 폐암의 고위험군인 55세 이상 흡연자를 대상으로 오랜 시간 동안 저선량 흉부 CT에 의한 검진 프로그램을 시행한 결과, 폐암을 조기 발견해 사망률을 낮출 수 있었다는 연구 결과도 있다. 따라서 조기검진이 유용하다고 판단되는 55세 이상, 남성 흡연자일 경우 촬영하는 것이 권장된다.

그림 5-13 저선량 흉부CT 검사

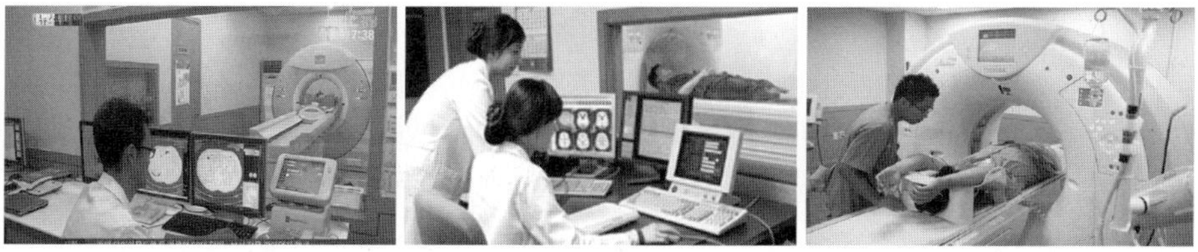

7 방사선 특수영상진단 검사종류와 관련질환검사에 대하여 정리하고 전문지식을 습득한다.

수행 Tip

→ 방사선 특수검사에 대하여 각 병원 건강검진센터를 검색하여 전문지식을 습득한다.

5-3 초음파검사

{ 학습목표 } ❶ 건강검진시 초음파의 검사의 종류에 대하여 알 수 있다.
❷ 초음파검사의 검사준비와 관리요령을 알 수 있다.
❸ 건강검진 수진자에게 초음파검사에 대하여 설명할 수 있다.

필요 지식

1. 초음파검사

1) 초음파검사(Ultrasonography)

초음파란 사람이 들을 수 있는 소리의 한계를 넘어선 음파를 의미한다. 우리가 들을 수 있는 소리보다 주파수가 큰 음파를 인체 내부로 전파시켰을 때 체내 연조직에서 반사된 음파로 얻어진 반사 영상을 이용한 검사이다. 초음파 검사는 초음파를 생성하는 탐촉자를 검사 부위에 밀착시켜 초음파를 보낸 다음 되돌아오는 초음파를 실시간 영상화하는 방식으로 검사가 진행된다. 따라서 초음파 검사는 간편하고, 검사 시 환자가 편안하며, 인체에 해가 없기 때문에 영상 검사 중 가장 기초가 되는 검사법이다. 특히 유방, 갑상선, 근골격과 같이 우리 몸의 표면에 위치한 구조를 쉽고 정확하게 평가할 수 있고, 컴퓨터 단층촬영(CT)이나 자기공명영상(MRI)에 비해 검사 장비를 쉽게 움직일 수 있으며 실제 움직이는 구조물을 볼 수 있어, 중환자나 수술 직후 환자의 중재적 시술에도 유리한 장점이 있다.

(1) 검사 부위

상복부 초음파 검사, 간 초음파 검사, 정맥류 초음파 검사, 부인과 초음파 검사, 전립선 초음파 검사, 고환 초음파 검사, 근골격계 초음파 검사, 갑상선 초음파 검사, 유방초음파 검사

(2) 검사방법

우선 검사 부위에 초음파가 잘 전달될 수 있도록 수용성 젤을 바르고 탐촉자를 검사 부위에 밀착시켜 진행한다. 구조물을 잘 보기 위해 환자에게 호흡 협조나 자세 변화를 요구할 수 있으며 때에 따라서는 정확한 진단을 위해 검사 부위에 압박을 가하기도 한다.

2) 초음파검사 종류

(1) 복부초음파검사(Abdomen Ultrasonography)

복부초음파검사는 인체에 무해한 초음파를 이용하여 복부의 장기나 혈관의 질병을 알아내기 위한 검사 방법이다. 복부초음파검사는 복부내의 간, 담낭, 췌장, 비장, 신장 등의 장기를 검사할 수 있다. 편안하고 빠르게 검사를 받을 수 있는 쉬운 검사이다. 이 검사는 몸속으로 기구를 삽입하지 않고 간의 내부 구조, 담낭 및 담관의 구조를 눈으로 직접 볼 수 있고, 통증이나 위험성이 없이 반복적으로 시행할 수 있는 편리한 검사이다. 복부(간) 초음파는 종합건강진단의 검사항목에 기본검사로 포함되어 검사를 실시하고 있다.

① 도플러(Doppler)

초음파도플러 효과란 물체의 이동에 따라서 물체의 상대적인 주파수가 변하는 현상으로 이러한 현상을 이용한 것이 도플러 초음파이다. 즉, 우리의 간내 혈액의 이동 속도에 따른 주파수 변화를 기록한 것이라 할 수 있다. 이를 이용하여 간내 혈류역학적인 정보, 혈류 방향 및 속도, 혈류량, 혈관의 폐쇄나 확장 등을 진단할 수 있다.

- 간헐파형(pulsedwave) 도플러 : 간내 혈관의 일정한 한 부위의 속도에 따른 측정값을 나타내는 영상
- 연속파형(continuouswave) 도플러 : 간내 혈관의 일정한 한 선을 따라 가장 높은 속도를 나타내는 영상
- 색 도플러(Colorflowmapping) : 혈류의 방향이나 속도에 따라 서로 다른 색으로 표시되는 영상

그림 5-14 복부초음파검사장비 및 검사

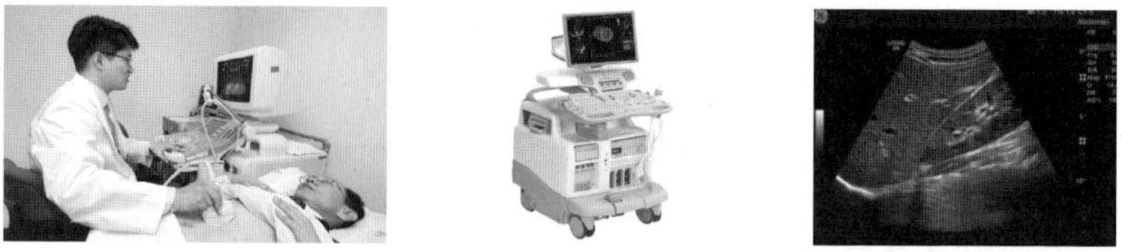

② 상복부 및 하복부초음파검사 준비 안내문

상복부 검사

간, 담낭, 신장, 췌장 등의 질환을 진단하는 검사로 약 15분 정도의 시간이 소요된다.
주의사항은 첫째, 검사전날 식사는 저녁 10시 이전에 유동식(흰죽, 미음)으로 가볍게 하십시오. 둘째, 저녁 식사 후 검사가 끝날 때까지 아무것도 드시지 마십시오(물, 음료수, 담배 일체).
셋째, 검사 당일 위내시경, 위투시 검사, 대장검사, 소변검사 등 다른 검사와 같이 있는 경우 반드시 초음파 검사를 먼저 하십시오.

하복부(골반) 검사

여성의 자궁과 난소, 남성의 전립선, 그리고 방광, 직장 등을 포함한 골반 내의 장기들을 초음파를 이용하여 진단하는 검사로 약 10~15분 정도의 시간이 소요된다.
주의사항은 첫째, 여성의 경우 골반 초음파 검사는 방광에 소변이 가득 차 있어야만 검사가 가능하므로 아침 일찍 대변을 보시고 검사 2~3시간 전부터 물을 500㎖ 이상 마시고 소변을 참고 오십시오(우유 및 콜라 등의 탄산음료를 마시지 마십시오).
둘째, 검사 당일 대장검사 또는 소변 검사 등이 함께 있을 경우 반드시 초음파 검사를 먼저 하셔야 합니다.

③ 검사방법

복부 초음파 검사는 크게 상복부와 하복부(골반) 검사로 나뉘며, 필요에 따라 혈관의 상태를 보기 위해 도플러(Doppler) 초음파 검사를 시행할 수 있다. 가장 흔하게 사용되는 것은 상복부 초음파 검사와 충수돌기 진단을 위한 초음파 검사 등이다. 일반적으로 상복부 초음파 검사가 가장 많이 시행되는데 이 부분의 인체장기인 간, 담낭, 담관, 췌장 등의 진단을 위해 사용되며, 비장과 신장까지 포함하여 장기들을 검사하기도 한다.

④ 시행 방법 및 소요시간

시행방법은 상복부초음파검사는 환자가 천정을 보고 똑바로 누워 있는 상태에서 시작한다. 검사 중에 조금씩 움직이거나 엎드리거나 반쯤 일어나 앉을 수도 있다. 검사의 소요시간은 숙달된 영상의학과 의사가 시행하고, 큰 이상 소견이 없는 상복부 초음파검사는 10~15분 이내에 검사를 끝날 수 있지만 복잡한 상복부초음파 검사나 충수돌기 초음파검사의 경우에는 소요 시간이 훨씬 길어지기도 한다.

⑤ 적응증

급성 혹은 만성 복통, 급성 혹은 만성 간염, 복부 장기의 원발성 및 전이성 종양, 복수, 농양, 담낭염 및 담도염과 결석, 급성 혹은 만성 췌장염, 신장염 및 신장결석, 정상 및 비정상 임신, 난소 및 나팔관 질환, 골반염, 급성 충수염 등이다.

⑥ 검사시 주의사항

초음파 검사를 받을 때는 꽉 끼지 않는 옷을 입는 것이 좋다. 여성은 원피스 착용은 불편하기 때문에 투피스를 입는 것을 권하며 병원에 따라서는 검사용 가운으로 갈아입고 시행하기도 한다.

⑦ 시행 후 관리

상복부 초음파검사가 가장 일반적인 초음파검사인 만큼 편안하고 빠르게 검사를 받을 수 있는 쉬운 검사이다. 도플러 초음파검사 중에는 혈류 측정을 할 때 '슉-슉-'하는 소리가 날 수도 있다. 검사가 끝나면 젤리를 닦고, 이후에는 바로 일상생활을 할 수 있다.

⑧ 진단질환

- 간 – 간암, 간경화증, 간농양, 지방간, 간디스토마
- 췌장 – 췌장염, 췌장암, 췌장낭포
- 비장 – 비종대, 비낭포, 종양
- 담낭계 – 담낭암, 담낭염, 담석, 폴립, 담관 확장, 황달, 신장염 및 종양, 결석 등이다.

(2) 심장초음파(Echocardiography)

심장초음파 검사는 인체에 무해한 초음파를 이용하여 실시간으로 심장의 움직이는 모습을 관찰하여 심장의 해부학적 구조의 이상, 심장 기능, 심장 내 압력 등을 비침습적으로 관찰할 수 있는 검사를 말한다. 심장초음파는 초음파를 이용하여 실시간으로 심장의 움직임을 관찰할 수 있는 검사로, '심에코'검사라고도 불린다. 검사를 통해 심장의 구조와 기능을 살펴볼 수 있어 심장질환을 진단하고 향후 치료방향을 결정할 수 있다.

① 검사방법

대개 가슴에 특별한 젤리를 바르고 진동 크리스탈이 부착된 탐촉자를 가슴 위의 적당한 부위에 갖다대고 검사를 한다. 그러나 초음파 발생 장치를 식도에 밀어 넣고 심장을 관찰하는 방법과 도부타민이라는 일종의 강심제를 정맥으로 투여하는 동안 검사하는 방법 등도 널리 활용된다. 약물을 투여하는 흉부의 불쾌감 또는 두통 및 구토, 서맥 및 부정맥 등의 부작용이 있을 수 있으나 통증이나 위험은 거의 없다.

② 진단질환

심근경색증과 허혈성 심질환, 선천성 심질환, 류머티즘성 판막질환, 심내막염 등 심장과 관련된 구조적, 기능적 이상을 확인할 수 있다.

그림 5-15 심장초음파검사장비 및 검사

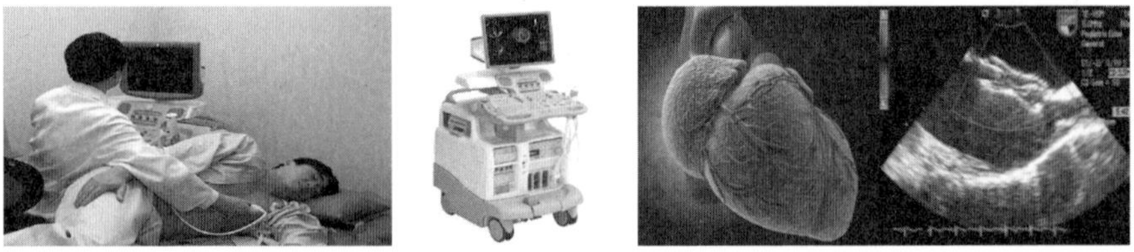

③ 소요시간

심장 초음파 검사 종류에 따라 약 30분에서 1시간 정도이다.

④ 심장초음파 검사가 필요한 경우

- 가슴통증, 가슴 두근거림, 호흡곤란, 어지러움 및 실신, 부종, 만성피로 등의 심장질환이 의심되는 증상이 있는 경우
- 심혈관질환의 가족력이 있거나, 심혈관질환으로 치료를 받고 있는 경우
- 흉부 X-ray 검사 및 심전도 검사 등에서 심비대 등의 이상 소견이 보이는 경우
- 심장에 영향을 끼칠 수 있는 내과질환(당뇨병, 갑상선질환, 류마티스질환, 만성신부전, 빈혈 만성폐쇄성 폐질환 등이다.

⑤ 주의사항

검사자를 따라 호흡을 조절하고 흉통 등이 발생하면 즉각 의료진에게 알린다. 모든 심

장 초음파 검사는 호흡 조절이 필요한 경우가 있으며, 이럴 경우 검사자에게 협조하여 호흡조절을 한다. 부하 심초음파의 경우 흉통이나 다른 증상이 발생 시 빨리 의료진에게 이를 알려야 한다.

⑥ 진단질병

모든 심장 질환의 진단에 심초음파를 실시하고 있으며, 판막질환, 허혈성 심질환, 심근질환, 심낭 질환, 심내막염 등의 진단에 필수적인 요소이다. 또한 심장초음파검사를 통해 허혈성 심장질환(협심증 및 심근경색), 판막질환, 심근질환, 심내막염 등의 모든 심장질환을 진단하기 위해 이용된다.

(3) 유방초음파(Breast ultra Sonography)

유방초음파검사는 고해상도 초음파 기기를 이용하여 유방 질환을 진단하는 검사이다. 대부분 7.5MHz 이상의 선형 탐촉자를 이용한 고해상도 초음파 기기를 이용하여 유방 질환을 진단하는 검사이다. 유방에 멍울이 만져지거나, 혈성 유두 분비의 증상이 있는 여성에서 1차 검사로 추천할 수 있는 검사법이다. 방사선 노출이 없으며 유방의 양성 혹(섬유선종), 악성 혹(유방암), 염증성 병변(농양), 물혹(낭종) 등을 영상 소견으로 구분하는 데에 그 정확도가 매우 높다.

① 검사주기

증상이 없는 건강한 여성에서 암 검진법으로서의 유방 초음파의 역할에 대해서는 이견이 많다. 유방 촬영술에서 치밀 유방을 보이는 여성에서 초음파를 추가로 시행하여 암 발견율을 높일 수 있어, 치밀 유방 소견을 보이는 젊은 여성에서는 유방 초음파가 많이 이용된다. 그러나 유방 초음파에서는 많은 양성 병변들이 보여 추가적인 조직 검사나 단기 추적 검사를 유발하는 단점이 있고, 초음파를 시행하는 의사의 경험에 따라 매우 다양한 결과가 나타날 수 있다.

② 검사방법 및 소요시간

누운 자세에서 양쪽 유방에 대해 초음파용 젤을 바른 후 초음파 탐촉자를 이용하여 전체 유방을 검사한다. 소요시간은 약 10~15분 정도 소요된다.

③ 진단질병

유방암, 유방의 양성혹(섬유선종), 물혹(낭종), 농양 등이다.

④ 결과

검사 결과는 정상, 양성 가능성 높으며 단기 추적 검사 요망, 조직 검사 요망, 암 가능성 높음 등으로 보고된다. 정상이란 유방초음파에서 이상 소견이 없는 경우를 말한다. 양성 가능성이 매우 높으면 6개월 추적 관찰을 권해서 6개월 후 변화가 없다면 다시 6개월 추적 관찰을 하고, 1년 동안 변화가 없다면 이후 1년 주기의 추적 관찰을 하게 된다. 암의 가능성에 따라 그 가능성이 조금 높다면 조직 검사를 시행하게 되는데, 초음파에서 잘 보이는 병변이라면 초음파 유도 하 침생검법을 주로 시행하며, 유방촬영술에서 잘 보이는 병변이라면 유방 촬영술 유도 하에서 시행하게 된다(자료출처: 서울대학교병원 의학정보).

그림 5-16 유방초음파검사 및 사진

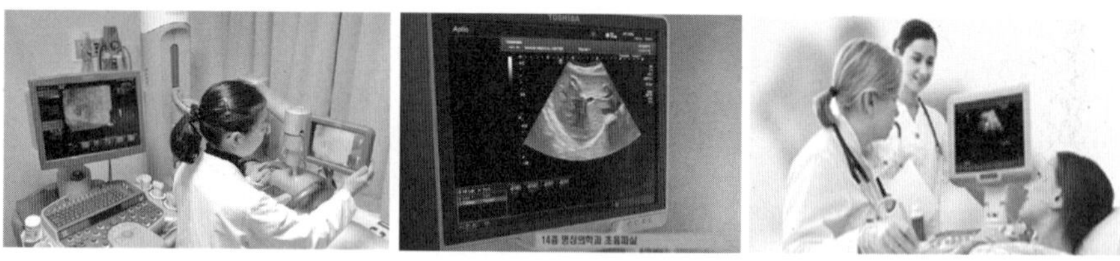

■ ACUSON S2000™ ABVS(Automated Breast Volume Scanner)

유방 전문 3D 볼륨 스캐너로 국내 대부분의 여성에게서 발견되는 치밀 유방 조직을 정형화 된 과정을 통해 방사선 피폭 없이 적은 통증으로 정확하게 검사 할 수 있는 초음파진단기 이다.

(4) 골반초음파(Pelvic ultra sonograpy)

여성의 내부 생식기는 크게 자궁 경부, 자궁의 체부, 난소, 난관로 구분되어 진다. 이러한 여성의 생식기는 각각의 성격이 매우 다르기 때문에 검사의 방법 또한 차이가 있다. 먼저 자궁경부는 자궁경부의 세포진 검사를 통해서 검사가 가능하다. 그러나 자궁의 체부와 자궁 내막의 상태, 난소, 난관은 자궁경부 세포진 검사로는 불가능하며, '골반 초음파'로서 진단이 가능하다. 골반초음파는 검사 방법에 따라 골반강 초음파, 질식 초음파 2가지로 구분되어진다.

골반초음파검사는 골반내의 장기인 자궁, 난소, 나팔관 등을 초음파를 이용하여 직접 관찰하는 검사이다. 자궁내막의 변화를 관찰할 수 있고 난소 낭종이나 난소 암, 그리고 중년여성에게 특히 많아지는 자궁근종을 진단 할 수 있다. 또한 검사는 초음파 발생기를 질내에 삽입하여 시행하므로 생리중일 경우에는 실시할 수 없으며, 생리가 완전히 끝난 후 3~4일경에 가능하다.

그림 5-17 골반초음파검사기 및 검사

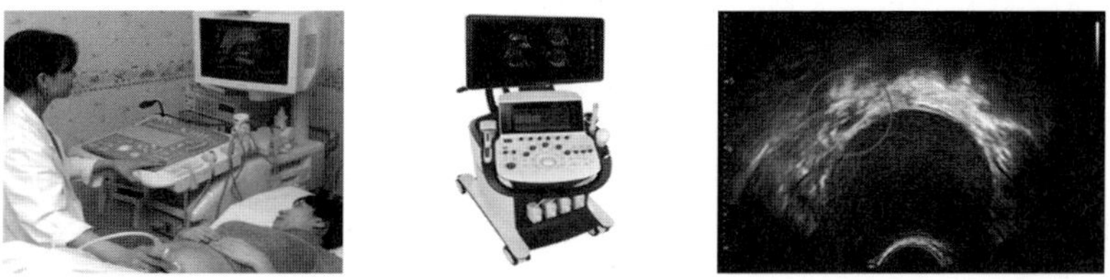

① **진단질환**

산부인과의 정기적인 검진 시 시행한다. 그 외 자궁의 근종, 자궁내막증, 자궁암 등 자궁의 질환, 또한 난소의 종양과 염증, 난관협착, 난관염 그 외 생리가 불규칙할 경우, 빈혈이 심할 경우 원인을 찾기 위해 실시한다.

■ **질식 초음파**

질식 초음파에서는 검사의 방법이 초음파기기를 질에 삽입하여 보는 검사로 검사 시작 전 방광을 비운 후 시행한다. 이로 인해서 검사자가 매우 걱정을 하게 되므로 시행 방법 및 안정성을 자세히 설명하여 충분히 이해 할 수 있도록 하여야 한다. 질식 초음파 검사 시에는 환자들 사이에서의 오염을 막기 위해 검사기기를 소독액에 담갔다가 사용할 때마다 일회용의 콘돔을 씌우고 검사하게 되므로 이로 인한 감염의 걱정은 없다. 검사의 소요 시간을 몇 분으로 검사를 위한 다른 준비는 필요치 않다.

(6) 전립선초음파(Prostate ultra Sonography)

전립선은 남성에 있는 성선의 하나로 직장의 바로 앞 방광의 하부에 존재하며, 호두알만 한 크기로 방광에서 생산된 뇨를 운반하는 요도의 시작부위부터 약 1인치 정도를 둘러싸고 있으며 정자를 운반하는 짙은 액체인 정액을 생산하는 기관이다.

경직장 전립선 초음파는 항문을 통하여 직장 내 초음파 탐촉자를 삽입하여 직장의 전방에 위치하는 전립선의 이상을 진단하는 검사법이다.

① 검사주기

전립선이 큰 경우, 전립선 결절이 만져질 경우, 전립선 항원이 높은 경우, 잔뇨감, 빈뇨, 야간뇨 등과 같은 증상이 있을 때 검사를 받는다. 전립선 비대로 인한 약물 또는 수술적 치료의 경우 따로 검사 주기는 없으며, 지속적으로 전립선 항원이 높은 경우는 조직 생검을 시행하는 것이 필요할 수 있다.

② 준비사항

검사하기 1시간 정도 전에 관장을 한다. 조직 검사를 하는 경우 외래 환자는 경구 항생제를 검사 전후로 복용하며, 입원하여 경정맥 항생제를 검사 전에 맞고 시행한다.

③ 검사방법 및 소요시간

환자는 좌측 와위(왼쪽으로 돌아 누운 자세)를 취하고 젤을 바른 막대형 탐촉자를 약 10cm 전후로 전립선이 보일 만큼 항문을 통해 직장에 삽입하고 검사가 진행된다. 소요시간은 대개 5~10분 정도가 소요된다.

④ 진단질병

전립선비대증, 전립선암, 전립선염 등의 각종 전립선 질환이 의심되는 환자와, 남성불임, 혈정액증, 사정시 동통 등을 호소하는 경우에서 폭넓게 사용되고 있다.

일반적으로 혈장전립선 특이항원(prostat specific antigen: PSA)의 증가와 직장수지검사(digital rectal examination, DRE)에서 만져지는 병변이 있을 때는 초음파 유도 하 전립선 생검(sextantbiopsy)을 시행하며, 이 방법이 진단에 가장 정확하고 지속적으로 전립선 항원이 높은 경우는 조직 생검을 시행하는 것이 필요할 수 있다.

⑤ 검사과정

환자분은 측와위 (옆으로 누운 상태)를 취한 상태에서 양측 무릎을 가슴 쪽으로 끌어 당겨 등이 구부러진 자세를 취하게 된다. 검사자는 손가락 두께 정도인 초음파소식자(probe)를 항문을 통해 삽입하고, 모니터를 통해 나타나는 전립선, 사정관, 정낭 및 방광의 영상을 관찰하게 된다. 검사자는 초음파 소식자를 삽입할 때의 환자의 통증을 줄이기 위해 윤활제를 사용한다.

그림 5-18 전립선초음파검사 및 사진

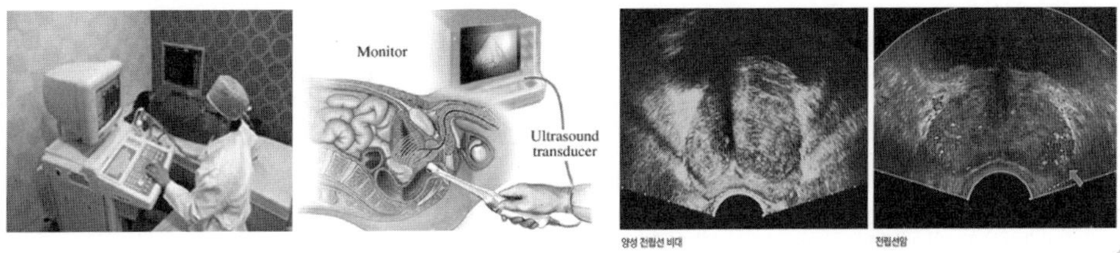

(7) 경동맥초음파(Carotid artery ultra sonography : 동맥경화검사)

경동맥이란 심장에서 나온 대동맥에서 머리로 혈액을 보내는 주요한 혈관을 의미한다. 대동맥궁에서 나온 총경동맥은 외경동맥과 내경동맥으로 나뉘어지게 된다.

경동맥 초음파 검사는 초음파를 이용해서 경동맥의 두께와 경동맥 내경, 경동맥내 혈류 속도, 혈류의 방향, 시간당 혈류량 등을 측정하는 검사이다. 최근에는 자기공명영상이나, 전산화 단층촬영 기법이 발달하여, 두경부 혈관의 동맥경화를 파악하는데 있어서 과거보다 그 역할이 감소했지만, 단순히 경동맥의 외부직경(외경)측정 이외에도 혈관내 직경(내경)과 혈관내 실제 혈류 상태를 파악할 수 있는 점은 자기 공명영상이나, 전산화 단층촬영이 갖지 못한 뇌혈류 초음파 검사만의 장점이다.

① 검사 원리

경동맥 초음파 검사는 인체가 들을 수 없는 주파수 영역의 초음파를 생성해서 이 초음파가 혈관의 외벽, 내벽, 혈구세포에 부딪힌 후에 되돌아오는 음파의 반향-메아리를 분석하는 것을 그 원리로 한다. 인체가 느낄 수 없는 음파자극이며, 보통 환자의 목과 두피에서 행해지기 때문에 침습적이지 않고, 검사에 따른 통증이 없다.

그림 5-19 경동맥초음파 시행과정

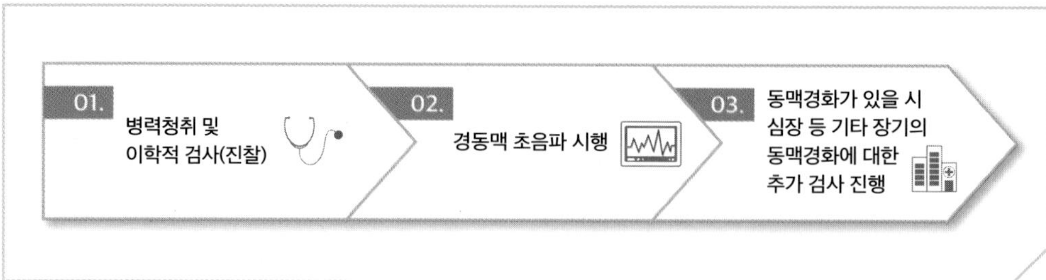

② 검사방법

경동맥 초음파는 인체에서 아래턱과 목이 만나는 부위의 혈관 맥박이 느껴지는 곳에 초음파 발생기구를 접촉시켜 검사를 한다.

경동맥초음파 검사방법

① 베개를 베지 않은 상태에서 똑바로 침대에 눕습니다.
② 검사 부위에 윤활제를 바른 후, 지시에 따라 고개를 돌립니다.
③ 경동맥초음파를 목에 대고 움직이면서, 화면을 통해 이상 유무를 관찰합니다.
④ 소요시간은 약 10분 정도이며, 통증이나 불편감이 없고, 안전하게 검사를 받으실 수 있습니다.

③ 동맥경화 및 평가

혈관에 지방, 주로 콜레스테롤, 중성지방 등이 침착하여 혈관 내강이 좁아지고 탄력을 잃게 되는 증상을 말한다. 정상적인 노화 현상으로도 일어나며 지질대사 이상이나 호르몬대사 이상, 유전적 요인, 식생활, 운동 부족 등 여러 가지 요인의 복합작용으로 발생할 수 있다. 경동맥 초음파 검사는 목 혈관을 초음파로 관찰하여 혈관벽의 두꺼워진 정도, 플라그(찌꺼기)를 보고 동맥경화의 단계를 평가한다.

④ 진단질환

뇌졸중의 조기 진단과 예방이 가능하며 동맥경화의 정도를 측정하기 위해 목 부위에 있는 혈관의 혈류를 검사하는 초음파 검사 방법으로 경동맥의 좁아진 정도, 혈전 유무, 혈류 등을 검사한다. 또한 고혈압, 당뇨, 고지혈증, 장기간 흡연 등으로 뇌졸중 위험이 있는 경우 뇌졸중 위험도를 예측하는 데 도움이 되는 검사이다.

⑤ 임상적 응용

동맥경화로 인한 중풍(뇌졸중)이나 협심증, 심근경색은 당뇨병 환자에게서 정상인보다 약 3배가 많으며, 가장 중요한 사망원인이기도 하다. 보통 1~2년에 한 번 정도 주기적인 동맥경화 검사를 통해 조기에 적절한 치료를 받는다면 이런 위험 요소를 충분히 줄일 수 있다.

⑥ 검사과정 및 소요시간

경동맥초음파검사는 기본적으로는 많은 사람들이 건강검진 때 받고 있는 복부 초음파 검사와 유사하지만 이 검사를 위해서는 고성능의 컬러 도플러 초음파 장비가 필요하며 검사 전 특별히 금식이 필요 없고 누운 상태에서 목의 경동맥 부위를 초음파 탐촉자로 검사하는데 소요되는 시간은 피검자 마다 다르지만 보통 양쪽 경동맥을 검사하는데 약 20분에서 30분 정도이고 경동맥의 모양이나 협착 정도에 따라 시간이 더 걸릴 수도 있다.

그림 5-20 경동맥초음파검사 및 사진

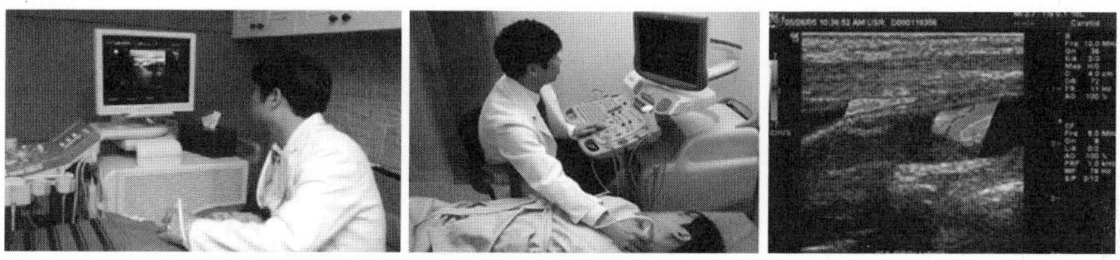

(8) 갑상선초음파(Thyroid ultra Sonography)

초음파를 이용하여 갑상선의 형태학적 이상을 평가하는 검사이다. 갑상선초음파는 컴퓨터와 연결된 높은 주파수의 탐촉자(transducer)는 초음파를 발생시키고 또 인체에서 반사되는 음파를 받아들이게 되며 이를 컴퓨터에서 재구성하여 영상을 실시간으로 볼 수 있게 해준다. 이러한 초음파를 이용하여 갑상선 및 주변 기관의 형태적 이상에 대해서 평가하는 방법으로 갑상선결절에 대해서 다른 어떤 검사보다도 높은 해상도를 가지고 있는 검사이다.

① 검사주기

갑상선 종괴가 촉진되는 경우, 갑상선암 고위험군 환자의 선별 검사, 부갑상선 결절 의심 환자 등에서 초음파를 시행하게 된다. 일반적으로 세침흡인생검 혹은 조직검사는 1cm 보다 큰 결절일 때, 또는 1cm보다 작은 결절이지만 초음파 소견상 악성이 의심스러울 때 권장된다. 갑상선결절에 대한 추적 검사는 초음파 소견과 병리 소견에 따라 6개월 혹은 1년 단위로 시행할 수 있다.

② 준비사항

초음파 및 세침흡인검사에서는 금식 등과 같은 특별한 준비가 필요 없다.

③ 검사방법 및 소요시간

똑바로 누운 상태에서 어깨나 목 밑에 베게 등을 받혀 목을 뒤로 젖힌 상태로 탐촉자와 목에 초음파 젤리를 바른 후에 검사를 시작한다. 소요시간은 약 5분~20분 정도 소요된다.

④ 주의사항

초음파를 시행할 때 특별한 주의사항은 없지만, 갑상선 세침흡입생검에서 항응고제를 복용하는 경우는 의료진과 충분히 상의를 해야하며, 또한 출혈의 소지가 높아 와파린의 경우 3~5일 정도 복용을 중지하고 혈액응고검사 수치가 정상 범위에 이르면 흡입생검을 시행하는 것이 원칙이다. (자료출처: 서울대학교병원 의학정보)

그림 5-21 갑상선초음파검사 및 사진

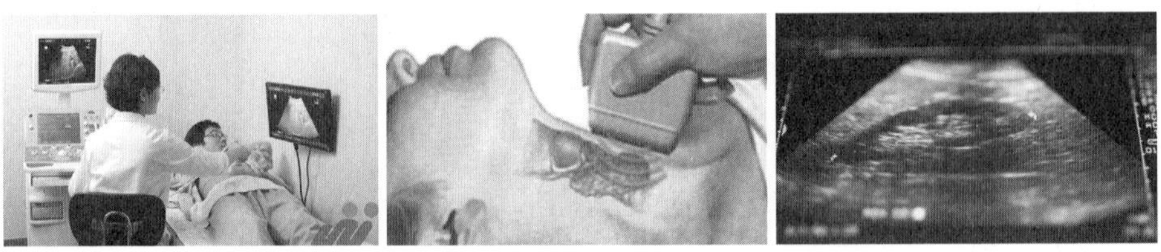

⑤ 진단질병

갑상선의 발달 이상, 미만성 갑상선 질환(그레이브스병이나 하시모토갑상선염 등), 양성 결절질환(물혹이나 증식성 결절 등) 및 악성 결절 질환(유두암과 여포암이 대표적)

(9) 질초음파(Vaginal ultra Sonography)

질 초음파는 장 관내 가스나 골반뼈에 가려져 복부 초음파에서는 잘 보이지 않는 여성 생식기인 자궁과 질, 난소와 그 주변을 검사하기 위해 질을 통해 막대기 모양의 초음파 탐촉자를 집어넣어 시행하는 검사이다. 자궁 및 그 부속기에 질환이 의심될 때 시행하는 첫 번째 검사로 쓰이거나, 이전 시행한 컴퓨터단층촬영 및 자기공명영상에 대한 부가적 검사 목적, 또는 조직검사를 위한 보조적인 수단으로 사용된다.

(10) 항문초음파

항문의 염증 유무 및 질환의 정확한 범위와 위치, 그 외 다른 병변의 유무를 3D로 관찰할 수 있는 검사로 약 5분 정도 소요된다.

(11) 하지정맥류초음파

Color혈류 초음파 진단기, 도플러 등 첨단장비를 사용하여 정맥류의 원인 및 판막의 상태를 확인하여 치료방법, 치료범위를 결정한다.

수행내용 및 수행준거 - 초음파검사

1 초음파검사의 정의와 특징, 검사방법에 대하여 알아본다.

(1) 초음파검사

초음파검사는 인간의 가청 범위 밖인 20,000Hz 이상의 음파를 이용해서, 인체 내부의 조직간 밀도 차에 의해 생기는 반사파를 받아 영상화하는 검사이다. 이는 어선에서 초음파를 이용해 고기떼를 찾는 것과 같은 원리로서, 뼈나 폐, 장내 공기층 등은 투과하기 어려워 검사할 수 없지만 그 밖의 부위에서는 광범위하게 이용되고 있다. 최근에는 도플러 효과를 이용해 혈관의 혈류 방향, 혈류 속도, 혈류량을 알 수 있다.

(2) 종류와 특징

초음파는 인체에 해가 없는 검사로 태아, 생식기, 신생아에도 할 수 있는 검사이다. 따라서 복부, 골반부, 갑상선, 유방, 사지 및 경부 혈관, 전립선, 고환, 산전 태아, 신생아 두뇌 등 광범위한 부위를 검사할 수 있다. 이 중 복부초음파 시에는 금식이 필요하고, 전립선초음파 시에는 방광을 채우는 조치를 해야 하며 그 밖의 부위의 검사는 특별한 준비가 필요치 않다.

(3) 검사방법

각각의 초음파검사 방법은, 복부초음파 시는 초음파기계를 배에 대고 검사하며 환자는 심호흡을 한 후 잠시 멈추고 배를 불룩하게 내미는 협조를 해야 한다. 그 밖의 부위의 초음파검사 시에는 별도의 주의가 필요하지는 않다.

2 복부초음파, 심장초음파, 유방초음파, 전립선초음파, 골반초음파, 갑상선초음파에 대하여 알아보고 전문지식을 습득한다.

(1) 복부초음파

복부에 초음파를 발사한 다음, 인체 장기의 각 매질이 다른 경계면에서 반사되어 돌아오는 초음파 음속들의 강도와 시간에 따라 서로 다른 점(dot)들로 배열하여 실시간으로 영상을 얻는 기법을 말한다. 이 검사를 통해 간, 담낭, 췌장 등의 복부 내 장기의 병변 부위를 관찰하고 진단한다. 복부초음파검사는 초음파 검사실에서 반듯이 누운 상태로 검사를 진행하지만 경우에 따라 옆으로 눕거나 앉은 자세에서 검사를 진행한다. 탐촉자와 신체에 초음파젤을 바른 후에 검사를 진행하며 수검자는 상복부 장기들이 잘 보이게 하기 위해 숨을 들여 마시거나 배를 불리어 검사를 시행하게 된다. 검사 소요시간은 수 분에서 수 십 분 걸린다. 관련질환은 간경변, 담낭염, 담석증, 담낭암, 수신증, 신장암, 췌장암 등 복부의 여러 질환을 알 수 있다. 검사전 주의사항은 검사 전날 밤 9시부터 검사가 끝날 때까지 금식한다. 검사당일 물, 음료수, 담배 등 일체 안 된다.

(2) 심장초음파

초음파를 이용하여 심장을 직접 보면서 구조와 움직임을 관찰하고 심장의 기능과 혈류 상태를 파악하여 심장 질환을 조기에 진단할 수 있는 편안하고 안전한 검사이다.

(3) 유방초음파검사(Breast Ultra sonography)

7.5MHz 이상의 선형 탐촉자를 이용한 고해상도 초음파 기기를 이용하여 유방 질환을 진단하는 검사이다. 검사의 방법이 매우 간편하고, 검사로 인한 방사선피폭의 위험이 없으므로 모든 연령층의 여성에게 반복적으로 사용할 수 있는 검사방법이다. 더불어 최근에는 초음파 기기의 발달로 검사율이 점차 높아지고 있다. 일반적으로 초음파검사는 유방촬영술에서 이상 소견이 발견된 경우 이차적인 검사로 시행되어 왔으나, 요즘은 유방촬영과 함께 유방초음파 검사도 일차적인 검사로 시행하고 있다.

(4) 갑상선초음파

갑상선 초음파는 갑상선의 모양, 크기, 결절의 성상을 관찰하는데 이용된다. 특히 갑상선결절에 대해서 다른 어떤 검사보다도 높은 해상도를 가지고 있는 검사로 갑상선 결절이 있는 경우, 결절의 내용물이 고형인지 낭종인지 판별이 가능하며, 치료 후 결절의 크기 변화를 추적 관찰하는데 유용하다. 갑상선의 기능은 일반적으로 혈액으로만 검사를 한다고 생각하지만 실제로 초음파와 혈액검사를 함께 병행하여야 한다.

(5) 전립선초음파

초음파 진단기를 이용하면 장기의 단면을 여러 각도에서 손쉽게 볼 수 있으므로 전립선의 질환을 보다 빠르고 정확하게 진단할 수 있으며 주로 소변을 보기가 힘들거나 너무 자주 볼 때, 소변을 볼 때 통증이 있거나 잔뇨감이 있을 때, 정액에 혈액이 섞여 나오는 경우, 남성 불임 등이다.

(5) 골반초음파

여성의 내부 생식기는 크게 자궁 경부, 자궁의 체부, 난소, 난관로 구분되어 있다. 이러한 여성의 생식기는 각각의 성격이 매우 다르기 때문에 검사의 방법 또한 차이가 있습니다. 먼저 자궁경부는 자궁경부의 세포진 검사를 통해서 검사가 가능하다. 그러나 자궁의 체부와 자궁 내막의 상태, 난소, 난관은 자궁경부 세포진 검사로는 불가능하며, '골반 초음파'로서 진단이 가능하다. 이 초음파는 검사 방법에 따라 골반강 초음파, 질식 초음파 2가지로 구분되어 있다.

(6) 골반강 초음파

배 위에서 보는 검사로 대부분 미혼 여성에게 실시한다. 골반강의 초음파 검사는 방광이 충만되어 있지 않으면 장의 gas로 인하여 초음파 빔의 전달을 방해하기 때문에 관측하기가 어렵다. 그러므로 검사 시작 전 2~3시간 전에 500~700㎖의 물을 섭취하여 방광에 소변을 가득 채운 뒤 검사를 시행하여야 한다. 보통 성 경험이 없는 미혼여성에게 실시한다.

(7) 질식 초음파

질식 초음파에서는 검사의 방법이 초음파기기를 질에 삽입하여 보는 검사로 검사 시작 전 방광을 비운 후 시행한다. 이로 인해서 검사자가 매우 걱정을 하게 되므로 시행 방법 및 안정성을 자세히 설명하여 충분히 이해 할 수 있도록 하여야 한다. 질식 초음파 검사

시에는 환자들 사이에서의 오염을 막기 위해 검사기기를 소독액에 담갔다가 사용할 때마다 일회용의 콘돔을 씌우고 검사하게 되므로 이로 인한 감염의 걱정은 없다.

(8) 경동맥초음파

목 주위에 있는 경동맥 및 추골동맥이 좁아진 정도나 위치, 혈류의 적절성을 확인하는 검사이다. 경동맥초음파에서 총경동맥의 내막-중막 복합체 두께를 통해 동맥경화증의 정도를 예측할 수 있으며, 이 검사를 통해 심뇌혈관 질환의 위험요소를 조기에 파악할 수 있다. 이외에 경동맥의 부위별 혈류 속도 측정을 통해 경동맥의 폐쇄 정도를 확인할 수 있으며, 동맥경화판이나 혈전의 존재 유무 등도 바로 파악할 수 있다. 초음파검사는 인체에 해가 없는 비침습적 검사이며 실시간으로 혈류의 흐름을 확인할 수 있어 혈관질환 검사에 좋은 검사법이다.

(9) 부인과 초음파

산부인과에서 시행하며 각종 부인병 및 태아에 관한 여러 검사를 시행하고 있다.

3 초음파장비와 Probe에 대하여 알아보고 관리한다.

그림 5-22 초음파장비 및 Probe

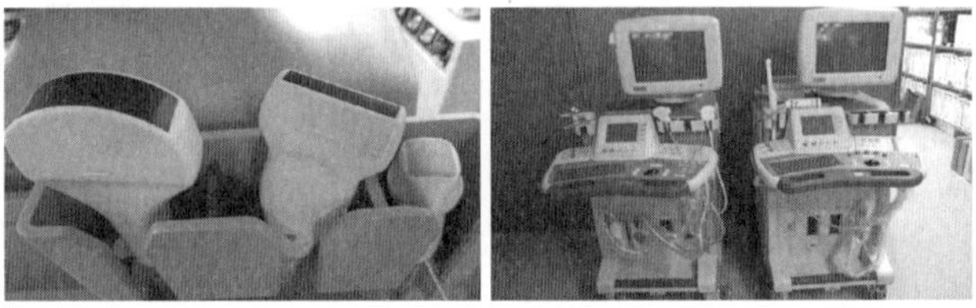

4 초음파검사의 종류별로 사전준비사항 및 유의사항에 대하여 알아본다

5 초음파의 종류별로 검사목적과 관련질환에 대하여 알아보고 전문지식을 습득한다.

수행 Tip

→ 각 병원 건강검진센터 홈페이지를 검색하여 초음파검사에 대한 기초 의학지식을 습득한다.

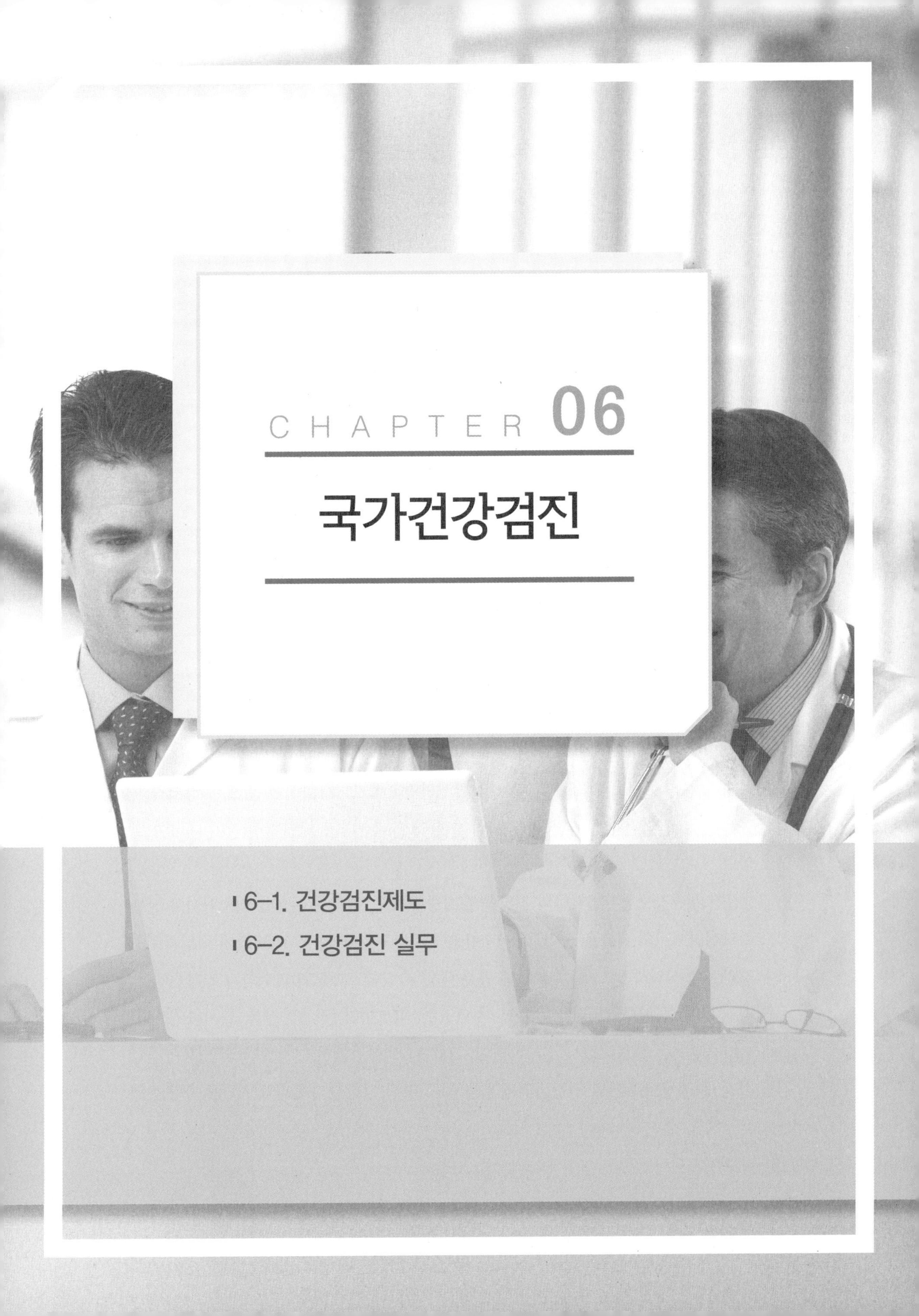

CHAPTER 06

국가건강검진

6-1 건강검진제도

{ 학습목표 } ❶ 건강검진의 종류 및 대상에 대하여 알 수 있다.
❷ 건강검진의 실시 절차 및 검사결과에 대하여 관리할 수 있다.
❸ 건강검진실시자의 검진비용을 청구할 수 있다.

필요 지식

1. 건강검진제도의 개념

1) 개요 및 의의

"건강검진"이란 건강상태 확인과 질병의 예방 및 조기발견을 목적으로 건강검진기관을 통하여 진찰 및 상담, 이학적 검사, 진단검사, 병리검사, 영상의학 검사 등 의학적 검진을 시행하는 것을 말한다고 정의하고 있다. 건강검진기본법에서 모든 국민은 국가건강검진을 통하여 건강을 증진할 권리를 가지며, 성별 · 연령 · 종교 · 사회적 신분 또는 경제적 사정 등을 이유로 건강검진에 관한 권리를 침해 받지 아니한다고 국민의 권리에 대하여 말하고 있다.

건강검진은 건강보험가입자들의 건강을 유지증진하고, 경제적 손실을 최소화하고 장기적으로 보험급여비의 지출을 줄이고자 1980년에 시작되었다. 이후 1988년에 직장피부양자 건강검진을 실시하였으며, 1990년에 공무원 및 사립학교교직원 피보험자 건강검진 실시(암검진 포함)하였다. 또한, 1995년 지역조합 피보험자 건강검진을 실시하였으며, 2000~2001년에는 특정암검사 실시하였다. 2007년 생애전환기 건강진단 및 영유아건강검진 실시 등의 생애주기별 건강검진체계를 통해 평생 건강관리체계의 기반을 구축하였다.

2) 목적

- 생활습관성 질환인 고혈압, 당뇨병, 이상지질혈증 등 심뇌혈관질환 예방과 6대 암을 조기에 발견하여 치료토록 함으로써 국민건강 수준의 향상과 국민의료비를 절감하고
- 생애전환기건강진단 및 영유아건강검진 등 맞춤형 건강서비스 제공과 철저한 검진기관 관리를 통한 검진의 질 향상으로 가입자의 수검 만족도 제고와
- 국민의 건강을 책임지는 세계 최고의 건강보장기관으로서 중추업무인 건강검진사업의 확고한 기반을 구축하는데 있다.

3) 건강검진 발전과정 및 연혁

2008년 3월 22일 「건강검진기본법」을 제정 · 공포하였으며, 건강검진 발전과정 및 연혁은 다음과 같다.

표 6-1 건강검진 발전과정 및 연혁

연도별	내 용
1950년	결핵과 기생충질환에 대한 집단검사(대한결핵협회와 기생충협회)
1951년	학교신체검사규정제정 – 체격, 체질, 체능(체력)실시
1953년	근로기준법 제정(16인 이상 사업장 정기건강진단 실시 의무화 – 제71조)
1980년	공무원 및 사립학교교직원 의료보험관리공단 피보험자 건강진단 실시
1988년	직장피부양자 건강검진 및 간염 예방사업 실시
1993년	공무원 및 사립학교교직원 피부양자에 대한 건강검진 실시
1995년	직장가입자 건강검진 실시 및 지역가입자 건강검진 실시
1999년	'건강검진실시기준' 제정, 의료급여수급권자 국가 암 검진사업실시
2001년	만 40세 이상 지역세대원 및 피부양자 특정 암 검사
2007년	만 40세, 66세 생애전환기 건강진단 및 영유아건강검진 사업 실시
2008년	건강검진기본법 제정 공포(3월)
2012년	의료급여수급권자 일반건강검진 실시
2019년	지역세대원 및 피부양자 일반검진 적용 확대(만 20세)

4) 건강검진 근거법규

- 국민건강보험법 제47조 및 동법 시행령 제26조
- 암 관리법 제 9조, 동법 시행령 제 9조 및 동법 시행규칙 제7조
- 건강검진 실시기준(보건복지부고시 제2024-292호, 2024. 1. 2)
- 암검진실시기준(보건복지부고시 제2023-303호, 2023. 12. 29)

5) 용어정의

① "대상자"란 영 제25조 제2항 내지 제3항과「의료급여법」에 따라 해당년도에 건강검진을 받을 수 있는 자를 말한다. 이 때, 영 제25조 제3항의 "사무직"이라 함은 「산업안전보건법」 시행규칙 제99조 제1항에 따른 "사무직에 종사하는 근로자"를 말한다.

③ "수검자"란 제1호에 따른 대상자 중 건강검진을 받은 자를 말한다.

③ "일반건강검진"이란 영 제25조제2항제1호에 따른 대상자와「의료급여법」에 따른 의료급여수급권자 중 만 19세부터 64세까지 세대주, 만 40세부터 64세까지의 세대원에게 실시하는 건강검진을 말한다.

④ 의료급여생애전환기검진이란「의료급여법」에 따른 의료급여수급권자 중 만 66세 이상 세대주 및 세대원에게 실시하는 건강검진을 말한다.

⑤ "영유아건강검진"이란 영 제25조 제2항 제3호에 따른 대상자와 6세 미만 의료급여수급권자에게 실시하는 건강검진을 말한다.

⑥ "건강검진표"란 건강검진 대상자임을 알 수 있는 안내서 또는 표지를 말한다.

그림 6-1 건강검진

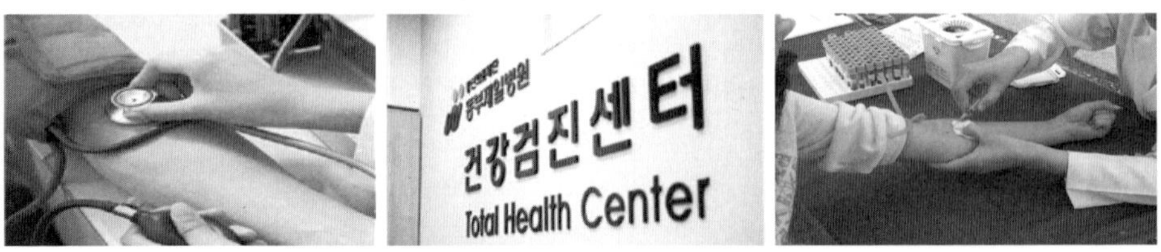

6) 국가건강검진

(1) 국가건강검진

"국가건강검진"이란 건강검진기본법 제11조 및 제12조에 따라 국가와 지방자치단체가 시행하는 건강검진을 말하며 다음과 같다.

국가건강검진기관 범위

가. 「모자보건법」에 따른 영유아에 대한 건강검진
나. 「영유아보육법」에 따른 영유아에 대한 건강검진
다. 「학교보건법」에 따른 초 · 중 · 고등학교 학생의 건강검사라. 「청소년복지지원법」에 따른 청소년 건강진단
마. 「국민건강보험법」에 따른 건강검진
바. 「산업안전보건법」에 따른 일반건강진단
사. 「의료급여법」에 따른 건강검진
아. 「암관리법」에 따른 암검진
자. 「노인복지법」에 따른 건강진단
차. 그 밖에 보건복지부령으로 정하는 건강검진이 있다.

따라서 우리나라 국민의 사망원인 상위 3위에 해당하는 암, 심 · 뇌혈관 질환을 무증상 상태 시기에 조기 발견하여 치료 또는 생활 습관 개선으로 삶의 질을 높이고자 실시하고 있다. 국가에서 실시하는 일반건강검진은 심 · 뇌혈관 질환의 위험요인인 비만, 이상지질혈증, 고혈압, 당뇨병 등을 조기에 발견할 수 있도록 검사 항목을 구성하여 검진을 실시하고 있다.

(2) 건강검진 종류별 수검률 추이

국민건강보험공단이 발표한 건강검진 수검률 추이(2022년)는 다음과 같다.

- 수검률은 일반건강검진 75.4%, 암검진 58.2%, 영유아건강검진 80.7%로 나타났다.
- 최근 5년간 건강검진종별 수검률을 비교해 볼 때, 영유아검진은 8.6%, 암감진 7.8%가 증가하였으나 일반건강검진은 3.1% 낮아졌다.

표 6-2 2017~2022년 건강검진종별 수검률 추이

(단위 : 천 명, %, %p)

구 분	2017년	2018년	2019년	20204년	2021년	2022년	2017년 대비 2022년 수검률 차이
일반건강검진	78.5	76.9	74.1	67.8	74.2	75.4	−3.1
암검진	50.4	53.9	55.8	49.6	56.6	58.2	7.8
영유아건강검진	72.1	74.5	77.6	83.0	87.1	80.7	8.6

표 6-3 건강검진종류별 수검률 현황(일반건강검진, 암검진, 영유아건강감진)

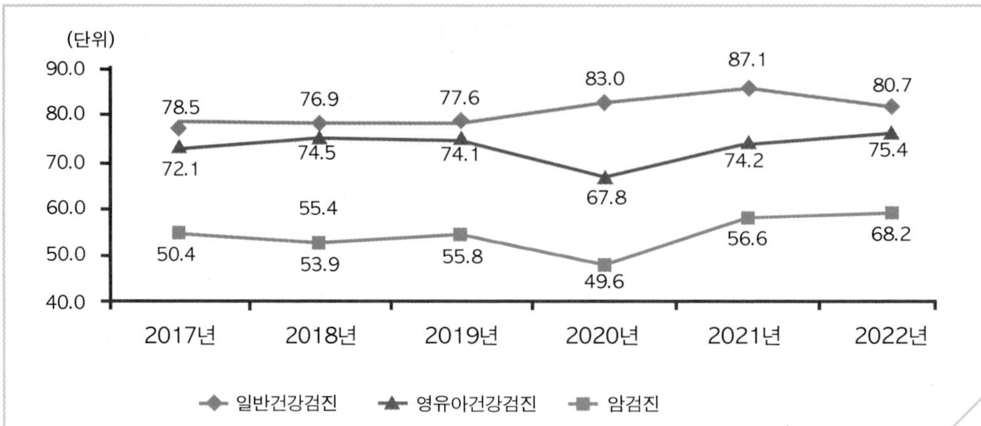

자료출처: 건강검진통계연보(2023), 국민건강보험공단

(3) 수검인원 및 결과판정 비율 현황

연령별 일반건강검진(1차) 수검인원 및 판정 비율 현황은 아래와 같다.

표 6-4 연령별 일반건강검진(1차) 수검인원 및 판정 비율 현황(2022년)

구분	수검인원(명)	수검인원 대비 판정비율(%)										
		정상 A		정상 B		정상 합계 (A+B)	질환의심				유질환자	
							실인원		일반 질환의심	고혈압, 당뇨병 질환의심		
		인원	비율	인원	비율	비율	인원	비율	인원	인원	인원	비율
계	17,233,263	1,863,147	10.8	5,139,412	29.8	40.6	5,666,277	32.9	5,079,605	1,598,386	4,564,427	26.5
20대 이하	1,885,591	500,466	26.5	864,036	45.82	72.4	503,600	26.7	475,255	81,443	17,489	0.9
30대	2,833,980	561,896	19.8	1,128,057	39.80	59.6	1,033,501	36.5	963,858	234,212	110,526	3.9
40대	3,728,773	392,097	10.5	1,311,434	35.2	45.7	1,505,239	40.4	1,368,096	413,997	520,003	13.9
50대	3,871,726	286,357	7.4	1,108,096	28.6	36.0	1,310,991	33.9	1,126,547	430,349	1,166,282	30.1
60대	3,084,746	96,884	3.1	558,333	18.1	21.2	900,336	29.2	785,146	290,276	1,529,193	49.6
70대	1,395,225	22,773	1.6	145,578	10.4	12.1	311,758	22.3	268,850	112,671	915,116	65.6
80대 이상	433,222	2,674	0.6	23,878	5.51	6.1	100,852	23.3	91,853	35,438	305,818	70.6

자료출처: 건강검진통계연보(2023), 국민건강보험공단

7) 우리나라의 국가 건강검진 체계

우리나라는 1988년부터 고혈압, 당뇨 등 암을 제외한 만성질환을 목표로 국가건강검진 사업을 시행하기 시작했고, 2002년부터는 실제적인 국가 암검진사업을 추가로 시행하면서 가장 문제가 되는 질환들에 대하여 조기검진을 통한 사전 예방적 건강관리를 해 오고 있다. 또한 건강보험공단의 건강검진 빅데이터를 활용해 수요자에게 모바일, 인터넷 등을 통해 건강검진과 건강정보를 제공할 계획이며, 국가건강검진체계 및 사업수행 체계는 다음과 같다.

그림 6-2 국가건강검진체계

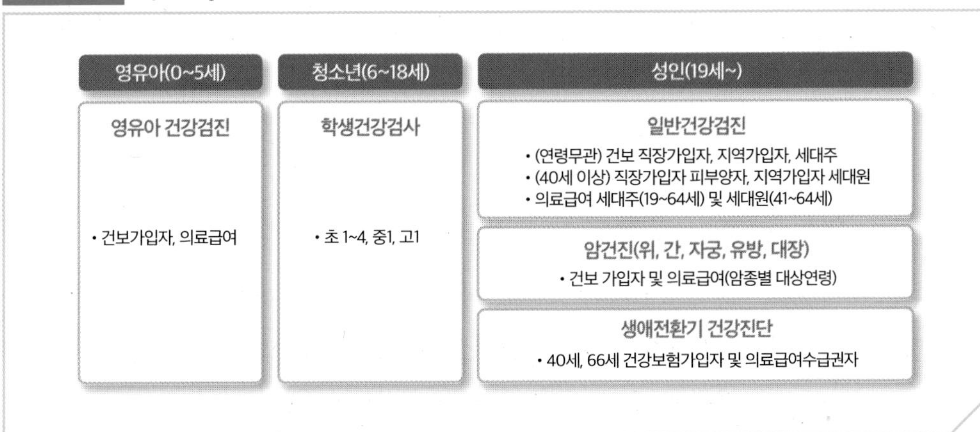

그림 6-3 건강검진 사업수행 체계

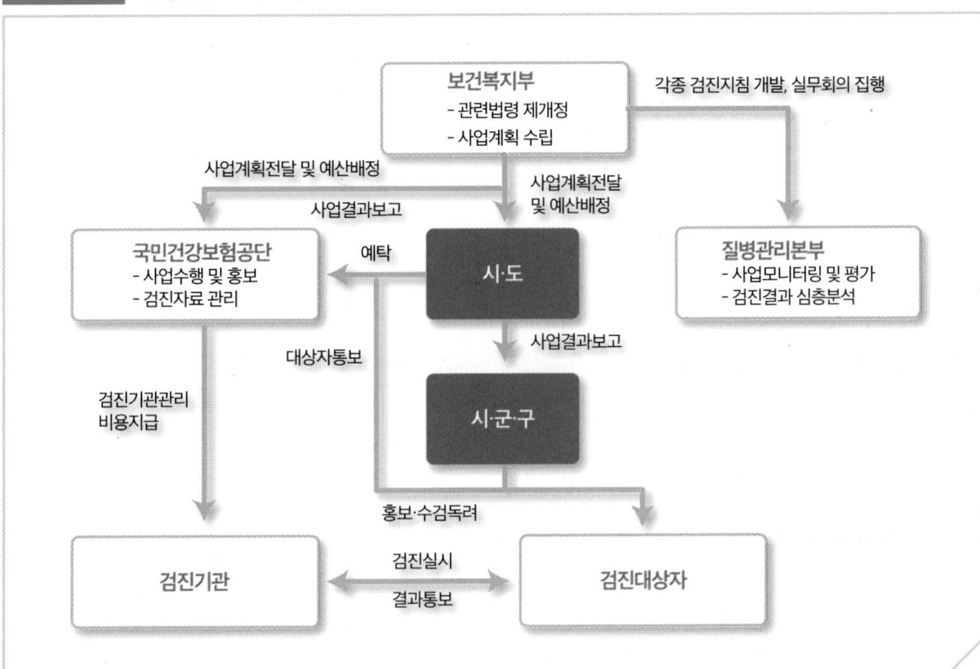

2. 국가건강검진기관 지정 · 변경 · 지정취소

1) 건강검진기관의 구분 및 지정기준

① 보건복지부장관은 법 제14조에 따라 검사항목을 고려하여 다음 각 호의 구분에 따라 건강검진기관을 지정한다. 이 경우 제1호의 일반검진기관으로 지정받거나 지정받으려는 검진기관만 제2호가목부터 다목까지의 위암검진기관, 대장암검진기관 및 간암검진기관으로 지정할 수 있다.

1. 일반검진기관
2. 암검진기관 : 가. 위암검진기관 나. 대장암검진기관 다. 간암검진기관 라. 유방암검진기관 마. 자궁경부암검진기관 바, 폐암검진기관
3. 영유아검진기관
4. 구강검진기관

② 제1항에 따른 검진기관의 지정기준은 별표1부터 별표 4까지와 같다.

③ 보건복지부장관은 제1항제1호 · 제2호 또는 제4호의 검진기관(제1항제2호라목 또는 마목의 유방암검진기관이나 자궁경부암검진기관으로만 지정받은 기관은 제외한다)이 의료기관 밖에서 다음 각 호의 검진을 실시하기 위하여 별표1 · 별표2 또는 별표4의 해당 기준 외에 추가로 별표 5의 기준을 갖춘 경우 출장검진기관으로 지정할 수 있다.

1. 검진대상자가 속한 사업장 또는 기관이 요청한 일반검진
2. 읍 · 면 · 리 지역 및 보건복지부장관이 「국민건강보험법」에 따라 보험료 경감을 위하여 고시한 도서 · 벽지지역의 검진대상자에게 실시하는 일반검진 및 암검진
3. 출장검진이 필요하다고 보건복지부장관이 정하여 고시하는 검사항목에 대한 검진

표 6-5 국가검진 검진항목별 검진기관 현황

(단위 : 기관 수)

계	일반 건강검진	암검진							영유아 검진	구강 검진
		계	위암	대장암	간암	유방암	자궁암	폐암		
24,466	6,578	7,361	5,435	5,479	4,694	3,246	4,221	308	4,000	13,812

자료: 국민건강보험공단 건강검진통계연보(2023)

2) 검진기관의 지정 절차

① 법 제14조제1항에 따라 검진기관(출장검진기관 포함)으로 지정받으려는 의료기관 및 보건소(보건의료원을 포함)는 별지 제1호서식의 검진기관 지정신청서에 다음 각 호의 서류를 첨부하여 국민건강보험공단에 제출하여야 한다. 이 경우 공단은 「전자정부법」 제36조제2항에 따른 행정정보의 공동이용을 통하여 자동차등록증(출장검진기관의 지정을 신청하는 경우로서 자동차를 소유한 경우만 해당한다)을 확인하여야 하며, 신청인이 확인에 동의하지 않는 경우에는 이를 첨부하도록 하여야 한다.

1. 검진 인력 · 시설 및 장비 현황 1부
2. 검진인력 자격과 채용관계 증명서류 1부
3. 진단용 방사선 발생장치 검사성적서, 방사선 방어시설 검사성적서, 진단용 방사선 발생장치 신고증명서 사본 각 1부(해당하는 기관만 제출한다)
4. 「여신전문금융업법」에 따른 시설대여업자와 체결한 자동차 시설대여 계약서 사본 및 자동차등록증 사본 각 1부(자동차를 대여하여 출장검진기관의 지정을 신청하는 경우만 제출한다)
5. 유방촬영기에 대한 특수의료장비 등록증명서 및 특수의료장비 품질관리 검사성적서 사본 각 1부(해당하는 기관만 제출)
6. 교육수료증(영유아검진기관, 일반검진기관 중 보건복지부장관이 정하여 고시하는 건강검진을 실시하는 기관 또는 구강검진기관의 지정을 신청하는 경우에만 제출한다)

② 공단은 제1항에 따라 검진기관 지정신청서를 제출받으면 해당 기관이 별표 1부터 별표 5까지의 지정기준에 적합한지를 검토 · 확인하여야 한다.

③ 공단은 제2항에 따라 검토 · 확인을 마친 경우에는 제1항에 따라 제출받은 검진기관 지정신청서에 그 결과를 기재한 검토의견서를 첨부하여 접수일 부터 7일 이내에 관할 특별자치도지사 · 시장 · 군수 · 구청장(자치구의 구청장을 말한다. 이하 같다)에게 송부하여야 한다.

④ 제3항에 따라 검진기관 지정신청서 및 검토의견서를 받은 특별자치도지사 · 시장 ·

군수 · 구청장은 제출받은 날부터 3일 이내에 지정 여부를 결정하여 별지 제2호서식의 검진기관 지정서를 신청기관에 발급하고, 공단에 지정 결과를 통보하여야 한다.

⑤ 제4항에 따라 검진기관으로 지정받은 의료기관 또는 보건소는 다음 각 호의 어느 하나가 변경된 경우에는 그 날부터 15일 이내에 별지 제2호의2서식의 검진기관 현황 등 변경신고서에 변경사실을 증명하는 제1항제2호 · 제3호 · 제5호 또는 제6호의 서류를 첨부하여 공단에 제출하여야 한다. 이 경우 행정정보의 공동이용에 관하여는 제1항 후단을 준용한다.

1. 검진기관의 명칭, 개설자(법인인 경우에는 대표자) 또는 소재지
2. 검진 인력 · 시설 또는 장비

⑥ 공단은 제5항에 따라 검진기관 현황 등 변경신고서를 제출받으면 그 내용을 검토 · 확인한 후 그 결과를 접수일부터 7일 이내에 신고인 및 관할 특별자치도지사 · 시장 · 군수 · 구청장에게 통보하여야 한다.

<table>
<tr><td colspan="4">[별지 제1호서식]
검진기관 지정신청서</td></tr>
<tr><td colspan="3">※ [ ]에는 해당되는 곳에 √표를 합니다.</td><td>(앞 쪽)</td></tr>
<tr><td>접수번호</td><td>접수일자</td><td>처리기간</td><td>10일</td></tr>
<tr><td rowspan="4">신청인</td><td colspan="2">의료기관명</td><td>요양기관 기호</td></tr>
<tr><td colspan="2">개설자(대표자)</td><td>생년월일
면허번호</td></tr>
<tr><td colspan="3">소재지
(전화번호:)
□□□-□□□ (팩스번호:)</td></tr>
<tr><td colspan="3"></td></tr>
<tr><td>지정신청
내용</td><td colspan="3">[ ]일반검진기관 [ ]영유아검진기관 [ ]구강검진기관
[ ]암검진기관
([ ]위암 [ ]대장암 [ ]간암 [ ]유방암 [ ]자궁경부암)
[ ]출장검진기관
([ ]일반검진 [ ]위암 [ ]대장암 [ ]간암 [ ]유방암 [ ]자궁경부암 [ ] 구강검진)</td></tr>
<tr><td colspan="4">「건강검진기본법」 제14조 및 같은 법 시행규칙 제5조제1항에 따라 검진기관 지정을 신청합니다.
년 월 일
신청인 의료기관장(인)

국민건강보험공단 이사장 귀하</td></tr>
</table>

신청인 제출서류	1. 검진 인력 · 시설 및 장비 현황 1부 2. 검진인력 자격과 채용관계 증명서류 1부 3. 진단용 방사선 발생장치 검사성적서, 방사선 방어시설 검사성적서, 진단용 방사선 발생장치 신고증명서 사본 각 1부(해당하는 기관만 제출합니다) 4. 유방촬영기에 대한 특수의료장비 등록증명서 및 특수의료장비 품질관리 검사성적서 사본 각 1부(해당하는 기관만 제출합니다) 5. 교육수료증(영유아검진기관, 일반검진기관 중 보건복지부장관이 정하여 고시하는 건강검진을 실시하는 기관 또는 구강검진기관의 지정을 신청하는 경우에만 제출합니다) 6. 「여신전문금융업법」에 따른 시설대여업자와 체결한 자동차 시설대여 계약서 사본 및 자동차등록증 사본 각 1부(자동차를 대여하여 출장검진기관의 지정을 신청하는 경우만 제출합니다)	수수료 없 음
담당 공무원 확인 사항	자동차등록증(출장검진기관의 지정을 신청하는 경우로서 자동차를 소유한 경우만 해당합니다)	

행정정보 공동이용 동의서
본인은 이 건 업무처리와 관련하여 담당 공무원이 「전자정부법」 제36조에 따른 행정정보의 공동이용을 통하여 위의 담당 공무원 확인 사항을 확인하는 것에 동의합니다. * 동의하지 않는 경우에는 신청인이 직접 관련 서류를 제출해야 합니다. 신청인 (서명 또는 인)

3) 검진기관의 지정취소

① 법 제16조제1항제5호에서 "대통령령으로 정하는 사유"란 다음 각 호의 어느 하나에 해당하는 경우를 말한다.

1. 검진 비용을 고의로 거짓 청구한 경우
2. 국가건강검진이라는 사실을 정확히 알리지 아니하고 검진대상자를 유인하여 검진을 한 경우
3. 정당한 사유 없이 국가건강검진 실시를 거부한 경우
4. 정당한 사유 없이 법 제15조에 따른 검진기관의 평가를 거부한 경우
5. 정당한 사유 없이 법 제22조에 따른 관련 자료의 제출이나 의견 진술을 거부한 경우

② 보건복지부장관은 법 제16조제1항에 따라 지정을 취소하거나 업무정지를 명하기 위하여 필요한 경우에는 해당 검진기관이 같은 항 각 호의 사유에 해당하는지를 공단에 의뢰하여 확인하게 할 수 있다.

(1) 검진기관의 지정취소 및 업무정지 기준

[별표] **검진기관의 지정취소 및 업무정지 기준(제10조제3항 관련)**

Ⅰ. 일반 기준

1. 위반행위의 횟수에 따른 처분 기준은 최근 1년간 같은 위반행위를 한 경우에 적용한다. 이 경우 처분 기준의 적용은 같은 위반행위에 대하여 최초로 행정처분을 한 날을 기준으로 한다.
2. 위반행위가 둘 이상인 경우로서 그에 해당하는 각각의 처분 기준이 다른 경우에는 그 중 무거운 처분 기준에 따른다. 다만, 둘 이상의 처분 기준이 모두 업무정지인 경우에는 각 처분 기준을 합산한 기간을 넘지 아니하는 범위에서 무거운 처분 기준의 2분의 1까지 가중할 수 있되, 6개월을 초과할 수 없다.
3. 업무정지 기간 중 업무를 한 경우 또는 업무정지를 최근 2년간 3회 받은 자가 다시 업무정지 사유에 해당하게 된 경우에는 지정취소 처분을 할 수 있다.
4. 행정처분권자는 동기 · 내용 · 횟수 및 위반의 정도 등 다음 각 호에 해당하는 사유를 고려하여 그 처분 기준을 감경할 수 있다. 이 경우 업무정지 처분은 그 처분 기준의 2분의 1 범위에서 감경할 수 있고, 지정취소인 경우에는 3개월 이상의 업무정지 처분으로 감경할 수 있다.
   가. 위반행위가 고의나 중대한 과실이 아닌 사소한 부주의나 오류로 인한 것으로 인정되는 경우
   나. 위반의 내용 · 정도가 경미하여 검진대상자에게 미치는 피해가 적다고 인정되는 경우
   다. 위반 행위자가 처음 해당 위반행위를 한 경우로서, 2년 이상 국가 건강검진을 모범적으로 해 온 사실이 인정되는 경우
   라. 위반 행위자가 해당 위반행위로 인하여 검사로부터 기소유예 처분을 받거나 법원으로부터 선고유예의 판결을 받은 경우
   마. 위반 행위자가 국가건강검진이나 지역사회의 발전 등에 기여한 경우

Ⅱ. 개별 기준

위반행위	근거법령	지정취소 및 업무정지 기준		
		1차 위반	2차 위반	3차 위반
1. 거짓이나 그 밖의 부정한 방법으로 지정을 받은 경우	법 제16조 제1항제1호	지정취소		
2. 법 제14조제2항에 따른 검진기관 지정기준에 미달하게 된 경우	법 제16조 제1항제2호	업무정지 3개월	업무정지 6개월	지정취소
3. 지정받은 사항을 위반하여 업무를 행한 경우	법 제16조 제1항제3호	업무정지 3개월	업무정지 6개월	지정취소
4. 국가건강검진 실시 결과를 거짓으로 판정한 경우	법 제16조 제1항제4호	업무정지 6개월	지정취소	
5. 「의료법」에 따른 의사 또는 치과의사가 아닌 자가 진찰 · 판정을 한 경우	법 제16조 제1항제4호	지정취소		
6. 「의료법」 또는 「의료기사 등에 관한 법률」에 따른 업무의 범위를 위반하여 건강검진을 실시한 경우	법 제16조 제1항제4호	업무정지 6개월	지정취소	
7. 검진 비용을 고의로 거짓 청구한 경우	법 제16조 제1항제5호	지정취소		
8. 국가건강검진이라는 사실을 정확히 알리지 아니하고 검진대상자를 유인하여 검진을 한 경우	법 제16조 제1항제5호	업무정지 3개월	지정취소	
9. 정당한 사유 없이 국가건강검진 실시를 거부한 경우	법 제16조 제1항제5호	업무정지 1개월	업무정지 3개월	업무정지 6개월
10. 정당한 사유 없이 법 제15조에 따른 검진기관의 평가를 거부한 경우	법 제16조 제1항제5호	업무정지 1개월	업무정지 2개월	업무정지 3개월
11. 정당한 사유 없이 법 제22조에 따른 관련 자료의 제출이나 의견 진술을 거부한 경우	법 제16조제1항제5호	업무정지 1개월	업무정지 2개월	업무정지 3개월

(2) 검진기관 지정취소 및 업무정지 업무

① 검진기관 지정취소 또는 업무정지 관련 : 시 · 군 · 구청장, 공단 지사

건강검진기본법 제14조(검진기관의 지정), 제16조(검진기관의 지정취소 등), 제17조(청문)에 따른 업무는 보건복지부 장관이 특별자치시장 · 특별자치도지사 · 시장 · 군수 · 구청장에 위임한다.

※ 인력 · 시설 · 장비 기준 충족 여부(출장검진기관 확인 업무 포함), 검진 시행 및 비용청구의 사실 여부, 검진과 관련하여 민원이 발생한 경우 민원 내용의 사실 여부, 그 밖에 법 제16조 제1항 각 호 및 영 제10조 제1항 각 호의 사유에 해당하는지 여부 등이다.

② 지정취소 종류

- 검진기관 지정취소는 검진기관에서 자진하여 지정취소를 신청하는 경우와 의료기관 폐업 등으로 검진기관 자격을 상실하는 경우, 건강검진기본법 제16조 및 동법 시행령 제10조에 따라 행정처분을 받아 지정이 취소되는 경우로 구분한다.
- 검진기관은 다음 각 호의 사유에 해당되어 검진기관 자격을 상실하는 경우 건강검진기본법 시행규칙 별지 제3호 '검진기관 지정취소 요청서'에 검진기관 지정서를 첨부하여 관할 시군구(보건소) 제출하여야 하며, 관할 시군구는 지역보건의료정보시스템을 이용하여 공단에 결과를 통보하여야 한다.

1. 의료기관을 폐업한 때
2. 개설자가 사망한 때
3. 의료법 등에 의하여 의료기관의 폐쇄 또는 개설허가 취소를 받은 때
4. 개설자가 면허취소 처분을 받은 때
5. 시 · 도를 달리하여 개설장소를 이전하기 위하여 폐업한 때
6. 의료기관 종별이 변경된 때(의원↔병원 등)
7. 의료기관 설립형태가 개인에서 법인, 법인에서 개인으로 변경되는 때

3. 건강검진기관 지정 행정관리 절차

1) 검진기관의 구분

- 일반검진기관, 암검진기관, 영유아검진기관, 구강검진기관으로 구분된다.
- 암검진기관의 구분은 위암검진기관, 대장암검진기관, 간암검진기관, 유방암검진기관, 자궁경부암검진기관으로 구분된다(건강검진기본법 시행규칙 제4조).

2) 검진기관 지정 절차

① 검진기관의 지정 기준

- (국가건강검진 수행) 「의료법」 제3조에 따른 의료기관 및 「지역보건법」 제7조에 따른 보건소(보건의료원 포함)로써 보건복지부장관에 지정을 받아야 한다.(건강검진기본법 제14조 제1항)
- (검진기관 세부적 지정기준) 건강검진기본법 시행규칙 제4조 별표1부터 별표5까지와 같음

  ※ 별표1. 일반검진기관 지정기준, 별표2. 암검진기관 지정기준, 별표3. 영유아검진기관 지정기준, 별표4. 구강검진기관 지정기준, 별표5. 출장검진기관 지정기준

  - 검진기관 중 일일 평균 검진인원 및 내원검진만을 실시하는 지 여부에 따라 임상병리분야와 방사선분야는 아래 표와 같이 예외사항이 있으므로 업무처리과정에서 주의 요구

  ※ 단, 건강검진기본법 제16조 제1항에 따라 지정취소된 기관은 지정취소된 날로부터 2년 이내 재지정 불가

표 6-6 임상병리 및 방사선분야 인력 장비 구분

인력 장비 구분		예외 사항
임상병리분야	임상병리사	일일평균 검진인원 15인 미만의 내원검진만을 실시하는 의원인 경우 없어도 되나, 검진 의사가 역할을 대신해야 함
	임상검사시설	내원검진만을 실시하는 의원이 보건복지부장관이 정하는 바에 따라 검체검사에 관한 업무를 관련 전문기관에 위탁하는 경우 구비하지 않아도 됨. 단, 임상병리사와 원심분리기는 갖추어야 함
	혈액검사장비	

방사선 분야	방사선사	일일평균 검진인원 15인 미만의 내원검진만을 실시하는 의원인 경우 없어도 됨. 단, 촬영을 검진의사가 직접 실시하여야 함. 내원검진만을 실시하는 의원이 의료법 제39조에 따라 장비 공동이용의 경우 없어도 됨 ※ 조영검사를 실시하는 암검진기관은 반드시 방사선사가 있어야 함
	방사선촬영실, 탈의실	내원검진만을 실시하는 의원이 의료법 제39조에 따라 장비 공동이용의 경우 갖추지 않아도 됨
	방사선촬영장치	

– (방사선 촬영장치관련 특이 사항) 「진단용 방사선 발생장치의 안전관리에 관한 규칙」에 따른 검사 · 측정기관으로부터 검사기준에 적합한 것으로 판정된 장비를 갖춘 경우에 지정이 가능하며, 직접촬영장치만 인정한다.

• (영 · 유아 검진기관 지정기준) 건강검진기본법 시행규칙 제4조 제2항 별표3 참조
  – (신청기관) 영유아 검진은 종합병원, 병원, 의원, 보건소에 한해 지정 신청가능

• (암검진기관 지정기준) 일반검진기관으로 지정을 받거나 지정을 받으려는 검진기관만이 위암검진기관, 대장암검진기관, 간암검진기관으로 지정받을 수 있음(시행규칙 제4조 제1항)
  – (자궁경부암검진기관 지정 신청) 일반검진기관 및 산부인과 진료과목이 있는 병원, 의원(산부인과 전문의가 개설)에서 지정을 신청할 수 있음
  – (일반검진기관과 암검진기관 동시 지정기관의 인력기준) 일반검진기관의 인력기준을 충족한 경우 암검진기관 인력기준을 충족한 것으로 갈음
  – (위암, 대장암 검진기관의 조영촬영검사 실시 요건) 관전류 500mA 이상의 조영촬영기기를 사용해야 하며, 방사선사를 필수 인력으로 갖추어야 함
    ※ 암검진기관과 일반검진기관으로 동시에 지정받아 내원검진만을 실시하는 일일평균 검진인원 15인 미만 의원의 경우에는 방사선사를 필수 인력으로 갖추지 않아도 됨
    ※ 위 · 대장암검진은 내시경장비 1대 이상을 필수적으로 확보하여야 하며 500mA 이상의 조영촬영기는 선택장비임

• (구강검진기관 지정기준) 건강검진기본법 시행규칙 제4조 제2항 별표4 참조
  – 치과 병 · 의원, 치과 진료과목이 개설된 종합병원 또는 보건소, 구강검진만을 목적으로 치과의사를 고용한 일반검진기관에서 지정 신청할 수 있음

- 치과의사는 보건복지부장관이 정하는 구강검진기관 교육과정을 이수하여야 함

• (출장검진기관 지정기준) 일반검진기관, 암검진기관, 구강검진기관이 의료기관 밖에서 다음의 검진을 실시하기 위하여 동법 시행규칙상의 별표 1 · 별표 2 또는 별표 4의 해당 기준 외에 별표 5의 기준을 갖춘 경우 출장검진기관으로 지정함
  - (출장검진 범위) 검진대상자가 속한 사업장 또는 기관이 요청한 일반검진과 읍 · 면 · 리 지역 및 도서 · 벽지지역(보건복지부 홈페이지정보법령자료전문보험료 경감고시중 도서 · 벽지지역 참조)에 거주하는 검진대상자에게 실시하는 일반검진 및 암검진에 한해 가능함(시행규칙 제4조 제3항)
  - (출장검진 제한) 영유아 건강검진기관의 영유아 건강검진과 유방암 단독검진기관 및 자궁경부암 단독검진기관의 암검진은 출장검진을 할 수 없음(시행규칙 제4조 제3항)
  - (구강 출장검진) 구강검진을 목적으로 치과의사를 고용한 일반검진기관(종합병원, 병원, 의원, 보건소)에서도 출장 구강검진을 실시할 수 있음(시행규칙 별표4)

• (출장검진기관 검진차량) 의료기관의 개설자(대표자)가 「자동차관리법에」 따른 자동차등록증 상 소유자인 차량으로 해당 장비와 탈의 공간을 갖추어야 하며, 구강검진만을 실시하는 경우에는 차량기준이 적용되지 아니함(시행규칙 별표5의 차량기준)만을 실시하는 경우에는 차량기준이 적용되지 아니함(시행규칙 별표5의 차량기준)
  - (장비 기준 중 특이 사항) 방사선 촬영 장치는 직접 촬영장치만 인정됨(시행규칙 별표1 및 별표5)

② 검진기관의 지정에 대한 행정 절차도

아래 절차도는 개략적인 행정절차의 흐름을 도식화한 것으로 세부적인 지정(신고)절차 및 기준 등은 아래를 참조한다.

그림 6-4 검진기관 지정 행정 절차도

지정신청신고서 접수(공단지사)	• 국민건강보험공단지사(이하 "공단지사")에서 검진기관 신청서 접수 • 제출서류 적정여부 검토(기재사항, 첨부서류 구비여부)
현지 확인 (공단 지사)	• 공단지사에서 검진기관 지정기준에 적합한지 확인 • 미충족시 제출서류 반려
확인 결과를 첨부한 검토의견서 송부 (공단지사)	• 공단지사는 검진기관 지정신청서와 현지확인 결과를 기재한 검토의견서를 지역보건의료정보시스템에 입력 • 공단은 신청서 접수 후 7일 이내 업무 처리
지정여부 결정 (시·군·구)	• 검진기관 지정 여부 결정 (공단 서류 제출 후 3일 이내) • 검진기관 지정 후 지역보건의료정보시스템을 통해 공단지사에 그 결과를 즉시 통보
지정서 발급 (시·군·구)	• 시·군·구는검진기관에 지정서 발급 (등기우송/인편 등) • 공단은 홈페이지를 통해 지정검진기관 게제
사 후 관 리 (시·군·구, 공단지사)	• 검진기관의 검진 인력·시설 및 장비 변동에 따른 적정성 여부 관리 • 출장검진기관에 대한 건강진단신고서 처리 업무 • 검진기관의 규정 준수를 확인하는 업무

그림 6-5 지정신청 흐름도

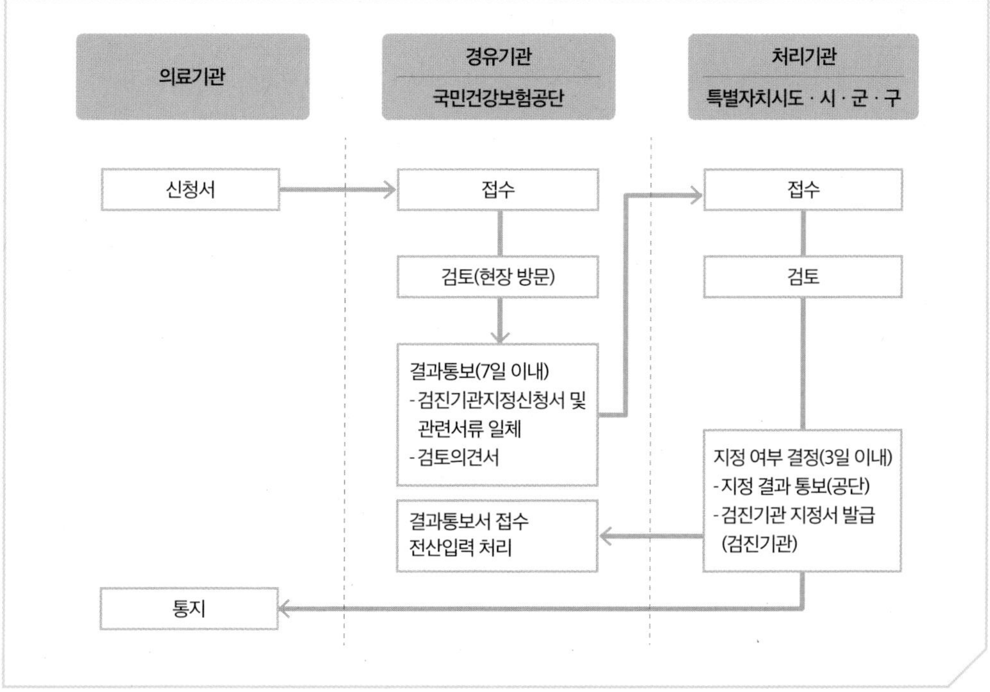

• (신청자) 지정받을 의료기관 및 보건소의 개설자(대표자)

■ **신청 서류 및 구비서류**

서비스	필요 서류
공통 서류	검진기관 지정신청서 (별지제1호서식) 1부 1. 검진 인력 · 시설 및 장비 현황 1부 2. 검진인력 자격과 채용관계 증명서류 1부
추가 서류	3. 진단용 방사선 발생장치 검사성적서, 방사선 방어시설 검사성적서, 진단용 방사선 발생장치 신고증명서 사본 각 1부(일반검진, 유방암 검진, 조영촬영장치를 구비한 위암 및 대장암 검진기관) 4. 자동차등록증 사본 1부(출장검진기관) ※ 전자정부법 제36조 제2항에 따른 행정정보의 공동이용을 할 경우는 제출생략 가능 5. 유방촬영기에 대한 특수의료장비 등록증명서 및 특수의료장비 품질관리 검사성적서 사본 각 1부(유방암검진기관) 6. 교육수료증(일반검진기관(생애전환기 2차 상담), 영유아검진기관, 구강검진기관) ※ 교육수료증은 공단 검진기관의 교육이수 명단을 확인으로 갈음(별도 제출서류 없음) 7. 방사선 장비 공동 이용 기관 : 양측 요양기관 대표자와 요양기호가 확인된 장비공동이용 계약서 징구(특정서식 없음) 8. 임상병리사 및 방사선사를 두지 않는 의원급 내원 검진기관 : '일일 수검건수 15건 미만'으로 검진을 실시하겠다는 확약서 징구(특정 서식 없음)

• (신청 접수) 신청기관의 소재지를 관할하는 공단지사

– 검진기관 관할 지역 공단지사 담당자(관할지사가 아닌 경우 신청서 이첩)는 의료기관 또는 보건소가 제출한 지정신청서와 구비서류의 유무를 확인하여 접수한다.

• (지정요건 확인 : 공단지사)

– 서류심사 : 신청서류를 근거로 하여 검진기관이 지정 기준을 갖추었는지 여부를 확인한다.

– 현지확인 : 신청서류의 내용이 실제사항과 일치하는지 여부를 현지 방문하여 확인한다.

– 검진기관 지정신청서, 첨부 서류 및 검토의견서(별지1)를 지역보건의료정보시스템을 이용하여 전송(송부)한다. (공단 지사 → 관할 보건소, 검진기관 신청서 접수일 부터 7일 이내 처리)

※ 검진기관 지정신청기관에 대한 검토 · 확인 결과 부적합 사유가 있는 경우, 공단은 처리 기간을 초과하지 않는 범위내에서 시정기간을 줄 수 있으며, 지정신청기관이 처리기간내 신청 철회를 요청할 경우, 공단은 검토 · 확인을 생략하고 반송조치할 수 있다.

- (검진기관 지정처리) 신청기관의 소재지를 관할하는 시 · 군 · 구(공단 의견서 접수일로 3일 이내 처리)
  - 보건소는 「지역보건의료정보시스템」을 통해 받은 검진기관 지정신청서 및 공단의 확인 결과를 참고하여 검진기관 지정여부를 결정한다.
  - 검진기관에는 검진기관 지정서(건강검진기본법시행규칙 별지 제2호 서식)를 발급하고, 검토의견서를 보낸 관할 공단 지사에 검진기관 지정 여부를 지역보건의료정보시스템으로 통보한다.
    ※ 기존에 지정되어 있던 검진기관에서 지정내용이 변경(검진종목 추가 또는 삭제)되는 경우는 변경되는 사항에 대해서만 지정여부 등을 심사(기 지정받은 사항 심사 불필요), 지정서는 검진기관당 하나가 발급될 수 있도록 기존 지정서를 반납하고, 변경이 확정되는 날짜를 기준으로 지정서를 재발급한다.
  - 공단은 보건소의 지정통보 관련사항을 전산 입력 및 홈페이지 게재한다.

③ 보건소공단지사간 업무연계사항

검진기관 지정, 변경, 지정취소 업무는 행정권한으로 행정기관인 시 · 군 · 구에 위임되었으나, 건강검진업무 특수성으로 인해 국민건강보험공단이 검진기관 파악 등 관리업무를 수행하도록 위탁됨

4. 검진기관의 평가

1) 평가 개요

① 보건복지부장관은 국가건강검진의 질 향상을 위하여 검진기관에 대하여 다음 각 호의 사항을 평가할 수 있다.

1. 국가건강검진 업무 수행에 적절한 인력 · 시설 및 장비 등을 갖추었는지의 여부
2. 국가건강검진의 질 관리 실시 현황
3. 그 밖에 보건복지부령으로 정하는 사항

② 검진기관의 평가 시기 · 범위 · 방법 · 절차 및 결과의 공개 등 그 밖에 필요한 사항은 보건복지부령으로 정한다.

③ 보건복지부장관은 제1항에 따른 검진기관 평가 결과를 공개할 수 있다.

④ 보건복지부장관은 제1항에 따른 검진기관 평가 결과가 우수한 검진기관에 대하여 행정적 · 재정적 지원을 할 수 있다.

⑤ 보건복지부장관은 제1항에 따른 검진기관의 평가 업무를 보건복지부령으로 정하는 바에 따라 관계 전문기관 또는 단체에 위탁할 수 있다.

2) 검진기관의 평가항목

검진기관의 평가항목은 다음 각 호와 같다.

1. 검진 시 주의사항 및 검진 절차에 대한 안내 여부
2. 검진의사의 업무수행 과정
3. 검진 시설 · 장비 등의 유지 · 운영
4. 검체의 채취 · 보관 · 이송 등 검체관리의 적정성
5. 검사 결과 및 검진 판정의 정확도와 신뢰도
6. 비용 청구를 위한 검진자료 제출 시의 성실성 및 검진자료 보관 · 관리
7. 검진 결과 통보 이행의 적절성
8. 검진인력의 교육 이수 여부
9. 그 밖에 검진기관의 특성에 따라 보건복지부장관이 평가가 필요하다고 인정하여 고시하는 사항

3) 검진기관의 평가시기

① 법 제15조제1항에 따른 검진기관에 대한 평가는 3년마다 실시한다.

② 제1항에 따른 평가는 연간 검진 건수, 의사 1명당 분야별 검진 건수, 모범 검진기관 사례 등 위원회에서 결정한 평가대상 기준에 맞는 검진기관 중에서 선별하여 서면조사 및 방문조사의 방법으로 실시한다. 다만, 평가대상이 아닌 검진기관이 평가를 신청하면 평가를 실시할 수 있다.

③ 보건복지부장관은 법 제15조제5항에 따라 검진기관에 대한 평가 업무를 공단에 위탁한다.

4) 검진기관의 평가 절차

① 법 제15조제1항에 따른 평가는 다음 각 호의 순서에 따른다.

1. 평가대상 검진기관의 선정과 평가 일정 및 방법의 통보
2. 평가단의 구성 및 교육
3. 서면조사 또는 방문조사와 그 평가
4. 평가 결과의 통보 및 이의신청
5. 평가 결과의 분석 및 공개 등

② 보건복지부장관 또는 공단은 해당 평가 실시일 7일 전에 평가대상 검진기관의 장에게 평가 일정을 통보하여야 한다.

③ 공단은 검진기관에 대한 평가를 실시한 경우 그 결과를 보건복지부장관에게 보고한 후 해당 검진기관에 통보하여야 한다.

5) 검진기관 평가 결과의 공개

보건복지부장관은 법 제15조제3항에 따라 관계 중앙행정기관, 특별자치도 · 시 · 군 · 구 및 공단의 인터넷 홈페이지와 방송, 일간신문 등에 검진기관 평가 분석 결과를 공개할 수 있다.

5. 검진기관 변경신청 업무

1) 검진기관 지정사항 변경신청 : 공단지사

(1) 변경요청 대상

검진기관명, 개설자(대표자), 소재지 등 검진기관 정보와 검진 인력, 시설, 장비, 내부 정도관리 실시여부, 주기, 외부정도관리협회 가입여부, 공휴일 검진, 자체청구 프로그램 사용 등 검진기관 지정신청(시행규칙 별지 제1호. 첨부 검진 인력 · 시설 및 장비 현황)사항에 변경이 있는 경우에 해당한다.

(2) 변경요청 절차

사유발생일로부터 15일 이내에 검진기관 현황 등 변경신고서(시행규칙 별지 제2호의2

서식)로 신청하여야 하며, 적기에 신고된 경우에는 검진 인력, 시설, 장비 등이 일시적으로 지정기준에 충족되지 않았더라도 사유발생일로부터 15일 이내에 이를 보완하고 변경신청이 완료되었다면 최대 15일의 범위 내에서 지정취소 처분을 내리지 않는다.

※ 공단검진기관포털사이트(http://sis.nhis.or.kr)에서 변경 신청 및 변경내역 확인이 가능하다.

공단은 검진기관 지정사항 변경 신청 처리결과를 해당 검진기관은 공단 검진기관 포털사이트로, 관할 특별자치시장 · 특별자치도지사 · 시장 · 군수 · 구청장에게는 지역보건의료정보시스템을 이용하여 통보한다.

6. 출장검진기관 '건강진단등신고서' 처리업무

1) 출장검진 정의

- 국민건강보험법 제52조 및 동법 시행령에 따른 검진기관과 건강검진기본법 제14조에 따라 출장검진기관으로 지정된 검진기관이 의료기관이 아닌 장소에서 실시하는 것을 말한다.
- 상기 법령에서 정하고 있는 국가건강검진(항목)외 다른 검진항목에 대해 출장검진을 하는 것은 의료법 제33조(개설)에 위배될 수 있으니 각별히 주의해야 한다.

2) 출장검진 기관

- 건강검진기본법 시행규칙 제4조에 따라 출장검진기관으로 지정받은 검진기관

3) 출장검진 실시

- 검진대상자가 속한 사업장 또는 기관으로부터 요청받은 일반검진으로 출장검진기관이 직장(사업장)에 방문하여 실시한다.
- 읍 · 면 · 리 지역 및 보건복지부장관이 「국민건강보험법」에 따라 보험료 경감을 위하여 고시한 도서 · 벽지지역에 거주하는 검진대상자에게 실시하는 일반검진(구강 포함) 및 암검진(출장검진이 가능한 암검진에 한함)
  - 출장검진기관이 이동검진 차량을 이용하여 실시함

4) 출장검진 신고 및 관리 체계

- 출장검진 실시를 희망하는 검진기관은 출장검진 3일전에 지역보건법 시행규칙 제11조(건강진단등신고)에서 정하고 있는 건강진단등신고서에 다음 서류를 첨부하여 관할 보건소장에게 신고해야 한다.
  - 의사 · 치과의사 면허증 사본 1부
  - 의료기관 개설허가증 또는 신고증 사본 1부(의료기관에 한함)

    ※ 사업장 또는 기관 출장검진의 경우에도 신고요건 같음
- 보건소는 신고서를 접수하여 수리한 후 바로 관할 국민건강보험공단 지사에 지역보건의료정보시스템을 이용하여 통보한다.

5) 출장검진기관에 대한 건강진단등 신고서 처리업무 절차 : 보건소, 공단지사

- 의료기관이 의료기관외의 장소에서 지역주민(직장가입자 포함) 다수를 대상으로 '건강진단 등'을 실시 하고자 하는 경우에는 실시하기 3일전까지 건강진단등신고서'를 관할 보건소장에 신고하여야 한다.(지역보건법 제18조 및 동법 시행규칙 제11조)

  ※ 지역주민에 대한 출장검진, 기관 및 사업장 내 근로자 검진 모두 '건강진단 등 신고서'로 신고한다.
- 보건소는 「건강진단 등 신고서」를 접수 시, 공단에서 출장검진기관의 요건충족 등을 현장에서 확인 할 수 있도록 당일 공단 관할지사에 지역보건의료정보시스템으로 통보하여야 한다.

<table>
<tr><td colspan="6">지역보건법 시행규칙 [별지 제3호서식]
건강진단등 신고서</td></tr>
<tr><td>접수번호</td><td></td><td colspan="2">접수일</td><td>처리기간</td><td>3일</td></tr>
<tr><td rowspan="5">신고인</td><td colspan="3">기관(명칭)</td><td colspan="2">요양기관 기호</td></tr>
<tr><td colspan="3">소재지</td><td colspan="2">전화번호</td></tr>
<tr><td colspan="2">성명
(대표자)</td><td>생년월일</td><td colspan="2">면허번호(의사 · 치과의사 · 한의사)</td></tr>
<tr><td colspan="3">주소</td><td colspan="2">전화번호</td></tr>
<tr><td colspan="5">사용예정 인원수</td></tr>
</table>

<table>
<tr><td rowspan="4">신고
내용</td><td colspan="2">목적</td></tr>
<tr><td>일시</td><td>장소</td></tr>
<tr><td colspan="2">대상</td></tr>
<tr><td colspan="2">내용</td></tr>
<tr><td colspan="3">「지역보건법」 제18조 및 같은 법 시행규칙 제11조에 따라 위와 같이 건강진단등의 실시를 신고합니다.
년 월 일
신고인 (서명 또는 인)
○○시 · 군 · 구 보건소장 귀하</td></tr>
</table>

<table>
<tr><td>신고인
제출서류</td><td>의료기관 개설허가증 또는 신고증 사본 1부(의료기관만 해당합니다)</td><td rowspan="2">수수료
없음</td></tr>
<tr><td>담당 공무원
확인사항</td><td>의사 · 치과의사 또는 한의사 면허증</td></tr>
</table>

<table>
<tr><th>행정정보 공동이용 동의서</th></tr>
<tr><td>본인은 이 건 업무처리와 관련하여 담당 공무원이 「전자정부법」 제36조제1항에 따른 행정정보의 공동이용을 통하여 위의 담당 공무원 확인사항을 확인하는 것에 동의합니다. * 동의하지 아니하는 경우에는 신고인이 직접 관련 서류를 제출하여야 합니다.
신고인 (서명 또는 인)</td></tr>
</table>

210㎜ ×297㎜[일반용지 60g/㎡(재활용품)]

그림 6-6 건강진단 등 신고서 처리 업무 절차도

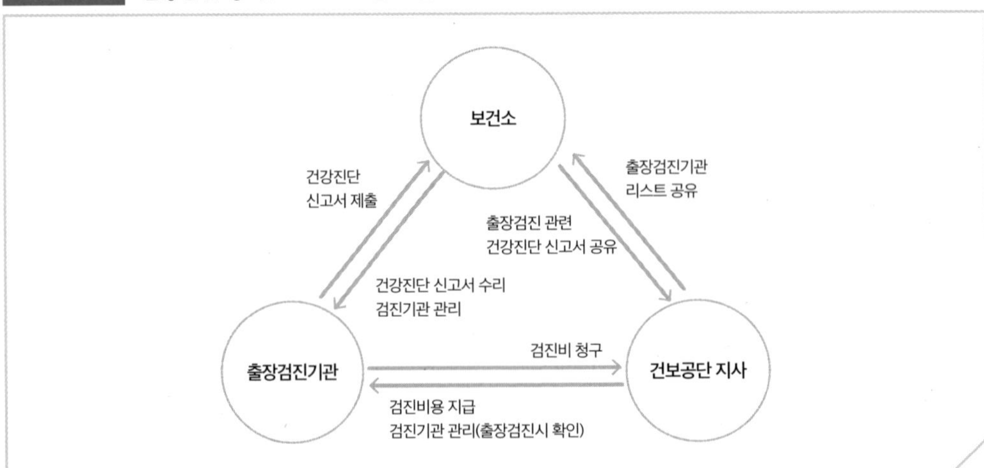

7. 건강검진 인력의 교육과정

① 「건강검진기본법 시행규칙」 별표1의 비고1, 별표3 및 별표4에서 "보건복지부장관이 정하는 교육과정"이라 함은 별표8과 같다.

② 일반건강검진, 의료급여생애전환기검진, 영유아건강검진 및 구강검진은 별표 8에 따른 교육과정을 이수한 검진 담당의사가 실시하여야 한다.

③ 관련 법령이나 이 기준의 변경 등으로 검진 인력에 대한 교육이 필요한 경우에는 보수교육을 실시할 수 있다.

8. 업무의 수행과 위탁

① 국민건강보험공단은 법 제52조 및 이 기준에 따라 건강검진 실시에 필요한 업무를 수행한다.

② 보건복지부장관은 「의료급여법」 제14조에 따라 의료급여수급권자를 대상으로 실시하는 일반건강검진, 영유아건강검진, 의료급여생애전환기검진 업무를 공단에 위탁할 수 있다.

③ 공단은 연초 제1항 및 제2항에 따른 업무수행을 위하여 건강검진실시계획을 수립하여야 한다.

9. 건강검진종합계획

보건복지부장관은 관계 중앙행정기관의 장과 협의하여 위원회의 심의를 거쳐 건강검진종합계획을 5년마다 수립하여야 한다(건강건검진기본법 제11조).

▶ 수행내용 및 수행준거 - 건강검진제도

1 건강검진의 실시목적과 건강검진의 종류 및 대상에 대하여 알아본다.

(1) 국가건강검진의 종류에는 일반건강검진, 의료급여 생애전환기검진, 암검진(위암, 대장암, 간암, 유방암, 자궁경부암, 폐암), 영유아검진이 있다.

(2) 일반건강검진은 세대주 및 만 20세 이상 세대원은 2년에 1회 실시한다.

(3) 의료급여 생애전환기건강검진은 만 66세에 실시한다.

(4) 위암검진은 만 40세 이상 2년 1회, 대장암검진은 만 50세 이상 1년 1회, 유방암검

진은 만 40세 이상 여성 2년 1회. 자궁경부암검진은 20세 이상 여성 2년 1회, 간암검진은 전 2년간 보험급여내역 간암발생 고위험군 중 만 40세 이상인 자, 폐암검진은 만 54~74세 남녀 중 30갑년 이상 흡연력을 가진 흡연자를 대상으로 2년 마다 실시한다.

2 건강검진기관구분 및 검진기관의 지정기준에 대하여 알아보고 지정신청을 한다.

(1) 건강검진기관은 일반검진기관, 암검진기관, 영유아검진기관, 구강검진기관으로 구분한다.

(2) 검진기관의 지정기준에 따라 인력 · 시설 · 장비기준을 준비하여 국민건강보험공단(지사)에 신청한다.

(3) 국민건강보험공단은 검진기관지정기준에 적합한지 현지 확인 후(신청서 접수 후 7일 이내 처리) 적합하면 공단 홈페이지 게재 및 해당기관에 지정서를 발급한다.

① **일반검진기관**

[별표 1] 일반검진기관 지정기준(제4조제2항 관련)

신청자격	인력기준	시설기준	장비기준
가. 종합병원 나. 병원(요양병원을 포함한다. 이하 같다) 다. 의원 라. 보건소(보건의료원을 포함하며, 이하 "보건소"라 한다) 마. 의사를 두어 의과진료과목을 추가로 설치 · 운영하는 한방병원 및 치과병원	가. 의사 : 연평균 일일 검진인원 25명당 1명을 두되, 그 단수에는 1명을 추가한다. 나. 간호사(간호조무사를 포함한다. 이하 같다) 1명 이상 다. 임상병리사 1명 이상 ※ 내원검진만 실시하는 의원은 연간 검진인원을 실진료일수로 나눈 검진인원(이하 "일일 평균 검진인원"이라 한다)이 15명 미만일 경우 임상병리사를 두지 않을 수 있다. 라. 방사선사 1명 이상 ※ 내원검진만 실시하는 의원은 일일 평균 검진인원이 15명 미만일 경우 방사선사를 두지 않을 수 있다.	가. 진찰실 나. 탈의실 다. 검진대기실 라. 임상검사(검체검사 및 진단의학검사를 포함한다)를 하는 시설 마. 방사선촬영실	가. 신장 및 체중계 나. 혈압계 다. 시력검사표 라. 청력계기 마. 원심분리기 바. 혈액학검사기기 사. 혈액화학분석기 아. 방사선촬영장치 : 「진단용 방사선 발생장치의 안전관리에 관한 규칙」에 따른 검사 · 측정기관으로부터 검사기준에 적합한 것으로 판정된 장비로서 방사선직접촬영장치를 말한다.

비고: 1. 보건복지부장관이 정하여 고시하는 건강검진을 하려는 의사는 보건복지부장관이 정하는 교육과정을 이수해야 한다.
2. 내원검진만 실시하는 의원이 보건복지부장관이 정하는 바에 따라 검체검사에 관한 업무를 관련 전문기관에 위탁한 경우에는 시설기준의 라목, 장비기준의 바목 및 사목을 충족하지 못하더라도 일반검진기관으로 지정할 수 있다.
3. 내원검진만 실시하는 의원이 「의료법」 제39조에 따라 장비를 공동으로 이용하는 경우에는 인력기준의 라목, 시설기준의 나목 및 마목, 장비기준의 아목을 충족하지 못하더라도 일반검진기관으로 지정할 수 있다.

② 암검진기관

[별표 2] 암검진기관 지정기준(제4조제2항 관련)

구 분	신청자격	인력기준	시설기준	장비기준	그 밖의 사항
위암	일반검진기관	가. 의사 1명 나. 간호사 1명 다. 방사선사 1명 (조영검사를 실시하는 기관만 해당한다)	가. 내시경실 나. 회복실	가. 위내시경 나. 위장조영촬영기기 (500㎃ 이상으로 위장조영검사를 실시하는 기관만 해당한다)	조영촬영기기는 「진단용 방사선 발생장치의 안전관리에 관한 규정」에 따라 검사기준에 적합한 것으로 판정된 장비이어야 한다.
대장암				가. 대장내시경 나. 대장조영촬영기기 (500㎃ 이상으로 대장조영검사를 실시하는 기관만 해당한다)	
간암				초음파영상진단기	초음파영상진단기는 식품의약품안전처장이 정하여 고시하는 시험기준 및 시험방법기준에 적합한 장비이어야 한다.
유방암	가. 일반검진기관 나. 종합병원 다. 병원 라. 의원 마. 보건소	가. 의사 1명 나. 간호사 1명 다. 방사선사 1명	가. 진찰실 나. 탈의실 다. 검진대기실 라. 방사선촬영실	유방촬영기기(Mammography unit)	유방촬영기기는 「진단용 방사선 발생장치의 안전관리에 관한 규칙」 또는 「특수의료장비의 설치 및 운영에 관한 규칙」에 따라 검사기준에 적합한 것으로 판정된 장비이어야 한다.
자궁경부암	가. 일반검진기관 나. 산부인과 진료과목이 개설된 병원·의원(산부인과 전문의가 개설한 경우만 해당한다)	가. 의사 1명 나. 간호사 1명	가. 진찰실 나. 탈의실	가. 산부인과용 진료대 나. 질경(speculum)	산부인과용 진료대는 식품의약품안전처장이 정하여 고시하는 의료기기 중 A01010 장비이어야 한다.

비고: 일반검진기관이 지정을 신청한 경우에는 이 표에 따른 인력기준(방사선사에 관한 부분은 제외한다)을 적용하지 아니한다.

③ 영유아검진기관

[별표 3] 영유아검진기관 지정기준(제4조제2항 관련)

구분	내용
신청자격	가. 종합병원 나. 병원 다. 의원 라. 보건소
인력기준	가. 보건복지부장관이 정하는 영유아검진기관 교육과정을 이수한 의사 1명 이상 나. 간호사 1명 이상
시설기준	가. 진찰실 나. 검진대기실
장비기준	가. 신장계 및 체중계 나. 영아용 신장계 및 체중계 다. 시력검사표(그림 및 숫자) 라. 발달선별검사 도구

④ 구강검진기관

[별표 4]	구강검진기관 지정기준(제4조제2항 관련)
구분	내용
신청자격	가. 치과 병원 · 의원 나. 치과 진료과목이 개설된 종합병원 또는 보건소 다. 구강검진만을 목적으로 치과의사를 고용한 일반검진기관
인력기준	가. 보건복지부장관이 정하는 구강검진기관 교육과정을 이수한 치과의사 1명 이상 나. 간호사 또는 치과위생사 1명 이상
시설기준	가. 구강검진실 나. 검진대기실
장비기준	가. 치과용 진료장치 및 의자 ※ 식품의약품안전처장이 정하여 고시하는 의료기기 중 품목별 등급 A68010 장비이어야 한다. 나. 고압멸균소독기 다. 치경, 탐침 및 핀셋 라. 교육용 치아모형 세트

⑤ 출장검진기관

출장검진기관 지정기준				
구분	인력기준	장비기준	차량기준	그 밖의 사항
일반검진	가. 의사 : 일일 건강검진을 받는 사람 100명당 1명을 두되, 그 단수에는 1명을 추가한다. 나. 간호사 1명 이상 다. 임상병리사 1명 이상 라. 방사선사 1명 이상	가. 신장 및 체중계 나. 혈압계 다. 시력검사표 라. 청력계기 마. 원심분리기 바. 방사선촬영장치	의료기관의 개설자(대표자)가 「자동차관리법」에 따른 자동차등록증 상 소유자인 출장검진차량 또는 「여신전문금융업법」에 따른 시설대여업자로부터 대여받은 출장검진차량을을 갖춰야 한다. ※ 출장검진차량이란 출장검진을 위하여 자동차에 해당 기준에 따른 장비를 갖추고 진료공간과 탈의공간을 구분한 차량을 말한다.	가. 보건복지부장관이 정하여 고시하는 건강검진을 하려는 의사는 보건복지부장관이 정하는 교육과정을 이수해야 한다. 나. 방사선촬영장치는 「진단용 방사선 발생장치의 안전관리에 관한 규칙」에 따른 검사 · 측정기관으로부터 검사기준에 적합한 것으로 판정받은 장비로서 방사선직접촬영장치를 말한다.
구강검진	가. 치과의사 : 일일 건강검진을 받는 사람 100명당 1명을 두되, 그 단수에는 1명을 추가한다. 나. 간호사 또는 치과위생사 1명 이상	가. 치경 나. 탐침 다. 핀셋 라. 라이트		가. 치과의사는 보건복지부장관이 정하는 구강검진기관 교육과정을 이수해야 한다. 나. 출장검진기관으로 지정받으려는 자 중 구강검진만 시행하려는 경우에는 차량기준을 갖추지 않아도 된다.

위암	가. 의사 : 일일 건강검진을 받는 사람 70명당 1명을 두되, 그 단수에는 1명을 추가한다. 나. 간호사 1명 이상 다. 방사선사 1명 이상 ※ 일반검진과 암검진을 동시에 출장검진하는 경우에는 이 표의 일반검진 인력기준에 따른다.	위장조영촬영기기(500 ㎃ 이상)		위장조영촬영기기 및 유방촬영기기는 「진단용 방사선 발생장치의 안전관리에 관한 규칙」 또는 「특수의료장비의 설치 및 운영에 관한 규칙」에 따라 검사기준에 적합한 것(이동검진용)으로 판정된 장비여야 한다.
유방암		유방촬영기기		
대장암		분변 채취용 통		대장암 출장검진은 분변잠혈반응검사로 한정한다.
간암		초음파영상진단기		초음파영상진단기는 식품의약품안전처장이 정하여 고시하는 시험기준 및 시험방법기준에 적합한 장비여야 한다.
자궁경부암		가. 산부인과용 진료대 나. 질경(speculum)		산부인과용 진료대는 식품의약품안전처장이 정하여 고시하는 의료기기 중 A01010 장비여야 한다.

[별지 제2호의2서식]

검진기관 현황 등 변경신고서

※ [ ]에는 해당되는 곳에 √표를 합니다. (제1쪽)

접수번호		접수일자			처리기간	15일

1. 검진기관 정보 변경사항

검진기관명	변경 전	(검진기관 기호 :)
	변경 후	(검진기관 기호 :)
개설자 (대표자)	변경 전	(생년월일 :)
	변경 후	(생년월일 :)
소 재 지	변경 전	(전화 :) □□□-□□□(팩스 :)
	변경 후	(전화 :) □□□-□□□(팩스 :)

※ "개설자(대표자)"란의 대표자는 법인의 대표자만 해당합니다.

2. 검진인력 변경사항

변경 사유	구 분	성 명	주민등록번호	면허증(자격증)		변 경 일
				종 별	번 호	
제외						년 월 일
신규						입사일 : 년 월 일 담당일 : 년 월 일

※ "구분"란에는 의사, 치과의사, 간호사, 간호조무사, 임상병리사, 방사선사로 구분하여 적습니다.

3. 검진시설 변경사항

<table>
<tr><td>진찰실</td><td>검진대기실</td><td>탈의실</td><td>진단의학검사실</td><td>방사선촬영실</td></tr>
<tr><td>㎡</td><td>㎡</td><td>㎡</td><td>㎡</td><td>㎡</td></tr>
<tr><td colspan="5">※ 변경 후 면적을 적습니다.</td></tr>
</table>

4. 검진장비 및 암검진장비 변경사항

변경 사유	장비명	수량	모델명	제조번호 (방사선장비)	제조국명	구입년도	제조년도	변경일	비고 (차량탑재 시 차량번호 기재)
제외								년 월 일	
신규								년 월 일	

5. 출장검진 차량 변경사항

<table>
<tr><td rowspan="2">변경 사유</td><td rowspan="2">자동차등록번호</td><td>최초등록일 (연월일)</td><td>차종</td><td>용도</td><td>차명</td><td>연식</td><td>차대번호</td></tr>
<tr><td>소유자 성명 (명칭)</td><td colspan="2">소유자 주민(사업자)등록번호</td><td colspan="2">소유자 주소(소재지)</td><td>검사유효기간 (연월일 ~ 연월일)</td></tr>
<tr><td rowspan="2">제외</td><td rowspan="2"></td><td></td><td></td><td></td><td></td><td></td><td></td></tr>
<tr><td></td><td colspan="2"></td><td colspan="2"></td><td></td></tr>
<tr><td rowspan="2">신규</td><td rowspan="2"></td><td></td><td></td><td></td><td></td><td></td><td></td></tr>
<tr><td></td><td colspan="2"></td><td colspan="2"></td><td></td></tr>
</table>

[별지 제2호서식]

제 호 검진기관 지정서

<table>
<tr><td>의료기관명</td><td colspan="4"></td><td colspan="3">요양기관 기호</td><td colspan="2"></td></tr>
<tr><td>소재지</td><td colspan="9">(전화:)
□□□-□□□(팩스:)</td></tr>
<tr><td rowspan="4">지정내용</td><td rowspan="2">구분</td><td rowspan="2">일반검진</td><td colspan="5">암검진</td><td rowspan="2">영유아 검진</td><td rowspan="2">구강</td></tr>
<tr><td>위암</td><td>유방암</td><td>대장암</td><td>간암</td><td>자궁경부암</td></tr>
<tr><td>내원</td><td></td><td></td><td></td><td></td><td></td><td></td><td></td><td></td></tr>
<tr><td>출장</td><td></td><td></td><td></td><td></td><td></td><td></td><td></td><td></td></tr>
<tr><td rowspan="2">개설자(대표자)</td><td rowspan="2" colspan="4"></td><td colspan="3">생년월일</td><td colspan="2"></td></tr>
<tr><td colspan="3">면허번호</td><td colspan="2"></td></tr>
</table>

「건강검진기본법」 제14조 및 같은 법 시행규칙 제5조제4항에 따라 검진기관으로 지정합니다.

년 월 일

특별자치도지사 · 시장 · 군수 · 구청장 직인

3 검진기관의 지정취소 처리절차에 대하여 알아본다.

(1) 법적 근거

- 건강검진기본법 제16조, 같은 법 시행령 제10조, 같은 법 시행규칙 제13조
- 지정취소 기준(건강검진기본법 제16조, 시행령 제10조)

(2) 검진기관의 지정취소 처리 절차

- 지정취소는 검진기관의 요청에 의한 자진취소와 건강검진기본법 제14조에 정한 지정기준에 미달되거나 법 제16조에 의한 지정취소 사유에 해당하여 관할 시 · 군 · 구청장의 행정처분에 의한 경우로 구분된다.
- (지정취소 접수 : 시 · 군 · 구 보건소) 자진 취소의 경우 검진기관은 지정취소요청서(시행규칙 별지 제3호)와 발급받은 지정서를 함께 보건소에 반납한다.
- (지정 취소 처리 : 시 · 군 · 구 보건소, 공단 지사) 시 · 군 · 구 보건소는 검진기관이 신청한 지정취소를 처리한 후, 검진기관에 지정취소 사실을 통보하고, 지역보건의료정보시스템으로 처리 당일에 관할 공단지사에 통보한다.

그림 6-7 검진기관 자진 지정취소 처리 업무 흐름도

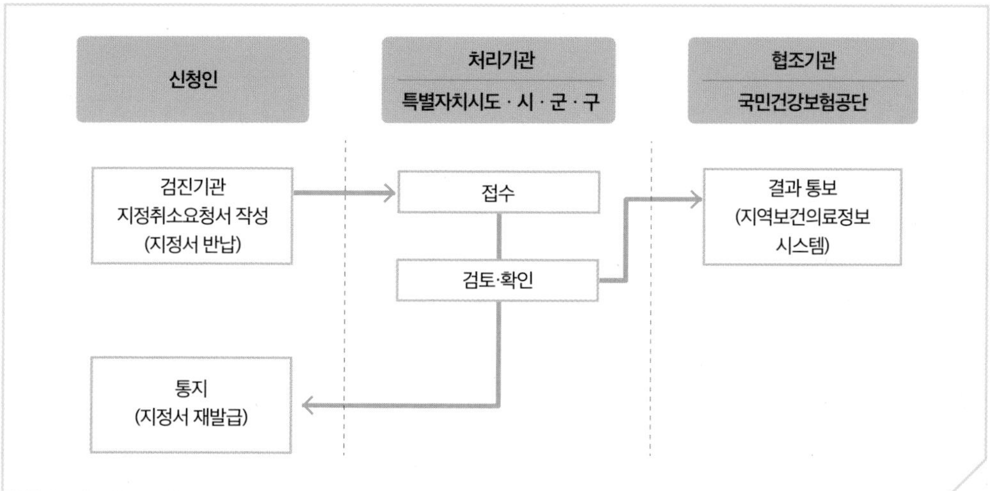

(3) 검진기관의 지정취소 및 업무정지 기준(시행령 앞의 별표)

지정취소된 검진기관은 취소된 지정이 취소된 날부터 2년 이내는 검진기관으로 지정받을 수 없음

4 출장검진 등 건강진단의 신고사항에 대하여 알아보고 업무를 수행한다.

(1) 지역보건법 제18조(건강진단 등의 신고) 의료기관이 아닌 자가 지역주민 다수를 대상으로 건강진단 · 예방접종 또는 순회진료등 주민의 건강에 영향을 미치는 행위(이하 "건강진단 등")를 하고자 하는 경우에는 보건복지부령이 정하는 바에 의하여 건강진단 등을 하고자 하는 지역을 관할하는 보건소장에게 신고하여야 한다. 의료기관이 의료기관외의 장소에서 지역주민 다수를 대상으로 건강진단 등을 하고자 하는 경우에도 또한 같다.

(2) 시행규칙 제11조(건강진단 등의 신고) 법 제18조의 규정에 의하여 지역주민 다수를 대상으로 건강진단 · 예방접종 또는 순회진료 등 주민의 건강에 영향을 미치는 행위(이하 "건강진단 등"이라 한다)를 하고자 하는 자는 건강진단 등을 실시하기 3일전까지 별지 제3호서식의 건강진단 등 신고서에 다음 각호의 서류를 첨부하여 관할 보건소장에게 신고하여야 한다.

1. 의사 · 치과의사 또는 한의사 면허증 사본 1부
2. 의료기관 개설허가증 또는 신고증 사본 1부(의료기관에 한한다)

[별지 제16호 서식]

출장검진 검체관리 대장

연번	수검자명	생년월일	검체종류 (전혈,혈청,대변)	채취 시간	원심분리 시간	검사실 도착시간	검사완료 시간

년 월 일　　　인계자(출장검진담당자) :　　　(서명) 인수자

(검사실담당자) :　　　(서명)

5 건강검진기본법령 관련 Q & A사항에 대하여 알아본다.(보건복지부 건강검진사업 안내에서 발췌

)

01 내원검진만을 실시하는 의원이 임상병리사와 방사선사를 두지 아니할 수 있는 경우는?

검진기관 지정을 신청하고자 하는 의원 중 일반 내원검진만을 실시하고자 하는 의원은 임상병리사와 방사선사를 두지 아니하고자 하는 경우에는, 지정신청서를 공단에 제출시 검진 일일 평균인원을 15명 미만으로 한다는 확약서(별도 양식 없음)를 포함하여 제출하고,

- 제출 이후 일일 평균인원이 15명 미만을 유지할 수 있도록 하여야 하며(시행규칙 별표 1의 인력기준 다와 라), 임상병리사와 방사선사의 역할을 검진의사가 실시하여야 함
- 단, 방사선사는 장비를 공동 이용하는 경우에 두지 아니할 수 있음

02 일반검진기관과 암검진기관으로 동시에 지정 받는 경우 인력기준은?

일반검진기관 인력기준을 충족한 경우 암검진기관으로 지정이 가능하며, 연평균 일일 검진인원(연간 진료인원을 365일로 나눈 검진인원) 25명당 의사 1인이 필요함

- 또한, 내원검진만을 실시하는 의원급 기관에서 일일 평균 검진 인원이 15명 미만인 경우 임상병리사 및 방사선사를 두지 않을 수 있음(단, 조영검사를 실시하는 암검진기관의 경우 일일평균 검진인원 15인 미만의 내원검진만을 실시하는 의원급 기관이더라도 방사선사 필요함)

03 일반검진과 암검진을 동시에 출장검진하는 경우에 인력기준은?

출장검진기관지정기준(시행규칙 별표 5)의 일반검진 인력기준에 따라, 일일 건강검진을 받는 사람 100명당 의사 1명을 두어야 하고, 간호사(간호조무사도 가능)·임상병리사·방사선사도 각 1명 이상을 두어야 함(시행규칙 별표 5).

- 암검진 출장검진만을 실시하고자 하는 경우에는, 일일 건강검진을 받는 사람 70명당 의사 1명과 간호사, 방사선사도 각 1명 이상을 두어야 함
- 일반검진과 암검진을 동시에 출장 검진하는 경우에는 출장검진기관 지정기준 중 일반검진 인력기준에 따름

04 검진기관 인력으로 간호사 대신 간호조무사로 신청해도 검진기관 지정 여부가 가능한지?

간호사에 간호조무사가 포함된 개념이므로 일반검진, 암검진, 영유아검진, 구강검진에서 간호조무사를 갖출 경우 검진기관 지정할 수 있음

05 검체검사 위탁은?

내원검진만을 실시하는 의원이 보건복지부장관이 정하는 바에 따라 검체검사에 관한 업무를 관련 전문기관에 위탁하고자 하는 경우에는

- 시설기준의 라목(임상검사를 하는 시설), 장비기준의 바목 및 사목(혈액학검사기기, 혈액화학분석기)을 충족하지 아니하더라도 일반검진기관으로 지정받을 수 있음(시행규칙 별표1. 비고 제2호)

※ 건강검진실시기준(제201519호, 2015.1.27) 부록 참조

06 방사선 공동장비 이용은?

내원검진만을 실시하는 의원이 「의료법」 제39조에 따라 장비를 공동 이용하는 경우에는 인력기준의 라목, 시설기준의 나목 및 마목, 장비기준의 아목을 충족하지 아니하더라도 일반검진기관으로 지정받을 수 있음(시행규칙 별표1. 비고 제3호)

※ 요양기관에서 장비를 공동이용하는 경우에는 국민건강보험법 시행규칙 제12조제1항의 요양기관현황신고서와 양측 요양기관 대표자와 요양기호가 확인된 공동이용계약서 사본을 건강보험심사평가원에 제출하고, 건강보험심사평가원에서는 전산으로 관리되고 있음

방사선 공동장비 이용은 2009년 3월 22일부터 적용되며, 장비 공동이용 여부의 확인은 「검진 · 인력 · 시설 및 장비현황」('검진기관지정신청서' 첨부서식)과 「공동이용계약서」(특정서식없음) 사본으로 함

- 방사선 영상과 판독소견서는 해당 검진기관 내에 비치하도록 함

07 보건복지부 장관이 고시하는 교육과정을 이수하여야 하는 검진기관은?

일반검진, 영유아검진, 구강검진을 실시하려는 검진기관임(시행규칙 별표 1부터 별표 5까지)

- 일반검진기관에 등록된 검진 의사 중 최소 1명 이상은 생애전환기 2차상담교육을 받아야 하며, 내원과 출장검진기관으로 동시에 지정을 받기 위해서는 최소 2명 이상이 교육을 받아야 하고, 교육을 받은 의사를 검진기관 내와 출장검진 장소에 각 1명 이상 두어야 함

08 검진기관별 이수 교육과정은?

(일반검진의 생애전환기 2차 건강진단, 구강검진, 영유아검진) 보건복지부고시 건강검진실시기준 별표10에서 정하고 있는 생애전환기 건강진단, 구강검진, 영유아검진기관 교육과정임

09 출장검진기관 지정기준 중 인력기준에서 일일 건강검진을 받는 사람을 정한 이유는?

출장검진기관의 부실검진 방지를 목적으로 규정된 근거로, 의사 1명이 하루에 진료할 수 있는 인원을 정한 것임(시행규칙 별표 5의 인력기준)

10 「건강진단등신고서(종전 '출장검진계획서')」 접수 처리는?

의료기관이 의료기관외의 장소에서 지역주민 다수를 대상으로 건강진단 등을 하고자 하는 경우 건강진단 등을 실시하기 3일전까지 「건강진단등신고서」를 관할 보건소장에게 신고하여야 함(지역보건법 제18조, 같은 법 시행규칙 제11조)

보건소는 검진기관으로부터 「건강진단등신고서」가 접수되면 접수 당일 지역보건의료정보시스템에 입력하여 공단 관할지사에 통보하여야 함

※ 붙임2 참조(출장검진기관 '건강진단등신고서' 업무처리 안내)

11 경과조치의 규정에 따라 종전의 신청제로 운영 중인 검진기관에 행정처분 사유 발생시 행정 처분이 가능한지?

검진기관 지정 취소 및 업무정지는 지정된 검진기관에만 적용되므로, 종전의 신청제로 운영되는 검진기관에는 적용할 수 없음

다만, 의료법 등 타 법에 의한 행정처분과 검진비용 환수조치는 건강검진 실시기준(제201269호, '12.6.22)에 따라 신청제 기관도 적용됨

12 여러 분야를 동시에 하고 있는 검진기관에서 한 검진 분야에 취소 사유가 발생할 경우, 다른 분야의 검진분야도 지정취소가 가능한 지?

검진기관 검진분야의 지정취소 또는 업무정지 사유 발생시, 지정취소 또는 업무정지는 해당 분야에 한해 적용됨

다만, 일반검진기관 지정 취소의 경우에는 일반검진기관으로 지정받은 기관에 한해 지정받을 수 있는 위암 · 대장암 · 간암 검진기관 지정도 함께 취소됨

13 의원급 검진기관이 소재지를 이전하는 경우?

의원급 의료기관이 개설자 변경없이 동일 시도내에서 관할 시군구를 달리하여 소재지가 이동되어 기존 관할 시군구에 의료기관 폐업신고 후 재개설한 경우에는 소재지 변경일지라도 지정취소 후 '검진기관 지정신청서'를 공단에 제출하여 재지정 절차를 거쳐야 함

※지정취소와 변경신청 사유 구분 참고

14 검진 인력의 퇴사나 장비의 검사성적 부적합 판정으로 인해 지정기준 에 미달하게 된 경우 조치 방법은?

검진기관 명칭, 개설자 또는 소재지, 검진인력, 시설 또는 장비가 변경된 경우 건강검진기본법 시행규칙 제5조제5항에 따라 사유발생일로부터 15일 이내에 별지 제2호의2서식의 검진기관 현황 등 변경신고서에 변경사실을 증명하는 서류를 첨부하여 공단에 제출하여야 함

이에 따라 건강검진기본법 시행규칙에서 정하고 있는 검진기관 지정기준에 일시적으로 미달하게 된 경우라도 사유발생일로부터 15일 이내에 변경신고서를 제출하는 경우에는 지정취소 절차를 생략함

15일 이내에 변경신고서를 제출한 경우라도, 지정기준에 미달한 시점부터 지정기준 충족 전까지는 검진을 실시할 수 없으며, 변경사항의 적용날짜는 지정기준 미달 사유가 소멸된 날짜임

※ 예를 들어, 3.15일에 지정기준 미달, 3.18일에 지정기준 충족, 3.23일에 변경신고한 경우에 사유 발생일로부터 15일 이내에 변경신고를 하였으므로 지정취소 절차 생략, 검진비용은 지정기준이 충족된 3.18일 이후에 실시한 검진부터 청구 가능, 지정기준 미충족 기간에 실시한 검진은 비용 청구 불가능

지정기준에 미달한 시점부터 지정기준 미달사유가 소멸된 전날까지 실시한 검진은 비용 청구가 불가능하며 기 지급된 경우에는 환수조치됨

※ 해당 검진기관의 인력, 시설, 장비 등 지정사항 변경신청 내역은 검진기관포털사이트(http://sis.nhic.or.kr)에서 검진기관 정보조회를 통해 확인 할 수 있음

의료기관 폐업이나 의료기관의 권리변동사항인 경우에는 변경신청 대상이 아님

※ 지정취소와 변경신청 사유 구분

수행 Tip

→ 건강검진기본법과 건강검진실시기준에 대하여 핵심내용을 먼저 파악한다.

6-2 건강검진 실무

{ 학습목표 }
❶ 건강검진의 유형 및 대상 · 절차 · 검사항목에 대하여 알 수 있다.
❷ 건강검진 내원 수진자에 대하여 접수 및 등록을 할 수 있다.
❸ 건강검진의 결과 입력 및 검진료를 청구할 수 있다.
❹ 건강검진의 실적을 일일 마감 및 월실적을 분석 보고하고 관리할 수 있다.

필요 지식

1. 건강검진 개요

1) 개요

건강검진은 질병의 예방과 조기발견 및 조기치료를 위해 실시하고 있으며, 국가에서 현재 시행하고 있는 건강검진은 일반건강검진, 암검진, 생애전환기 건강진단, 영유아건강검진 있다.

① 공단은 가입자와 피부양자에 대하여 질병의 조기 발견과 그에 따른 요양급여를 하기 위하여 건강검진을 실시하고 있으며 건강검진의 대상 · 횟수 · 절차와 그 밖에 필요한 사항은 대통령령으로 정한다.

② 건강검진은 일반건강검진, 암검진 및 영유아건강검진으로 구분하여 실시한다.

③ 건강검진을 받을 수 있는 자는 다음과 같다.

2) 건강검진기관의 구분 및 실시범위

건강검진기관이란 건강검진기본법에 의거 국가건강검진을 실시하기 위하여 보건복지부장관으로부터 검진기관으로 지정받아 건강검진을 실시하는 기관을 말한다. 따라서 검진기관의 인력 · 시설 · 장비 등 검진기관 지정기준 및 절차는 보건복지부령으로 정하고 있으며, 검진기관은 일반검진기관, 암검진기관, 영유아검진기관, 구강검진기관으로 구분하고 있다.

(1) 건강검진기관의 구분 및 지정기준 등

① 보건복지부장관은 법 제14조에 따라 검사항목을 고려하여 다음의 구분에 따라 건강검진기관을 지정한다. 이 경우 제1호의 일반검진기관으로 지정받거나 지정받으려는 검진기관만 제2호 위암검진기관, 대장암검진기관 및 간암검진기관으로 지정할 수 있다

1. 일반검진기관
2. 암검진기관 : ① 위암검진기관 ② 대장암검진기관 ③ 간암검진기관 ④ 유방암검진기관 ⑤ 자궁경부암 검진기관 ⑥ 폐암검진기관
3. 영유아검진기관
4. 구강검진기관

(2) 실시범위

① 일반건강검진 : 1차 검진 및 2차 검진

※ 2차검진은 1차 검진 결과 고혈압, 당뇨병 질환의심 또는 만 70세, 만 74세 중 인지기능장애 고위험군 판정자가 대상

② 의료급여 생애전환기검진 : 1차 검진 및 2차 검진

※ 2차검진은 1차 검진 수검자 전체가 대상

③ 암검진 : 위암, 유방암, 대장암, 간암, 자궁경부암, 폐암

※ 국가암 조기검진사업 병행 실시

④ 영유아건강검진 : 총 9회(일반검진 6회, 구강검진 3회) 실시

⑤ 기타 위탁사업 : 의료급여수급자에 대한 국가암 조기검진사업, 생애전환기 건강진단, 영유아건강검진

3) 건강검진 실시안내 및 절차

(1) 건강검진 실시안내

① 국민건강보험공단은 건강검진 실시기준 제2조제6호 및 제9조와 암검진 실시기준 제7조제1항에 따라 '건강검진표(별지 제1호부터 제1호의4까지의 서식)'를 검진대상자에게 송부(영유아 건강검진은 세대주 또는 직장가입자의 주민등록 주소지)하여야 한

다. 다만, 직장가입자는 사용자(기관장)에게 검진대상자 명단을 송부한 경우 검진대상자에게 건강검진표를 송부하지 아니할 수 있으며, 암검진 대상자는 별도의 '암검진표(별지 제1호의2서식)'를 송부할 수 있다.

[별지 제5호서식]

____년도 건강검진 대상자 확인서(검진기관제시용)

<table>
<tr><td colspan="2">성 명</td><td colspan="3"></td><td colspan="2">주민등록
번호</td><td colspan="4">– 1(2) * * * * * *</td></tr>
<tr><td colspan="11">검사항목 · 비용</td></tr>
<tr><td>일반
건강검진</td><td></td><td colspan="5">신체계측, 진찰, 요검사, 혈액검사, 흉부방사선검사 등
※ 검진실시기간 : _ _ _ _ . 12. 31일까지</td><td colspan="3">B형간염검사
(만 40세)주1)</td><td></td></tr>
<tr><td>구강검진</td><td></td><td colspan="9">치아검사, 치주조직검사, 치면세균막검사(만 40세), 구강보건교육 등
※ 검진실시기간 : _ _ _ _ . 12. 31일까지</td></tr>
<tr><td rowspan="4">암검진</td><td>구 분</td><td>위
암</td><td>간암
(상반기)</td><td>간암
(하반기)</td><td>대장암</td><td>유방암</td><td>자궁
경부암</td><td>폐암</td><td colspan="2">통보처주3)</td></tr>
<tr><td>대상/비용</td><td></td><td></td><td></td><td></td><td></td><td></td><td></td><td colspan="2" rowspan="2"></td></tr>
<tr><td>의료비지원</td><td></td><td></td><td></td><td></td><td></td><td></td><td></td></tr>
<tr><td>검진실시
기간</td><td colspan="9">_ _ _ _.12.31.까지 단, 위암 · 대장암의 2단계 검진은 다음 연도 1.31.까지
간암은 연 2회 실시 : 상반기(6.30까지), 하반기(12.31까지) 각 1회</td></tr>
<tr><td colspan="11">위와 같이 _ _ _ _년도 건강검진 대상자임을 확인합니다.
. . .
국민건강보험공단 지사장(직인)</td></tr>
</table>

② 공단은 실효성 있는 건강검진을 위하여 건강검진실시계획에 따라 검진대상자 또는 사용자(기관장)에게 다음 각 호의 내용이 포함된 건강검진 안내를 하여야 한다.

1. 건강검진 사업안내
2. 실시기간이 기재된 건강검진표
3. 검진대상자, 검진기간, 검진 절차 및 검진기관(구강검진기관 포함) 안내
4. 「국민건강보험법 시행령」 제25조 및 건강검진 실시기준 제8조 및 암검진 실시기준 제6조에 정한 검진 주기 또는 시기에 맞추어 건강검진을 받을 수 있으며 검진횟수를 초과하여 검진을 받은 경우 해당 검진비용의 환수에 관한 사항
5. 건강검진 시 주의사항(예약 후 방문, 검진당일 공복 유지, 문진표 작성, 여성의 경

우 생리 중 검진 삼가) 등

③ 공단으로부터 검진안내 및 관련서류를 받은 사용자(기관장)는 해당 검진대상자에게 건강검진 대상자 확인서 등을 배부하여 건강검진을 받도록 하고 공단에서 실시하는 건강검진임을 안내하여 검진대상자가 이중으로 검진을 받지 않도록 조치하여야 한다.

④ 사용자(기관장)는 공단으로부터 통보 받은 '사업장 건강검진 대상자명단(별지 제2호서식)'을 확인하여 근무구분 변경 및 검진대상자 추가 · 제외 사유가 발생한 경우, '사업장 건강(암)검진 대상자 변경(추가 · 제외)신청서(별지 제3호서식)'을 작성 · 제출하여 공단으로부터 변경된 사업장 건강검진대상자 명단을 발급받아야 한다.

그림 6-8 건강검진 안내 및 접수

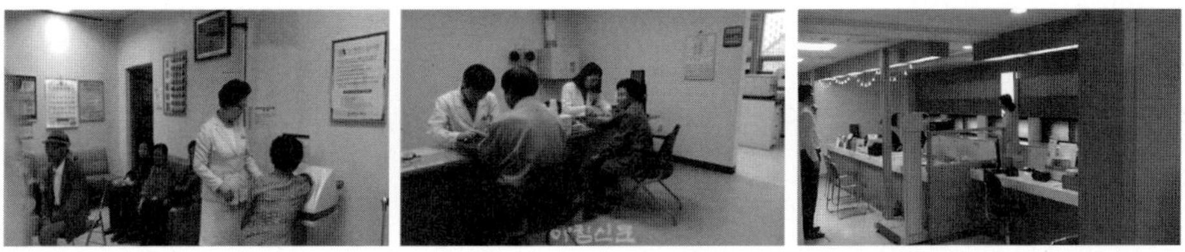

(2) 건강검진 절차

① 검진대상자는 건강검진표(별지 제1호서식 내지 별지 제1호의4서식) 또는 '건강검진 대상자 확인서(별지 제4호서식 내지 별지 제8호서식)'와 본인임을 확인할 수 있는 증명서를 지참하고 검진기관에 내원하여 검진 받는 것을 원칙으로 한다.

② 사용자(기관장)는 공단으로부터 통보받은 '사업장 건강검진 대상자명단(일반/암검진 : 별지 제2호서식)에 의하여 '건강검진 대상자확인서(별지 제4호서식)'를 검진 대상자에게 발급하여야 하며, 「개인정보 보호법」에 따라 '사업장 건강검진 대상자명단(일반/암검진: 별지 제2호서식)'을 검진기관에 제출 또는 제공할 수 없다.

③ 검진기관은 검진대상자 여부와 검사항목을 확인하여 비대상자가 검진을 받거나 이중으로 건강검진을 받지 않도록 하여야 하고, 검진대상자가 실시하는 건강검진이 사업장과 검진기관과의 계약 및 직원복지차원 등으로 종합건강검진과 병행하여 실시

하는 검진인지 공단에서 실시하는 국가건강검진인지 명확히 인지할 수 있도록 검진 항목과 비용 등에 대하여 안내하여야 한다.

④ 검진기관은 다음 각 호의 사항을 검진실시 전에 준비 또는 비치하여야 하며, 건강검진 실시기준 및 암검진 실시기준에 정한 서식의 내용을 임의로 변경하여 사용할 수 없다.

1. 문진표 : 건강검진 문진표, 암검진 문진표, 영유아건강검진 문진표, 구강검진 문진표(일반건강검진, 영유아건강검진)
2. 검진결과통보서 : 일반건강검진 결과통보서, 의료급여생애전환기검진 결과통보서, 암검진 결과통보서(암검진 결과기록지 포함), 영유아건강검진 결과통보서, 구강검진 결과통보서(일반건강검진, 영유아건강검진)
3. 인지기능장애 평가도구, 정신건강검사(우울증) 평가도구, 생활습관 평가도구 및 처방전
4. 한국 영유아 발달선별검사 시기별 검사지 및 결과표(K-DST)
5. 건강검진 안내 표시
6. 검진시설 및 탈의실 등의 청결 유지

⑤ 검진기관은 대상자가 건강검진 예약 또는 검진신청을 하는 경우 정당한 사유 없이 건강검진을 거부할 수 없다.

⑥ 검진기관은 수검자 또는 보호자가 잘 볼 수 있는 장소에 '수검자가 알아야 할 사항(별지 제12호서식)'을 게시하여야 한다.

⑦ 검진기관은 출장검진을 할 경우 검진기관 및 검진인력 현황(별지 제14호 서식)을 건강검진 접수장소 등 수검자가 잘 볼 수 있는 위치에 반드시 게시하여야 한다.

⑧ 검진기관은 수검자의 검진일자 및 검진항목을 공단홈페이지에 지체 없이 입력하여 이중검진이 발생하지 않도록 적극 협조하여야 한다.

⑨ 검진기관이 향후 건강검진안내 등에 수검자의 개인정보를 활용하고자 하는 경우에는 사전에 검진대상자에게 활용 내용을 충분히 설명하고 명시적으로 동의를 받아야 한다.

4) 건강검진 실시방법 및 시기

(1) 건강검진 실시방법

① 검진대상자는 타 지역으로 전출 또는 검진기관의 휴 · 폐업 등 부득이한 사유로 암종별 암검진 최초 단계의 암검진을 실시하지 아니한 검진기관에서 다음 단계의 암검진을 받을 경우에는 암검진 결과통보서 사본을 검진기관에 제출하고 암검진을 받아야 한다. 암검진 결과통보서를 분실 또는 수령치 못한 경우에는 검진을 실시한 검진기관에 재발급을 요청할 수 있다.

② 검진기관은 건강검진 실시기준 제11조제2항에 따라 확진 검사 안내 조치 등을 위하여 '확진검사 대상자 관리대장(별지 제9호서식)'을 작성 관리하여야 한다.

(2) 검진 실시시기

① 건강검진의 실시는 해당 연도에 실시한다. 단, 다음 표에서 정한 검진항목의 검진 실시시기는 이를 따른다.

표 6-7 건강검진 유형별 검사항목 및 실시 시기

구분	검진항목	실시시기
일반 건강검진	총콜레스테롤	남성 만 24세 이상, 여성 만 40세 이상 4년 마다
	HDL 콜레스테롤	
	트리글리세라이드	
	LDL 콜레스테롤	
	B형간염 표면항원/표면항체	만 40세
	골밀도 검사	만 54, 66세 여성
	인지기능장애	만 66세 이상 2년 마다
	정신건강검사(우울증)	만 40, 50, 60, 70세
	생활습관평가	만 40, 50, 60, 70세
	노인신체기능검사	만 66, 70, 80세
구강검진	치면세균막검사	만 40세
의료급여 생애전환기 검진	골밀도 검사	만 66세 여성
	인지기능장애	만 66세 이상 2년 마다
	정신건강검사(우울증)	만 70세
	생활습관평가	만 70세
	노인신체기능검사	만 66, 70, 80세

② 영유아건강검진은 정한 시기에 각 1회 실시한다.

영유아건강검진		영유아구강검진	
구분	실시시기	구분	실시시기
1차 검진	생후 14~35일	1차 검진	생후 18~29개월
2차 검진	생후 4~6개월	2차 검진	생후 30~41개월
3차 검진	생후 9~12개월	3차 검진	생후 42~53개월
4차 검진	생후 18~24개월	4차 검진	생후 54~65개월
5차 검진	생후 30~36개월		
6차 검진	생후 42~48개월		
7차 검진	생후 54~60개월		
8차 검진	생후 66~71개월		

③ 의료급여수급권자에 대한 일반건강검진은 2년마다 1회 이상 실시한다.

5) 건강검진 종류 및 대상

(1) 일반건강검진

① 사업목적

고혈압, 당뇨 등 심뇌혈관질환을 조기 발견하여 치료 및 관리로 연계함으로써 건강증진 도모하기 위함이다.

② 근거법령

건강검진기본법 제5조(국가와 지방자치단체의 의무), 국민건강보험법 제52조(건강검진) 및 같은 법 시행령 제25조, 의료급여법 제14조(건강검진)

③ 건강보험적용자 일반건강검진 대상 및 실시주기

구 분	대 상	실시주기
지역가입자	• 세대주 및 만 20세 이상 세대원	• 2년에 1회
직장가입자	• 비사무직 근로자 전체 • 사무직 근로자 중 격년제 실시에 따름	• 비사무직 1년 1회 • 사무직 2년 1회
직장피부양자	• 만 20세 이상 직장피부양자	• 2년에 1회

※ 1. 출생년도를 짝수 또는 홀수연도로 구분하여 실시함.

④ 의료급여 사업대상 및 시행주체

구 분	대 상	시행주체(시행방법)
의료급여수급권자	–만 19~만 64세 세대주 –만 40~만 64세 세대주 및 세대원	시 · 군 · 구 보건소 (위탁수행:건강보험공단)

⑤ 일반건강검진 실시절차

그림 6-9 일반건강검진 실시절차

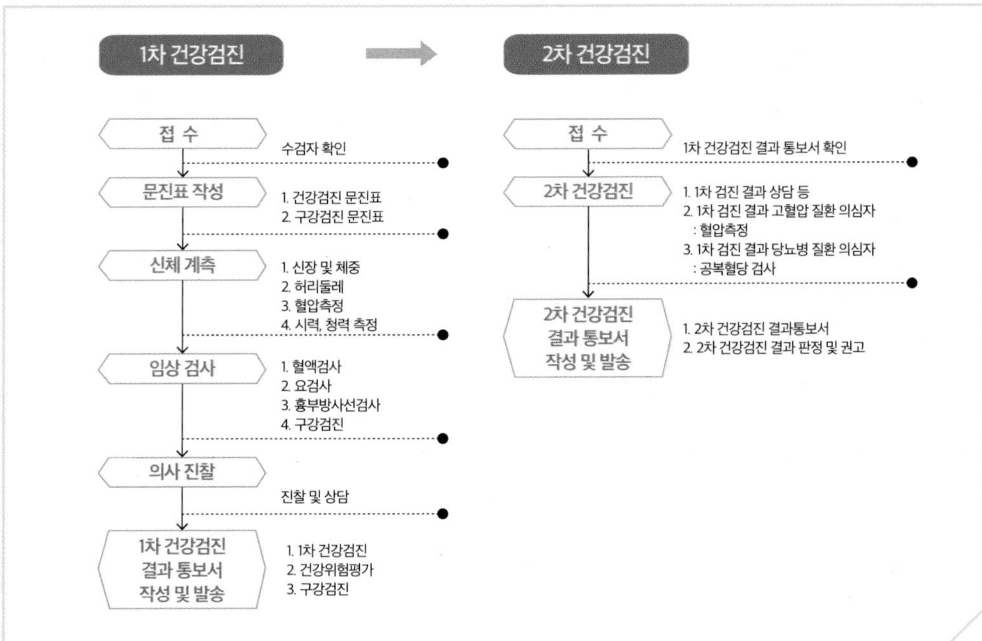

⑥ 검진항목

표 6-8 공통검사항목

	대상질환	검사항목	대상질환	검사항목
공통검사항목	비만	신장, 체중, 허리둘레, 체질량지수	당뇨병	공복혈당
	시각, 청각이상	시력, 청력	간장질환	AST, ALT, r–GTP
	고혈압	혈압	폐결핵 / 흉부질환	흉부방사선촬영
	신장질환	요단백, 혈청크레아티닌, e–GFR	구강질환	구강검진
	빈혈증	혈색소	흉부질환	흉부방사선
비고		시력, 청력은 운전면허 신체검사 수치로 활용되므로 안경 착용자는 교정시력으로 검사		

표 6-9 성 · 연령별 검사항목

	검사항목	대상연령	비고
성·연령별 검사항목	혈액검사 (이상지질혈증 검사)	남자 : 만 24세 이상 / 여자 : 만 40세 이상(4년 주기)	남자 : 만 24세, 28세, 32세…/ 여자 : 만 40세, 44세, 48세…만 해당
	B형간염항원, 항체	만 40세	면역자, 보균자는 제외
	골밀도 검사	만 54세, 66세 여성	
	인지기능장애	만 66세 이상(2년 주기)	만 66세, 68세, 70세…
	정신건강(우울증) 검사	만 40세, 50세, 60세, 70세	
	생활습관평가	만 40세, 50세, 60세, 70세	
	노인신체기능 검사	만 66세, 70세, 80세	
	치면세균막 검사	만 40세	구강검진 항목

표 6-10 확진검사

	확진검사 대상 -일반건강검진 결과 고혈압 · 당뇨병 질환 의심자	
확진 검사	• 고혈압 : 진찰 및 상담, 혈압측정 • 당뇨병 : 진찰 및 상담, 공복혈당검 • 실시 기간 : 2019년 1월 31일까지	• 검진 결과 통보서 지참하여 가까운 병 · 의원(상급종합병원, 종합병원 제외)에 방문하여 실시 (의료급여 수급권자는 의료급여 전달체계에 따라 의원에서 실시) • 진료와 해당 검사비용을 1회에 한하여 본인부담 면제

⑦ 검진주기

2년마다 출생년도에 따라 짝 · 홀수년도를 구분하여 실시한다.

⑧ 비용부담 : 본인부담 없음

- 건강보험적용자 : 건강보험재정에서 부담
- 의료급여수급권자 : 국비 및 지방비로 부담

(2) 의료급여 생애전환기검진

「의료급여법에 따른 의료급여수급권자 중 만 66세 이상 세대주 및 세대원에게 낙상, 치매 등 노인성 질환의 위험 증가 시기」인 만 66세에 생애전환기 검진을 실시하게 되었다. 뇌졸중 등 심 · 뇌혈관질환 위험요인 조기발견을 위해 고지혈증(중성지방, HDL, 콜레스테롤), 노인신체기능(근력, 평형성), 일상생활 수행능력, 인지기능장애(치매), 골밀도 검사(골다공증) 등을 실시한다.

① 사업목적

생애전환기 국민을 대상으로 성별 · 연령별 특성에 적합한 맞춤형 건강진단을 도입하여 만성질환 및 건강위험요인을 조기발견, 치료 및 관리로 건강증진을 도모하기 위함이다.

② 근거법령

건강검진기본법 제5조(국가와 지방자치단체의 의무), 국민건강보험법 제52조(건강검진) 및 같은 법 시행령 제25조, 의료급여법 제14조(건강검진)

③ 의료급여 사업대상 및 시행주체

구 분	대 상	시행주체(시행방법)
의료급여수급권자	만 66세 이상 세대주 및 세대원	시 · 군 · 구 보건소 (위탁수행: 국민건강보험공단)

④ 생애전환기 건강진단 항목

- 성별, 연령별 특성을 고려하여 필수 검진항목 제공
- 개인별 건강위험평가 도입
  * 뇌졸중 · 당뇨병 등 심 · 뇌혈관질환 발생 위험도, 교정 가능한 위험요인과 개선목표를 제시하고, 개인별 특성에 맞는 교육자료 제공
- 생활습관 평가 및 개선 처방 등 의사 상담 프로그램 도입
  * 건강위험요인에 대한 생활습관 평가(흡연, 음주, 운동, 영양, 비만) 및 처방, 상담 제공 및 검사항목별 판정기준(별표5의 별첨) 참조

⑤ 비용부담

본인부담 없음

(3) 암검진

- 우리 국민들에게 많이 발병하고, 조기진단 방법이 있으며, 치료할 수 있는 6대암(위암, 대장암, 간암, 유방암, 자궁경부암, 폐암)으로 구성하여 실시하고 있다. 따라서 검진기관 사정(예약 집중 등)에 따라 예약이 조기에 마감될 수 있으므로 반드시 사전 확인 및 예약 후 검진이 필요하다.
- 당해 연도 건강검진(일반건강검진, 생애전환기 검진) 대상자로서 다음 기준에 해당하는자(건강보험 및 의료급여 대상자)이다.

구 분	대 상
위 암	만 40세 이상인 자(2년 1회)
간 암	만 40세 이상 고위험군–1년에 2회(상,하반기) 간초음파검사와 혈청알피태아단백검사(혈액검사) 실시 [고위험군 기준] 1. 간경변증 2. B형 간염 바이러스 항원 양성 3. C형 간염 바이러스 항체 양성 4. B형 또는 C형 간염 바이러스에 의한 만성 간질환 환자
대장암	만 50세 이상인 자(1년 1회)
유방암	만 40세 이상인 여성(2년 1회)
자궁경부암	만 20세 이상인 여성(2년 1회)
폐암	만 54~74세 남녀 중 30갑년 이상 흡연력을 가진 흡연자 등*을 대상으로 2년 마다 폐암검진을 실시

▣ 암검진 검사 실시과정

구분	암검진 실시과정

위암검진

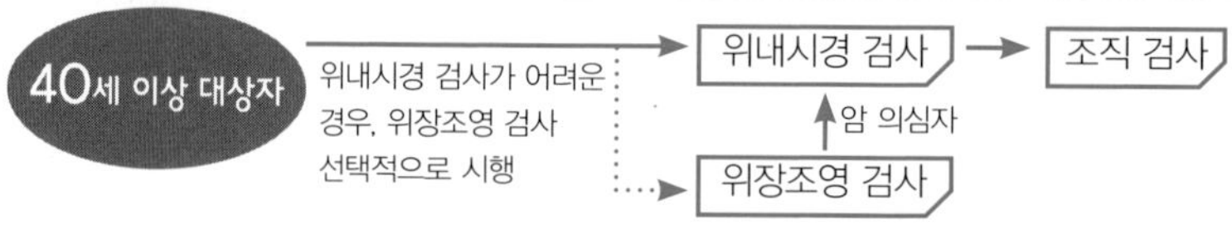

대장암검진

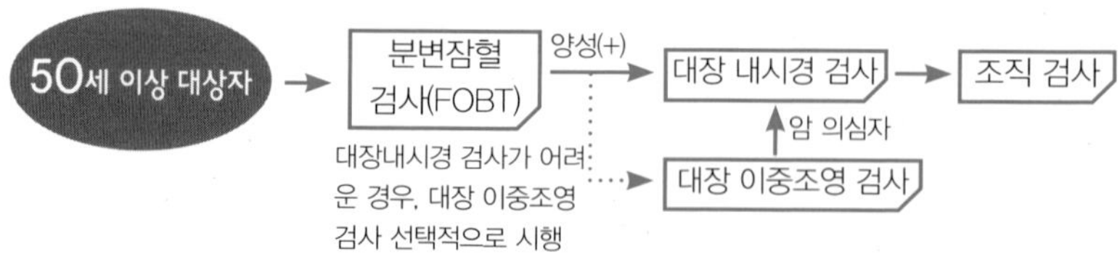

▶ 분변잠혈 검사(대변검사) 채취방법
채변통에 변을 받아서 하는 검사로, 대변의 3곳 이상을 깊이 찔러서 충분한 양의 분변을 깨끗한 채변통에 담아 서늘한 곳이나 냉장보관 하셨다가 검진기관에 제출하시면 됩니다.

▶ 주의사항
분변잠혈 검사(대변검사)를 실시하지 않고 대장 내시경 또는 대장 이중조영 촬영 검사를 받은 경우에는 검사비용을 전액 본인이 부담하셔야 합니다.

간암검진

40세 이상 대상자: 간 초음파 검사 + 혈청 아파태아단백 검사

▶ 고위험군 기준
1. 간경변증
2. B형 간염 바이러스 항원 양성
3. C형 간염 바이러스 항체 양성
4. B형 또는 C형 간염 바이러스에 의한 만성 간질환 환자

▶ 주의사항
간암은 고위험군에서 주로 발생하므로 본인이 해당되는지 평소 확인하시고 건강관리에 힘써주시기 바랍니다.

* 공단검진 외에 별도로 받은 간염 검사 결과 B형 또는 C형 간염보균자는 검사 결과서를 공단에 제출하시면 지속적으로 간암 검사 대상으로 적용받으실 수 있습니다.

유방암 및 자궁경부암 검진	**유방암 검진** 40세 이상 여성 유방 촬영 ▶ 2년마다 유방 촬영 검사 유방 촬영술은 유방질환의 진단에 있어 무증상 조기 유방암을 발견하는 가장 필수적인 방법으로 유방 압박으로 인한 고통이 수반될 수 있습니다.	**자궁경부암 검진** 20세 이상 여성 자궁경부 세포 검사 ▶ 2년마다 자궁경부 세포 검사 자궁적출술을 받았거나 성경험이 없으신 분은 검사 전에 반드시 검진의사와 상담하시기 바랍니다.

(4) 영유아건강검진

영유아 건강검진은 만 6세 미만 영유아에 대해 각 월령에 특화된 문진(시각 · 청각 문진 포함)과 진찰, 신체계측(신장 · 체중 · 머리둘레)을 공통 실시하고, 부모를 대상으로 3종의 건강교육(안전사고, 영양교육, 취학 전 교육 등)과 발달평가 및 상담을 실시하고 있다.

① 사업목적

영유아 월령에 적합한 건강검진 프로그램 도입으로 영유아의 성장발달 사항을 추적 관리하고 보호자에게 적절한 교육 프로그램을 제공하여 영유아 건강증진 도모한다.

② 법적근거

건강검진기본법 제5조(국가와 지방자치단체의 의무), 국민건강보험법 제52조(건강검진) 및 같은 법 시행령 제25조, 의료급여법 제14조(건강검진)

③ 건강보험적용자 대상

- 대상 : 생후 4개월부터 71개월까지 건강보험가입자와 피부양자 전체

④ 의료급여 사업대상 및 시행주체

구 분	대 상	시행주체(시행방법)
의료급여수급권자	4개월, 9개월, 18개월, 30개월, 42개월, 54개월, 66개월	시 · 군 · 구 보건소 (위탁수행 : 국민건강보험공단)

⑤ 영유아 건강검진 항목

- 주요 선별 목표질환
  - 성장 · 발달 이상, 비만, 안전사고, 영아급사증후군, 청각 · 시각 이상, 치아우식증 등
- 5개 분야(계측, 측정, 문진, 진찰, 교육) 21개 항목을 검진하고 상담 실시
  - 각 월령에 특화된 문진(시각 · 청각 문진 포함)과 진찰 · 신체계측(신장 · 체중 · 머리둘레)공통 실시

– 3종의 건강교육, 발달평가 및 상담(4개월 제외)으로 구성
– 세부사항은 건강검진실시기준(보건복지부 고시 제201519호, '15.1.27)에서 정한 검사항목

표 6–11 영유아 건강검진항목

검진항목		1차	2차	3차	4차	5차	6차	7차
문진 및 진찰		○	○	○	○	○	○	○
신체계측		○	○	○	○	○	○	○
발달평가 및 상담			○	○	○	○	○	○
건강교육	안전사고예방	○	○	○	○	○	○	○
	영양	○	○	○	○	○	○	○
	수면	○						
	구강		○					
	대소변 가리기			○				
	정서 및 사회성교육				○			
	개인위생					○		
	취학준비						○	
	간접흡연							○
구강검진				○		○	○	

※ 영유아 건강검진에서는 상기항목으로 검진을 실시한 후 유소견자에 대해서는 정확한 진단을 위해 전문의료기관에 의뢰

⑥ 비용부담 : 본인부담 없음

• 건강보험적용자 : 국민건강보험공단에서 부담
• 의료급여수급권자 : 국고 및 지방비에서 부담

(5) 수탁사업

의료급여수급자 중 암검진, 생애전환기건강진단, 영유아건강검진 대상자

6) 건강검진 주요검사항목 및 비용부담

(1) 건강검진 주요 검사항목(암검진)

구 분(검진종류)		검 진 항 목	비고
일 반 건강검진		1. 문진과 진찰 2. 신체계측, 혈압측정, 시력 · 청력 측정 3. 흉부방사선 촬영, 요검사, 혈액검사 4. 구강검진 5. 심뇌혈관질환 위험평가 6. 인지기능장애 검사 7. B형 간염검사 8. 구강 치면세균막 검사 9. 골밀도 검사, 노인신체기능검사 10. 생활습관평가 11. 정신건강검사	나이에 따라 검사항목이 다름
의료급여생애전환기 검진 (만 66세)		1. 문진과 진찰 2. 신체계측, 시력 · 청력 측정 3. 인지기능장애 검사 4. 골밀도 검사, 노인신체기능검사 5. 생활습관평가 6. 정신건강검사(우울증에 대한 선별 검사)	
암 검 진	위 암	위장조영검사, 위내시경검사, 조직검사	
	유 방 암	유방촬영(양측)	
	대 장 암	분변잠혈반응검사, 대장이중조영검사, 대장내시경검사, 조직검사	
	간 암	간초음파검사, 혈청알파태아단백검사	
	자궁경부암	자궁경부세포검사	
	폐암	저선량 흉부CT	
영유아 건강검진		1. 문진과 진찰 2. 신체계측 3. 발달평가 및 상담 4. 건강교육 5. 구강검진	1차에서 8차까지 검사항목이 다름

그림 6–10 건강검진 검사

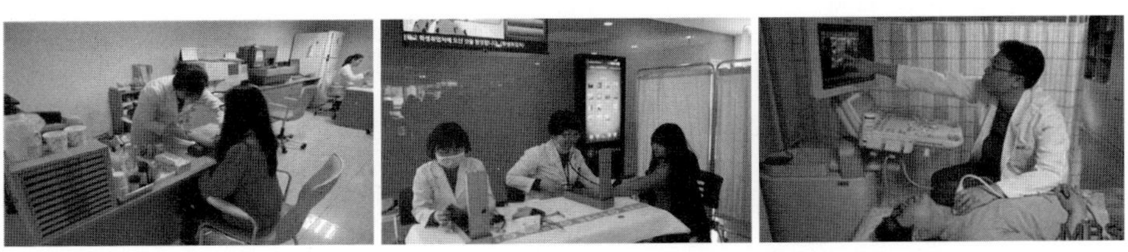

(2) 검진비용의 부담

① 건강보험가입자 및 피부양자의 검진비용 부담은 다음과 같다.

1. 일반건강검진, 영유아건강검진, 암검진 중 자궁경부암, 대장암검진은 공단이 전액 부담한다.
2. 암검진 중 위암, 유방암, 간암, 폐암검진은 국민건강보험공단이 검진비용의100분의 90을, 수검자가 100분의 10을 각각 부담한다.

② 의료급여수급권자의 검진비용은 국가와 지방자치단체에서 부담한다.

③ 시장 · 군수 · 구청장은 의료급여수급권자의 검진비용 등을 보건복지부장관이 정하는 소정기일까지 공단의 지정된 계좌로 예탁한다.

④ 국민건강보험공단과 시장 · 군수 · 구청장은 이 기준 또는 제4조 제3항에 따라 수립한 당해 연도 건강검진실시계획에서 정한 검사항목이 아니거나 검사방법 등에 의하지 않은 비용은 부담하지 아니한다.

7) 검사 및 판독과 위탁검사

(1) 검사 및 판독

① 검진기관은 검체 채취 후 24시간 이내에 분석 완료하여야 하며, 특히 출장검진 시에는 검체의 보관 및 수송 · 검사 등에 철저를 기하여야 하고 혈액 채혈 후 2시간 이내에 수송이 불가능한 경우에는 현지에서 혈청을 분리하여 혈청만을 냉장 수송하여야 한다.

② 검진기관과 검사 및 판독을 의뢰받은 기관은 검사 또는 판독을 실시할 때 다음 내용을 준수하여야 한다.

1. 방사선 영상 판독
   가. 검진기관과 검사 및 판독을 의뢰받은 기관은 방사선 영상 판독소견서(해당기관 소정양식)에 판독소견, 판독일자, 판독을 실시한 영상의학과 전문의의 성명, 근무처, (전문의)자격번호를 기재하고 서명한다. 다만 컴퓨터 영상처리장치(CR), 디지털촬영장치(DR), 영상저장 및 전송시스템(Full PACS)을 이용한 경우에는 판독소견서를 건강검진 실시기준 제10조제4항 및 암검진 실시기준 제9조제2항에 따라 전산매체로 관리할 수 있다.
   나. 검진기관은 방사선 영상 판독소견서에 의거 작성된 방사선 영상 판독소견결과를 결과통보서에 정확히 기재하고, 소견서 1부는 자체보관하고 방사선 영

상 판독을 위하여 필름을 이송하는 경우에는 인수인계대장(해당기관 소정양식)을 작성하여 비치 · 관리하여야 한다.

2. 병리조직검사 및 자궁경부세포검사
 가. 검진기관과 검사 및 판독을 의뢰받은 기관은 병리조직검사 및 자궁경부세포검사 판독소견서(해당기관 소정양식)에 판독소견, 판독일자, 판독을 실시한 병리과 전문의의 성명, 근무처, (전문의)자격번호를 기재하고 서명한다.
 나. 검진기관은 병리조직검사 및 자궁경부세포검사 판독 결과를 암검진 기록지 및 결과통보서에 정확히 기재하고 판독소견서 1부는 자체 보관한다.
 다. 검진기관은 병리조직검사 및 자궁경부세포검사 판독을 위하여 검체를 이송하는 경우 인수인계대장(해당기관 소정양식)을 작성하여 비치 · 관리하여야 한다.
 라. 자궁경부세포검사 검체채취는 브러쉬 사용을 원칙으로 하며(면봉사용 절대금지) 수검자가 미혼여성인 경우에는 처녀막 손상 등 의료사고가 발생하지 않도록 더욱 세심한 주의를 기울여야 한다.

3. 골밀도 검사
 가. 골밀도 검사 장비가 없는 검진기관은 골밀도 검사 장비를 보유하고 있는 검진기관에 검사를 의뢰하여야 하며 검사비용은 검사의뢰기관과 검사실시기관이 상호 협의하여 정산하여야 한다. 검진기관은 사전에 골밀도검사장비가 없는 기관임을 안내하여 수검자가 1차 검진기관을 선택할 수 있도록 하여야 한다.
 나. 검사실시기관은 검사의뢰기관에 검사결과지를 우편 등의 방법으로 송부하여야 하며 검사결과를 최종 결과기록지 및 결과통보서에 기재하여야 한다.

③ 검진기관은 건강검진과 관련된 검사소견 및 기록 문진표, 방사선촬영필름 및 판독소견서, 병리조직검사 및 자궁경부세포검사 판독소견서, 암검진 판독소견서 등 검진자료를 「의료법」시행규칙 제15조 '검사 소견기록의 보존기간'에 따라 5년간 보존하여야 한다. 단, 일반건강검진, 의료급여생애전환기검진 검사소견 및 기록은 세칙 별지 제13호의1서식에서 제13호의3서식 '검진결과기록지(또는 검진결과가 기재된 검진기관 자체서식 포함)'를 사용할 수 있다.

(2) 국가건강검진의 검체검사 위탁

건강검진기본법 제3조제2호 및 같은 법 시행규칙 제4조에 따라 지정받은 검진기관이 인체에서 채취한 가검물에 대한 검사(검체검사)를 검체검사가 가능한 다른 검진기관 또는 검사기관(수탁기관)에 검체검사를 위탁할 경우에 필요한 관리 기준을 정함을 시행하고 있다.

① 검체검사의 위탁범위

1. 검진기관에서 위탁할 수 있는 검사의 범위는 다음 각 호와 같다.

    (가) "건강검진실시기준"에 따른 검사항목 중 혈색소, 공복혈당, 총콜레스테롤, HDL콜레스테롤, 트리글리세라이드, LDL콜레스테롤(트리글리세라이드 400 mg/dL 이상일 경우 실측정), AST(SGOT), ALT(SGPT), 감마지티피(γ-GTP), 혈청 크레아티닌 검사

    (나) 간장질환검사 중 B형간염 표면항원, B형간염 표면항체, C형간염 항체 검사

    (다) 위암검사 중 병리조직검사

    (라) 간암검사 중 혈청알파태아단백검사

    (마) 대장암검사 중 분변잠혈검사 및 병리조직검사

    (바) 자궁경부암검사 중 자궁경부세포검사

    (사) 그 외 검체검사 위탁범위는 "건강보험요양급여비용의 내역"의 부록인 "검체검사 위탁에 관한 기준" 중 "검체검사 위탁에 관한 기준"을 따른다.

② 검체검사 위탁 및 결과 통보

1. 검진기관이 검체검사를 위탁하고자 할 때에는 해당 검체와 별지 제1호 서식에 의한 검사의뢰서를 문서 또는 전자문서교환(EDI) 및 Web(on-line system) 등의 방법을 이용하여 수탁기관에 송부하고 그 사본을 이 기준에서 정한 바에 따라 보존한다.
2. 수탁기관이 검체검사 결과를 통보하고자 할 때에는 별지 제2호 서식에 의한 검사결과지를 문서 또는 전자문서교환(EDI) 또는 Web(on-line system) 등의 방법을 이용하여 검진기관에 송부하고 그 사본을 이 기준에 정한 바에 따라 보존한다.
3. 검진기관에서 사용 중인 검사의뢰서 및 수탁기관에서 사용 중인 검사결과지가 별지 제1호와 별지 제2호 서식 내용을 포함하는 별도 서식도 갈음하여 사용할 수 있다.

③ 위탁 검사비용의 산정 및 정산

1. 검진기관이 검체검사를 위탁한 경우 검사비용은 "건강보험요양급여비용의 내역"의 부록인 "검체검사 위탁에 관한 기준"중 "검사비용" 기준을 따른다.
2. 제1항에 따른 비용은 국민건강보험공단이 검진기관으로 지급하며, 검진기관과 수탁기관은 상호 정산한다.
3. 검진기관이 수탁기관에 검진비용을 정산할 때 부당한 방법을 이용하여 일반적으로 지급하는 대가보다 현저하게 낮은 수준으로 비용을 지급하거나 지급받도록 강요하여서는 아니 된다.

8) 결과판정 및 결과통보

(1) 건강검진 결과 판정 및 판정결과 기재

① 건강검진 결과 판정 및 판정결과 기재 일반사항은 다음 각 호와 같다.

1. 검진기관은 건강검진 실시기준 제10조 및 제13조와 암검진 실시기준 제12조에 따른 서식을 세칙 별표 '검사결과 기재요령'에 따라 검사항목별 결과를 정확하게 작성하고 건강검진 실시기준 제10조제4항과 암검진 실시기준 제9조제2항에 따라 관리하여야 한다.
2. 검진기관의 검진의사가 건강검진 결과 종합판정, 진찰 및 소견을 기재할 때는 건강검진 실시기준 별표 4의 별첨 '검사항목별 판정기준'을 참조하여 검진기관 자체 기준치를 마련하여 기재한다.
3. 검진기관은 건강검진 실시기준 제10조 및 제13조, 암검진 실시기준 제9조에 정한 결과통보서 및 암검진 실시기준 제12조제1항에 정한 암 검진 결과 기록지에 검사결과, 진찰소견, 판정 및 권고사항, 소견 및 조치사항, 판정, 검진일자, 판정일자, 결과통보일자, 검진장소, 검진의사명 등을 반드시 기재하여야 한다.
4. 수검자에게 통보하는 결과통보서의 검사결과 등은 암 검진 결과기록지 등에 기재된 사항과 반드시 동일하게 기재하여야 하며 수검자용 검진결과통보서는 검진의사가 서명하여 통보하여야 한다.

② 일반건강검진, 의료급여생애전환기검진의 판정 및 결과 기재는 다음 각 호와 같다.

1. 일반건강검진, 의료급여생애전환기검진의 판정은 진찰(문진 포함), 체위검사 및

각종 검사성적과 검사항목별 판정기준을 참고하여 검진의사가 실시하여야 한다.

2. 일반건강검진, 의료급여생애전환기검진 결과 생활습관의 개선 또는 특이사항(본인 소견사항 등)이 있을 때는 해당 소견을 결과통보서의 '의심질환', '유질환', '생활습관 관리', '기타' 란에 반드시 검진 의사가 한글로 알기 쉽게 기재하여야 한다.

③ 암검진의 판정 및 결과 기재는 다음 각 호와 같다.

1. 검진의사가 진찰 및 각종검사 성적을 기준으로 암 종별로 판정한다.
2. 암 종별 판정은 암검진 실시기준 별표 2에 따라 '판정 구분 및 판정 기준'을 기입하고 권고사항을 상세히 기재한다.

1. 일반건강검진, 의료급여생애전환기검진 검사항목별 기재방법	
검 사 항 목	작 성 요 령
1. 계측검사	
① 키	단위를 cm로 하여 정수로 기재한다. (소수점 첫째자리까지 기재)
② 몸무게	단위를 ㎏으로 하여 정수로 기재한다. (소수점 첫째자리까지 기재)
③ 허리둘레	단위를 cm로 하여 정수로 기재한다. (소수점 첫째자리까지 기재)
	※ 척추장애, 임산부 등 키, 몸무게, 허리둘레의 정확한 계측을 할 수 없는 경우에 한해 '999.9'로 기재한다. ※ 키, 몸무게, 허리둘레를 측정하지 않고 본인이 기재한 경우 'ㅁ본인 기재'에 체크한다.
④ 체질량지수	체질량지수(kg÷m²)를 기재한다. (키, 몸무게를 입력하면 자동계산)
⑤ 시 력	• 시력은 좌 · 우로 구분하여 숫자로 기재한다.(소수점 한자리까지 기재) • 안경착용자는 'ㅁ교정'에 체크하고, '교정시력'으로 측정한다. • 시력이 0.1이하인 자는 0.1로 기재한다. • 실명 · 맹인은 9.9로 기재한다.
⑥ 청 력	• 좌 · 우를 구분하여 해당내용을 기재한다. 순음청력검사 1 정상 (40 dB미만) 2 질환의심 (40dB이상) * 귓속말의 경우는 한쪽 귀라도 6개 숫자 중 3개 이상을 못 맞출 경우 질환의심으로 표기 • 보청기착용자는 'ㅁ교정'에 체크하고, '교정청력'으로 측정한다. ※ 교정청력 여부는 결과통보서에는 기재하지 않음
⑦ 혈 압	• 단위를 ㎜Hg로 정하여 정수로 기재한다. • 수축기 및 이완기 혈압을 구분하여 기재한다.
2. 흉부방사선검사	• 촬영번호를 기재하고 판독결과 해당내용을 기재한다.

	1 정상 2 사진불량(B) 3 비활동성(C) 7 폐결핵 의증(E) 8 비결핵성 질환(F) 9 순환기계 질환(F) 10 진단미정(G) 11 미촬영 12 유질환자 ※ ( )의 A~G의 부호는 흉부방사선 필름판독부호임. ※ 흉부방사선필름 판독결과 비결핵성 질환(F)의 경우, ① 심장비대등 심장질환은 '순환기계질환'으로 기재하고, ② 심장질환외의 기타 질환은 '비결핵성질환'으로 기재한다. ※ 유질환자 : 활동성 폐결핵 · 비결핵성 폐질환 · 심장질환 기질환자 ※ 청구구분 : ① 필름촬영(14"x14") ② 필름촬영(14"x17") ③ CR 또는 DR ④ Full PACS ⑤ 미촬영
3. 요검사	
① 요단백	검사결과를 다음과 같이 구분하여 해당내용을 기재한다. 1 음성(–) 2 약양성(±) 3 양성(+1) 4 양성(+2) 5 양성(+3) 6 양성(+4)
4. 혈액검사	
① 혈색소 (Hemoglobin)	검사결과 단위를 g/dL로 하여 소수점 한자리까지 기재한다.
② 공복혈당 (Glucose)	검사결과 단위를 ㎎/dL로 하여 정수로 기재한다.
③ 총콜레스테롤 (Total cholesterol)	(상 동)
④ HDL콜레스테롤	검사결과 단위를 ㎎/dL로 하여 정수로 기재한다.
⑤ 트리글리세라이드	(상 동)
⑥ LDL 콜레스테롤	검사결과 단위를 ㎎/dL로 하여 정수로 자동 산출된다(트리글리세라이드 측정값이 400㎎/dL 미만일 때) – 산출 산식 : 총콜레스테롤 – 트리글리세라이드×1/5 – HDL 콜레스테롤 – 단, 트리글리세라이드 측정값이 400㎎/dL 이상인 경우 실측정한다.
⑦ AST(SGOT)	검사결과 단위를 U/L로 하여 정수로 기재한다.
⑧ ALT(SGPT)	(상 동)
⑨ 감마지티피 (γ-GTP)	(상 동)
⑩ 혈청크레아티닌 검사	혈청크레아티닌 검사결과 단위를 ㎎/dL로 하여 소수점 한자리까지 기재한다.
⑪ 신사구체여과율 (e-GFR)	검사결과 단위를 mL/min/1.73m^{2}로 하여 정수로 자동 산출한다.

<table>
<tr><td>5. 간염검사(만 40세)

ㅇ B형간염표면항원 검사(HBsAg)
– 일반검사
– 정밀검사
· 핵의학적 방법을 사용하는 경우

ㅇ B형간염표면항체검사(HBsAb)
– 일반검사
– 정밀검사
· 핵의학적 방법을 사용하는 경우</td><td>항원 및 항체 검사결과 해당내용을 기재한다.

– 검사방법
1 일반 2 정밀 3 정밀(핵의학적방법)
– 검사결과(일반)
1 음성(NR : Non–Reactive) 2 양성(R : Reactive)
– 검사결과(정밀) : 검사수치( ) 검사기관 기준치( )이하
1 음성(NR : Non–Reactive) 2 양성(R : Reactive)
※ 검사방법이 '2 정밀, 3 정밀(핵의학적방법)'인 경우에는 검사결과 뿐만 아니라 해당 검사기관의 기준치(소수점포함 총6자리)를 함께 제시해야 한다.
※ 최소값은 0.0 로 기재한다.

– 검사방법
1 일반 2 정밀 3 정밀(핵의학적 방법)
– 검사결과(일반)
1 음성(NR : Non–Reactive) 2 양성(R : Reactive)
– 검사결과(정밀) : 검사수치( ) 검사기관 기준치( )이상
※ 검사방법이 '2 정밀, 3 정밀(핵의학적방법)'인 경우에는 검사결과 뿐만 아니라 해당 검사기관의 기준치(mIU/mL, 소수점포함 총6자리)를 함께 제시해야 한다.
※ 최소값은 0.0 로 기재한다.</td></tr>
<tr><td>검사결과</td><td>간염검사 결과 해당내용을 기재한다.
1 항체 있음 2 항체 없음 3 B형 간염 보유자 의심 4 판정보류
※ 정밀검사결과 항체와 항원이 동시에 양성일 경우 검진의사의 판단하에 당해 검사결과 값만으로는 판정 내릴 수 없고, 판정을 보류해야 하는 경우 '판정보류' 기재</td></tr>
<tr><td>6. 골밀도검사
(만 54, 66세 여성)</td><td>• T–Score 측정값을 기재한다.
※ T–Score 표준편차 (1 –1.0 이상 2 –1.0 미만 ~ –2.5초과 3 –2.5 이하)
– 정량적전산화단층골밀도검사 측정값 단위는 mg/㎤로 기재한다.
• 골밀도검사 결과를 기준으로 해당 항목을 기재한다.(자동산출)
• 검사의뢰여부 : 1. 자체검사
2. 의뢰검사(의뢰기관명 : / 기호 :)</td></tr>
<tr><td>7. 노인신체기능평가
(만 66, 70, 80세)</td><td>• 노인신체기능검사 항목별(하지근력, 평형성) 검사결과를 기준으로 평가 한다.
ㅁ 정상(2항목 모두 정상)
ㅁ 신체기능저하(1항목 비정상)
<table><tr><td colspan="2">하지기능</td><td>(일어나 3m 걷고 돌아와 앉기) 초
보행장애 (① 유 / ② 무 / ③ 검사불가)</td></tr><tr><td rowspan="2">평형성</td><td>눈 감은 상태</td><td>(한다리로 서기) 초</td></tr><tr><td>눈 뜬 상태</td><td>(한다리로 서기) 초</td></tr></table>
• 만 66 · 70 · 80세 건강검진 추가 문진표(건강검진 실시기준 별지 제2호서식)에 해당항목을 기재한다. (자동산출)
– 낙상위험 여부(문진문항 4번) 1 예, 2 아니오
ㅁ 정상: 노인기능평가 관련 문항 4번 문항에서 ②응답
ㅁ 낙상 고위험자: 노인기능평가 관련 문항 4번 문항에서 ①응답</td></tr>
</table>

	– 일상생활 수행능력 (문진문항 3–1~3–6) ㅁ 정상: 노인기능평가 관련 문항 3번 문항에서 1)에서 6)까지 모두 ①응답 ㅁ 일상생활 도움 필요: 노인기능평가 관련 문항 3번 문항에서 1)에서 6)문항 중 하나라도 ②응답 – 독감예방접종 여부(문진문항 1번) 1 예, 2 아니오 – 폐렴예방접종 여부(문진문항 2번) 1 예, 2 아니오 ㅁ 인플루엔자 접종 필요: 노인기능평가 관련 문항 1번 문항에서 ②응답 ㅁ 폐렴구균 접종 필요: 노인기능평가 관련 문항 2번 문항에서 ②응답 ㅁ 접종 필요 없음: 노인기능평가 관련 문항 1번 문항 그리고 2번 문항에서 ①응답 – 배뇨장애 의심(문진문항 5번) 1 예, 2 아니오 ㅁ 정상: 노인기능평가 관련 문항 5번 문항에서 ②응답 ㅁ 배뇨장애 의심: 노인기능평가 관련 문항 5번 문항에서 ①응답
8. 구강검진	
1) 문진표 평가	
– (치과)병력 및 구강건강인식도	
① (치과)병력문제	구강검진 문진표의 1번~6번 문항의 답변내용으로 작성한다.
② 구강건강인식도문제	구강검진 문진표의 7번 문항의 답변내용으로 작성한다.
– 구강건강습관	
③ 구강위생	구강검진 문진표의 8번~11번 문항의 답변내용으로 작성한다.
④ 불소이용	구강검진 문진표의 12번 문항의 답변내용으로 작성한다.
⑤ 설탕섭취	구강검진 문진표의 13번~14번 문항의 답변내용으로 작성한다.
⑥ 흡연	구강검진 문진표의 15번 문항의 답변내용으로 작성한다.
2) 구강검사 결과	
가) 치아검사	
① 치아우식증(충치)	• 우식치아 항목을 기재한다. (없음, 있음) • 인접면 우식 의심치아(치아사이 충치 의심) 항목을 기재한다. (없음, 있음) • 수복치아(영구재료로 치료한 치아) 항목을 기재한다. (없음, 있음) • 상실치아 항목을 기재한다. (없음, 있음)
나) 치주조직검사	
② 치주질환(잇몸병)	• 치은염증 정도를 기재한다. (없음, 경증, 중증) • 치석상태를 기재한다. (없음, 경증, 중증)
다) 치면세균막 검사 (만 40세)	
③ 치아우식증(충치), 치주질환(잇몸병)	해당항목 측정값을 정수로 기재한다.(단, 측정치가 0인 경우 77로 기재)

3) 종합판정 및 조치사항	• 종합판정은 수검자의 문진 평가 결과와 검진 결과를 종합하여 작성하며, 건강검진 실시기준 별표 5 및 별표 5의 별첨 검사항목별 판정기준을 참고하여 '정상 A', '정상 B', '주의', '치료필요'로 구분하여 작성한다. ㅁ 정상 A : 검진 결과 구강 건강이 양호한 자 ㅁ 정상 B : 검진 결과 구강 건강에 이상이 없으나 식이습관 상담, 전문가 구강위생관리 및 치주관리 등이 필요한 경우 ㅁ 주의 : 검진 결과 질환으로 발전할 가능성이 있어 추가 검사나 치과에서 정확한 진단과 치료가 필요한 자 ㅁ 치료필요 : 명확한 우식치아가 있거나 치주질환으로 인해 당장 치료가 필요한 경우
가) 종합판정	
나) 조치사항	
– 바로조치	구강검진결과 '주의', '치료필요' 판정으로 빠른 시일 내 치과 병의원에 방문하여 추가 검사 또는 정확한 진단과 치료가 필요한 사항을 상담매뉴얼과 전산 처리과정파일(구강보건교육, 사후관리 등)을 참고하여 치과의사가 직접 기재한다.
– 적극적인 관리	구강검진결과 구강건강에 이상이 없으나 식이습관 상담, 전문가 구강위생관리 및 치주관리 등 의사의 교육을 통해 수검자 스스로의 관리가 필요한 사항을 상담 매뉴얼과 전산처리과정파일(구강보건교육, 사후관리 등)을 참고하여 치과의사가 직접 기재한다.
9. 진찰 및 상담	진찰 담당의사는 수검자가 작성한 문진표를 상세히 읽어본 후 해당 문항별로 문진과 진찰을 실시한 후 건강상태 및 생활습관을 평가한다.
① 과거병력	• 문진문항 1번과 진찰결과를 기준으로 평가한다. • 문진결과 진단여부 및 약물치료여부를 질병명 별로 구분하여 해당내용을 기재한다. – 진단여부 : 1 무　2 유 – 약물치료여부 : 1 무　2 유 ※ '유'인경우 ① 뇌졸중 ② 심장병 ③ 고혈압 ④ 당뇨병 ⑤ 이상지질혈증 ⑥ 폐결핵 ⑦ 기타(암포함)
② 생활습관	• 문진문항 4~9번과 진찰결과를 기준으로 평가한다. (자동산출) – 생활습관 판정 참고(음주, 운동 로직과 동일) 1 금연필요: 건강검진 문진표 상의 4번 질문에서 "3 (예, 현재도 흡연 중)"으로 응답한 경우 2 절주필요: 6번 + 6–1번 항목으로 표준잔으로 1주 14잔 초과이면 절주 필요　혹은 6번의 ①, ②, ③에 응답하고 (1년에 1회 이상), 6–2에서 1회 음주량이 표준잔 4잔 초과 3 신체활동 필요 1) 7–1번 x 7–2번으로 주 75분 이상 2) 8–1번 x 8–2번으로 주 150분 이상 3) 7번의 주당 환산 운동시간(분) x 2 + 8번의 주당 운동시간(분)을 합쳤을 때 주 150분 이상이면신체활동이 충분한 것이고, 그 외 나머지는 모두 신체활동 부족 4 근력운동 필요: 건강검진 문진표 9번 문항 응답이 주 2일 미만
10. 정신건강검사 우울증검사 (PHQ–9) (만 40, 50, 60, 70세)	• 건강검진 실시기준 [별지 제14호서식] 정신건강검사(우울증) 한글판 선별도구(PHQ–9)의 평가 결과 점수를 합산하여 산출한다 (자동 산출). 1 우울증상 없음(0~4점)　2 가벼운 우울증상(5~9점) 3 중간정도 우울증 의심(10~19점)　4 심한 우울증 의심(20~27점)
11. 인지기능장애 (만 66세 이상 2년마다)	• KDSQ–C 선별검사 및 상담: 건강검진 실시기준 별지 제13호 서식 평가 결과 점수를 합산하여 산출한다(자동 산출) 1 특이소견 없음 (0–5점)　2 인지기능 저하 의심 (6점 이상) (※ 점수산정기준 – ① 아니다 : 0점, ② 가끔(조금)그렇다 : 1점, ③ 자주(많이)그렇다 : 2점

<table>
<tr><td>12. 판정</td><td>• 판정은 건강검진 실시기준 '별표4 일반건강검진 및 의료급여생애전환기검진 결과 판정기준'을 참조하여 정상 A, 정상 B(경계), 일반 질환의심, 고혈압 · 당뇨병 질환의심(확진검사 대상자), 유질환자로 구분하여 해당내용을 기재한다.
※ 별표 4 판정기준 외 자체 판정기준을 활용할 수 있다.</td></tr>
<tr><td></td><td>1 정상 A: 검진 결과 건강이 양호한 자

2 정상 B(경계) : 검진 결과 건강에 이상이 없으나 식생활습관, 환경개선 등 자기관리 및 예방조치가 필요한 자
① 비만관리 ② 혈압관리 ③ 이상지질혈증관리
④ 간기능관리 ⑤ 당뇨관리 ⑥ 신장기능관리
⑦ 빈혈관리 ⑧ 골다공증관리 ⑨ 기타질환관리( )

※ ⑨ 기타질환관리 분류 : (1) 혈색소과다, (2) 저체중, (3) 난청, (4) 시력저하, (5) 기타
※ 추가소견이 있을 시 기타 란에 한글로 자유기재 가능

3 일반 질환의심
• 검진 결과 질환으로 발전할 가능성이 있어 추적검사나 전문 의료기관을 통한 정확한 진단과 치료가 필요한 자
※ 판정 대상 질환은 아래와 같다.
① 폐결핵 ② 기타흉부질환 ③ 이상지질혈증
④ 간장질환 ⑤ 신장질환 ⑥ 빈혈증
⑦ 골다공증 ⑧ 기타 질환( )
4 고혈압 · 당뇨병질환의심(확진검사 대상자)
• 검진 결과 고혈압 · 당뇨병이 의심되어 치료와 관리가 필요한 자
5 유질환자 : ① 고혈압, ② 당뇨병, ③ 이상지질혈증, ④ 폐결핵으로 판정받고, 현재 약물치료를 받고 있는 자

※ 3 일반 질환의심 판정 시 ⑧ 기타 질환인 경우 ( ) 안에 해당 질환명을 상세히 기재한다.
※ 동일인이 2개 이상의 질환에 이환되었음이 의심된 때에는 해당 내용을 모두 기재한다.
※ 흉부방사선필름 판독결과 '비결핵성질환'일때는 ② '기타흉부질환'에 '순환기계질환'으로 심장비대가 있으나 고혈압이 아닌 경우 ⑧기타질환(순환기계질환의심)으로 기재한다.</td></tr>
<tr><td>13. 검진항목 제시</td><td>수검한 일반건강검진(공통항목) 및 추가 검진항목을 표시한다.(자동산출)</td></tr>
</table>

기본값	추가 대상	추가할 검진항목명
일반건강검진	생활습관평가 수검자	생활습관평가
	B형감염 수검자	B형감염
	골다공증 수검자	골다공증
	이상지질혈증 수검자	이상지질혈증
	우울증 수검자	우울증
	인지기능장애 수검자	인지기능장애
	노인신체기능 수검자	노인신체기능
의료급여생애전환기검진	생활습관평가 수검자	생활습관평가
	골다공증 수검자	골다공증
	우울증 수검자	우울증
	인지기능장애 수검자	인지기능장애
	노인신체기능 수검자	노인신체기능

14. 건강검진 결과통보서 건강검진 소견 표준문구 제시

의심질환, 유질환, 생활습관 관리, 기타의 표준 문구 기재

1 의심질환

구분	대상	문구
의심질환: (있음)해당항목	– 판정 상 ㅁ일반 질환의심 및 ㅁ고혈압 · 당뇨병 질환 의심 해당자	– 해당되는 검사항목을 제시 예.▷의심질환 : 당뇨병 의심 – 30일 이내 가까운 병/의원을 방문하여 진료를 받으십시오.
의심질환: 없음	– 의심질환 있음에 해당 안되는 자	– (문구 제시 불필요)

2 유질환

구분	대상	문구
1. 유질환 : 고혈압	– 판정 상 유질환자사유가 고혈압인 자	– 검사결과를 확인 후 검진의사 판단 하 1–1 또는 1–2 문구 중 선택하여 제시 1–1. 고혈압이 잘 조절되고 있습니다. 지속적으로 관리하십시오. 1–2. 고혈압이 잘 조절되지 않고 있습니다. 가까운 병/의원을 내원하여 진료를 받으십시오.
2. 유질환 : 당뇨병	– 판정 상 유질환자사유가 당뇨병인 자	– 검사결과를 확인 후 검진의사 판단 하 2–1 또는 2–2 문구 중 선택하여 제시 2–1. 당뇨병이 잘 조절되고 있습니다. 지속적으로 관리하십시오. 2–2. 당뇨병이 잘 조절되지 않고 있습니다. 가까운 병/의원을 내원하여 진료를 받으십시오.
3. 유질환 : 이상지질혈증	– 판정 상 유질환자사유가 이상지질혈증인 자	– 검사결과를 확인 후 검진의사 판단 하 3–1 또는 3–2 문구 중 선택하여 제시 3–1. 이상지질혈증이 잘 조절되고 있습니다. 지속적으로 관리하십시오. 3–2. 이상지질혈증이 잘 조절되지 않고 있습니다. 가까운 병/의원을 내원하여 진료를 받으십시오.
4. 유질환 : 폐결핵	– 판정 상 유질환자사유가 폐결핵인 자	– 검사결과를 확인 후 검진의사 판단 하 문구 4를 제시하거나 자유 기입 4. 폐결핵이 있습니다. 가까운 병원에서 진료를 받으십시오. 치료중이시면 약을 꾸준히 복용하십시요.
5. 유질환 : 기타(암포함)	– 공통 문진표 1번 문항에서 기타(암포함) 진단에 예 라고 응답한 자 및 검진의사 판단 하 결과설명이 필요하다고 판단되는 자	– 자유기입(제시문구 없음)
6.유질환: 없음	– 공통 문진표 1번 문항에서 모두 아니오 라고 응답한 자 및 검진의사 판단 하 결과설명이 필요치 않은 자	– (문구 제시 불필요)

3 생활습관

구분	대상	문구
1. 생활습관 관리 (흡연)	– 결과통보서의 진찰(문진표)의 생활습관에서 ㅁ 흡연에 해당하는 자 – 공통문진표 4번 문항에서 ③예, 현재도 흡연 중 응답	– 흡연은 만병의 근원입니다. 건강을 위해서 금연하십시오.
2. 생활습관 관리 (위험음주)	– 결과통보서의 진찰(문진표)의 생활습관에서 ㅁ 위험음주에 해당하는 자 – 공통문진표 음주 문항 및 음주 로직을 이용, 과음 또는 폭음의 기준에 해당하는 음주자	– 위험음주상태입니다. 절주 또는 금주가 필요합니다.
3. 생활습관 관리 (신체활동 부족)	– 결과통보서의 진찰(문진표)의 생활습관에서 ㅁ신체활동부족에 해당하는 자 – 공통문진표 신체활동(운동) 문항 및 신체활동 로직을 이용, 신체활동 부족에 해당하는 자	– 신체활동량이 부족합니다. 운동을 생활화하십시오.
4. 생활습관 관리 (해당사항 없음)	– 결과통보서의 진찰(문진표)의 생활습관에서 아무것도 해당하지 않는 자	– (문구 제시 불필요)

4 기타(B형 간염, 우울증, 인지기능장애, 골밀도검사, 노인기능평가)

구분		대상	문구
B형 간염	항체없음	– B형간염 검사항목 결과 ㅁ항체 없음에 해당	– B형 간염 항체가 없습니다. 예방접종 상담을 하십시오.
	B형간염 보유자 의심	– B형간염 검사항목 결과 ㅁB형간염 보유자의심에 해당	– B형 간염 보유자가 의심됩니다. 가까운 병/의원을 방문하여 진료를 받으십시오.
	항체있음	– B형간염 검사항목 결과 ㅁ항체 있음에 해당	– (문구 제시 불필요)
	판정보류	– B형간염 검사항목 결과표면항원, 항체의 정밀(정량)검사 시 검진의사 판단 하 검사 결과 값만으로 판정 내릴 수 없어 판정을 보류해야 하는 경우 ㅁ판정보류에 해당	– (문구 제시 불필요하며, 일반 질환 의심으로 체크)
우울증	중간정도 우울증 의심	– 우울증 평가도구(PHQ–9) 결과 10~19점	– 가까운 병/의원(정신건강의학과 전문의)을 방문하여 진료를 받으십시오. 또는 광역·기초 정신건강증진센터 및 상담전화로 연락하시면 도움을 받을 수 있습니다.
	심한 우울증 의심	– 우울증 평가도구(PHQ–9) 결과 20~27점	– 가까운 병/의원(정신건강의학과 전문의)을 방문하여 진료를 받으십시오. 또는 광역·기초 정신건강증진센터 및 상담전화로 연락하시면 도움을 받을 수 있습니다.
	자살생각	– 우울증 평가도구(PHQ–9) 9번 문항에서 1점 이상으로 응답한 경우	– 가까운 병/의원(정신건강의학과 전문의)을 방문하여 진료를 받으십시오. 또는 광역·기초 정신건강증진센터 및 상담전화로 연락하시면 도움을 받을 수 있습니다.

	우울증상 없음 및 가벼운 우울증상	- 우울증 검사항목(PHQ-9) 결과 0~4점 - 우울증 검사항목(PHQ-9) 결과 5~9점	- (문구 제시 불필요)
인지기능장애	인지기능장애 의심되지 않음	- 인지기능장애 검사항목(KDSQ-C) 평가결과 0~5점	- (문구 제시 불필요)
	인지기능 평가 필요	- 인지기능장애 검사항목(KDSQ-C) 평가결과 6점 이상	- 검사결과 확인 후 검진의사 판단 하 1 또는 2 문구 중 선택하여 제시1.추가적인 인지기능 평가가 필요합니다. 가까운 병의원 및 중앙 · 광역치매센터 또는 치매상담콜센터 와 상담하십시오.2.인지기능장애는 의심되지 않습니다.
골밀도 검사	정상	- 골다공증 검사항목 판정결과 정상A에 해당	- (문구 제시 불필요)
	골감소증	- 골다공증 검사항목 판정결과 정상B(경계)에 해당	- 골절 위험에 대한 상담이 필요합니다. 가까운 병/의원을 방문하여 진료를 받으십시오. - 칼슘 및 비타민 D 섭취를 권장합니다.
	골다공증	- 골다공증 검사항목 판정결과 질환의심에 해당	- 골절 위험에 대한 상담이 필요합니다. 가까운 병/의원을 방문하여 진료를 받으십시오. - 칼슘 및 비타민 D 섭취를 권장합니다.
노인신체기능 검사	정상	- 노인신체 기능검사 판정 결과 하지기능 및 평형성 검사 모두 정상 및 정상B(경계)에 해당	- (문구제시 불필요)
	신체기능 저하	- 노인신체 기능검사 판정 결과 하지기능 검사 또는 평형성 검사가 질환의심에 해당	- 낙상의 고위험군입니다. 교육자료를 참고하여 낙상에 주의하십시오.
낙상	정상	- 추가 문진표의 노인기능평가관련 문항 4번에 ②아니오 응답	- (문구제시 불필요)
	낙상 고위험자	- 추가 문진표의 노인기능평가관련 문항 4번에 ①네 응답	- 낙상의 고위험군입니다. 교육자료를 참고하여 낙상에 주의하십시오.
예방접종	정상	- 추가 문진표의 노인기능평가관련 문항 1번에 ①네 응답 - 추가 문진표의 노인기능평가관련 문항 2번에 ①네 응답	- (문구제시 불필요)
	인플루엔자 접종 필요	- 추가 문진표의 노인기능평가관련 문항 1번에 ②아니오 응답	- 가까운 보건소나 의원에서 인플루엔자 예방접종을 받으십시오.
	폐렴구균 접종 필요	- 추가 문진표의 노인기능평가관련 문항 2번에 ②아니오 응답	- 가까운 보건소나 의원에서 폐렴구균 예방접종을 받으십시오.

15\. 심뇌혈관질환 위험평가

• 심뇌혈관질환위험평가는 세 가지 항목이 제시됨

1 심뇌혈관질환 위험도

- ㅇ 심뇌혈관질환 발생위험, 발생확률, 심뇌혈관 나이를 표시함
- ㅇ 건강신호등 : 안전(녹색), 주의(주황색), 위험(빨간색)으로 표시 한다.
- ㅇ 건강위험요인 : 혈압, 체중, 현재/과거흡연, 신체활동부족, 음주, 혈당 등으로 표시

2 건강관련요인 알아보기

- ㅇ 질환 발생과 관련 있는 요인 중 비만, 흡연, 음주, 운동, 고혈압, 당뇨병(공복혈당), 이상지질혈증(LDL 콜레스테롤) 등 교정 가능한 위험 요인에 대해 현재 상태와 그 목표를 제시
- ㅇ 각 건강관련요인 별로 현재 상태와 목표를 간단하게 표시하고, 이것을 보다 시각적으로 표현하기 위해 현재 상태를 '안전', '주의', '위험'으로 나타냄(건강신호등 모델)
  - – 비만도(체중/허리둘레), 음주, 흡연, 운동(신체활동), 혈압, 혈당, LDL콜레스테롤
- ㅇ 건강신호등 모델

BMI / 허리둘레	저체중	정상체중	과체중	비만	고도비만
	<18.5	18.5~22.9	23~24.9	25~29.9	≥30
정상	주의	안전	주의	주의	위험
복부비만	주의	주의	주의	위험	위험

			안전	주의	위험
혈압 (SBP, DBP, mmHg)	혈압약(+)			<140 & <90	≥140 or ≥90
	혈압약(–)		<120 & <80	120–139 or 80–89	≥140 or ≥90
공복혈당 (mg/dL)	당뇨약(+)			<126	≥126
	당뇨약(–)		<100	100–125	≥126
LDL 콜레스테롤 (mg/dL)	약복용(+)			<130 당뇨환자<100	≥130 당뇨환자≥100
	약복용(–)		<130 당뇨환자<100	130–159	≥160 당뇨환자≥100
음주	남성	<65세	하루 2잔 이하	정상과 위험 사이	하루 5잔 이상 or 주 15잔 이상
		≥65세	하루 1잔 이하	정상과 위험 사이	하루 4잔 이상 or주 8잔 이상
	여성	<65세	하루 1잔 이하	정상과 위험 사이	하루 4잔 이상 or 주 8잔 이상
		≥65세	하루 1잔 이하	정상과 위험 사이	하루 2잔 이상 or 주 4잔 이상
흡연			비흡연	금연 중	현재흡연
신체활동			주 5회 이상	주 3–4회	주 2회 이하

3 건강관련요인 개선하면

- ㅇ 건강관련요인을 개선하였을 때 현재상태 대비 심뇌혈관질환이 발생할 확률과 심뇌혈관 나이를 제시

16\. 생활습관 평가 (만 40, 50, 60, 70세)

건강검진 문진표의 4~6–2번 항목을 확인한 후 해당 생활습관 검사항목에 대한 평가 및 처방을 실시한다.

① 흡연

– 니코틴의존도 평가 : FIND–K 설문 4~9번 문항 점수 합산한다.

1 낮음(0–3점) 2 중간(4–6점) 3 높음(7–10점)

4 비흡연자 5 과거흡연자 6 현재흡연자

7 전자담배 단독 사용자

구분	기준
비흡연자*	공통문진표 4번 문항에서 ①아니오 응답
과거흡연자	공통문진표 4번 문항에서 ②예, 지금은 끊었음 응답
현재흡연자	공통문진표 4번 문항에서 ③예, 현재도 흡연 중 응답

* 전자담배 단독 사용자는 비흡연자로 간주.

– 처방 : 수검자의 맞춤식 처방 내역을 기록한다.

② 음주

– 평가 : AUDIT–K 설문 1~10번 문항 점수 합산한다.

1 비음주자 2 적정 음주자 3 위험 음주자 4 알코올 사용장애 의심

– 처방 : 금주, 절주에 대한 개인 맞춤식 처방 내역을 기록한다.

구분	기준
비음주자	음주를 하지 않는 사람, 공통문진표 6번 문항에서 ④ 응답
적정 음주자	– 과음 및 폭음의 기준에 해당하지 않는 음주자 – 술을 마시지만 위험음주의 가능성이 낮음 – 적절 음주라 하더라도 의학적 상황이나 음주 속도에 따라 건강문제를 유발할 수 있음
위험 음주자	• 과음 또는 폭음의 기준에 해당하는 음주자 – 과음 판정, 폭음 판정 로직 활용 – (과음) 공통문진표 6번과 6–1번 문항으로 계산한 '일주일 음주량'으로 판단 남성: 표준잔으로 14잔 초과 여성: 표준잔으로 7잔 초과 – (폭음) 공통문진표 6–2번 문항의 '최대음주량'으로 판단 남성: 표준잔으로 4잔 초과 여성: 표준잔으로 3잔 초과
알코올 사용장애 의심	음주 생활습관 평가도구(AUDIT–KR)에서 16점 이상인 경우(남녀공통)

③ 운동

– 평가 : 운동평가 설문 1~3문항의 결과를 중강도 신체활동 분 단위로 환산한다.
1 신체활동부족　　2 기본 신체활동　　3 건강증진 신체활동
4 근력운동부족　　5 근력운동적절

구분	기준
신체활동 부족	• 공통문진표 7-1, 7-2, 8-1, 8-2번 문항으로 신체활동 시간(분) 계산 (고강도 신체활동 주당 횟수×시간(분)×2) + (중강도 신체활동 주당 횟수×시간(분)) – 운동 로직활용 • 결과 150분 미만
기본 신체활동	• 공통문진표 7-1, 7-2, 8-1, 8-2번 문항으로 신체활동 시간(분) 계산 (고강도 신체활동 주당 횟수×시간(분)×2) + (중강도 신체활동 주당 횟수×시간(분)) – 운동 로직활용 • 결과 150분 이상에서 300분 미만
건강증진 신체활동	• 공통문진표 7-1, 7-2, 8-1, 8-2번 문항으로 신체활동 시간(분) 계산 (고강도 신체활동 주당 횟수×시간(분)×2) + (중강도 신체활동 주당 횟수×시간(분)) – 운동 로직활용 • 결과 300분 이상
근력운동부족	• 공통문진표 9번 문항에서 2회 미만 응답
근력운동적절	• 공통문진표 9번 문항에서 2회 이상 응답

– 처방 : 수검자의 맞춤형 운동 (종류, 시간, 빈도) 처방을 기록한다.

④ 영양

– 평가 : 영양평가 설문 1~11문항 점수 합산한다.
1 양호　　2 보통　　3 불량

구분	기준
양호	영양 생활습관평가도구(식생활 진단표) 합산점수가 39점 이상
보통	영양 생활습관평가도구(식생활 진단표) 합산점수가 28~38점
불량	영양 생활습관평가도구(식생활 진단표) 합산점수가 27점 이하

– 처방 : 수검자의 맞춤형 식생활습관 개선 처방내역을 기록한다.

⑤ 비만

– 평가 : 체중(체질량지수), 복부비만(허리둘레)를 계산하여 평가한다.
1 정상체중(18.5–24.9)　　2 과체중(25–29.9)　　3 비만(30이상)

구분	기준
정상체중	BMI(kg/m2) 결과 18.5 ~ 24.9
과체중	BMI(kg/m2) 결과 25 ~ 29.9
비만	BMI(kg/m2) 결과 30 이상

– 처방 : 수검자의 맞춤형 비만 처방내역을 기록한다.

17. 기타사항

일반건강검진 결과기록지 또는 결과통보서는 기재사항(검진결과, 검진일, 판정일, 결과통보일, 검진장소, 검진의사의 면허 번호 및 성명 등)을 빠짐없이 작성하여 검진의사가 서명하고, 문진의사와 검진의사가 다를 경우 각각 서명하여야 한다.

(2) 건강진단 결과 판정기준

① 일반건강검진 및 생애전환기검진

판정구분		판정기준
정상A		일반건강검진 및 의료급여생애전환기검진 결과 건강이 양호한 자
정상B(경계)		일반건강검진 및 의료급여생애전환기검진 결과 건강에 이상이 없으나 식생활습관, 환경개선 등 자가관리 및 예방조치가 필요한 자
일반 질환의심		일반건강검진 및 의료급여생애전환기검진 결과 질환으로 발전할 가능성이 있어 추적검사나 전문 의료기관을 통한 정확한 진단과 치료가 필요한 자
고혈압 · 당뇨병 질환의심 (확진검사 대상자)		일반건강검진 결과 고혈압, 당뇨병이 의심되어 진료와 검사 등이 필요한 자
유질환자		고혈압, 당뇨병, 이상지질혈증, 폐결핵으로 판정받고, 현재 약물 치료를 받고 있는 자
구강	정상A	검진 결과 구강 건강이 양호한 자
	정상B	검진 결과 구강 건강에 이상이 없으나 식이습관 상담, 전문가 구강위생관리 및 치주관리 등이 필요한 자
	주의	검진 결과 질환으로 발전할 가능성이 있어 추가 검사나 치과에서 정확한 진단과 치료가 필요한 자
	치료필요	명확한 우식치아가 있거나 치주질환으로 인해 당장 치료가 필요한 경우

② 암검진 결과 판정 기준

(가) 공통

- 기존 암환자 : 위 · 간 · 대장 · 유방 · 자궁경부암 환자로 치료 중이거나 재발하지 아니한 경우
- 기타 : 위암 · 간암 · 대장암 · 자궁경부암과 관련이 없는 기타질환 및 소견으로 추가검사, 치료 또는 관찰이 필요한 경우

(나) 위암

- 정상 : 검사결과 이상소견이 없는 경우
- 양성질환 : 양성병변이지만 추가 또는 정기적인 검사나 관련 치료 후 추적관찰이 필요한 경우
- 위암의심 : 위암이 의심되어 즉시 정밀검사가 필요한 경우
- 위암 : (병리)조직진단결과 신규 또는 재발한 위암환자로 즉시 치료가 필요한 경우

(다) 간암

- 이상 없음 : 검사결과 간암 관련 이상소견이 없어 정기적인 검사가 필요한 경우
- 양성질환 : 양성병변이지만 추가 또는 정기적인 검사나 관련 치료 후 추적관찰이 필요한 경우
- 간암의심 : 간암이 의심되어 즉시 정밀검사가 필요한 경우

(라) 대장암

- 음성 : 분변잠혈반응검사결과 음성 판정을 받은 경우
- 양성 : 분변잠혈반응검사결과 양성 판정을 받은 경우
- 정상 : 검사결과 이상소견이 없는 경우
- 양성질환 : 양성병변이지만 추가 또는 정기적인 검사나 관련 치료 후 추적관찰이 필요한 경우
- 대장암의심 : 대장암이 의심되어 즉시 정밀검사가 필요한 경우
- 대장암 : (병리)조직진단결과 신규 또는 재발한 대장암환자로 즉시 치료가 필요한 경우

(마) 유방암

- 정상 : 검사결과 이상소견이 없는 경우(단순 치밀유방일 경우 해당)
- 양성질환 : 암과 관련이 없는 양성병변 및 기타질환으로 더 이상 검사가 필요 없는 경우
- 유방암의심 : 유방암이 의심되어 즉시 정밀검사가 필요한 경우
- 판정유보 : 유방촬영술 결과로 판정할 수 없는 상태(판정곤란)로 추가검사, 이전 사진 비교 또는 관찰이 필요한 경우(단순 치밀유방일 경우 해당 없음)

(바) 자궁경부암

- 정상 : 검사결과 이상소견이 없는 경우
- 염증성 및 감염성 질환 : 염증 또는 감염성질환으로 암검진 결과기록지의 검사결과 '유병별진단(세포진단)'에서 '음성' 판정이면서 추가소견이 있을 경우 그대로 기입
- 상피세포 이상 : 양성병변일 가능성이 높으나 자궁경부암으로 진행할 수 있는 소견으로 즉시 추가검사 또는 정기적인 검사나 관련 치료 후 추적관찰이 필요한 경우
- 자궁경부암의심 : 자궁경부암이 의심되어 즉시 추가검사가 필요한 경우

그림 6-11 국가 암검진

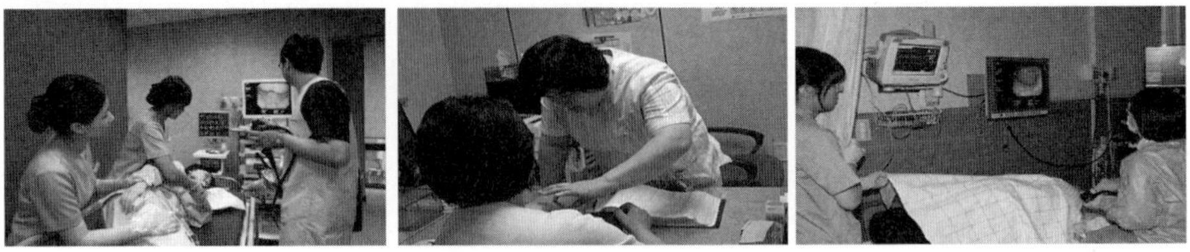

(3) 건강검진 결과 통보

① 검진기관은 건강검진을 완료한 후 다음 각 호의 결과통보서를 작성하여 수검자에게 15일 이내에 우편, 이메일, 모바일 등으로 통보하여야 한다.

1. 일반건강검진 결과통보서(별지 제6호서식)
2. 의료급여생애전환기검진 결과통보서(별지 제6호의2서식)
3. 구강검진 결과통보서(별지 제7호서식)
4. 영유아건강검진 결과통보서(별지 제8호부터 제8호의7까지의 서식)
5. 영유아구강검진 결과통보서(별지 제9호부터 제9호의3까지의 서식)
6. 생활습관 평가에 따른 처방전(별지 제15호의2, 제15호의4, 제15호의6, 제15호의8, 제15호의10서식)

② 영유아건강검진 및 구강검진을 실시한 검진기관은 수검자에게 결과통보서를 직접 교부하여야 하며, 전산오류, 기기고장 등 부득이한 경우에는 우편, 이메일, 모바일 등으로 통보할 수 있다.

③ 검진기관이 영유아건강검진 결과를 전산출력물 등을 이용하여 수기로 기재할 경우에는 신체계측란에 "영유아건강검진 연령별 · 성별 성장도표(별지 제10호서식)"를 편집하여 인쇄하고, 연령과 성별을 확인한 후 정확하게 기재하여야 한다.

④ 검진기관은 건강검진자료를 보관 · 관리하는 경우에는 「의료법」 제22조 및 제23조에 따라 관리하여야 한다.

⑤ 검진기관은 제1항제1호에 따라 일반건강검진 결과를 수검자에게 통보할 때 수검자가 영 별표 2 타목에서 정한 확진검사 대상자에 해당될 경우에는 확진검사 대상자 대장(별지 제17호서식)에 해당내용을 수록한 전산자료를 즉시 공단에 통보하여야 한다.

(4) 국가건강검진 사후관리

① 검진기관은「건강검진기본법」제19조제1항에 따라 건강검진결과 건강을 위협하는 요인이나 질병을 의심할 수 있는 요인 등이 발견된 자에 대하여 상담 또는 전문 의료기관의 의뢰 등 필요한 조치를 취하여야 한다.

② 검진기관은 제2조에 따른 일반건강검진 결과 고혈압, 당뇨병 질환이 의심되는 수검자는 확진검사를 받을 수 있도록 안내하고, 폐결핵이 의심되는 수검자는 해당분야의 진료를 받을 수 있도록 안내하여야 한다.

9) 검진비용 청구, 지급

(1) 검진비용의 청구 및 지급

① 검진기관은 건강검진을 완료한 날로부터 30일 이내에 다음 각 호 중 해당 내용을 수록한 전산자료로 검진비용을 공단에 청구하여야 한다.

1. 검진비용 청구서(별지 제11호 서식)
2. 일반건강검진 결과통보서(별지 제6호서식)
3. 의료급여생애전환기 건강진단 결과통보서(별지 제6호의 2호서식)
4. 구강검진 결과통보서(별지 제7호서식)
5. 영유아건강검진 결과통보서(별지 제8호서식)
6. 영유아구강검진 결과통보서9별지 제9호서식)
7. 문진표(별지 제5호 서식)

② 검진기관이 검진비용을 청구할 경우에는 공단의 전산시스템(건강검진 포털) 등에 검진결과내역을 등록한 후 공단에 청구하여야 한다.

③ 검진기관은 검사항목 중 B형간염표면항원검사 및 B형간염표면항체검사(일반 또는 정밀), 혈청알파태아단백검사(일반 또는 정밀), 분변잠혈검사(일반 또는 정밀), 골밀도검사(양방사선말단골밀도측정, 초음파골밀도측정등), 영상촬영검사(필름, CR/DR, FullPACS)의 검사방법을 정확히 구분하여 청구시스템에 등록 후 청구하여야 하며, 등록한 항목이 변경되면 수정 후에 청구하여야 한다.

④ 공단은 검진비용 청구서가 접수된 날로부터 15일 이내에 해당 검진기관의 건강보험 요양급여비용 지급계좌로 검진비용을 지급하여야 한다. 다만, 공단이 검진기관에 기재 오류 등 청구 착오에 대한 정정을 요청한 경우에는 그에 소요되는 기간은 제외한다.

⑤ 공단은 검진비용을 지급함에 있어 정산사유가 있을 경우에는 “검진비용정산기준(별표 6)”에 따라 정산 · 지급한다.

⑥ 공단은 토요일 및 “관공서의 공휴일에 관한 규정”에 따른 공휴일에 검진을 실시한 기관에 대하여 건강검진 상담료 및 행정비용의 30%를 가산하여 지급할 수 있다.

⑦ 공단은 중증장애인이 장애인검진기관에서 일반건강검진, 의료급여생애전환기검진을 받을 경우 별표1, 별표2에서 정한 장애인 안전 · 편의관리비를 지급할 수 있다.

※검진비용 청구양식은 다음과 같다.

검진비용 청구서 건강검진 실시기준 [별지 제11호 서식]

□ 일반건강검진 □ 의료급여생애전환기검진

청구기관	기 관 명	요양기관기호	소 재 지	
			(☎)	
청구처 (지사, 보건소)		사업장 또는 기관(학교)	명 칭	관리번호

청 구 내 역 (총 청구액: 원)

검진비용

항목			건강검진비(A)	실시인원(B)	청구금액(A×B)
검진 상담료					
토요일, 공휴일 검진 가산료					
구강검진	구강검진				
	토요일, 공휴일 검진 가산료				
	① 치면세균막검사				
흉부 방사선 검사	직접촬영	14"x14"			
		14"x17"			
	컴퓨터영상처리장치(CR), 디지털촬영장치(DR)				
	영상저장 및 전송시스템 (Full Pacs)				
요검사	요단백				
② 혈액검사	혈색소				
	공복혈당				
	총콜레스테롤				
	HDL콜레스테롤				
	LDL콜레스테롤				
	중성지방				
	AST(SGOT)				
	ALT(SGPT)				
	감마지티피				
	혈청크레아티닌				
	신사구체여과율 (e-GFR)	CKD-EPI			
③ 골밀도 검사 (여자)	양방사선골밀도검사				
	양방사선말단골밀도검사				
	정량적전산화단층골밀도검사				
	말단골정량적전산화단층 골밀도검사				
	정량적초음파골밀도검사				

질 환 별			건강검진비(A)	실시인원(B)	청구금액(A×B)
④ 생활습관 평가	기본(상담)				
	흡연				
	음주				
	운동				
	영양				
	비만				
⑤ B형 간염검사	항원	일반			
		정밀			
		정밀(핵의학적)			
	항체	일반			
		정밀			
		정밀(핵의학적)			
⑥ 정신건강검사(PHQ-9)					
⑦ 인지기능장애(KDSQ-C)					
⑧ 노인신체기능검사					
장애인 안전 · 편의관리비					
계					

※ 주

① 40세에 한함
② 콜레스테롤 검사는 남자 24세 이상, 여자 40세 이상에 대하여 4년마다
③ 54, 66세 여성에 해당
④ 40세, 50세, 60세, 70세에 해당
⑤ 40세에 해당
⑥ 20세, 30세, 40세, 50세, 60세, 70세
(해당 연령을 시작으로 10년 동안 1회)
⑦ 66세 이상 2년마다
⑧ 66세, 70세, 80세에 해당

우리 기관에서 202 . . ~ 202 . . 까지 실시한 검진비용을 위와 같이 청구합니다.

청구일: 202 년 월 일

대표자(청구인): (서명 또는 인)

첨부

1. 건강검진 결과통보서 매
2. 문 진 표 매
3. 구강검진 결과통보서(구강검진기관에 한함) 매

※접수번호	※접수일	※처리일

암검진 실시기준 [별지 제8호서식]

암검진 비용청구서(공단 청구분)

청구기관	검 진 기 관 명	요양기관기호	소 재 지
			(☎)
청구처(지사)			

청 구 내 역 (단위 : 원, 명)

검진구분	검 사 항 목	검진비용			실시인원			청구금액		
		공단부담		수검자 일부부담	공단부담		수검자 일부부담	계 (G=H+I)	공단부담	
		100% (A)	90% (B)	10% (C)	100% (D)	90% (E)	10% (F)		100% (H=A×D)	90% (I=B×E)
계	-									

위 암	암검진 상담료 및 행정비용										
	장애인 안전 · 편의관리비										
	토요일 공휴일 검진 가산료										
	위장조영 검사	직접촬영									
		CR or DR									
		Full Pacs									
	위내시경검사										
	조직검사	생검용 FORCEP									
		병리조직검사									
간 암	암검진 상담료										
	장애인 안전 · 편의관리비										
	토요일 공휴일 검진 가산료										
	간초음파검사										
	혈청알파 태아단백	일반									
		정밀									
		정밀(핵의학적)									
대장암	암검진 상담료										
	장애인 안전 · 편의관리비										
	토요일 공휴일 검진 가산료										
	분변잠혈 검사	일반(정성법)									
		정밀(정량법)									
	대장내시경검사										
	조직검사	생검용 FORCEP									
		병리조직검사									
유방암	암검진 상담료										
	장애인 안전 · 편의관리비										
	토요일 공휴일 검진 가산료										
	유방촬영	직접촬영									
		CR or DR									
		Full Pacs									

자궁 경부암	암검진 상담료										
	장애인 안전 · 편의관리비										
	토요일 공휴일 검진 가산료										
	자궁경부세포검사										
폐암	암검진 상담료										
	장애인 안전 · 편의관리비										
	토요일 공휴일 검진 가산료										
	저선량흉부CT 검사	Full PACS									
	사후 결과 상담료										

※ 계의 청구금액란은 각 검사항목의 청구금액 합계를 10원 미만 절사하여 기재

우리기관에서 20 . . . ~ 20 . . . 까지 실시한 암검진 비용을 위와 같이 청구합니다.

청구일 : 20 년 월 일

대표자(청구인) : (서명 또는 인)

첨부	※접수번호	※접수일	※처리일
첨 부 1. 암검진결과기록지 건 2. 암검진문진표 건			
	※표는 공단에서 기재		

주) CR은 컴퓨터영상처리장치, DR은 디지털촬영장치, Full PACS는 영상저장 및 전송시스템을 의미함

210㎜ × 297㎜[백상지(80g/㎡)]

건강검진 실시기준 [별지 제11호의2 서식]

영유아건강검진 비용청구서

청구기관	기 관 명	요양기관기호	소 재 지
			(☎)
청구처 (지사, 보건소)			

검사항목		건강검진비(A)	실시인원(B)	청구금액(A×B)
1. 상담료 및 행정비용①				
영유아 가산금(1차 ~ 3차)				
영유아 가산금(4차 ~ 8차)				
(토요일, 공휴일 검진 가산료)				
2. 발달평가 및 상담 ②				
3. 건강교육③	안전사고예방			
	영양			
	수면			
	구강			
	대소변 가리기			
	전자미디어 노출			
	정서 및 사회성			
	개인위생			
	취학 전 준비			
4. 구강검진④				
(토요일, 공휴일 검진 가산료)				
계				

※주 ① 문진 및 진찰, 신체계측, 행정비용
② K-DST 도구를 사용하여 실시한 발달평가 및 상담
③ 건강교육은 해당 대상자에게 실시한 경우만 산정
※ 5종 15,000원 (1종 기본 6,600원, 1종 추가시 2,100원 가산)
④ 구강검진은 18개월, 30개월, 42개월, 54개월에 한하여 실시하는 항목임

대한 검진비용을 위와 같이 청구합니다.

청구일: 202 년 월 일대표자(청구인): (서명 또는 인)

첨부 1. 영유아건강검진 결과통보서 매
2. 영유아건강검진 문진표 매
3. 영유아구강검진 문진표 및 결과통보서(구강검진에 한함) 매

※접수번호	※접수일	※처리일

※ 표는 공단 등에서 기재

210mm×297mm[백상지(80g/㎡) 또는 중질지(80g/㎡)]

(2) 검진 비용 및 방법

① 건강검진기본법에 따른 검사항목별 대상자, 건강검진에 소요되는 비용 및 검사방법 등은 별표 1 내지 별표 3과 같다.

② 건강검진기본법에 따라 검체검사를 위탁하는 검진기관은 "(부록) 내원검진만을 실시하는 의원의 검체검사에 관한 관리 기준"에서 정하는 바에 따라 실시하여야 한다.

(3) 검진비용청구서 접수, 심사 및 지급

① 공단은 검진기관의 검진비용청구가 있을 때에는 검진비용 청구서상의 각 항목 실시인원, 검진결과 오류 여부 등을 확인한 후 접수한다.

② 공단은 건강검진 실시기준 제13조제4항 및 암검진 실시기준 제12조제4항에 따라 검진비용 심사결과 정산 또는 보완 사항이 있을 경우에는 건강검진 실시기준 별표 6의 검진비용 정산기준 및 암검진 실시기준 별표 3의 암검진비용 정산 기준에 따라 삭감 또는 지급보류하고 해당 검진기관에 정산내역을 통보하여야 한다.

③ 공단은 검진비용을 검진기관에 지급할 때에는 「소득세법」 및 「지방세법」에 의거 소득세 및 주민세를 원천징수한 후 지급하여야 한다. 다만, 법인 및 보건기관은 원천징수대상에서 제외한다.

④ 건강검진 실시기준 제4조제2항에 따른 위탁검진비용은 해당 시 · 군 · 구별 예탁금 범위 안에서 검진기관에 지급한다.

⑤ 검사항목별 검진비용(건강검진 실시기준 별표 1 내지 별표 3 및 암검진 실시기준 별표 1)이 변동되는 경우 변경일로부터 3년 이내에 해당비용을 정산할 수 있다.

(4) 검진비용의 환수 및 결과활용

① 검진비용의 환수

(가) 국민건강보험공단은 검진기관이 「건강검진기본법」 제16조에 따른 검진기관의 지정취소 등의 사유 및 이 기준에 정한 사항을 위반하여 부당한 방법으로 건강검진을 실시하였거나 실시하는 지를 확인하기 위하여 검진기관 또는 출장검진 현장을 방문하여 관련자료를 확인할 수 있으며, 검진기관의 지정취소 및 업무정지 등의 사유를 발견하는 경우 해당 검진기관을 지정한 특별자치도지사 · 시장 · 군수 · 구

청장(자치구의 구청장을 말한다)에게 그 위반사항을 통보하여야 한다.

(나) 공단은 제1항에 따라 위반한 사실을 확인한 경우에는 법 제57조, 의료급여법 제23조의 규정에 따라 검진기관으로부터 검진 비용의 전부 또는 일부를 환수할 수 있다. 단, [별표 7] 검진비용 환수 기준에 명시된 위반사항은 해당 환수 기준을 따른다.

(다) 공단은 검진기관의 부당한 검진행위로 인해 수검자의 검진결과에 명백히 문제가 발생한 경우에는 해당 수검자가 재검진을 받을 수 있도록 조치하여야 한다.

(라) 공단 등은 수검자가 영 제25조제3항 및 이 기준 제9조제2항에 정한 검진횟수를 초과하여 검진을 받은 사실을 확인한 경우에는 해당 검진비용의 전부 또는 일부를 수검자로부터 환수할 수 있다.

(마) 공단 등은 제2항 또는 제4항에 따라 검진비용을 환수할 경우 그 사유 및 금액 등을 구체적으로 명시하여 해당 검진기관 또는 수검자에게 통보하여야 한다.

② 건강검진 결과의 활용

(가) 공단과 검진기관은 「건강검진기본법」 제18조 내지 제19조와 제25조에 따라, 국가와 지방자치단체 등이 검진자료를 활용하거나 수검자에 대한 사후관리를 할 수 있도록 수검자 또는 보호자에게 "건강검진 사후관리를 위한 결과활용 동의서(별지 제12호서식)"를 작성하도록 안내하여야 한다.

(나) 검진기관이 제1항에 따라 건강검진 결과활용 동의서를 받은 경우에는 이 기준 제13조에 따라 검진비용을 청구할 때 검진기관 소재지 관할 공단지사에 송부하고, 공단지사는 그 동의서를 보관하여야 한다.

(다) 국가와 지방자치단체 등이 제1항에 따른 검진자료를 활용함에 있어 필요한 검진자료의 수집 · 관리, 개인정보보호 등 세부사항은 「건강검진기본법」 제18조에서 정한 바에 따른다.

국가건강검진정보 공동활용을 통한 운전면허 적성검사 간소화

운전면허 신청일 이전 *2년 내 국가건강검진을 받은 사람은 운전면허 발급 · 갱신 시 신체검사 (시력 · 청력) 면제가 가능하다. –단, 검진기관에서 공단에 청구 정산 완료한 건에 한함.

① 신청방법
- 경찰서 또는 운전면허시험장에 방문하여 정보이용동의서 작성
- 도로교통공단 홈페이지에서 운전면허 적성검사 인터넷 신청시 가능

② 내용 : 1종 보통면허, 2종 운전면허 신체검사비용 및 시간 절약 등

(5) 암환자 국가 의료비지원사업

① 지원대상은 건강보험가입자 중 국가암검진 사업을 통해 확인된 암환자와 의료급여 수급자 및 차상위계층(차상위 C, E 해당자) : 만18세 이상 암환자이다.

② 대상자선정기준은 건강보험가입자는 2018년도 국가암검진 대상자 중 당해연도 신규로 암을 확진 받은자이며, 의료급여법 제3조에 따라 의료급여수급자로 인정된 자 중 암환자(만 18세 이상)이다.

③ 지원대상암은 건강보험가입자는 위암, 간암, 대장암, 유방암, 자궁경부암이며, 의료급여수급자 및 차상위계층 (차상위 C, E 해당자)은 모든 암종이 해당된다.

④ 의료비 지원한도액은 건강보험가입자는 1인당 연간 진료비 중 법정본인부담금 최대 200만원이며, 의료급여수급자 및 차상위계층은 1인당 연간 진료비 중 최대 220만원이다.

⑤ 지원기간은 지원개시연도 기준 연속 최대 3년간이고, 신청 및 지급기관은 암환자 주민등록지 관할 보건소이며 자세한 내용은 관할보건소에 문의하면 된다.

2. 국가건강검진 실무

1) 행정관리

(1) 예약 및 접수

예약은 ① 내원 ② 전화 ③ 인터넷 ④ 문서(주로단체건진 경우) ⑤ FAX 등의 예약을 실시하고 있으며, 대부분 전화 및 내원예약으로 이루어지고 있다. 건강검진 내원 수진자에 대하여 접수 및 등록을 실시한다.

(2) 일정관리

각 병원 및 전문센터 간 운영 System과 건강진단 실시종류가 상이하므로 일일 적정 수진인원(오전, 오후), 건진종류(프로그램), 성별, 초 · 재진, 개인 및 단체 수진인원, 일반 및 특수검사 건수 등을 고려하여 효율적인 일정관리가 필요하다. 또한 건강진단 수진자는 쾌적한 공간에서 편안한 건강진단을 희망하고 있기 때문에 적정 수진인원에 대한 분산관리가 무엇보다도 중요하다.

(3) 예약 부도율 관리

건강진단은 대부분 사전예약제로(적정수진인원) 운영하는 관계로 예약수진자에 대하여 부도율 최소화 관리가 무엇보다도 중요하다. 따라서 예약수진자에게 건강진단 1~3일전 확인 전화 및 모바일서비스를 통하여 관리하는 것이 필요하며, 취소 및 변경이 많은 때는 예약대기수진자 대기프로그램을 운용하는 것이 관리에 효율적이다.

(4) 사전준비 및 문진표 작성

사전에 건강진단검사에 대한 안내문과 일반적인 주의사항, 건강위험요인평가 문진표 작성준비가 필요하며, 대장검사 및 진정(수면)내시경검사 등을 추가로 실시할 경우는 별도 준비(유의)사항이 필요하다.

※ 일반건강검진 및 암검진 문진표(작성)는 다음과 같다.

건강검진 실시기준 [별지 제1호 서식]

일반건강검진 문진표

※ 검진대상자는 문진문항을 빠짐없이 작성하여야만 심뇌혈관질환 위험평가 결과를 통보 받으실 수 있습니다.

수검자 성명		주민등록번호		전화번호	자택	
					핸드폰	
주 소				E-mail		
				건강검진 결과통보서 수령방법		□ 우편 □ E-mail

※ 아래 문항을 읽고 자신의 현재 상태에 해당되는 내용을 작성하여 주십시오.

■ 질환력(과거력, 가족력)

1. 다음과 같은 질병으로 진단을 받았거나, 현재 약물 치료 중이십니까?

	진단		약물치료	
뇌졸중(중풍)	예	아니요	예	아니요
심근경색/협심증	예	아니요	예	아니요
고혈압	예	아니요	예	아니요
당뇨병	예	아니요	예	아니요
이상지질혈증	예	아니요	예	아니요
폐결핵	예	아니요	예	아니요
기타(암포함)	예	아니요	예	아니요

2. 부모, 형제, 자매 중에 다음 질환을 앓았거나 해당 질환으로 사망한 경우가 있으십니까?

뇌졸중(중풍)	예	아니요
심근경색/협심증	예	아니요
고혈압	예	아니요
당뇨병	예	아니요
기타(암포함)	예	아니요

3. B형간염 바이러스 보유자입니까?
① 예 ② 아니요 ③ 모름

■ 흡연 및 전자담배

4. 지금까지 평생 총 5갑(100개비) 이상의 일반담배(궐련)를 피운 적이 있습니까?
① 아니요 (☞ 5번 문항으로 가세요) ② 예 (☞ 4-1번 문항으로 가세요)

4-1. 현재 일반담배(궐련)을 피우십니까?

① 현재 피움	총 ___년	하루평균 ___개비	
② 과거에는 피웠으나 현재 피우지 않음	총 ___년	흡연했을 때 하루평균 개비	끊은 지___년

5. 지금까지 궐련형 전자담배(가열담배, 예)아이코스, 글로, 릴 등)을 피운 적 있습니까?
① 아니요 (☞ 6번 문항으로 가세요) ② 예 (☞ 5-1번 문항으로 가세요)

5-1. 현재 궐련형 전자담배(가열담배) 피우십니까?

① 현재 피움	총 ___년	하루평균 ___개비	
② 과거에는 피웠으나 현재 피우지 않음	총 ___년	흡연했을 때 하루평균 개비	끊은 지 ___년

6. 액상형 전자담배를 사용한 경험이 있습니까?
① 아니요 ② 예 (☞ 6-1번 문항으로 가세요)

6-1. 최근 한 달 동안 액상형 전자담배를 사용한 경험이 있습니까?

① 아니요 ② 월 1~2일 ③ 월 3~9일
④ 월 10~29일 ⑤ 매일

■ **음주** ※ 지난 1년간

7. 술을 마시는 횟수는 어느 정도입니까? (1개만 응답)

① 일주일에 (　)번 ② 한 달에 (　)번
③ 1년에 (　)번 ④ 술을 마시지 않는다.

7-1. 술을 마시는 날은 보통 어느 정도 마십니까?

* 잔 또는 병 또는 캔 또는 cc 중 한 곳에만 작성해 주십시오.(술 종류는 복수응답 가능, 하루에 마신 총 양으로 합산, 기타 술 종류는 비슷한 술 종류에 표기)

술 종류	잔	병	캔	cc
소주				
맥주				
양주				
막걸리				
와인				

7-2. 하루 동안 가장 많이 마셨던 음주량은 어느 정도입니까?

* 잔 또는 병 또는 캔 또는 cc 중 한 곳에만 작성해 주십시오(술 종류는 복수응답 가능, 하루에 마신 총 양으로 합산, 기타 술 종류는 비슷한 술 종류에 표기)
* 폭음: 하루 동안의 최대음주량으로 판단

술 종류	잔	병	캔	cc
소주				
맥주				
양주				
막걸리				

■ **신체활동(운동)**

8-1. 평소 1주일간, 숨이 많이 차게 만드는 고강도 신체활동을 며칠 하십니까? 주당 (　)일

* 고강도 신체활동의 예〉 달리기, 에어로빅, 빠른 속도로 자전거 타기, 건설 현장 노동, 계단으로 물건 나르기 등

8-2. 평소 하루에 숨이 많이 차게 만드는 고강도 신체활동을 몇 시간 하십니까? 하루에 (　)시간 (　)분

9-1. 평소 1주일간, 숨이 약간 차게 만드는 중강도 신체활동을 며칠 하십니까? 주당 (　)일

* 8번 응답에 관련된 신체활동은 제외하고 답해주십시오.
* 중강도 신체활동의 예〉 빠르게 걷기, 복식 테니스, 보통 속도로 자전거 타기, 가벼운 물건 나르기, 청소 등

9-2. 평소 하루에 숨이 약간 차게 만드는 중강도 신체활동을 몇 시간 하십니까? 하루에 (　)시간 (　)분

10. 최근 1주일 동안 팔굽혀펴기, 윗몸일으키기, 아령, 역기, 철봉 등 근력 운동을 한 날은 며칠입니까? 주당 (　)일

(앞 쪽)

암검진 실시기준 [별지 제1호서식]

암검진 문진표

수검자 성명		주민등록번호		전화번호	자택	
					핸드폰	
[ ] 건강보험가입자 [ ] 의료급여수급권자				E-mail 주소		
				건강검진 결과통보서 수령방법		[ ] 우편 [ ] E-mail
주소					우편번호	

※ 암 검진(공통) 관련 문항

※ 아래 문항을 읽고 자신의 현재 상태에 해당하는 답에 'ㅇ'표시해 주십시오.

1. 현재 신체 어느 부위에든 불편한 증상이 있습니까?
   ① 예(증상:) ② 아니오

2. 최근 6개월 간 특별한 이유 없이 5Kg 이상의 체중감소가 있었습니까?
   ① 아니오 ② 체중감소 (kg)

3. 본인, 부모, 형제, 자매, 자녀 중에 현재 암에 걸리신 분이나 과거에 걸리셨던 분이 계십니까?

암의 종류	없다	모르겠다	있다 (복수선택 가능)				
			본인	부모	형제	자매	자녀
위암							
유방암							
대장암							
간암							
자궁경부암							
폐암							
기타 (암)							

4. 귀하는 다음의 검사를 받은 적이 있습니까?

검 사 명		검사 시기			
		10년 이상 또는 한적 없음	1년 미만	1년 이상 ~ 2년 미만	2년 이상 ~ 10년 미만
위암	위장조영검사(위장 X선 촬영)				
	위내시경				
유방암	유방촬영				
대장암	분변잠혈검사(대변 검사)				
	대장내시경				
자궁경부암	자궁경부세포검사				
폐암	흉부CT				
간암	간초음파	한적 없음	6개월 이내	6개월에서 1년 사이	1년보다 오래 전에

(뒤 쪽)

※ 위암, 대장암, 간암, 폐암 관련 문항

※ 해당되는 곳에 'ㅇ'표 해주십시오.

5. 현재 또는 과거에 진단받은 위장질환이 있으십니까?

질환명	위궤양	위축성 위염	장상피화생	위용종	기타	없음
질환유무						

6. 현재 또는 과거에 진단받은 대장 항문질환이 있으십니까?

질환명	대장용종	궤양성 대장염	크론병	치질(치핵, 치열)	기타	없음
질환유무						

7. 간(肝)질환이 있으십니까?

질환명	B형간염 바이러스보유자	만성 B형간염	만성 C형간염	간경변	기타	없음
질환유무						

8. 현재 또는 과거에 진단받은 폐질환이 있으십니까?

질환명	만성폐쇄성 폐질환 (만성기관지염, 폐기종 등)	폐결핵	폐결절	간질성 폐질환	진폐증	기타	없음
질환유무							

※ 유방암 및 자궁경부암 관련 문항(여성분들만 응답해주세요.)

9. 월경을 언제 시작하셨습니까?
① 세 ② 초경이 없었음

10. 현재 월경의 상태는 어떠십니까?
① 아직 월경이 있음 ② 자궁적출술을 하였음
③ 폐경 되었음 (폐경연령 : 세) ④ 병력으로 월경하지 않음

11. 폐경 후 증상을 완화하기 위해서 호르몬 제제를 복용하고 계시거나 과거에 복용하신 적이 있습니까?
① 호르몬 제제를 복용한 적 없음 ② 2년 미만 복용
③ 2년 이상~5년 미만 복용 ④ 5년 이상 복용⑤ 모르겠음

12. 자녀를 몇 명 출산하셨습니까?
① 1명 ② 2명이상 ③ 출산한 적 없음

13. 모유 수유 여부 및 총 수유기간은?
① 6개월 미만 ② 6개월~1년 미만 ③ 1년 이상 ④ 수유한적 없음

14. 과거에 유방에 양성 종양으로 진단받은 적이 있습니까?
(양성 종양이란 악성종양인 암이 아닌 기타 물혹, 덩어리 등을 말합니다)
① 예 ② 아니오 ③ 모르겠음

15. 피임약을 복용하고 계시거나 과거에 복용하신 적이 있습니까?
① 피임약을 복용한 적 없음 ② 1년 미만 복용
③ 1년 이상 복용 ④ 모르겠음

(5) 수진자의 개인정보관리

건강진단 신청 수진자에 대하여 개인정보와 결과관리에 대하여 신중을 기하여 관리하여야 한다.

(6) 건강진단절차 및 소요시간

건강진단절차는 건강진단의 프로그램에 따라 상이하며, 일반적인 절차는 다음과 같다.

국가건강검진 절차

① 상담예약 – ② 검진일 내원 – ③ 접수 및 수납 – ④ 탈의 및 교육 – ⑤ 문진 – ⑥ 검사 – ⑦ 검사종료 – ⑧ 결과발송 또는 상담(당일, 내원, 전화, 인터넷 등)

검진 소요시간은 국가건강검진은 주로 1~2시간 이내, 특수검사가 추가되는 경우는 시간이 추가 소요될 수가 있다.

(7) 검사진행관리

건강진단 수진자는 신속, 정확한 검사를 희망하고 있기 때문에 각 검사실마다 병목현상이 없도록 "검사대기프로그램"을 개발 활용하여 한 검사 시행 후 다른 검사를 안내하면 검사 대기시간을 최소화 할 수 있으며, 수진자 만족도가 향상되고 효과적이다.

그림 6-12 접수 후 검사진행

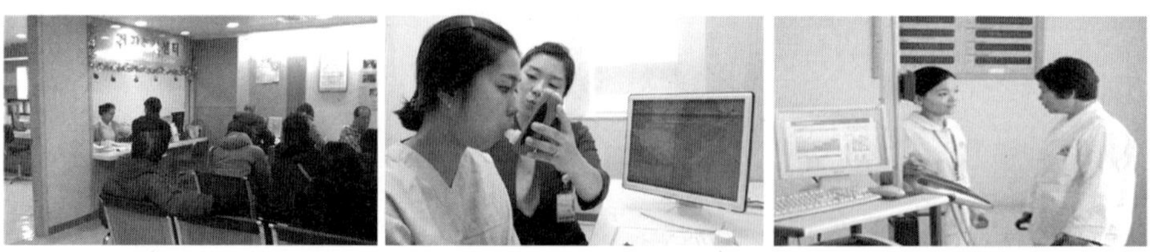

(8) 검사실시 및 결과관리

수진자의 검진프로그램에 의한 검사를 실시 후 결과를 정리(입력)한다.

(9) 결과통보 및 결과상담

건강진단을 실시 후 정해진 일정 내 결과를 통보하고 필요에 따라 내원 결과상담을 실시하고 유질환자에 대하여 사후관리를 한다.

(10) 검진료 청구 및 지급내역분석

① 건강검진을 실시 후 검진유형별 검진료 청구 양식에 작성하여 검진료를 국민건강보험공단으로 청구한다.

② 검진료가 입금되면 지급내역서를 분석하고 월별실적과 미수금을 정리한다.

(11) 건강진단 관련 양식

건강진단 관련 양식으로는 ① 예약증 ② 안내문 ③ 건강 및 영양 문진표 ④ 검사별 실시 check 표 ⑤ 건강진단결과표(file) 및 검진료 청구서 ⑥ 예약일보 ⑦ 수익 및 미수금 일보 ⑧ 영수증 ⑨ 검사별 유의사항 ⑩ 건진프로그램별 실시자 현황표 ⑪ 홍보팜프렛(검진 브로슈어) 등이 사용되고 있다.

(12) 건강진단 후 유질환자 요양급여

정부주관(국민건강보험공단)으로 실시하는 건강검진 및 암검진, 생애전환기건강진단, 영유아건강검진을 실시 후 결과에 이상소견이 발견되어 상급종합병원에서 2단계 요양급여를 받아야 할 경우는 1차 의료기관 경유 없이 국민건강보험 요양급여기준의 요양급여절차 제2조 ④항에 의거 건강진단결과표(서) 소견에 의거 보험급여를 받을 수 있다. 따라서 상급종합병원에서 2단계 진료가 필요시는 “건강진단결과표”를 예약접수시 제출하면 된다(요양급여의뢰서로 갈음).

2) 건강검진 진찰료산정

(1) 진찰료 산정 기준

의사가 문진과 시진, 청진, 타진, 촉진 등의 방법으로 환자의 병이나 증상을 살피는 것을 진찰이라고 하며, 진찰을 받게 되면 진찰료가 발생한다. 진찰료는 초진료와 재진료로 구분된다.

진찰료는 외래에서 환자를 진찰한 경우에 처방전의 발행과는 관계없이 산정하며 초진

환자를 진찰하였을 경우에는 초진진찰료, 재진환자를 진찰하였을 경우에는 재진진찰료를 산정한다.

① 진찰료(구성요소)는 기본진찰료와 외래관리료의 소정점수를 합하여 산정한다.

② 초진환자란 해당 상병으로 동일 의료기관의 동일 진료과목 의사에게 진료 받은 경험이 없는 환자를 말한다.

③ 재진환자란 해당 상병으로 동일 의료기관의 동일 진료과목 의사에게 계속 진료 받고 있는 환자를 말한다.

④ 해당상병으로 치료가 종결되지 아니하여 계속 내원하는 경우 내원 간격에 상관없이 재진환자로 본다. 또한 완치여부가 불분명하여 치료의 종결여부가 명확하지 아니한 경우, 90일 이내에 내원시 재진환자로 본다.

⑤ 해당 상병의 치료가 종결된 후 동일 상병이 재발하여 진료를 받기위해서 내원한 경우에는 초진환자로 본다. 다만 치료종결 후 30일 이내에 내원한 경우에는 재진환자로 본다.

⑥ 치료의 종결이라 함은 해당 상병의 치료를 위한 내원이 종결 되었거나, 투약이 종결되었을 때로 본다.

⑦ 진찰료 중 기본진찰료는 병원관리 및 진찰권 발급 등, 외래관리료는 외래환자의 처방 등에 소요되는 비용을 포함한다.

(2) 건강검진 실시 당일 진료 시 진찰료 산정 ①

건강검진 실시 당일 진료 시 진찰료 산정방법(고시 제 2017-224호)

• 「국민건강보험법」 제52조에 의거 가입자 및 피부양자에게 실시하는 건강검진 당일 동일 요양기관에서 건강검진과는 별도로 질환에 대한 진찰이 이루어져 진찰 이외에 의사의 처방(약제 처방전 발급, 「건강보험 행위 급여 · 비급여 목록표 및 급여 상대가치점수」에 의하여 산정 가능한 진료행위)이 발생한 경우 해당 진찰료는 다음과 같이 산정함.

- 다 음 -

「건강보험 행위 급여 · 비급여 목록표 및 급여 상대가치점수」 제1편 제2부 제1장 기본진료료[산정지침]

① 진찰료 '가' 에 의거 초진(또는 재진)진찰료의 50%를 산정하며, 산정코드는 다음과 같이 기재함. 진찰료 산정 사유에 대하여는 진료기록부에 기록하고, 「요양급여비용 청구방법, 심사청구서 · 명세서서식 및 작성요령」에 의하여 작성 · 청구토록 함.

(가) 일반건강검진시 질환에 대한 진찰이 이루어진 경우 : 산정코드 세 번째 자리에 3으로 기재

(나) 암검진 시 질환에 대한 진찰이 이루어진 경우 : 산정코드 세 번째 자리에 5로 기재

(다) 영유아 건강검진 시 질환에 대한 진찰이 이루어진 경우 : 산정코드 세 번째 자리에 2로 기재

② 상기 '1'항에도 불구하고 건강보험 행위 급여 · 비급여 목록표 및 급여 상대가치점수 제1편 제2부 제1장 기본진료료[산정지침]에 의거 2개이상의 진료과목이 설치되어 있고 해당 과의 전문의가 상근하는 요양기관에서 건강검진 당일 검진실시 의사와 전문과목 및 전문분야가 다른 진료담당의사가 건강검진과는 별도로 질환에 대하여 진료한 경우에 한하여 초진(또는 재진) 진찰료를 산정할 수 있음.

③ 또한, 건강검진을 실시한 요양기관에서 동일 의사에게 검진 결과에 대해 다른날 설명하는 것은 검진결과 상담에 해당되어 진찰료를 별도 산정할 수 없으나, 검진결과 이상소견에 대해 단계적 정밀검사 또는 별도의 진료가 이루어진 경우에는 재진진찰료를 산정함.

(3) 건강검진 당일 진찰료 산정 ②

건강검진 당일 진찰료 산정방법(보험급여과-1132호,2012. 4. 30)

• 건강검진 실시 당일 동일 요양기관에서 건강검진과는 별도로, 공휴일 또는 야간가산 적용시간에 질환에 대한 진찰이 이루어져 진찰 이외에 의사의 처방이 발생한 경우 공휴일 · 야간가산은 인정함(다만, 진찰료 야간가산은 진료개시 시간을 기준으로 야간가산 적용함)

수행내용 및 수행준거 - 건강검진 실무

1 국가 건강검진의 종류 및 실시대상에 대하여 알아본다.

2 건강검진의 실시시기 및 절차에 따라 업무를 수행한다.

3 건강검진 검사의 주요항목 및 비용부담에 대하여 알아본다.

4 암검진 실시대상 및 실시기간, 단계적검사에 대하여 알아본다.

(1) 암검진 대상

• 위암 : 만 40세 이상, 위내시경 또는 위장조영술중 한가지 선택
• 대장암 : 만 50세 이상, 분변잠혈반응 유소견자에 한하여 다음 단계로 진행
• 유방암 : 만 40세 이상 여성, 유방 X선 촬영
• 간암 : 만 40세 이상, 간초음파 검사와 혈청 알파태아단백검사 실시

- 자궁경부암 : 만 20세 이상 여성
- 폐암 : 만 54~74세 남녀 중 30갑년 이상 흡연력을 가진 흡연자

(2) 실시기간

- 1단계 검사 : 각 암종별 희망자에게 당해년도 12월 31일 까지 실시
- 2단계검사 : 1단계검사 결과이상 소견자에게 다음년도 1월 31일 까지 실시

■ 위암검진

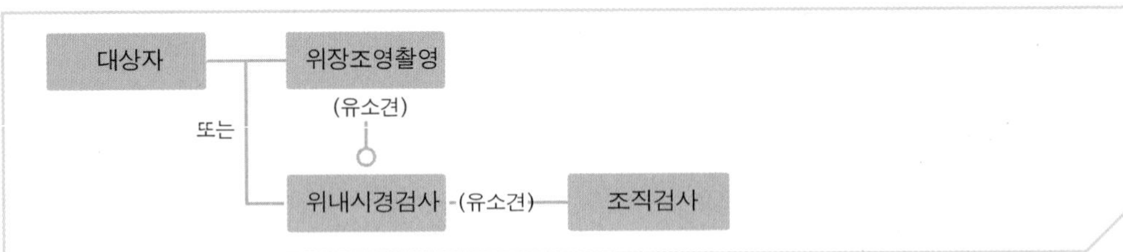

- 위장조영 촬영결과 위암 의심 소견이 있는 경우에만 위내시경 실시 가능함.

■ 대장암 검진

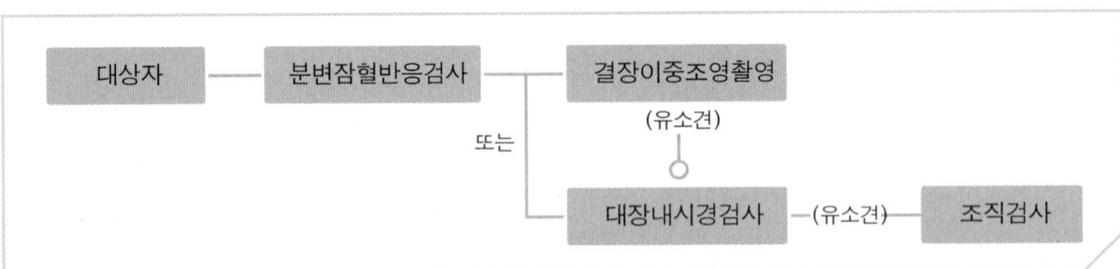

- 결장이중조영촬영 결과 대장암의심 소견이 있는 경우에만 대장내시경 검사 가능함.

■ 유방암 검진

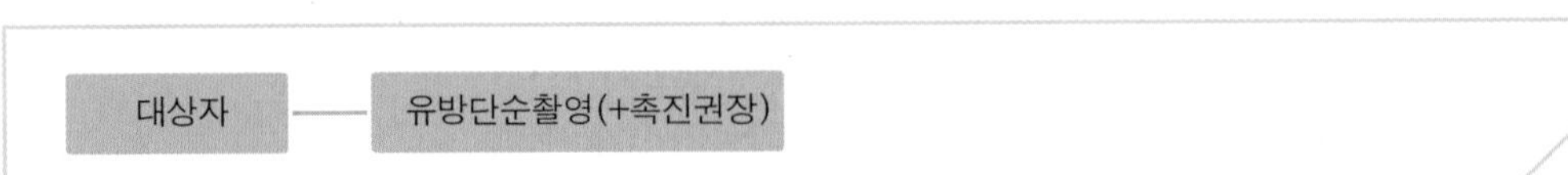

- 만 40세 이상 여성은 2년마다 유방단순촬영 검사를 받음.

■ 간암 검진

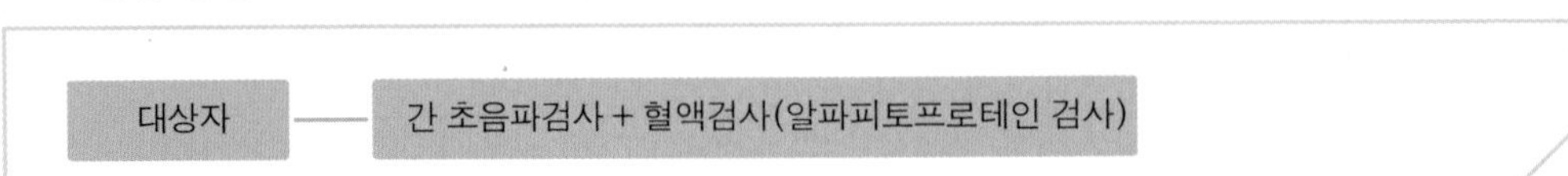

- 해당연도 이전 2개년도 보험급여 내역중 간암 발생 고위험군
- 과년도 일반건강검진 결과 B형간염 바이러스 표면항원 양성자 또는 C형 간염 바이러스 항체 양성자.

■ 자궁경부암 검진

대상자 — 자궁질도말세포병리검사

- 자궁경부암 검사시에는 자궁적출술을 받았거나, 성경험이 없으신 분은 사전에 검진의사와 상의하시기 바랍니다.

■ 폐암 검진

대상자 — 저선량 흉부CT검사 — 검진사후 결과 상담

- 54세~74세 이상 남녀 중 폐암발생 고위험군에 해당되는 아래 대상자는 2년마다 저선량 흉부CT검사와 사후 결과상담 바랍니다.

(3) 검사결과 통보

기재하신 주소로 15일 이내로 우편 발송한다.

5 건강검진센터에 수진자가 내원시 안내 후 접수 등록한다.

(1) 예약수진자 및 당일 내원 수진자를 확인한다.

(2) 건강문진표 작성안내 및 작성된 수진자는 접수한다.

(3) OCS 화면을 이용하여 등록한다(인적사항, 검진종류, 개인 및 단체검진 등)

(4) 본인부담 수납대상자에 대하여 수납한다.

6 건강검진 수검자자의 주의사항 및 알아야 할 사항을 사전에 안내한다.

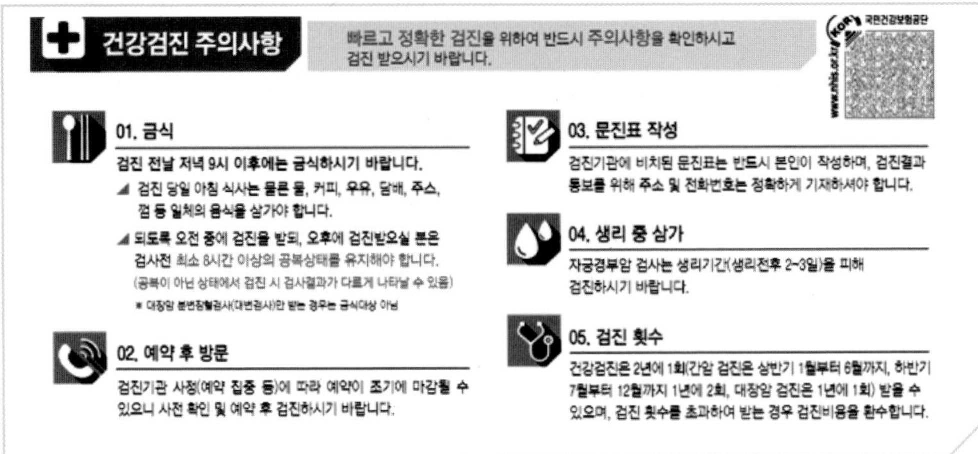

건강검진 주의사항

빠르고 정확한 검진을 위하여 반드시 주의사항을 확인하시고 검진 받으시기 바랍니다.

국민건강보험공단 www.nhis.or.kr

01. 금식

검진 전날 저녁 9시 이후에는 금식하시기 바랍니다.

- 검진 당일 아침 식사는 물론 물, 커피, 우유, 담배, 주스, 껌 등 일체의 음식을 삼가야 합니다.
- 되도록 오전 중에 검진을 받되, 오후에 검진받으실 분은 검사전 최소 8시간 이상의 공복상태를 유지해야 합니다. (공복이 아닌 상태에서 검진 시 검사결과가 다르게 나타날 수 있음)

* 대장암 분변잠혈검사(대변검사)만 받는 경우는 금식대상 아님

02. 예약 후 방문

검진기관 사정(예약 집중 등)에 따라 예약이 조기에 마감될 수 있으니 사전 확인 및 예약 후 검진하시기 바랍니다.

03. 문진표 작성

검진기관에 비치된 문진표는 반드시 본인이 작성하며, 검진결과 통보를 위해 주소 및 전화번호는 정확하게 기재하셔야 합니다.

04. 생리 중 삼가

자궁경부암 검사는 생리기간(생리전후 2~3일)을 피해 검진하시기 바랍니다.

05. 검진 횟수

건강검진은 2년에 1회(간암 검진은 상반기 1월부터 6월까지, 하반기 7월부터 12월까지 1년에 2회, 대장암 검진은 1년에 1회) 받을 수 있으며, 검진 횟수를 초과하여 받는 경우 검진비용을 환수합니다.

자료출처: 국민건강보험공단(2018 일반건강검진 안내

[별지 제12호서식]

수검자가 알아야 할 사항

- ㅁ 국민건강보험에서 실시하는 일반건강검진은 2년에 1회(사무직 이외의 근로자는 1년에 1회),의료급여생애전환기검진은 의료급여수급권자 만 66세 이상 2년에 1회, 영유아건강검진은 생후 4, 9, 18, 30, 42, 54, 66개월 시기에 받으실 수 있습니다. 정해진 횟수를 초과하여 검진을 받으시면 해당 검진비용은 환수할 수 있습니다.

- ㅁ 문진표는 검진 시 검진의사가 수검자의 정확한 진찰과 건강상태를 판정하는데 중요한 자료가 되므로, 빠짐없이 기재하여 주십시오.

- ㅁ 암검진은 본인에게 해당하는 검사항목 중 선택하여 받을 수 있으며, 수검자가 검사비용의 10%를 부담해야 합니다. (다만, 자궁경부암과 대장암검진은 국가에서 실시하는 국가 암검진사업 대상자의 암검진 비용 전액 국민건강보험 부담)

- ㅁ 만 50세 이상을 대상으로 실시하는 대장암 검사는 1차로 분변잠혈검사를 실시한 후 양성자에 대하여 대장이중조영 검사 또는 대장내시경 검사를 선택하여 받으실 수 있습니다.

- ㅁ 대장암, 간암 산정특례자 및 대장내시경 검사 후 5년이 경과하지 않은 수검자는 해당 암검진을 유예할 수 있습니다.

- ㅁ 일반건강검진, 영유아건강검진 및 자궁경부암검진, 대장암검진의 검진비용은 국민건강보험에서 전액 부담하며, 의료급여생애전환기검진은 국가에서 전액 부담합니다.

- ㅁ 생활습관평가(흡연, 음주, 운동, 영양, 비만)는 만 40, 50, 60, 70세에 실시하며, 생활습관 개선을 위해 받는 처방전은 투약이나 조제를 위하여 사용할 수 없습니다.

- ㅁ 건강검진 전 8시간 이상 공복상태가 아니거나, 야간근무를 하신 분, 여성의 생리기간 중에 검진을 받으시면 잘못된 검진결과가 나올 수 있으니 반드시 건강검진 준수사항을 지킨 상태에서 검진을 받으시기 바랍니다.

7 접수 등록을 완료 후 건강검진절차에 따라 검진을 실시한다.

(1) 탈의 후 검진수진복을 착용한다.

(2) 직원의 안내에 따라 문진(진찰) 및 프로그램에 의한 검사를 실시한다.

(3) 검진이 완료되면 결과통보일정을 알려준다.

8 검진결과를 입력 및 정리한 후 결과상담을 실시하고 건강진단결과 유질환자에 대해서는 사후관리를 한다.

국가건강검진은 우편으로 결과통보 또는 내원하여 결과상담을 실시한다.

9 건강검진료를 양식에 의거 작성하여 국민건강보험공단으로 청구한다.

10 건강검진비용 지급내역서를 분석(지급불능건에 대하여 보완하여 재청구) 후 건강검진 미수금입금내역을 정리하고 월별실적을 분석보고 한다.

수행 Tip

→ 보건복지부에서 고시된 건강검진실시기준을 이해하고, 국가건강검진 운영 우수기관을 방문하여 자료를 수집 참고한다.

Medical Examination Management

CHAPTER 07

종합건강진단

7-1 종합건강진단 제도

{ 학습목표 } ❶ 종합건강진단의 개념과 필요성에 대하여 알 수 있다.
❷ 종합건강진단의 프로그램과 특징을 안내할 수 있다.

필요 지식

1. 종합건강진단

1) 종합건강진단의 개념

(1) 종합건강진단의 정의

종합건강진단(綜合健康診斷)은 종합적으로 건강상태를 파악하고 질병의 유무를 알아내는 검사를 의미한다. 특정한 질병의 유무를 알아내는 것으로 조기진단과 조기치료에 목적을 두고 있다. 일명 휴먼도크(Human dock)라고 하는데, 이 말은 1954년에 생긴 말로 항해를 마친 선박이 부두에 들어와 기계를 점검하는 것처럼 인간도 일정한 기간마다 건강을 점검해야 한다는 비유에서 비롯된 말이다. 특히 고혈압과 심장병 · 당뇨병 · 간질환 · 암 등 유전과 환경, 생활습관, 스트레스와 관계가 깊은 성인병은 증세가 나타날 때까지 상당한 기간이 걸리고, 자각 증세가 나타났을 때에는 이미 원상복귀가 불가능한 경우가 많다. 이러한 질병을 치료가능한 시기에 발견하고, 생활습관에서 비롯된 위험인자도 미리 발견하여 질병으로 진행되는 것을 막는 것이 주목적이다. 비교적 정확한 진단이 이루어질 수 있는 질환, 발병 수준이 높다든지 사망 원인으로 점유율이 높거나 후유증 또는 부작용이 심한 질환, 조기발견과 조기치료가 효과적인 질환 등을 검사대상으로 한다. 구체적으로는 빈혈과 결핵, 고혈압, 당뇨병, 뇌혈관 질환, 간염 및 만성 간질환, 일부의 암 등이 주요 대상이 된다.

이들을 종합하면 종합건강진단은 체계적인 선별검사를 통하여 각종질병을 조기에 발견 · 치료할 수 있게 하고 생활습관을 개선하여 건강을 증진시키게 하는 예방적 활동으로 정의할 수 있다.

(2) 종합건강진단의 목적

종합건강진단의 목적은 자각증상이 없더라도 생명에 관계되는 질병에 걸려있는 경우를 조기에 발견하고 치료하는데 있으며, 또한 현재는 병이라고 할 수는 없지만 장차 질병을 일으킬 수 있는 나쁜 인자들을 미리 알아내고 교정하는데 그 목적이 있다(민영일, 2001).

또한 이미 발생한 질병을 조기에 발견하는 2차 예방과 건강위험 요인을 사전에 조절함으로써 질병의 발생자체를 예방하는 1차 예방이라 할 수 있다. 따라서 질병을 조기에 발견하여 치료하거나, 건강에 위험요소로 작용하는 생활습관을 파악하고 교정하여 건강을 증진시키고 질병으로 인한 이환률과 사망률을 감소시키는 이른바 1차 및 2차적 예방이라 할 수 있다.

(3) 건강진단의 발전과정

질병예방과 건강증진에 대한 인류의 소망은 역사와 함께 이어져왔다. 이미 오래전에 Galen(AD129~200)은 "건강을 유지하고 질병을 잘 치료하기 위한 방법을 고안해야 한다."고 하였다. 그러나 건강을 유지하기 위한 여러 방법들이 과학적 근거를 가지게 된 것은 인체에 대한 병리학과 생리학의 발전이 본격적으로 시작된 18세기 이후라고 할 수 있다. 1861년 Dove11이 처음으로 질병의 증상이 없는 사람들에게서 질병을 찾아내기 위해서는 정기적인 건강진단이 필요하다고 주장하였다. 그 후 1900년경에 이르러 의사들은 전통적인 질병치료 뿐만 아니라 질병예방에도 연례적인 건강진단이 시도되었다. 하지만 본격적인 연구와 검사법의 제안은 1970년대 이후라고 할 수 있다.

현재 우리나라에서 행해지고 있는 건강검진으로는 근로자건강검진(산업안전보건법), 국민건강보험공단 주관 국가건강검진(건강검진기본법), 공무원 채용신체검사(공무원 채용신체검사 규정), 임산부 및 영유아 건강관리(모자보건법), 학생 및 교직원보건관리(학교 보건법), 감염병에 대한 관리(감염병 예방법), 각 병원에서 일반인을 대상으로 시행하는 일반신체검사 및 종합건강진단이 있다. 이러한 검진기관의 발전을 일본의 경우 1954년 Human dock(人間 dock)이 처음으로 설치된 이래 전국 약 907개 병원에서 인간 Dock

건진(1일 인간Dock 종합건진, 1일 병원 외래 인간Dock, 1박 인간 Dock)과 집단건진 및 생활습관병 건진 등을 실시하고 있다.

우리나라는 1980년 강남성모병원이 개원하면서 종합건진센타를 최초로 개설하였고(가톨릭 중앙의료원 50년사, 1988), 이후 34년이 지난 2015년 현재 전국에 약 600여곳이 넘는 시설이 운영 중에 있는 것으로 추정되며, 또한 국민생활수준 향상 및 경제성장과 언론매체를 통한 건강관리 홍보로 인한 건강에 대한 국민들의 인식이 높아지고 있어 종합건강진단 실시 인구도 매년 증가하고 있는 추세이다.

각 병원에서 운영하고 있는 건강진단의 종류(program)는 대부분의 병원이 획일화된 종합건진 단일package와 추가검사위주로 운영하다가 최근 몇 년 전부터는 기본종합건강진단과 병행 특수검사가 포함된 정밀종합건강진단 및 분야별 전문건강진단을 확대시행하고 있는 추세이다. 따라서 건강진단의 질적인 향상은 물론, 고객관리기능을 강화하고 있으며, 건강진단센터 간 운영경쟁도 매우 심화되고 있는 현상을 보이고 있다(자료출처 : 종합건강진단을 통한 암발견 특성분석연구 : 김회창).

(4) 일본의 건강진단 제도

① 인간독크(Human Dock)

일본에서는 1937년 처음 인간독크라는 용어를 사용하였으며, 1954년에 단기 입원신체정밀검사를 시작한 것이 인간독크라고 통칭되기 시작하였다. 표면상으로 명백한 질병의 증세 없이 평소 건강하게 일상생활을 영위하고 있는 사람에 대하여 실시하는 준 정기적인 종합검진으로 사회인으로서 일상생활에 하등의 지장 없이 활동하고 있는 사람에 대해 종합적인 건강진단을 실시함으로써 건강정도를 판정하거나, 잠재 가능한 질병을 조기에 발견하여 질병이 악화되는 것을 예방하고, 질병이 가벼울 때 치료하여 완전히 치유시키는 것을 목적으로 한 단기입원 또는 통원검사를 말한다. 이는 항해를 하는 선박이 항해중의 안전을 기하기 위하여 정기적으로 독(dock)에 들어가 세밀한 점검과 이상 장소를 수리함으로써 다음 항해에 대비하는 것과 흡사하므로, 단기입원 종합신체검사라 해야 할 것을 '인간독'이라 하게 되었다. 원래 만성질환의 대부분은 정기적인 검진이 필요하므로 외래검진, 때로는 단기입원검진이 시행되어왔으나, 조직적인 검진 시스템은 근년에 와서 널리 보급되고 있다(강상권, 1994).

堅田의 분류에 의하면 일본의 인간도크는 다음 세 가지 형태로 구분된다(笹典雄, 1984).

첫째로는 집단검진으로 특정한 시설이 필요 없고, 직장인등을 대상으로 몇 개의 검사 항목으로 간단한 질병을 검사하는 시스템으로 우리나라의 근로자 건강진단과 유사한 형태이다.

둘째로는 인간도크(Human Dock)로 개인의 건강진단 및 지도를 목적으로 일정기간 입원하여 병원의 부대시설을 이용하여 수십 종의 질병을 검사하고, 전문의의 상담이나 지도 등 정밀한 검사와 상세한 설명을 하여, 주로 성인병을 대상으로 검사하는 시스템이다. 종래에는 1주일간 입원하는 형태가 많았으나 근래에는 1박2일 또는 2박3일의 단기코스로 숙박건진을 시행하고 있다.

세 번째는 자동화 종합건진 시스템으로 약 3시간에 걸쳐 컴퓨터 등 자동화기기를 이용하여 독립시설과 인력으로 수십 종의 질병을 검사하는 시스템으로 주로 성인병을 중심으로 진단하며 개인과 기업체 종사자들을 대상으로 한다. 운영프로그램은 인간Dock건진(1일 종합건진, 병원외래 인간Dock, 1박 숙박Dock 등) 등이 있다.

일본의 건강진단시설은 병원 내 건물과 시설을 이용하는 경우와 병원과 별도의 건물(독립건물)에서 독자적 센터로 운영하는 경우가 있는데 최근에는 건강검진 수진자가 증가하면서 독자적 센터 개설이 증가하는 추세이며, 시설도 매우 고급화되고 쾌적한 환경에서 편안하게 대부분 당일결과 System 위주로 건강검진을 실시하고 있다. 또한 일본의 종합검진인 인간 Dock는 1일차 인간독크(당일내원 표준검진)와 2일차 인간독크(숙박검진)로 구분하여 시행하고 있으나 한국과 달리 휴식과 여가선용을 하면서 시행하는 숙박검진이 매우 성행되고 있으며, 전체수진자의 약 15~20%를 차지하고 있다(민영일, 2003).

② 일본의 인간 Dock 운영현황

구분	내 용	비 고
검진일정	월~토	토요일 격주
검진시간	평일 08:00~17:00, 토요일 08:00~12:00	
건진예약	내원, 전화, 인터넷 예약	전화예약 90% 이상
특수장비	CT 및 MRI 별도설치 운영	

건강진단 프로그램	2일 인간독크	표준숙박건진, 표준숙박건진+MRI	표준건진은 한국의 종합 건진 제도와 거의 같음
	1일 인간독크 및 병원외래독크	• 표준건진(종합건진) • 소화기건진, 대장건진 • 순환기(심장)건진 · 뇌정밀건진 • 여성전문건진 • 폐,대장, 유방, 갑상선, 전립선건진등	
혈액검사	자체 임상병리자동화 System		결과 신속
부대시설 및 편의시설	건진센터 내 식당, 샤워시설(온천), 수면실, 안정실, 음악감상실, 숙박실, 운동시설 등		
결과상담	당일검사 후 당일결과 시행		중식은 건진프로그램 포함
기 타	• 회사단체건진 매년증가추세 • 식생활습관 및 영양상담 강화 • 집단건진 및 생활습관병 건진 • 지역주민을 위한 건강증진 및 보건교육사업 강화 • 1차, 2차, 3차 예방사업 등		검진용 순회버스 운행

자료 : 2001~2003년 일본 동경, 오사카, 구마모토 건진센터 견학 및 일본총건진학회 참석자료 요약(김회창)

(5) 건강관리의 중요성 인식

① 건강을 지키기 위해서는 질병을 먼저 알아내야 한다.

예로부터 전해오는 교훈에는 인생에서 "돈을 잃으면 조금 잃는 것이요, 명예를 잃으면 큰 것을 잃는 것이며, 건강을 잃으면 모든 것을 잃는 것"이라 하였다. 어찌하면 건강을 지킬 것인가. 무엇보다 큰 병에 걸리지 않아야 한다. 천수를 누리고 죽는 날까지 건강히 살다가 생을 마감할 수 있다면 그 보다 행복한 일은 없다고 하였다. 따라서 질병들 중에 내게 발생하는 것을 미리 알고 조기에 치료하고 적절히 예방할 수 있다면 그것이 가장 현명한 건강을 키지는 수단이 될 것이다.

② 건강진단의 가치는 바로 질병의 조기발견에 있다.

각종 스트레스, 불규칙한 식생활, 과로, 환경오염, 운동부족 등 현대생활에서 질병의 발생을 촉발하는 너무나 많은 요소들이 있다. 이런 생활에서 완전히 자유로울 수 없다면 차선책으로 우리가 할 수 있는 것은 바로 건강진단을 통한 질병의 조기발견이라 할 수 있다. 적절한 횟수와 적절한 범위의 건강진단은 질병으로부터 나를 지켜줄 뿐만 아니라 우리가족, 나아가서 우리사회, 우리나라를 건강하게 만들 것이다.

(6) 종합건강진단사업의 중요성 및 병원경영에 미치는 영향

종합건강진단사업의 중요성 및 병원경영에 미치는 영향은 다음과 같다.

① 건강진단사업의 중요성

구분	내용	비고
국민(사회) 측면	• 건강관리관심 및 인식 증가 • 건강관련 취재보도 증가 • 국민 최대희망은 건강 및 경제 • 회사단체 건강진단 수요 증가 • 정부의 건강사업 확대 • 정부의 의료관광 및 사업추진	매년 수진자 증가 언론보도(KBS, MBC, SBS, YTN 등) 평균수명 연장 후생복지 향상 건강검진, 암검진 등 건강진단+관광

② 검진사업이 병원경영에 미치는 영향

구 분	비 고
종합건강진단은 비급여로 일반수가 적용을 받음.	병원경영수지 기여
한 장소에서 검사, 진단, 결과 실시로 동선이 짧고, 인력소모가 적어 부가가치가 높음	원가가 적게 듬
정밀검진실시에 따른 특수장비 이용율이 높음.	CT, MRI, 초음파 등
검진 후 유질환자 발생에 따른 외래이용율이 높음	약 20~25% 추정
건강검진센터의 이용은 지역주민의 신뢰도 향상 기여	대외경쟁력 강화

③ 건강진단 수진자가 사회적으로 증가하는 이유

	구분	비고
1	정부 및 국민건강보험공단 홍보	건강검진, 암검진
2	자신의 건강을 관리하기 위해	건강진단
3	조기검진으로 암을 사전예방하기 위해	암 관련 검사증가
4	회사단체검사 실시로 인해	회사 후생복지 향상
5	특히 40~50대 건강관리가 중요하므로	40~50대 수진비중 높음
6	주변의 권유로 인한 건진	가족, 친지, 친구, 동료 등

자료출처 ①②③ : S병원 등 건강검진센터 컨설팅 보고자료 : 김회창

2) 종합건강진단

(1) 정의

각종 생활습관병 예방 및 질병의 조기발견과 조기치료를 위하여 선별적 검사를 통하여 종합적으로 건강진단을 실시하는 것을 의미하며 의료기관별로 다양한 건강진단 프로그램

(건강진단 종류별 검사 항목 상이)을 운영하고 있다.

(2) 종합건강진단 운영프로그램

종합건강진단의 운영프로그램 및 검사항목은 병원의 설립요건 및 운영의 특수성과 여건에 따라 병원별(상급종합병원, 종합병원, 병원, 전문센터)로 상이하며, 일반적으로 많이 시행되고 있는 프로그램을 다음과 같이 소개한다.

종합건강진단프로그램(사례)

- 기본종합건강진단 • 정밀종합건강진단 • 숙박건강진단 • 기업체임직원 종합건강진단
- 장기별 건강진단(뇌, 심장, 유방, 폐, 소화기, 척추, 갑상선, 전립선 등)
- 특화건강진단(여성, 남성, 청소년, 수험생, 소아, 예비부부, 스포츠, 치매, 노인 등)
- 주요암 발견(부위별)건강진단 · 재진정밀건강진단 · 맞춤건강진단
- 선택정밀 건강진단(종합건진검사항목+추가검사항목) 등

㈜ 성별 및 연령(대)별 전문 프로그램운영은 확대추세이며, 병원별 프로그램이 상이함

가) 기본종합건강진단 및 정밀종합건강진단

① 기본 종합건강진단

가장 기본적인 건강진단 프로그램으로 약 80~90여가지 검사를 통해 우리나라에서 유병율과 발생율이 높은 질환을 진단하기 위한 프로그램이다. 따라서 20~30대 이상의 성인을 대상으로 내과적인 주요 장기의 기능 진단 및 성인병 예방을 목적으로 실시하는 건강진단이다. 수면 내시경과 장 검사(직장 내시경/대장 내시경)는 추가검사이며, 건강검진 예약 시에 신청하면 된다.

남성과 여성이 다른 검사는 남성의 경우 전립선항원(PSA)검사를 실시하고, 여성의 경우는 유방촬영, 자궁경부암검사(Pap smear), 난소암검사(CA-125)를 실시한다.

표 7-1 기본 종합건강진단 검사 세부항목

구분	세부항목
신체계측	신장, 표준체중, 허리둘레, 비만도
청력,안과	청력, 시력, 안압, 안저
문진,영양	문진상담, 식생활평가

혈액검사	일반혈액, 빈혈, 혈액응고, 혈액형, 간기능검사, 신장기능, 갑상선기능혈액, 지질검사(이상지질혈증), 당뇨, 인슐린, 요산, 칼슘대사, 간염표지자(A,B,C형간염), 매독, AIDS(Anti-HIV), 헬리코박터균, 종양표지자(간암, 폐암, 소화기암, 전립선암)
대소변검사	대변(잠혈, 기생충), 소변
치과검사	치과진찰
호흡기검사	폐활량측정법(폐기능), 흉부 X-ray(정면)
심장검사	혈압측정, 심전도
복부검사	상복부초음파
전문의상담	결과상담
소화기검사	위내시경
여성추가	유방촬영, 난소암지표, 액상자궁경부암(PAP)

그림 7-1 종합건강진단 안내

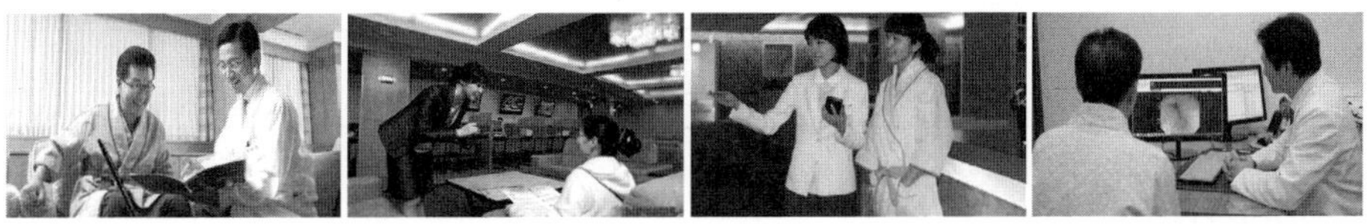

② 정밀종합 건강진단

정밀종합건강진단은 40세 이상 중, 장년층을 대상으로 성인병 예방과 주요 장기의 조기 암진단 및 예방을 목적으로 실시하는 건강진단이다. 또한 1일 건강진단으로서 가장 광범위한 건강진단 프로그램으로 주요암 및 각 장기별 질환을 조기 발견할 수 있는 정밀 프로그램 이며, 과중한 업무와 스트레스를 받는 비즈니스 리더를 위한 고품격 건강진단 프로그램이다.

표 7-2 정밀 종합건강진단 검사 세부항목

구분	세부항목
신체계측	신장, 표준체중, 허리둘레, 비만도
청력,안과	청력, 시력, 안압, 안저
문진,영양	문진상담, 식생활평가, 영양결과상담
혈액검사	일반혈액, 빈혈, 혈액응고, 혈액형, 간기능검사, 신장기능, 갑상선기능혈액, 갑상선특수혈액, 지질검사(이상지질혈증), 당뇨, 인슐린, 요산, 칼슘대사, 간염표지자(A,B,C형간염), 매독, AIDS(Anti-HIV), 헬리코박터균, 종양표지자(간암,폐암,소화기암, 전립선암), 철결핍성빈혈, 남성호르몬, 스트레스호르몬 2종, 알레르기혈액 3종, 비타민D

대소변검사	대변(잠혈, 기생충), 소변, 소변암세포
치과검사	치과진찰, 치아X-ray
경동맥검사	경동맥초음파
동맥경화검사	동맥경화도
갑상선검사	갑상선초음파
호흡기검사	폐활량측정법(폐기능), 흉부 X-ray(정면/측면), 흉부 CT
심장검사	혈압측정, 심전도, 심장초음파, 심장운동부하
복부검사	복부초음파, 복부골반CT
소화기검사	진정내시경(수면), 대장내시경, 위내시경
전립선검사	전립선초음파(남) 직장수지검사(남)
골다공증검사	골밀도, 흉추요추 X-ray
체력검사	체력측정, 운동상담 및 처방
심리건강검사	스트레스평가, 스트레스측정
전문의상담	전문의 진찰, 결과상담
여성추가	유방X-ray, 유방초음파,액상자궁경부암(PAP), 골반초음파, 인유두종 바이러스

③ 기업건강진단

최근 기업의 경쟁력은 임직원의 건강과 직결되어 있으며, 이에 기업 차원에서의 세심한 관리와 임직원의 질병 예방과 신체적 정신적 건강관리를 위한 노력이 중요하다. 따라서 각 병원 건강증진센터는 법인별 조직 특성과 직원의 업무특수성을 고려한 맞춤 검진 시스템으로 기업 임직원 분들의 건강진단을 실시하고 있으며, 복리후생측면에서 확대추세에 있다. 검사항목은 기본종합건강진단과 비슷하나 기업체에서 요구하는 검사가 포함될 수 있다.

나) 분야별전문 건강진단

① 주요암 전문 건강진단

주로 대형병원이나 검진전문센터에서 많이 실시하고 있으며, 한국인에게서 가장 많이 발병하는 암진단(위암, 대장암, 간암, 췌장암, 폐암, 전립암 등)을 중심으로 각종 호발암을 조기진단하기 위한 프로그램이다.

표 7-3 주요암전문 건강진단 검사 세부항목

구분	세부항목
신체계측	신장, 표준체중, 허리둘레, 비만도
청력,안과	청력, 시력, 안압, 안저
문진,영양	문진상담, 식생활평가, 영양결과상담
혈액검사	일반혈액, 빈혈, 혈액응고, 혈액형, 간기능검사, 신장기능, 갑상선기능혈액, 지질검사(이상지질혈증), 당뇨, 인슐린, 요산, 칼슘대사, 간염표지자(A,B,C형간염), 매독, AIDS(Anti-HIV), 헬리코박터균, 종양표지자(간암,폐암,소화기암, 전립선암), 말초혈액도말, 갑상선종양표지자, 비타민D
대소변검사	대변(잠혈, 기생충), 소변, 소변암세포
갑상선검사	갑상선초음파
호흡기검사	폐활량측정법(폐기능), 흉부 X-ray(정면/측면), 흉부 CT, 객담세포진검사
심장검사	혈압측정, 심전도
복부검사	복부초음파, 복부&골반CT
소화기검사	진정내시경(수면), 대장내시경, 위내시경
전립선검사	전립선초음파(남) 직장수지검사(남)
전문의상담	전문의 진찰, 결과상담
여성추가	유방X-ray, 유방초음파,액상자궁경부암(PAP), 골반초음파, 인유두종 바이러스

② 소화기암전문 건강진단

소화기계 질환에 대한 가족력이 있거나 예방차원에서 검사를 원하시는 분들을 대상으로 하며, 한국인에게 가장 많이 발생하고 있는 소화기계암(위암, 대장암, 간암, 췌장암 등)을 조기진단 및 예방을 위한 전문 건강검진 프로그램이다.

표 7-4 소화기암전문 건강진단 검사 세부항목

구분	세부항목
신체계측	신장, 표준체중, 허리둘레, 비만도
청력,안과	청력, 시력, 안압, 안저
문진,영양	문진상담, 식생활평가, 영양결과상담
혈액검사	일반혈액, 빈혈, 혈액응고, 혈액형, 간기능검사, 신장기능, 갑상선기능혈액, 지질검사(이상지질혈증), 당뇨, 인슐린, 요산, 칼슘대사, 간염표지자(A,B,C형간염), 매독, AIDS(Anti-HIV), 헬리코박터균, 종양표지자(간암,폐암,소화기암, 전립선암), 위암위험인자(Gastropanel PG Ⅰ, Ⅱ), 직접빌리루빈, 철결핍성빈혈
대소변검사	대변(잠혈, 기생충), 소변
호흡기검사	폐활량측정법(폐기능), 흉부 X-ray(정면/측면)
심장검사	혈압측정, 심전도

복부검사	복부초음파, 복부&골반CT
전문의상담	결과상담
소화기검사	진정내시경(수면), 대장내시경, 위내시경

③ 폐암전문 건강진단

폐암 가족력이 있거나 폐암에 대한 정확한 진단을 통해 조기예방을 하고 싶으신분 또는 최근 증가하고 있는 폐암 및 폐질환을 조기 발견, 진단하기 위한 전문건강진단 프로그램이다. 검사항목 중 병원에 따라 폐 CT 또는 방사선 조사량을 최소로 한 저선량 CT 등의 주기적인 검사로 폐암 및 폐질환을 진단하고 있다.

표 7-5 폐암암전문 건강진단 검사 세부항목

구분	세부항목
신체계측	신장, 표준체중, 허리둘레, 비만도
청력,안과	청력, 시력, 안압, 안저
문진,영양	문진상담, 식생활평가
혈액검사	일반혈액, 빈혈, 혈액응고, 혈액형, 간기능검사, 신장기능, 갑상선기능혈액, 지질검사(이상지질혈증), 당뇨, 인슐린, 요산, 칼슘대사, 간염표지자(A,B,C형간염), 매독, AIDS(Anti-HIV), 헬리코박터균, 종양표지자(간암,폐암,소화기암, 전립선암), 알레르기혈액 3종
대소변검사	대변(잠혈, 기생충), 소변
치과검사	치과진찰
호흡기검사	폐활량측정법(폐기능), 흉부 X-ray(정면/측면), 흉부 CT(또는 저선량 CT), 객담세포진검사
심장검사	혈압측정, 심전도
복부검사	복부초음파
전문의상담	결과상담
소화기검사	위내시경
여성추가	유방X-ray, 액상자궁경부암(PAP)

④ 뇌전문 건강진단

뇌질환(뇌졸중, 뇌종양 등)의 가족력이 있는 경우, 동맥경화도 및 뇌의 구조와 혈관상태를 확인할 수 있는 전문 프로그램이다.

표 7-6 뇌전문 건강진단 검사 세부항목

구분	세부항목
신체계측	신장, 표준체중, 허리둘레, 비만도
청력,안과	청력, 시력, 안압, 안저
문진,영양	문진상담, 식생활평가, 영양결과상담
혈액검사	일반혈액, 빈혈, 혈액응고, 혈액형, 간기능검사, 신장기능, 갑상선기능혈액, 지질검사(이상지질혈증), 당뇨, 인슐린, 요산, 칼슘대사, 간염표지자(A,B,C형간염), 매독, AIDS(Anti-HIV), 헬리코박터균, 종양표지자(간암,폐암,소화기암, 전립선암), 동맥경화특수혈액 3종
대소변검사	대변(잠혈, 기생충), 소변
치과검사	치과진찰
뇌검사	뇌 MRI+MRA
경동맥검사	경동맥초음파
호흡기검사	폐활량측정법(폐기능), 흉부 X-ray(정면)
심장검사	혈압측정, 심전도
복부검사	복부초음파
전문의상담	결과상담
소화기검사	위내시경

⑤ 심장전문 건강진단

심혈관질환의 위험인 자를 확인하고 조기진단 및 발병 가능성을 측정하여 그에 따른 전문가에 의한 식습관 및 운동요법 상담과 교육 등 생활습관 개선에 대한 지도로 심혈관질환을 조기 진단하고 예방하기 위한 전문 건강검진 프로그램이다. 또한 심혈관계 가족력이 있거나 동맥경화의 위험인자를 가지고 있는 경우 심혈관질환을 조기진단하기 위함이다.

표 7-7 심장전문 건강진단 검사 세부항목

구분	세부항목
신체계측	신장, 표준체중, 허리둘레, 비만도
청력,안과	청력, 시력, 안압, 안저
문진,영양	문진상담, 식생활평가, 영양결과상담
혈액검사	일반혈액, 빈혈, 혈액응고, 혈액형, 간기능검사, 신장기능, 갑상선기능혈액, 지질검사(이상지질혈증), 당뇨, 인슐린, 요산, 칼슘대사, 간염표지자(A,B,C형간염), 매독, AIDS(Anti-HIV), 헬리코박터균, 종양표지자(간암,폐암,소화기암, 전립선암), 심장특수혈액
대소변검사	대변(잠혈, 기생충), 소변
치과검사	치과진찰

경동맥검사	경동맥초음파
동맥경검사	동맥경화도
호흡기검사	폐활량측정법(폐기능), 흉부 X-ray(정면/측면)
심장검사	혈압측정, 심전도, 심장운동부하, 심장초음파, 관상동맥 CT
복부검사	복부초음파
체력검사	운동상담 및 처방, 체력측정
전문의상담	결과상담
소화기검사	위내시경

⑥ 뇌졸중 전문건강진단

뇌졸중은 예방이 가능한 질환 이라는 기본 전제 하에 뇌졸중 고 위험 대상자를 조기에 진단하고 그 위험인자를 교정 및 예방할 수 있도록 교육하여 궁극적으로 뇌졸중 발생을 예방할 수 있도록 하기위한 전문 건강검진 프로그램이다.

⑦ 청소년수험생 건강진단

중,고생의 성장기 청소년(주로 15세~18세)들에게 우려되는 일반질환과 기초체력 및 영양상태, 스트레스, 신체적, 심리적 특성을 고려한 검사를 실시하여 질병을 조기에 진단하고 예방하기 위한 프로그램이다.

표 7-8 청소년수험생 건강진단 검사 세부항목

구분	세부항목
신체계측	신장, 표준체중, 허리둘레, 비만도
청력,안과	청력, 시력, 안압, 안저
문진,영양	문진상담, 식생활평가, 영양결과상담
혈액검사	일반혈액, 빈혈, 혈액응고, 혈액형, 간기능검사, 신장기능, 갑상선기능혈액, 지질검사(이상지질혈증), 당뇨, 영양혈액4종, 헬리코박터균
대소변검사	대변(잠혈, 기생충), 소변
심장검사	혈압측정, 심전도
전문의상담	결과상담
체력검사	체력측정, 운동상담 및 처방
심리건강검사	정신건강전문의 상담, 청소년스트레스평가
복부검사	복부초음파
호흡기검사	흉부 X-ray(정면)
비고	수험생의 나이 등에 따라 부비동X선, 폐기능, 알레르기혈액3종, 척추만곡 등 포함하여 실시

⑧ 알레르기전문

기관지천식, 알레르기비염 등의 알레르기 질환이 의심되는 경우 혹은 가족력이 있어 관련 검사를 원하는 고객을 대상으로 알레르기 질환을 조기진단하기 위한 전문프로그램이다.

⑨ 생애주기 건강100세 건강진단

건강한 여생을 보내기 위한 70세 이상의 연령을 대상으로 마련된 건진 프로그램으로서 노인병 질환, 치매스크린, 전문의 진찰 등을 포함한 프로그램이다.

⑩ 예비부부 건강진단

결혼을 앞둔 예비부부에게 건강한 결혼 생활과 건강한 자녀 출산을 준비하기 위하여 필요한 검사항목으로 구성된 프로그램이다. 검사항목에 여성의 경우 풍진(Rubella)검사가 포함되는 특징이 있다.

다) 숙박건강진단 및 프리미엄 멤버십 건강진단

① 숙박건강진단(1박2일 코스)

1박 2일 동안 고급 호텔과 같은 객실(병실)에 투숙하여 전담의료진의 일대일 맞춤케어 서비스를 제공받는 고객중신의 초정밀 맞춤건강진단 프로그램이다. 주요특징은 검사항목이 다양하고 전문화되어 있어 해당검사의 시간을 조정하여 편안하게 2일 동안 분산하여 실시하고 있다. 특히 둘째날은 공복 전 검사와 공복 후 검사로 나누어 실시하고 있다. 또한 숙박건강진단은 대형병원이나 객실을 갖춘 전문검진센터에서 주로 실시하고 있다.

표 7-9 숙박건강진단 검사 세부항목

구분	세부항목
신체계측	신장, 표준체중, 허리둘레, 비만도
청력,안과	청력, 시력, 안압, 안저
문진,영양	문진상담, 식생활평가, 영양결과상담
혈액검사	일반혈액, 빈혈, 혈액응고, 혈액형, 간기능검사, 신장기능, 갑상선기능혈액, 갑상선특수혈액, 지질검사(이상지질혈증), 당뇨, 인슐린, 요산, 칼슘대사, 간염표지자(A,B,C형간염), 매독, AIDS(Anti-HIV), 헬리코박터균, 종양표지자(간암,폐암,소화기암, 전립선암), 철결핍성빈혈, 남성호르몬, 심장특수혈액, 스트레스호르몬 2종, 알레르기혈액 3종, 영양혈액3종, 비타민D
대소변검사	대변(잠혈, 기생충), 소변, 소변암세포, 미세단백뇨
치과검사	치과진찰, 치아X-선촬영

경동맥검사	경동맥초음파
동맥경화검사	동맥경화도
갑상선검사	갑상선초음파
호흡기검사	폐활량측정법(폐기능), 흉부 X-ray(정면/측면), 흉부 CT, 객담세포진검사
심장검사	혈압측정, 심전도, 심장초음파, 관상동맥 CT, 심장운동부하(TMT)
복부검사	복부초음파, 간 탄성초음파, 복부&골반CT
소화기검사	진정내시경(수면), 대장내시경, 위내시경
전립선검사	전립선초음파(남), 직장수지검사(남)
골다공증검사	골밀도, 흉추요추 X-ray
체력검사	체력측정, 운동상담 및 처방
심리건강검사	스트레스평가, 스트레스측정, 정신건강전문의 상담
전문의상담	전문의 진찰, 결과상담
여성추가	유방X-ray, 유방초음파, 액상자궁경부암(PAP), 골반초음파, 인유두종

주 : 2박3일코스 건강진단 별도 있음.

그림 7-2 S병원 숙박종합건강진단

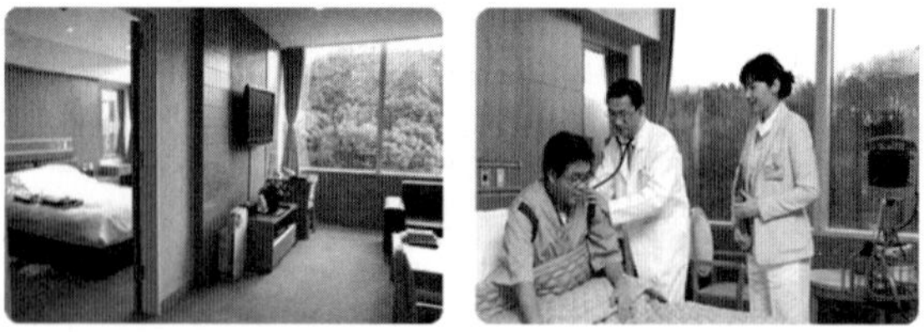

② **프리미엄(Premium) 멤버십 건강진단**

개인별 건강이력과 요구도를 고려한 최적화된 정밀건강진단과 최고 교수진들의 체계적인 협진이 원스톱으로 이루어지는 차별화된 멤버십 프로그램으로, 건강진단 이후에도 전담의료진에 의한 지속적인 건강관리를 제공 받을 수 있는 특화된 건강진단 프로그램이다.

라) 맞춤 SET 검사 프로그램

맞춤 개인별 건강 요구도에 따라 최소 기본건강진단 항목에 SET 검사항목을 추가하여 프로그램 내용을 결정할 수 있다. 신청한 검진프로그램에 당일 추가하여 실시 또는 결과상담 후 유질환 발견시 맞춤 SET 검사를 주로 실시하고 있다.

표 7-10 맞춤 SET 검사 세부항목

맞춤 건강진단 SET	선택한 건강진단 프로그램에 추가되는 검사	비고
심장기본 SET	심장초음파, 심장운동부하, 동맥경화도, 심장특수혈액	
협심증 SET	관상동맥CT, 심장초음파, 심장운동부하(TMT)	
심장경동맥 SET	심장초음파, 심장운동부하, 경동맥초음파, 동맥경화도	
뇌혈관스크리닝 SET	뇌MRA, 경동맥초음파	
뇌졸중 SET	뇌졸중정밀MRA, 경동맥초음파	
동맥경화 추적관찰 SET	경동맥초음파, 심장운동부하, 동맥경화도	
갑상선 SET	갑상선초음파, 갑상선특수혈액	
골다공증 SET	골밀도 및 흉추요추 X-선, 골다공증특수혈액	
당뇨대사 SET	체지방측정CT, 경동맥초음파, 심장운동부하, 동맥경화도, 동맥경화특수혈액, 미세단백뇨, 체력측정, 운동상담 및 처방	
호흡기 SET	흉부CT, 부비동X-선, 기관지확장제 흡입 전후 폐기능, 객담액상체액세포병리검사, 객담결핵	
기침 SET	비인후내시경, 저선량흉부CT, 부비동X-선, 천식유발	
알레르기 SET	알레르기혈액, 알레르기피부반응	
남성 SET	전문의진찰, 남성호르몬, 체력측정, 운동상담 및 처방, 전립선초음파, 직장수지검사, 성기능/배뇨기능평가	
치매인지기능 정밀평가 SET	뇌MRI(치매)+MRA, 치매스크린, 인지기능평가, 정신건강의학 전문의 상담	
스트레스/우울평가 SET	스트레스측정, 스트레스호르몬, 우울증평가, 정신건강의학 전문의 상담	
영양 SET	빈혈 및 영양관련검사, 영양문진, 영양결과상담	
스포츠 SET	체력측정, 심장운동부하, 운동상담 및 처방	
척추 SET	경추 혹은 요추 MRI, 경추 혹은 요추 X-선	
류마티스 SET	류마티스특수혈액	
항노화 SET	노화호르몬, 스트레스호르몬, 미네랄, 체력측정, 운동상담 및 처방, 동맥경화도, 남성호르몬2종, 전립선초음파, 직장수지검사, 항노화전문의결과상담, 영양결과상담	
치과 SET	치과진찰, 치아 X-선	
B형간염 SET	HBe-Ag/Ab, HBV DNA(정량검사), 직접빌리루빈	

자료출처 : 서울아산병원, 삼성서울병원, 각 병원 건강검진센터 홈페이지

(3) 종합건강진단의 중요성

종합건강진단의 중요성은 ① 각종 생활습관병(고혈압, 당뇨, 각조 암, 퇴행성 질환 등) 예방할 수 있으며, ② 질병을 조기발견하여 치료시기를 놓치지 않고 조기치료가 가능하며, ③ 건강관리와 건강의 중요성에 대해 인식하여 건강을 증진시킬 수 있으며, ④ 정기검진으로 건강한 상태를 유지하기 위해 예방책 및 생활습관에서 오는 위험인자를 발견할 수 있다.

건강검진으로 매년 400명 암 진단

서울아산병원 건강증진센터가 2000~2009년 10년간 건강검진을 받은 38만 여 명을 분석한 결과, 건강검진을 통해 처음으로 암을 발견한 사람이 2000년 181명에서 2009년 404명으로 10년 사이에 크게 늘어난 것으로 나타났다.또한 2009년 건강검진을 통해 처음으로 암을 발견한 404명 가운데 위암 진단을 받은 46명을 추적한 결과, 41명(89.1%)이 조기 위암, 5명(10.9%)이 진행성 위암으로 최종 진단됐다. 정기 건강검진을 거쳐 위암 진단을 받은 환자 10명 중 9명이 증상이 나타나지 않는 조기 위암이었던 것이다. 조기 위암은 암세포가 점막층이나 점막하층에 국한돼 전이가 거의 없을 뿐만 아니라, 내시경절제술이나 복강경수술 등 비교적 간단한 시술로 완치가 가능하다. 반면에 암세포가 점막하층을 지나 근육층이나 장막을 침범한 진행 암인 경우에는 암세포가 림프절이나 간이나 폐 같은 주변 장기로 전이될 수 있으므로 대부분 수술치료와 더불어 항암치료를 병행하게 된다. 따라서 조기 위암에서 진행 암으로 이어지면 암 환자와 가족이 감수해야 하는 고통이 커지는 것은 물론이고, 사회경제적 비용도 크게 늘어난다. 서울아산병원 건강증진센터의 최근 3년간 인구 10만 명당 암 발견 현황을 살펴보면, 2007년 818.1명, 2008년 1063.2명, 2009년 982.8명으로 나타났다. 이는 보건복지부 중앙암등록본부가 지난해 말 발표한 2007년 인구 10만 명당 전국 병원에서 발견한 신규 암 환자 329.6명을 3배가량 앞섰다.이에 대해 최 소장은 "단일 병원 건강검진센터에서 우리나라 전체 신규 암 발생률의 3배에 달하는 암을 발견해 냈다는 것은, 우리 병원이 조기 암 발견에 있어 세계 최고 수준임을 방증하는 것"이라고 말했다. 아울러 최 소장은 "암 환자가 꾸준히 늘고 있지만, 정기 건강검진으로 암을 조기에 발견하는 비율도 크게 늘고 있는 만큼 꾸준히 건강검진을 받는 것이 중요하다"고 강조했다.

자료출처: 인터넷한국일보(www.hankooki.com),2010.7.7

(4) 종합건강진단의 대상

종합건강진단의 대상은 다음과 같다.

① 쉽게 피로를 느끼거나, 이유 없이 체중이 감소할 때

② 신체의 어느 한 부위가 계속 아플 경우

③ 뒷목이 뻐근하거나 가슴의 통증을 호소하는 경우

④ 계단을 오를 때 숨이 쉽게 차는 경우

⑤ 갈증이 심하고 소변을 자주 보는 경우

⑥ 유방암, 자궁암, 골다공증의 위험에 노출되기 쉬운 여성

⑦ 복부 불쾌감이나 변비, 설사를 자주 하는 경우

⑧ 중년 후에 빈발하는 고혈압, 당뇨병, 동맥경화 등의 성인병 유무를 확인하고 싶으신 분

⑨ 1년 이상 검진을 받지 않으시고 정확한 건강진단을 받기 원하시는 분

(5) 종합건강진단에서 실시하고 있는 기본검사

기본종합건강진단에서 실시하고 있는 검사에는 위내시경, 상복부초음파(간, 담도, 쓸개, 췌장, 신장), 혈압, 안과(시력, 안압, 안저), 청력, 소변(요단백, 잠혈, 적혈구, 백혈구 등), 대변(잠혈, 기생충), 체성분검사(체지방율, 체질량지수, 비만도, 복부 지방율), 일반혈액(빈혈, 백혈구, 혈소판 등), 혈액형, 혈당, 전해질, 고지혈증, 신장기능, 간 기능, 갑상선기능, 간염(B형, C형), 매독, AIDS, 적혈구침강속도, 류머티스인자, 통풍, 혈액종양표지자(간암, 대장암, 췌장암, 전립선암, 난소암), 흉부X선촬영, 심전도(여성: 부인과검사(자궁경부암), 유방X선촬영, 인유두종바이러스 검사 추가) 등 약 80~90항목 검사를 시행하고 있다.

그림 7-3 종합건강진단실 내부 환경

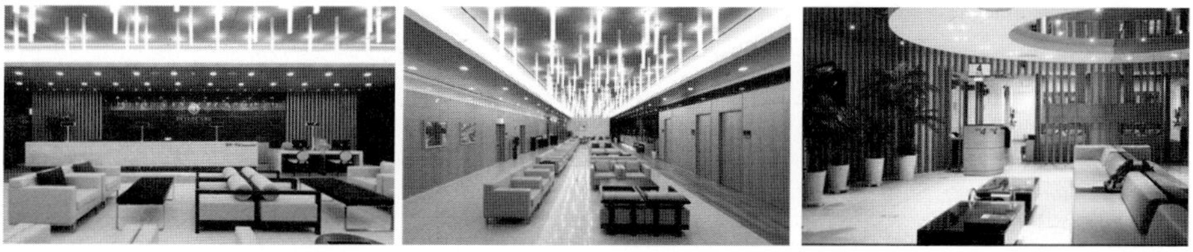

▶ 수행내용 및 수행준거 - 종합건강진단 제도

1 종합건강진단의 정의와 목적에 대하여 알아본다.

(1) 종합건강진단은 개인의 건강상태 및 질병이상 유무에 대하여 의사의 진찰과 검사 등을 통하여 건강을 진단하는 것을 의미한다. 따라서 건강진단의 목적은 체계적인 선별검사를 통하여 각종 질병을 조기예방과 조기발견 및 조기치료를 할 수 있게 하

고, 생활습관을 개선하여 건강을 증진시키는 예방적 활동이라고 할 수 있다. 또한 조기예방과 조기진단을 통한 건강관리로 삶의 질을 향상시킬 수 있다.

(2) 또한 종합건강진단은 생활습관병 예방 및 질병의 조기발견을 위하여 선별적 검사를 통하여 종합적으로 건강진단을 실시하는 것을 의미하며 의료기관별로 다양한 건강진단 프로그램(건강진단 종류별 검사 항목 상이)을 운영하고 있다.

2 종합건강진단의 건강진단프로그램 종류와 특징에 대하여 알아보고 전문지식을 습득한다.

건강검진센터가 활성화된 대형병원 및 검진전문센터의 홈페이지를 검색하여 검진종류와 특징을 알 수 있으며, 일반적으로 실시하고 있는 종합건강진단의 종류로는 ① 기본종합건강진단 ② 정밀종합건강진단(성별, 년령별) ③ 분야별 전문건강진단(주요암검진, 폐암검진, 소화기전문검진, 뇌검진, 심장검진, 알레르기 등) ④ 숙박건강진단 ⑤ 기업건강진단 ⑥ 기타건강진단(수험생, 예비부부 등) 등이 있다.

3 건강진단 희망 수진자에게 상담(전화, 내원, 방문, 인터넷, 기업방문 등)을 실시하고 예약한다.

내원상담 예약 수진자에게는 예약 당일 검진준비물(문진표, 검진홍보물, 검사준비 물품 및 약제, 주의사항, 주차권 등) 을 드리고 주의사항 등을 설명(안내)한다.

7-2 종합건강진단 실무

{ 학습목표 }
❶ 종합건강진단의 예약 · 접수 · 수납업무를 수행할 수 있다.
❷ 종합건강진단의 제반 행정관리업무를 수행할 수 있다.
❸ 건강진단수진자의 검사 및 결과관리 실무를 수행할 수 있다.
❹ 건강진단수진자의 수익관리와 사후관리를 할 수 있다.

필요 지식

1. 종합건강진단 절차 및 내용

1) 예약

예약은 ① 내원 ② 전화 ③ 인터넷 ④ 문서(주로단체건진 경우) ⑤ FAX 등의 예약을 실시하고 있으며, 대부분 전화 및 내원예약으로 이루어지고 있다. 고객편의를 위해 실무경험이 풍부한 건강관리전문 상담직원을 창구에 배치하는 것이 효율적이며, 24시간 음성안내시스템 및 모바일 서비스 등을 제공하는 것이 수진서비스 향상에 도움이 된다.

그림 7-4 예약안내

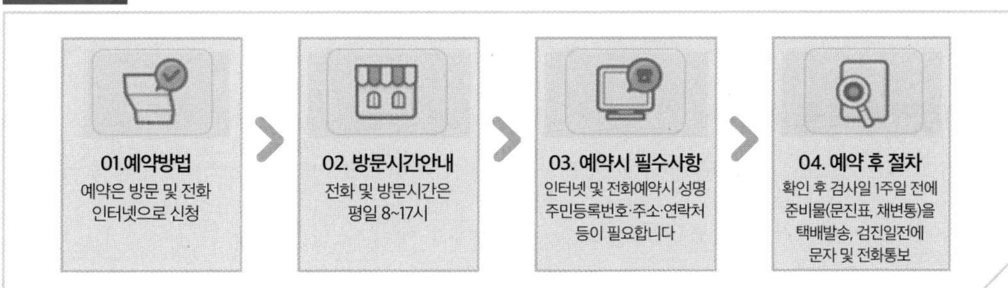

2) 접수 및 수납

사전예약 또는 당일 내원하여 신청한 종합건강진단의 프로그램에 의한 접수 및 검진료를 수납 후 직원의 안내를 받아 건강진단을 하게 된다.

그림 7-5 검진접수 및 수납/탈의

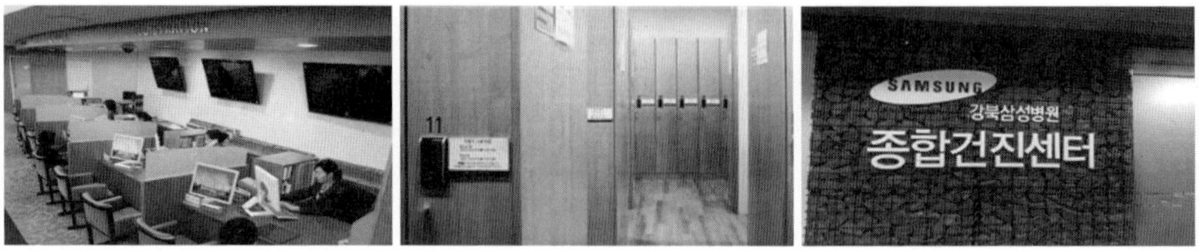

3) 탈의(脫衣)

접수 및 수납 후 직원의 안내에 따라 탈의실에서 탈의를 하게 된다. 탈의 시 속옷(팬티)만 착용하며, 목걸이 및 귀걸이 등의 액세서리는 착용하지 않는다(※ 핸드폰은 응급상황 시를 제외하고는 개인보관함에 보관하여야 한다)

4) 일정관리

각 병원 및 전문센터 간 운영 System과 건강진단 실시종류가 상이하므로 일일 적정 수진인원(오전, 오후), 건진종류(프로그램), 성별, 초 · 재진, 개인 및 단체 수진인원, 일반 및 특수검사 건수 등을 고려하여 효율적인 일정관리가 필요하다. 또한 건강진단 수진자는 쾌적한 공간에서 편안한 건강진단을 희망하고 있기 때문에 적정 수진인원에 대한 분산관리가 무엇보다도 중요하다.

5) 예약 부도율 관리

건강진단은 대부분 사전예약제로(적정수진인원) 운영하는 관계로 예약수진자에 대하여 부도율 최소화 관리가 무엇보다도 중요하다. 따라서 예약 수진자에게 건강진단 1~3일 전 확인 전화 및 모바일서비스를 통하여 관리하는 것이 필요하며, 취소 및 변경이 많은 때는 예약대기수진자 대기프로그램을 운용하는 것이 관리에 효율적이다.

6) 사전준비

사전에 건강진단검사에 대한 안내문과 일반적인 주의사항, 건강위험요인평가 문진표 및 식습관관련 문진표(영양) 작성준비가 필요하며, 또한, 대장검사 및 수면내시경검사 등을 추가로 실시할 경우는 별도 준비(유의)사항이 필요하다.

문진표 작성은 고객의 정확한 건강상태와 위험요인을 파악하고 건강진단결과를 평가하는데 중요한 자료가 되므로 검진 전 사전 작성하여 당일 검진시 제출하여야 한다.

7) 수진자의 개인정보관리

건강진단 신청 수진자에 대하여 개인정보와 결과관리에 대하여 신중을 기하여 관리하여야 한다.

8) 건강진단절차 및 소요시간

① 건강진단절차는 건강진단의 프로그램에 따라 상이하며, 종합건강진단은 다음과 같다.

종합건강진단절차

① 상담예약 – ② 건진일 내원 – ③ 접수 및 수납 – ④ 탈의 및 교육 – ⑤ 진찰(문진, 예진) – ⑥ 검사 및 영양상담(일반 및 특수) – ⑦ 검사종료 – ⑧ 결과상담(당일, 내원, 결과발송, 전화, 인터넷 등)

② 검진 소요시간은 종합건강진단의 프로그램에 따라 다르며 통상 2시간~3시간 30분 정도 소요되고 있으며, 특수검사가 추가되는 경우는 시간이 추가 소요될 수 가 있다.

9) 기본 종합건강진단 순서 및 절차

① 건강진단의 순서는 일반적으로 다음과 같다.

그림 7-6 종합건강진단 순서

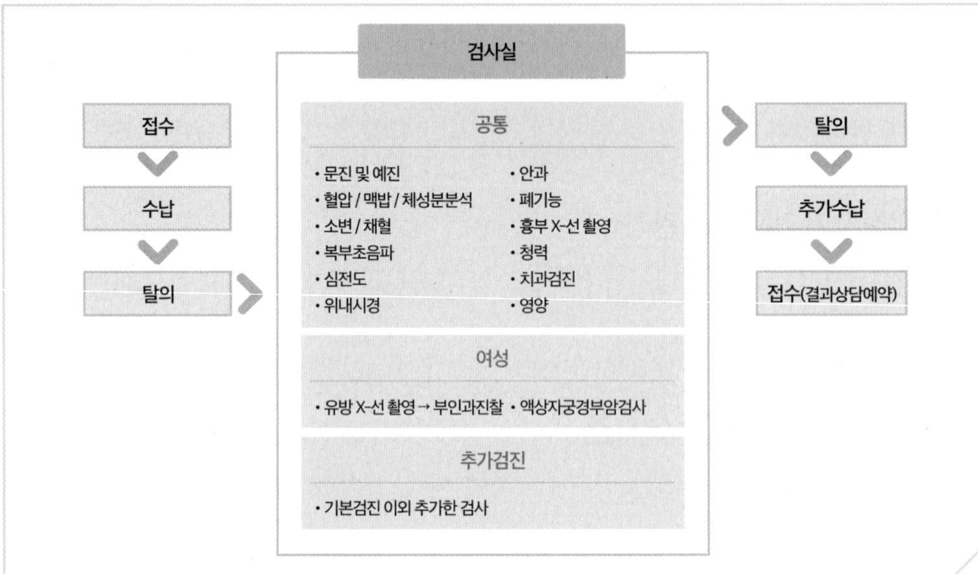

② 종합건강진단절차는 다음과 같다.

그림 7-7 종합건강진단 절차

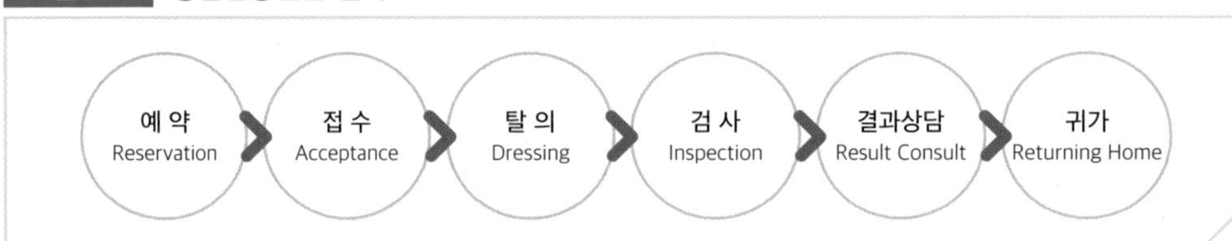
예 약
Reservation
접 수
Acceptance
탈 의
Dressing
검 사
Inspection
결과상담
Result Consult
귀가
Returning Home

10) 검사 및 검사진행관리

① 검사는 직원의 안내를 받아 실시하게 되며, 검사순서는 검진프로그램별로 다르다. 기본종합검진은 먼저 예진 또는 진찰을 담당 전문의에게 받은 다음 혈압측정 – 신체계측 및 비만도측정 – 안저 및 안압 – 흉부촬영 – 심전도 및 청력, 폐기능검사 – 초음파검사 등의 순으로 검사를 실시한다. 내시경 검사 및 특수검사는 기본검사를 먼저 실시한 다음 그 다음으로 대부분 실시하고 있다. 또한 숙박검진인 경우는 당

일(첫째날)은 기본검사를 실시하고 다음날 공복관련 검사를 먼저 실시한 다음 특수 검사를 주로 실시하고 있다.

② 검사진행에 있어서 건강진단 수진자는 검사대기시간이 짧고 신속. 정확한 검사를 희망하고 있기 때문에 각 검사실마다 병목현상이 없도록 "검사대기프로그램"을 개발(활용)하여 한 검사 시행 후 다른 검사를 안내하면 검사 대기시간을 최소화 할 수 있으며, 수진자 만족도가 향상되고 효과적이다.

그림 7–8 종합건강진단 검사

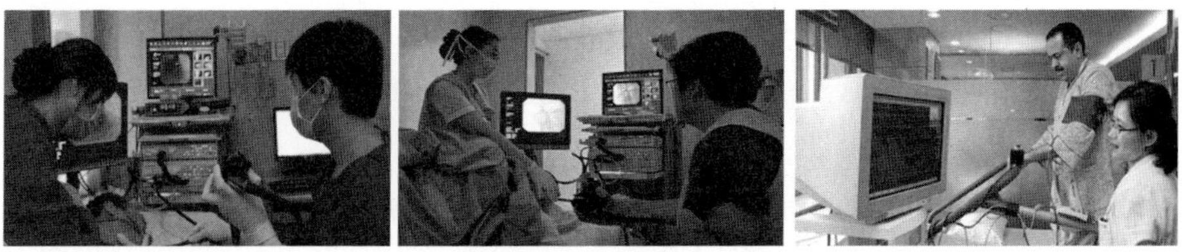

11) 결과정리 및 결과상담·사후관리

① 검사가 완료되면 검진센터 내 자체검사는 담당직원이 관리하고, 검체검사(혈액, 소변, 대변 등) 및 방사선 검사 등은 결과를 관련부서에서 통보받아 종합적으로 정리한 다음 종합건강진단 결과표를 작성하게 된다. 종합결과표 작성이 완료되면 결과관리 담당자의 재확인과 점검을 거쳐 최종 종합결과표가 작성된다. 특히 종합건강진단결과 악성종양 등 유질환 발견자는 검사결과관리에 신중을 기하여 작성되고 관리되어야 한다.

② 종합결과표 작성이 완료되면 결과상담을 실시하게 되는 데 수진자의 희망에 의한 방문상담, 전화상담, 인터넷상담, 우편발송 등을 시행하고 있다.

③ 결과상담 후 유질환자에 대하여서는 추가 정밀검사 실시 및 관련 진료과 외래진료예약 등을 실시하며, 또한 정기적으로 첵크가 필요한 검사는 사후관리를 해 나가야 수진자의 만족도를 향상시킬 수 있다. 대형병원 등 활성화된 검진센터에서는 고객관리실을 별도 설치하고 수진자의 사후관리를 효율적으로 실시하여 병원의 신뢰도 향상은 물론 평생고객을 확보해 나가는데 중추적인 역할을 수행하고 있다.

A병원 검진센터 결과상담 사례

[방문 / Visit]

- 수진 1주일 후로 예약일을 정해 방문하셔서 교수님과 직접 결과상담을 하실 수 있다.

[전화상담 / Telephone]

- 결과 확인을 위한 병원 재방문이 어려운 경우 수진 1주일 후 담당전문의와 전화로 결과상담을 한다.
- 결과지는 전화상담 후 우편으로 발송해 드린다(전화상담 후 3~4일 소요됨).

[인터넷 / Internet]

- 병원에 다시 방문하시기 어려운 고객은 인터넷을 통해 결과를 확인하실 수 있다.
- 접수시 인터넷 결과상담 신청서를 작성하시면 된다.

[우편 / Postal Service]

- 최종결과지는 건강진단 7~10일 후 택배 또는 등기우편으로 보내드린다.

[결과문의 / Result Inquiry]

- 결과에 대해 궁금한 사항은 상담간호사와 전화를 통해 상담하실 수 있다.
- 건강증진센터 운영자 e-mail을 이용하여 고객성명, 병원등록번호, 건강진단일자와 함께 질문을 남기시면 상담간호사가 회신하여 드린다.

12) 건강진단 관련 양식

건강진단 관련 양식으로는 ① 예약증 ② 안내문 ③ 건강 및 영양 문진표 ④ 검사별 실시 check 표 ⑤ 건강진단결과표(file) ⑥ 예약일보 ⑦ 수익 및 미수금 일보 ⑧ 영수증 ⑨ 검사별 유의사항 ⑩ 건진프로그램별 실시자 현황표 ⑪ 홍보팜프렛(검진 브로슈어) 등이 사용되고 있다.

2. 직원교육 및 고객관리

1) 직원교육

건강진단을 담당하는 직원은 기본예절과 건강의학기초상식 등 소양(지식)의 직무교육이 필요하며 교육종류는 ① 기본예절(인사, 표정, 복장, 응대, 상담, 전화, 안내 등) ② 건강진단 일반관리 ③ 기초건강의학전문지식(질환, 의학용어, 암정보 등) ④ 일반 및 특수검사 전문지식(장비용도별) ⑤ 건강진단 결과관리(정상 및 비정상 수치 등) 교육 등이 있다.

그림 7–9 종합건강진단 교육

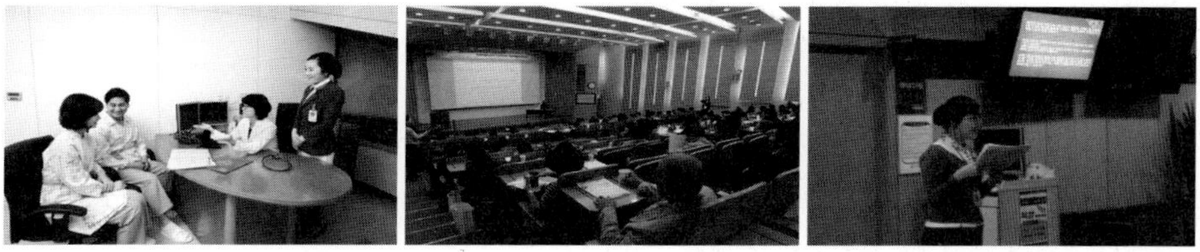

2) 고객관리(CRM)

수진자에 대한 고객관리는 운영상 매우 중요하며 고객의 의견을 적극 반영하여 건강진단의 질적인 향상과 지속적인 서비스 개선이 필요하며 아래와 같은 방법을 활용하면 효과적이다.

고객관리(사례)

- 수진자만족도설문조사
- 건강진단 수진차수별 관리
- 건강정보 리플렛 발송
- 건강관리지침서배부
- 건강진단 후 전화상담(불편, 불만, 건의사항 등)
- 인터넷결과조회
- 재진 수진자 맞춤형 건강진단
- 암 의심자 추적관리
- 건강관리홍보교육
- 정기건강진단대상자 홍보물발송 및 전문 상담
- 평생고객관리
- 가족건강관리
- 암 의심자 발견시 신속조치 및 편의도모 등

그림 7–10 검사 및 고객대기실

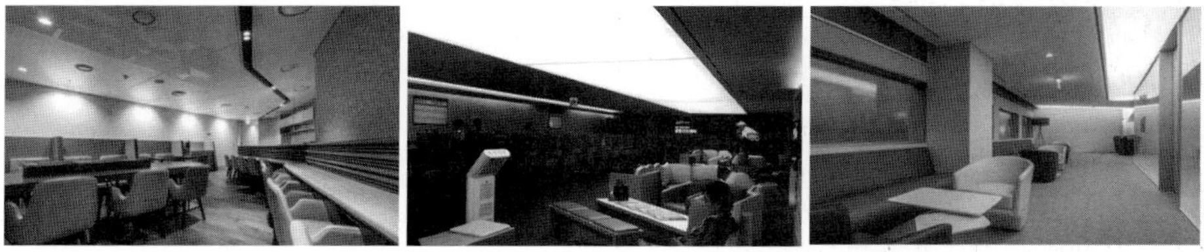

3. 건강진단 수가관리 및 검진홍보

1) 건강진단 수가관리

건강진단의 수가관리는 관리운영상 매우 중요하므로 정부에서 고시하여 시행중인 건강검진수가(종류 및 검사항목)를 제외하고 기초의학지식을 갖춘 담당직원이 관리하고 지역 및 병원여건, 특수성을 고려하여 가능한 건강보험 수가 조정시기(연초 1~3월)에 수가를 조정하는 것이 효율적이다. 또한 정부에서 고시한 건강검진 및 특정암검진 등의 건강진단 수가 외 종합건강진단 및 정밀건강진단 등의 운영수가를 산정 할 때는 산출 근거에 의거 수가를 정하여 운영하는 것이 바람직하다.

■ **건강진단 종류별 수가 산출 근거**

(검진명 :)

구분	검사명	영문명	보험분류번호	적용수가	비고
합계	(운영수가)			( )	

(2) 건강진단 홍보

건강진단홍보는 운영상 매우 중요하므로 홍보팜프렛을 자체 제작하여 병원 내 비치 활용하고, 또한 단체섭외와 고객배포용으로 활용토록 한다. 건강진단 브로슈어 제작은 일반인 및 수진자가 이해가 쉽도록 작성하는 것이 효과적이다. 병원 내 건강진단 브로슈어 비치장소는 종합안내창구, 외래 진료각과, 건강진단 예약접수창구, 응급실 보호자 대기실, 병동 휴게실, 강당 앞, 교육실 앞 등의 장소에 비치하도록 한다.

그림 7-11 종합건강진단 홍보

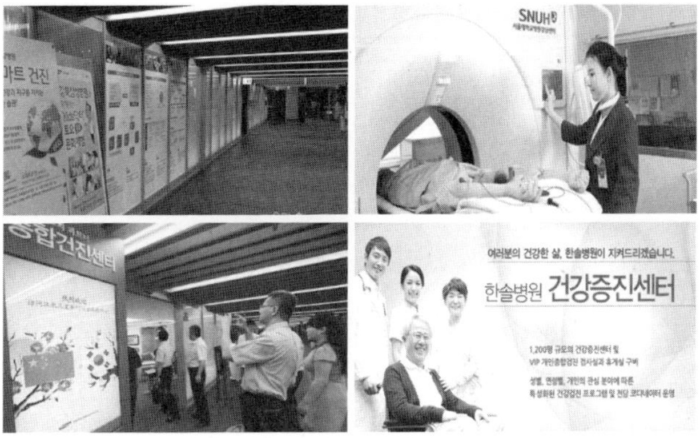

4. 건강진단 발견 주요 질환

건강진단 후 결과판정에서 발견되는 빈도 높은 주요 질환은 아래와 같다.

구분	질환명
소화기계	위염 및 위궤양, 대장용종 및 대장질환, 간질환 등 소화기계 질환
호흡기계	폐결핵, 천식, 기관지염, 부비동염, 알레르기성 비염 등
심장 및 혈액질환	고혈압, 협심증, 부정맥, 심근경색, 빈혈, 백혈병 등
신장 및 비뇨기질환	신장염, 신결석, 요로결석, 전립선염, 전립선비대 등
내분비질환	당뇨, 갑상선질환, 골다공증 등
감각계질환	근시, 난시, 원시, 백내장, 녹내장, 망막질환, 중이염 등
부인과 질환	부인과질환(질염, 자궁근종), 요실금 등
각종 암	위암, 대장암, 폐암, 간암, 췌장암, 전립선암, 갑상선암, 자궁경부암, 유방암, 난소암, 식도암, 신장암 등

5. 건강진단 주요검사 장비

건강진단에서 사용되는 주요 검사 장비는 아래와 같다.

구 분	장 비 명
일반검사	심전도, 폐기능, 청력, 안압, 안저, 신체계측, 혈압측정, 운동부하, 체력측정기, 자동혈액분석기, 핵의학장비(RIA) 등
내 시 경	내시경(위내시경, S상결장경, 대장내시경), 내시경세척기 등
영상의학 (방사선)	흉부촬영, 위장관투시(UGI), 유방촬영, 골밀도(BMD), 치아촬영, MRI, CT, PET, PET-CT, 초음파 및 Probe(복부, 심장, 갑상선, 전립선, 경동맥, 질, 골반, 유방 등) 등

진찰장비	치과 진찰대, 부인과 진찰대 등
기타	특수 및 진폐건강진단기관을 지정 실시할 경우는 별도 추가 장비 필요

6. 건강진단 결과 및 사후관리

1) 검사결과 분석 관리

건강진단 후 결과관리는 마지막과정으로 매우 중요하며 진찰(문진/예진)과 검사결과비교분석 등을 통하여 종합결과표를 작성(의사소견포함)하게 된다. 또한 재진수진자는 전회와 금회 검사결과를 비교하는 것이 효과적이다. 그리고 진단결과 유질환 발생 및 암 의심자 등에 대해서는 신속한 조치(임상각과 진료의뢰)가 필요하며, 또한 건강진단을 실시한 기관에서는 수진자의 편의 제공이 필요하다. 우리나라의 경우는 "전회" 결과기록은 일부 대형 건강진단센터를 제외하고 1회만 기록하지만 일본의 경우 건강진단종합결과표에 수회의 "전회" 기록을 명시 금회와 비교하여 변화 추이를 관리하고 있어 "전회" 검사결과 기록관리의 확대가 필요하다고 본다.

표 7-11 건강진단 결과표(A병원)

검사명	참고치	검사결과		관련질환
		전회(년)	금회	

표 7-12 건강진단 결과표(B병원)

검사명	참고치	검사결과			관련질환
		전회(년)	전회(년)	금회	

2) 당일검사 후 당일 결과(One Stop 검진)

일부의 병원 검진센터에서 일부 검사항목에 대하여 시행하고 있으나 확대 추세될 전망이다. 일본의 경우에는 인간 Dock에서 많은 병원들이 시행하고 있다. 당일검진제도는 오전에 검사를 시행하고 오후에 결과상담을 시행하는 제도이다. 장점으로는 수진자의 편의도모(시간활용용이 및 경제적비용 등)와 만족도가 상승할 수 있으나, 단점으로는 추가인력소요와 검사시약 소모비용이 증가될 수 있다. 그러나 건강진단시 내시경조직검사를 시행한 경우(검사) 등 일부 특수검사는 당일 결과를 시행하기가 어렵다.

7. 건강진단 보험급여대상 여부

1) 건강진단 급여대상여부

정부주관(국민건강보험공단)으로 실시하는 건강검진 및 암검진, 생애전환기 건강진단, 영유아건강검진 등을 제외하고 종합건강진단은 비급여 대상으로 개인 또는 기업체(회사)가 전액 부담해야한다.

2) 건강진단 후 요양급여

건강진단 후 결과에 이상소견이 발견되어 상급종합병원에서 2단계 요양급여를 받아야 할 경우는 1차 의료기관 경유 없이 국민건강보험 요양급여기준의 요양급여절차 제2조 ④항에 의거 건강진단결과표(서) 소견에 의거 보험급여를 받을 수 있다. 따라서 상급종합병원에서 2단계 진료가 필요시는 "건강진단결과표"를 예약접수시 제출하면 된다(요양급여의뢰서로 갈음).

8. 건강진단이 병원운영에 미치는 영향

건강진단은 질병의 조기예방과 조기발견(진단)을 목적으로 실시하고 있다. 병원의 운영 측면으로 볼 때 기대효과로서는 국민의 건강관리와 삶의 질 향상 및 평균수명 연장에 기여할 뿐만 아니라 병원의 홍보와 신뢰도 향상에 기여하고, 병원의 경영수익증대 및 환자증가(외래 및 입원)에 지대한 역할을 할 수 있다. 따라서 건강진단관리는 진료진의 협조와 부서 간 상호지원체계구축으로 체계적 관리운영이 필요하며, 경영진의 높은 관심과 지원이 필요하다. 또한 고객에게 편안하고 신속, 정확한 건강진단의 실시를 하기 위해서는 지속적인 연구와 건강진단의 질적인 향상 및 서비스개선활동이 요구된다.

9. 검진 행정

건강검진의 관리업무와 관련된 ① 예약 및 접수 · 수납 ② 건진 종류 및 일정, 절차 관리 ③ 수익실적 및 미수금관리 ④ 검사 및 결과관리 ⑤ 건강진단관련 법규준수 ⑥ 건진 통계 ⑦ 고객관리 ⑧ 사후관리 ⑨ 건강진단의 질적 향상 및 서비스 개선 등 건강진단에 필요한 사무행정을 총괄하는 것을 의미한다.

▶ 수행내용 및 수행준거 - 종합건강진단 실무

1 건강진단 희망 수진자에게 상담(전화, 내원, 방문, 인터넷, 기업방문 등)을 실시하고 예약한다.

내원상담 예약 수진자에게는 예약 당일 검진준비물(문진표, 검진홍보물, 검사준비 물품 및 약제, 주의사항, 주차권 등)을 드리고 주의사항 등을 설명(안내)한다.

2 건강진단 상담 후 예약수진자에게 검진준비물을 우편 또는 택배로 발송한다.

준비물은 건강진단안내문, 홍보팜프렛, 문진표, 내시경검사 준비 하제, 대변통 등이 있으며, 직접내원 예약 수진자는 당일 준비물을 드리고, 전화예약이나 인터넷으로 예약한 경우에는 우편 또는 택백로 발송하고 있다.

3 예약 후 검진당일 내원시 신청프로그램과 준비사항을 확인하고 접수 및 검진료를 수납한다.

(1) 예약수진자 및 당일 내원 수진자를 확인한다.

(2) 건강문진표를 접수한다.

(3) OCS 화면을 이용하여 등록한다(인적사항, 검진종류, 개인 및 단체검진 등)

(4) 수납대상자에 대하여 수납한다.

4 수납이 완료되면 직원의 안내에 따라 탈의실에서 탈의 후 수진복을 착용하고 수진절차에 따라 검사를 실시한다.

종합건강진단 수진자에게 대부분의 병원(검진센터)은 검진당일 무료주차권 제공과 검진종료 후 식사(식사, 죽 등) 및 식사 Ticket를 제공하고 있다.

5 기본종합건강진단의 검사항목 및 관련질환에 대하여 전문지식을 습득한다.

표 7-13 검사항목 및 관련질환

연번	구분	검사항목	관련질환/비고
1	기본진료	진찰, 신장, 체중, 비만도,부인과	관련질환
2	안과검사	시력, 안저, 안압	근시, 백내장, 녹내장
3	치과검사	치과진찰 및 치아검사	치주질환
4	영양상담	영양문진 및 영양상담	영양 관련 질환
5	폐질환검사	흉부방사선 직접촬영	폐결핵, 폐렴, 기타흉부질환
		폐기능검사	기관지 질환
6	간기능검사	GOT(혈청지오티)	급만성간염, 간경변
		GPT(혈청지피티)	급만성간염, 간경변
		γ-GTP(혈청감마지티피)	알콜성간염, 간경변
		Total protein(총단백)	간질환, 영양장애
		Albumin(알부민)	간질환, 영양장애, 신증후군
		ALP(알칼리포스파타제)	간질환, 담도질환
		Total bilirubin	황달, 간질환
		Direct bilirubin	황달, 간질환
		LDH(유산탈수효소)	간질환, 심근경색
7	간염검사	HBs Ag(B형간염항원)	B형간염검사
		HBs Ab(B형간염항체)	
		HBe Ag(B형간염e항원)	B형간염 전염성여부검사
		HBe Ab(B형간염e항체)	
		Anti-HAV(A형간염항체)	A형간염검사
		Anti-HCV(C형간염항체)	C형간염검사
8	순환기계검사	혈압	고혈압/저혈압
		E. K. G	심근경색, 부정맥, 협심증
		C P K	심근경색
		Total cholesterol	동맥경화, 비만증, 심부전증
		Triglyceride	지방간, 지질대사
		HDL-cholesterol	순환기질환
9	신장기능	BUN	신기능장애, 신부전증
		Creatinine	만성신장염, 신부전증
		Uric acid	신기능장애, 통풍
		B/C ratio	뇨독증, 신부전, 저단백
		Urine	요로감염 및 신장질환
10	대변검사	Occult blood	분변잠혈검사
		분변충란검사	기생충검사

11	당뇨검사	Glucose	당뇨
12	췌장검사	Amylase	췌장기능장애, 소화기천공
13	혈액학검사	RBC,WBC,Hemoglobin,RDW	각종 빈혈검사
		MCV,MCH,MCHC,Platelet	
		백혈구백분율	염증성질환, 백혈병, 알러지
		Fe(혈청철)	철결핍성빈혈
		UIBC(불포화철결합능)	철결핍성빈혈
		ABO/Rh	혈액형
14	혈청학적검사	RA factor(류마티즘인자)	류마티스관절염
		CRP(C반응성단백)	급만성 염증
		VDRL(매독)	매독
		HIV(AIDS)	후천성면역결핍증
15	갑상선기능 검사	T_3	갑상선기능
		T_4	갑상선기능
		TSH	갑상선기능
16	종양표지검사	AFP	만성간질환, 간암
		CEA	대장암
		CA19-9	췌장암, 담낭암
		CA-125	자궁내막증, 난소암, 골반염
		P S A	전립선염, 전립선암
17	상부위장관 검사	Helicobactor pylori(Ig G)	위궤양유발인자검사
		UGI(위장조영촬영)	식도, 위, 십이지장검사
		위내시경	
18	초음파검사	복부초음파	종양, 담석증
19	유방검사	유방 X-선 촬영	유방암
20	골밀도검사	골밀도검사	골다공증

6 검진이 완료되면 결과정리 작업과 행정담당직원은 당일 검진실적표를 출력하여 마감 후 내부결재를 득한다.

7 검사 완료 후 직원의 안내에 따라 결과상담일정을 지정하고 수진자는 결과 상담일에 내원하여 상담을 실시한다.

8 건강진단 후 유질환자에 대해서는 자체 고객관리 프로그램(시스템)에 의한 사후관리를 한다.

9 담당부서장 주관으로 직원대상 월1회 이상 CS교육 및 건강의학상식 등 직무교육을 실시한다.

교육은 자체강사 활용 또는 외부 전문강사를 초빙하여 직무교육을 실시한다.

10 종합건강진단 실적을 월말기준 종합분석하여 다음달 초 경영진에게 보고한다.

실적보고는 총수진인원, 일일평균 수진인원, 개인 대 단체검진 비율, 기본검진 대 정밀검진비율. 수익, 1인당 평균검진료, 미수금, 특수장비 사용실적(내시경, 초음파, 특수촬영 등), 지역별 이용 수진자 등 자체 프로그램으로 산출되는 실적을 전월과 비교분석 보고한다.

11 건강진단이 활성화된 건강증진센터의 특징에 대하여 각 병원 건강증진센터 홈페이지를 검색하여 사례를 알아본다.

12 종합건강진단의 절차 및 안내, 문의사항에 대하여 알아본다.

① 건강검진 예약시 필요한 개인정보는 무엇인가요?
검진 받으실 분의 성함, 주민등록번호, 주소, 전화번호(자택, 직장 및 휴대폰 번호)가 필요합니다.
예약 하신 분에게는 검사일 전에 준비물을 우송해 드리며, 검진 이틀 전에는 휴대폰 문자 메시지를 보내드리고, 하루 전에는 예약 확인 전화를 드립니다.

② 건강검진 소요시간은?
기본종합건강진단의 소요 시간은 약 2~3시간입니다. 정밀건진이나 추가검사가 있을 경우 검사 내용에 따라서 시간이 더 소요 될 수 있습니다.

③ 건강검진 결과는 며칠 후에 알 수 있나요?
검사결과는 일반적으로 5일~7일 후에 확인 하실 수 있으며, 결과 상담일은 검사 후 5일정도 경과 일부터 선택 가능 하십니다. 건강검진 후 검사결과를 확인하는 방법은 두 가지가 있습니다.

- 방문판정 : 직접 방문하여 담당전문의와 결과를 상담하시는 방법입니다.(주말제외, 평일 오후에 가능합니다.)
- 우편발송 : 7일 ~10일 정도 소요되며 우편으로 받으신 후 결과 상담을 원하시는 분은 평일 오후에 전화 주시면 자세히 상담해 드립니다.

④ 임산부도 건강 검진이 가능한가요?
임신 중 건강 검진은 태아에게 영향을 미칠 수 있는 검사들이 포함되어 있으므로 권유 드리지 않습니다. 임신 가능성이 있는 경우는 검사 시작 전 임신 테스트를 시행한 후 결과에 따라 검사를 진행하고 있습니다.

⑤ 생리 기간 중에도 건강 검진이 가능한가요?
가급적 생리 기간을 피해서 검사를 받으시는 것이 좋습니다. 만약 생리 기간이라면 부인과 검사와 소변 검사를 제외한 검사를 받으시고, 생리로 인해 시행받지 못한 검사는 재방문하셔서 받으시면 됩니다.

13 건강진단 전일 및 당일의 유의사항에 대하여 알아보고 수진자에게 안내한다.

종합건강진단예약 후 전일 및 검진당일의 준비(유의)사항은 검진 신청 프로그램에 따라 상이하며, 일반적인 사항을 요약하면 다음과 같다. 다만 병원의 검진운영의 특성에 따라 일부 다를 수가 있다.

(1) 건강진단 전날

① 금식

- 건강진단 하루 전 저녁식사는 8시 이전에 가볍게 드시고 건강진단 2~3일 전부터는 술, 육류, 기름진 음식은 금합니다.
- 자정 이후에는 절대 금식 하십시오.(물, 담배, 껌, 은단 포함/단, 콜론라이트는 제외)
- 오전검진 : 검진 전날 저녁식사는 오후 8시까지 가볍게 드시고 밤 9시 이후부터 금식 하십시오.
- 오후검진 : 검진 전날 밤 12시 이후부터 금식하십시오.

② 채변

- 대변채취는 건강검진 전날 또는 당일 채변용기에 밤알 크기 정도(용기의 1/3 정도)를 넣어 주십시오.
- 채취하신 대변은 검사의 정확도를 높이기 위해 차고 서늘하게 보관해 주십시오.
- 대장내시경, 가상대장내시경 예약고객은 장정결제를 복용하기 전에 채취하시기 바랍니다.

③ 객담(해당자에 한함)

- 아침에 일어나자마자 객담을 받습니다.
- 심호흡을 하여 폐에 공기를 가득 채우고 깊은 기침을 하여 받습니다.
- 객담의 양은 차 한 스푼 정도나 그 이상이어야 합니다.
- 객담을 2일 연달아 받으시는 고객은 미리 받은 객담을 냉장 보관합니다.

④ 약물

- 평소 복용하시는 약은 가급적 2~3일 전부터 드시지 마십시오.
- 내시경조직검사 또는 용종을 제거할 경우 출혈의 위험이 있으므로 내시경 검사를 하시는 분들은 반드시 항혈전제를 일주일 전부터 복용을 중단합니다.

※ 단, 뇌졸중, 혈전증, 심장질환, 폐질환을 앓고 있거나, 최근 3개월 이내 수술 및 입원 치료를 받은 분은 출혈 위험성을 높일 수 있는 약물을 중지해도 무방한지 반드시 주치의에게 확인 후 검사여부를 결정하십시오.

■ 아스피린, 항혈소판제, 항응고제복용고객

- 심근경색, 협심증, 심실세동, 뇌졸중(뇌혈관 질환)과 같은 질환의 병력이 없는 건강한 고객님이 1차 예방을 위해 아스피린을 복용하고 있을 때는 건강진단 1주일 전부터 복용을 금합니다.
- 심근경색, 협심증, 뇌졸중(뇌혈관 질환)과 같은 질환의 병력이 있어 동일 질환의 2차 예방을 위해 아스피린,항혈전제(티클로피딘, 클로피도그렐, 디피리다몰, 플레탈 등)를 복용하고 있거나, 심실세동, 심장판막증, 색전증의 병력이 있어 항응고제(쿠마딘, 와파린)를 복용하고 있을 때는 위, 대장내시경 조직검사나 대장 용종 제거 후 출혈의 위험성이 증가하므로 건강진단 1주일 전까지 처방을 받은 병원의 담당의사와 약복용 여부에 대해 상의하시기 바랍니다.

■ 여성고객

- 생리 중일 경우 소변 및 부인과 검사를 제외하고는 검사 가능합니다.
- 생리로 인해 시행하지 못하는 검사는 생리 종료 5일 후부터 가능합니다. (건강진단 당일 시행하지 못하는 검사는 재방문이 가능합니다.)
- 임신 중일 경우 건강진단이 불가능합니다.
- 가임기 여성고객은 생리주기를 체크하여 반드시 임신여부를 확인하시기 바랍니다.

(2) 건강진단 당일

① 약복용

- 항고혈압제, 부정맥치료제, 항경련제 복용고객
  - 항고혈압제, 부정맥치료제, 항경련제를 복용하는 고객은 오전 6시경에 복용하십시오
- 혈당강하제(당뇨약)복용고객
  - 혈당강하제(당뇨약)을 복용하는 고객은 건강진단 당일 아침 인슐린 주사나 당뇨약 복용을 금합니다.
  - 메포민(다이아벡스 정, 글루코파지 정 등)을 복용하는 고객 중 당일 조영제를 사용하는 CT촬영 검사를 하는 경우 검사 후 48시간 경과한 후에 복용하시기 바랍니다.

② 준비물

- 아침 식사는 물론 담배, 껌 등 아무것도 드시지 마십시오.
- 건강검진 문진표, 예약증, 채변통을 지참하여 주시기 바랍니다.
- 장신구, 귀중품은 분실의 위험이 있사오니 소지하고 오지 마십시오.
- 안경이나 콘택트렌즈를 가져오시기 바랍니다(교정시력 측정)
- 단, 채용 건강시는 사진1장, 신분증을 지참하여 주시기 바랍니다.

③ 기타

- 편안한 환경에서 최상의 건강진단 서비스를 제공하기 위해 예약시간제를 운영하오니 방문시간을 준수하여 주십시오.
- 원활한 건강검진을 위해 간편한 복장으로 예약시간 20분 전까지 내원하여 주십시오.
- 하복부초음파(전립선, 방광, 난소)검사는 아침소변을 보지 마시고, 많이 참은 상태에서 내원하시기 바랍니다.
- 수면내시경을 하시는 고객 분은 당일 자가운전이 불가능하오니 대중교통을 이용해 주십시오(보호자 동반).
- 생리중인 분은 차후 부인과 및 소변검사를 위해 재방문하셔야 합니다.
- 귀중품 휴대 및 어린이 동반은 자제하여 주십시오.

■ 진정(수면)내시경 예약고객

- 진정(수면)내시경을 하시는 고객 분은 당일 자가운전이 불가능하오니 대중교통을 이용해 주십시오. (안전한 귀가를 위하여 보호자와 동반하여 주시기 바랍니다.)
- 진정(수면)내시경 후 당일 오후에는 휴식을 하는 것이 바람직하므로, 중요한 약속이나 업무 등 일정조정을 바랍니다.

■ 대장내시경예약 고객

- 대장내시경, 가상대장내시경 예약고객은 대장이 충분히 비워져야 정확한 검사가 가능하므로 별첨 안내문에 따라 준비하시기 바랍니다.
- 3일전부터 씨 있는 과일(포도, 키위, 참외, 메론, 수박 등)과 흑미 섭취는 삼가해 주시기 바랍니다.
- 대장내시경 예약고객은 별첨 안내문에 따라 장정결제를 시간에 맞추어 복용하시기 바랍니다.

(3) 검사전 준비사항

구분		검사 전날 처치 사항
오전검사 (검사전날)	아침	최대한 가볍게 식사 하십시오. 물은 드셔도 됩니다.
	점심	반찬없는 흰죽만 드시고 저녁 6시 이후 금식하셔야 합니다.
	저녁	물은 드셔도 됩니다. (단, 검사 3시간 전부터는 드시지 마십시오)
	저녁 7시~11시	• 콜론라이트산 1포를 500㎖ 용기에 넣은 후 생수를 1/3정도 넣은 후 흔들어 녹입니다. 500㎖ 용기 눈금표시 만큼 생수를 더 부어 천천히 복용합니다. • 밤7시부터 10분 간격으로 1/2병씩 천천히 8포(4L)를 복용합니다. • 4시간 안에 대장하제(콜론라이트산) 8포를 다 드셔야 검사 가능합니다. • 약이 내려가지 않아 구토를 할 것 같은 느낌이 들 때에는 쉬었다가 드십시오. • 가소콜은 마지막 약의 컵에 섞어 복용합니다.

(4) 문진표(인터넷 포함)작성

- 문진표 작성은 고객님의 정확한 건강상태와 위험요인을 파악하고 건강진단 결과를 평가하는데 중요한 자료가 되므로 원활한 건강진단을 위하여 반드시 건강진단 내원 전까지 문진표를 작성을 완료해 주시기 바랍니다.
- 부득이한 사정으로 문진표(인터넷 포함) 작성을 완료하지 않은 경우 검사진행이 지연될 수 있으므로 반드시 사전에 완료하시기 바랍니다.
- 인터넷 문진표작성방법 : 0000병원 건강증진센터 홈페이지방문 - 작성 : 회원가입 → 로그인 → 인터넷 문진 작성

병원의 검진센터에 따라 검진 1~3일전 SMS와 전화로 검진안내 및 일정을 다시 알려드리고 있다.

14 부서장 주관으로 수진자 확보 및 건강진단의 질 향상을 위한 업무파트별 선임자회의를 월 1회 이상 실시후 홍보마케팅전략과 특성화(차별화)전략을 수립하여 실행한다.

연 1회 이상 검진센터의 SWOT분석과 대응전략을 수립하여 실행한다.

수행 Tip

➜ 각 병원의 건강증진센터 및 검진전문센터의 홈페이지를 검색하여 검진정보를 수집 활용한다.

Medical Examination Management

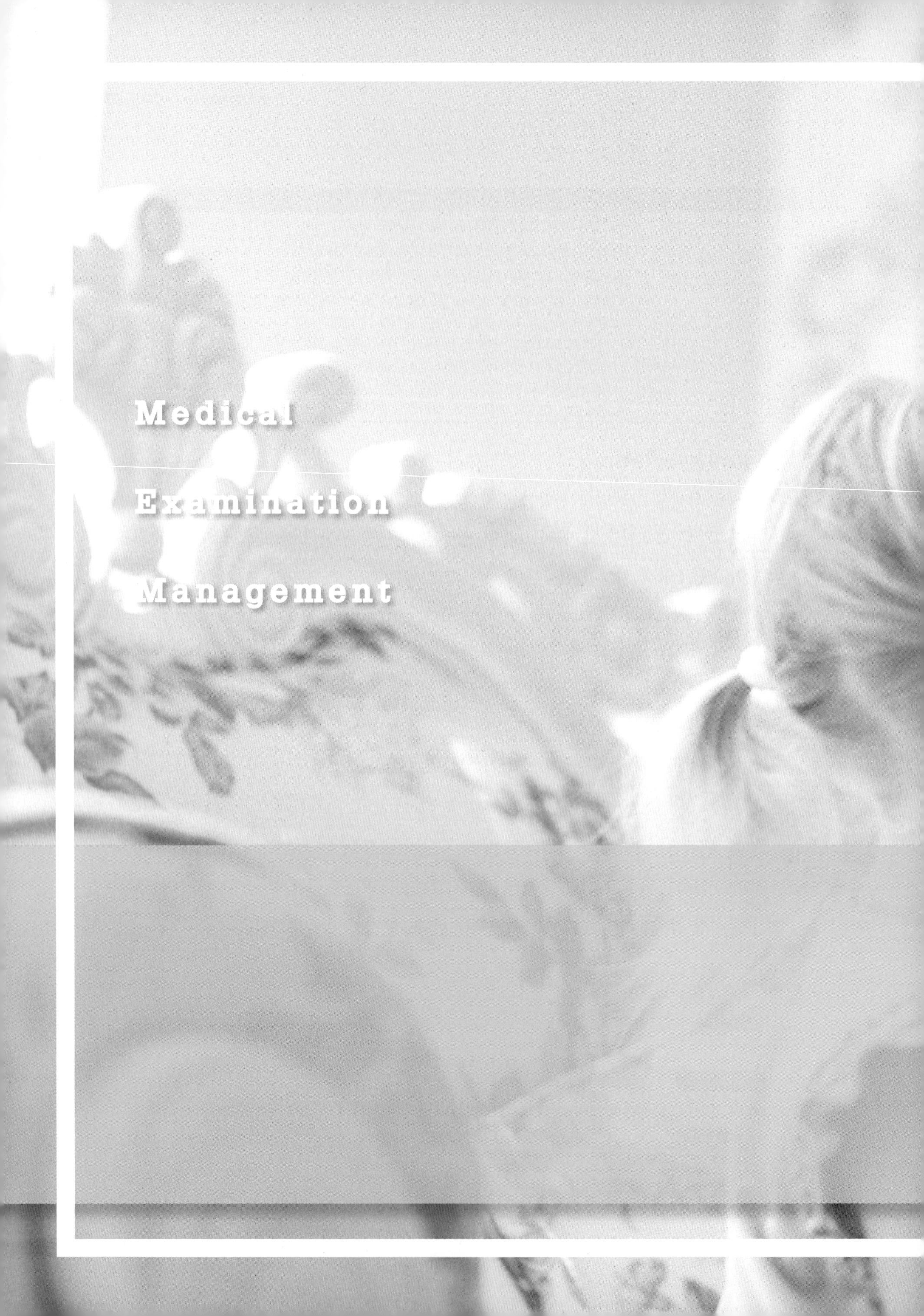

CHAPTER 08

일반신체검사 및 학생검진

8-1 일반신체검사

{ 학습목표 } ❶ 일반신체검사의 종류 및 대상에 대하여 알 수 있다.
❷ 일반신체검사의 실시절차에 대하여 알 수 있다.
❸ 일반신체검사의 업무를 수행하고 관리할 수 있다.

필요 지식

1. 일반신체검사

1) 신체검사의 개념

신체검사(身體檢査)는 건강상태를 알기위하여 몸의 각 부분을 살피거나 조사하는 일로서 신체의 질병 및 결함을 발견하여 예방함으로써 건강증진을 도모하기 위하여 실시하는 건강 평가이다. 또한 질병이나 건강위해요인을 조기에 발견하여 더 이상의 악화를 방지하고 조속한 치료를 하기 위한 예방적 보건조치라고 할 수 있다.

(1) 채용신체검사

근로자를 신규채용할 때 사업주가실시하는 건강진단이다. 또한 채용건강진단은 신규채용근로자의 건강기초자료를 확보하고, 건강상 배치 대상부서에의 적성여부와 동료의 건강에 나쁜 영향을 줄 수 있는지 등을 평가하기 위한 것이므로 작업부서에 배치하기 전에 실시하여야 한다. 근로자를 신규채용하여 특수건강진단 대상 업무에 배치하고자 하는 경우에는 채용시 건강진단과 배치전 건강진단을 동시에 실시하여야 한다. 채용신체검사는 다음과 같다.

표 8-1 채용신체검사

구 분	내 용
검진대상	사기업 및 공기업 등 각 기업체에서 입사시에 요구되는 신체 검사서를 발급 받기를 원하는 자
검사항목	기초검사, 혈액검사, 소변검사, 흉부X선검사, 구강검진 등(의사진찰,신장, 체중, 시력, 색신, 혈압, 흉부 X-선 촬영, 구강, 혈액, 소변검사 등)
소요시간	약 30분~40분 정도 소요
결과통보	2~3일 이내 방문 수령 (우편 발송 가능)
준비물	신분증(단, 공무원신체검사는 반명함판 사진 2장 필요)
주의사항	검사 전날 밤 9시 이후 금식(8시간 이상 금식)
비용	30,000원~ 40,000원 이상
비고	검사 전 충분한 휴식

(2) 총포소지자 신체검사

「총포 · 도검 · 화약류 등 단속법 시행규칙」 제21조에 따른 총포 · 도검 · 화약류 · 분사기 · 전자충격기 · 석궁 소지허가신청서에 첨부하는 신체검사서는 종합병원 또는 병원에서 발행한 것에 한한다.

총포소지허가를 위해서는 실시하는 신체검사는 다음과 같다.

표 8-2 총포소지자 신체검사

구 분	내 용
검진대상	총포를 신규로 사용하거나 갱신을 원하는 분
검사항목	소변(마약검사), 색맹, 색약, 시력, 손가락, 다리 이상여부, 의사 진찰
소요시간	약 30분
결과통보	2~3일 이내 방문 수령 혹은 우편 발송
준비물	신분증
주의사항	금식 무관
비용	약 30,000원 이상

㈜ 화약, 도검 신체검사도 별도 있음.

(3) 보건분야종사자 신체검사

보건분야종사자의 신체검사는 다음과 같다.

표 8-3 보건분야종사자 신체검사

구 분	내 용
실시근거	위생분야 종사자 등의 건강진단규칙(보건복지부령)
검진대상	보건분야에 종사하는 근로자 (의사, 간호사, 간호조무사, 치위생사, 안경사, 이.미용사, 영양사, 조리사 등)
검사항목	직종에 따라 검사 항목 적용
소요시간	약 30분
결과통보	5일 이내 방문 수령 (우편 발송 가능)
준비물	신분증
주의사항	검사 전날 밤 9시 이후 금식
비용	약 40,000원 이상

(4) 운전면허적성검사

표 8-4 운전면허적성검사

구 분	내 용
대상	운전면허를 취득 또는 갱신할 목적으로 실시하는 분
검사항목	진찰, 시력, 색각, 시야, 사지운동, 청력
소요시간	약 30분
준비물	신규 : 신분증, 반명암판사진 2매/ 갱신: 운전면허증, 반명암판사진 1매
비용	약 1만원 이상

(5) 비자·이민·유학신검

표 8-5 비자 · 이민 · 유학신검

구 분	내 용
대상	비자 · 이민 · 유학대상자
검사항목	각국에서 요구하는 검사항목(진찰 및 기초검사 : 신장,체중,비만도,시력,색신,혈압검사, 혈액검사 : B형간염, AIDS, 매독, 흉부X-선검사, 심전도검사 등)
소요시간	약 30분~1시간 이상
준비물	여건사본, 여권사진(3매) : 가로 3.5cm X 세로 4.0cm
비용	용도별 상이

표 8-6 비자건강진단 항목(중국 "예")

건강진단항목			1차 항목	2차 항목	비고
1. 문진		각종열성, 전염성질병, 중독성, 정신질환여부	◎		필수항목
2. 진찰 및 행정처리		진찰 및 상담, 신장, 체중, 시력, 색신, 혈압, 혈액형	◎		
3. 흉부방사선		직촬	◎		
4. 심전도		ECG	◎		
5. 간염 검사	B형간염	HBsAg	◎		
	A형간염	Anti-HAV IgM	◎	1차 Anti-HAV IgM 양성 시 확정판정	
	C형간염	Anti-HCV	◎	RIBA, RNA정성, 북경은 HCV만 시행	
6. 매독검사		VDRL	◎	FTA ABS IgM	
7. AIDS		HIV	◎		
8. 소변검사		요 12종 (요 10종 + 요 침사 WBC, RBC)	◎		필수는아니나 시행
9. 객담			◎		
10. 간 기능 검사		SGOT, SGPT, r-GTP	◎		
11. B형 간염 유소견자 추가 검사		HBeAg, HBeAb, SGOT, SGPT		◎	※ 수검자 요청 시
12. B형 간염 유 소견자 추가 검사		HBsAg, Anti-HAV IgM, Anti-HCV, SGOT, SGPT		◎	
13. CBC		WBC, RBC, PLT, Hb, Mono, Seg, Lymph	◎		※ 수검자 요청시

(6) 자동차 적성검사

① 실시근거 : 도로교통법 제80조, 동법 시행령 45조

② 검사항목 : 진찰, 상지 및 하지 운동기능검사, 시력, 삼색식별검사(시야검사), 청력검사

③ 검사주기

면허종별	1종	2종
면허취득일 2011.12.9. 이후	10년 주기	10년 주기
면허취득일 2011.12.8. 이전	7년주기 (65세이상 : 5년)	9년 주기 (65세이상 : 5년)

(7) 유학생 건강검진

해외유학을 위한 기초 건강 상태를 점검하고, 해외 거주 시 발병될 수 있는 질환을 위주로 백신접종 필요 유무를 점검하는 등 유학생 건강관리를 목적으로 실시하는 건강검진이다.

① 대상 : 해외유학을 계획 중이거나 유학 중인 유학생을 대상으로 한다.

② 검사항목 : 진찰(예진, 문진), 신체측정(체중, 신장, 체지방율), 혈압측정, 영양상담, 흉부촬영, 안과검사(시력, 안압, 안저) 폐기능, 혈액, 소변, 대변, 심전도, 상복부초음파, 위내시경, 면역검사 등을 실시한다.

2. 예방접종사업

(1) 국가에서는 영유아 접종비용의 가계 부담 경감과 전염병 예방률 제고를 위해 국가필수예방접종비용을 지원하고 있다. 이를 위해 국가에서 민간의료기관을 접종기관으로 지정하여 지역주민들이 예방접종을 받을 때 예방접종비 전액을 지원하는 사업으로, 검진기관은 국가필수예방접종지정기관으로 등록하여 국가사업에 적극 동참할 수 있다.

■ **필수예방접종 지원사업 접종항목은 국가필수예방접종**

- 결핵(BCG 피내용), B형간염, DPT(디프테리아/파상풍/백일해), 소아마비, MMR(홍역/유행성이하선염/풍진), 일본뇌염(사백신), 수두 등이다.

(2) 개인예방접종 : 독감, 자궁경부암, A형간염, B형간염, 파상풍, 풍진, 폐렴구균, 대상포진 예방접종 등 개인 예방접종 사업 실시한다.

▶▶ 수행내용 및 수행준거 - 일반신체검사

1 일반신체검사의 종류와 용도, 해당 검사항목에 대하여 알아본다.

일반신체검사에는 채용신검, 총포신검, 보건업소종사자신검, 비자신검, 이민신검, 유학신검, 선원신검, 운전면허적성검사 등이 있다.

2 신체검사 내원수진자를 등록하고 접수한다.

(1) 예약수진자 및 당일 내원 수진자를 확인한다.

(2) OCS 화면을 이용하여 등록한다(인적사항, 검진종류 등)

(3) 본인여부를 확인하고 사진부착이 필요한 신체검사 수진자는 사진을 제출한다.

(4) 수납대상자에 대하여 수납한다.

3 신체검사의 순서 및 절차에 따라 검진을 실시한다.

신체검사의 검진종류에 따라 순서 및 절차, 검진소요시간이 다르다.

4 검진결과를 입력 및 정리한 후 결과표를 작성한다.

신체검사서의 해당 양식에 의거 검진결과표를 작성 또는 입력한다.

5 일일 검진실적을 관리(결산)하고 월 검진실적을 분석하여 경영진에게 보고한다.

수행 Tip

→ 일반신체검사의 종류와 용도 및 실시대상, 검사항목을 먼저 파악한다.

8-2 학생검진

{ 학습목표 } ❶ 학교건강검사규칙에 의한 학생검진을 안내하고 관리할 수 있다.
❷ 학생검진의 대상 및 절차에 따라 관리하고 업무를 수행할 수 있다.

▶ 필요 지식

1. 학생 건강검진

1) 관련 근거

학교보건법 제7조(건강검사 등) 및 제7조의2(건강증진계획의 수립), 제7조의3(건강검사기록) 학교건강검사규칙에 근거하며, 학교의 장은「학교보건법」제7조에 따른 건강검사를 원활하게 실시하기 위하여 건강검사에 필요한 소요예산을 포함한 구체적인 건강검사 실시계획을 매년 3월 31일까지 수립하여야 한다.

2) 목적

학생에 대한 정기적인 건강검진을 통하여 질병의 치료 및 예방에 필요한 조치를 하며, 또한 질병 또는 건강 문제가 발견된 학생에 대해서는 건강 상담 · 치료 및 보호 등 적절한 대책을 강구하는 데 있다.

3) 학생건강검진 관련규정

(1) 학교보건법 : 건강검사 등(제7조)

① 학교의 장은 학생과 교직원에 대하여 건강검사를 하여야 한다. 다만, 교직원에 대한 건강검사는「국민건강보험법」제52조에 따른 건강검진으로 갈음할 수 있다.

② 학교의 장은 제1항에 따라 건강검사를 할 때에 질병의 유무 등을 조사하거나 검사하

기 위하여 다음 각 호의 어느 하나에 해당하는 학생에 대하여는「국민건강보험법」제52조에 따른 건강검진실시 기관에 의뢰하여 교육부령으로 정하는 사항에 대한 건강검사를 한다.

1. 「초 · 중등교육법」 제2조제1호의 학교와 이에 준하는 특수학교 · 각종학교의 1학년 및 4학년 학생 다만, 구강검진은 전 학년에 대하여 실시하되, 그 방법과 비용 등에 관한 사항은 지역실정에 따라 교육감이 정한다.
2. 「초 · 중등교육법」 제2조 제2호 · 제3호의 학교와 이에 준하는 특수학교 · 각종학교의 1학년 학생

(2) 학교건강검사규칙 : 건강검사의 실시(제3조)

① 건강검사는 신체의 발달상황, 신체의 능력, 건강조사 및 건강검진으로 구분한다.

② 신체의 발달상황, 신체의 능력 및 건강조사는 해당 학교의 장이 실시하고, 건강검진은「건강검진기본법」제14조에 따라 지정된 검진기관에서 실시한다.

③ 제2항의 규정에 불구하고 건강검진을 실시하는 학생에 대한 신체의 발달상황 및 건강조사는 검진기관에서 실시하되, 건강조사는 별지 제1호의2서식 내지 제1호의4서식의 문진표의 작성으로 갈음할 수 있다.

4) 실시대상 및 검진비용

① 학생의 건강상태파악과 질병의 사전에 예방을 목적으로 초등학교에 취학한 후 매 3년마다 실시하는 신체건강검사(초등학교 1 · 4학년, 중 · 고등학교 1학년)

② 건강검진에 소요되는 비용의 범위는「국민건강보험법」제52조제2항 및 같은 법 시행령 제25조제7항에 따라 보건복지부장관이 정한 금액을 적용한다.

5) 실시계획

(1) 실시내용

표 8-7 학생검진 실시내용

검사항목	대상학년	실시기관	실시방법	검진비용	비 고 (관련근거)
건강검진	초1,4/중1/고1 (건강검진)	검진기관	병원방문 검진	2024년 보건복지부 고시 「건강검진 실시기준」 수가 적용	학교보건법제7조, 학교건강검사규칙 제3조
	초2,3,5,6 (구강검진)	검진기관	병원방문 검진 (지역 치과 의사회 계약)	고시수가 적용	2024년 보건복지부 건강검진 단가 인상분 반영

※ 구강검진 단가는 지역의사회와의 협의를 거쳐 학생들의 구강보건 및 향후 발전적인 방향으로 개선하도록 노력함

6) 건강검진의 항목 및 방법

① 건강검진은 근 · 골격 및 척추, 눈 · 귀, 콧병 · 목병 · 피부병, 구강, 기관능력, 병리검사 등에 대하여 검사 또는 진단하여야 한다.

② 건강검진의 방법은 별표 2와 같다.

[별표 2]

건강검진 항목 및 방법 (제5조제2항 관련)

검진항목		검진방법(세부항목)
1. 근 · 골격 및 척추		근 · 골격 및 척추의 형태 및 질병 검사
2. 눈	2-1. 시력측정	가. 공인시력표에 의한 검사 나. 오른쪽과 왼쪽의 눈을 각각 구별하여 검사 다. 안경 등으로 시력을 교정한 경우에는 교정시력을 검사
	2-2. 색각이상유무	공인색각표에 의한 검사
	2-3. 안질환	결막염, 눈썹찔림증, 사시 등 검사
3. 귀	3-1. 청력	가. 청력계 등에 의한 검사 나. 오른쪽과 왼쪽의 귀를 각각 구별하여 검사
	3-2. 귓병	중이염, 외이도염 등 검사
4. 콧병		부비동염, 비염 등 검사

5. 목병		편도선비대 · 경부림프절종대 및 갑상선비대 등 검사
6. 피부병		아토피성피부염, 전염성피부염 등 검사
7. 구강	7–1. 치아상태	우식치아, 우식발생위험치아, 결손치아 검사
	7–2. 구강상태	구내염 및 연조직질환, 부정교합, 구강위생상태 등 검사
8. 기관능력		호흡기(알레르기성 천식포함) · 순환기 · 비뇨기 · 소화기 및 신경계통 검사
9. 병리검사 등	9–1. 소변	요컵 또는 시험관 등을 이용하여 신선한 요를 채취하며, 시험지를 사용하여 측정(요단백 · 요잠혈 검사)
	9–2. 혈액	1회용 주사기나 진공시험관으로 채혈하여 다음의 검사 가. 비만학생: 혈당 · 총콜레스테롤 · AST · ALT 나. 여고학생: 혈색소
	9–3. 혈액형	ABO 및 RH식
	9–4. 결핵	흉부 X–선 촬영 및 판독
	9–5. 간염	B형간염 항원
	9–6. 혈압	혈압계에 의한 수축기 및 이완기 혈압
10. 그 밖의 사항		검사항목 제1호부터 제8호까지의 검진항목 외에 담당의사가 필요하다고 판단하여 추가하는 항목(검진비용이 추가되지 않는 경우에 한한다)

※ 적용범위 및 판정기준

1. 학교급에 따라 다음과 같이 일부항목을 제외하고 적용한다.
   가. 2–2 "색각검사"는 초등학교 4학년 및 중학교 1학년 학생에 한하여 실시한다.
   나. 9–2 "혈액검사"는 초등학교 4학년과 중학교 1학년 및 고등학교 1학년 학생 중 비만도가 "경도비만" 이상의 학생을 대상으로 실시한다. 다만, 고등학교 1학년 여학생에 대하여는 혈색소 검사를 따로 실시한다.
   다. 9–3 "혈액형 검사"는 초등학교 1학년 학생에 한하여 실시한다.
   라. 9–4 "흉부X선 검사"는 중학교 1학년 및 고등학교 1학년 학생에 한하여 실시한다.
   마. 9–5 "간염검사"는 중학교 1학년 학생에 한하여 실시한다.
2. 건강검진 결과의 판정기준은 교육부장관이 정하는 '검진결과 판정기준'을 따른다.
3. 제1호부터 제10호까지에서 정한 검진항목 외의 검진항목에 대한 검진방법 및 건강검진 결과의 판정기준은 「국민건강보험법」 제47조 및 같은 법 시행령 제26조에 따라 보건복지가족부장관이 정하여 고시하는 기준에 따른다.

7) 학생건강검진 절차

① 학교의 장은 학생의 건강검사를 실시하기 위하여 2개 이상의 검진기관을 선정하여야 한다. 다만, 검진기관을 2개 이상 선정할 수 없는 경우에는 관할 교육감(「지방교육자치에 관한 법률」 제26조제1항에 따라 하급교육행정기관에 권한을 위임한 경우에는 교육장을 말한다. 이하 이 조에서 같다)의 승인을 얻어 1개의 검진기관만 선정할 수 있다.

② 학교의 장은 제1항의 규정에 의하여 검진기관을 선정하고자 하는 때에는 「초 · 중등교육법」 제31조의 규정에 의한 학교운영위원회의 심의 또는 자문을 받을 수 있다.

③ 학교의 장은 검진대상자가 검진기관을 방문하여 건강검진을 받도록 하여야 한다.

④ 학교의 장은 제1항 본문 및 제3항에도 불구하고 다음 각 호의 어느 하나에 해당하는 경우에는 1개의 검진기관만을 선정하여 검진기관이 검진대상자에 대한 출장검진을 하도록 할 수 있다.

1. 학교가 소재한 지역(읍 · 면 · 동을 말한다)에 검진기관이 없는 경우
2. 「장애인 등에 대한 특수교육법」에 따른 특수학교 및 특수학급의 학생을 대상으로 검진을 실시하는 경우
3. 그 밖에 부득이한 사유로 출장검진이 불가피하다고 교육감이 승인한 경우

⑤ 검진기관은 검진대상자 여부를 확인한 후 검진대상자에 대하여 별표 1 및 별표 2의 검사항목에 해당되는 신체의 발달상황에 대한 검사 및 건강검진을 실시하여야 한다.

⑥ 검진기관은 검진을 실시하기 전에 검진에 필요한 별지 제1호의2서식부터 별지 제1호의4서식까지에 따른 문진표를 비치하고, 검진대상자에게 필요한 문진표를 작성 · 제출하도록 하여야 한다.

8) 별도의 검사

① 학교의 장은 법 제7조제3항에 따른 별도의 검사를 다음 각 호의 학생에 대하여 실시할 수 있다.

1. 소변검사 및 시력검사 : 초등학교 · 중학교 및 고등학교의 학생 중 교육감이 지정하는 학년의 학생
2. 결핵검사 : 고등학교의 학생 중 교육감이 지정하는 학년의 학생
3. 구강검사 : 중학교 및 고등학교의 학생 중 교육감이 지정하는 학년의 학생

② 제1항의 규정에 의한 검사의 시기 및 방법 등 검사에 필요한 사항은 교육감이 정한다.

9) 건강검사 등의 실시결과 관리

학교의 장은 건강검사의 실시결과를 다음 각 호의 기준에 따라 작성 · 관리하여야 하며, 건강검진 결과는 검진기관이 통보한 자료를 학생건강기록부와 별도로 관리한다.

그림 8–1 학생건강검진

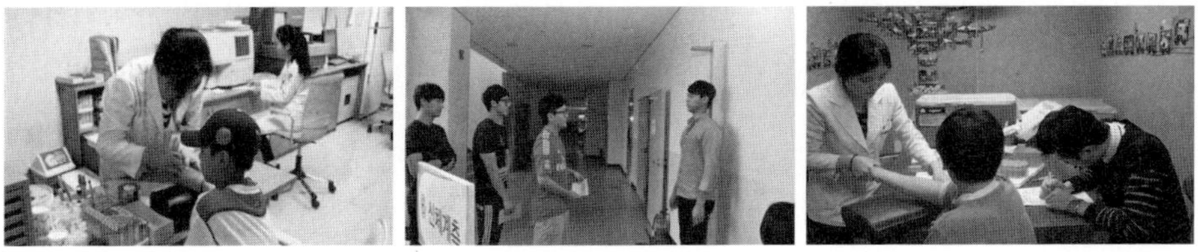

10) 검진기관 선정시 유의사항

① 학교장은 검진기관의 기준에 적합한 의료기관 중 시설 · 설비, 인력과 전산 처리능력 등을 확인하여 정확하고 편리하게 실시할 수 있는 기관을 선정해야 한다.

☞ 「국민건강보험법시행령」 제25조 제4항, 「건강검진기본법」 제14조, 건강검진기본법시행규칙 별표 1, 별표 4, 별표 5와 관련 인력 · 시설 및 장비 등 검진기관 지정기준에 적합한 검진기관을 선정한다.

※ 검진기관 검색 : 국민건강보험공단 → 건강 IN → 건강검진기관안내

② 검진기관에 구강진료과목이 없는 경우에는 별도의 구강검진기관을 선정하여 실시하되 의과검진기관과 구강검진기관을 각각 2개 이상씩 선정한다.

☞ 검진기관은 학생들이 최대한 분산되고, 편리하게 이용할 수 있도록 가급적 많은 기관을 선정 운영한다.

③ 일부 검진기관에서 학생검진결과를 임의 특정기관에 DB화 의뢰하는 것은 개인정보보호에 위반되는 것으로 학교에서 주의가 요망된다.

11) 검진결과 통보

검진기관은 다음 각 호의 서류를 작성하여 검사결과를 검사일부터 30일 내에 해당 학생 또는 학부모와 해당학교의 장에게 각각 통보하여야 한다. 이 경우 검진결과 질환이 의심되는 학생 또는 정밀검사가 필요한 학생이 있는 경우에는 해당 학부모에게 반드시 통보하여야 한다.

1. 별지 제1호의5서식에 따른 학생건강검사 결과 통보서
2. 별지 제1호의6서식에 따른 학생구강검사 결과 통보서

12) 기타 유의사항

검진기관에서 차량을 제공하여 학생을 검진기관으로 이송하는 일이 없도록 안내(의료법 제27조제3항 : 본인부담금을 면제하거나 할인하는 행위, 금품 등을 제공하거나 교통 편의를 제공하는 행위 금지)

[별지 제1호의5 서식]

학생건강검사 결과 통보서

<table>
<tr><td>학교명</td><td colspan="3">학교</td><td>학년/반/번호</td><td>학년 반 번</td></tr>
<tr><td>성 명</td><td></td><td>성별</td><td>남 여</td><td>생년월일</td><td></td></tr>
</table>

<table>
<tr><td>구분</td><td colspan="2">검사항목</td><td>검사결과</td><td>구분</td><td>검사항목</td><td>검사결과</td></tr>
<tr><td rowspan="4">신체
발달
상황</td><td colspan="2">키</td><td>cm</td><td rowspan="2">소변
검사</td><td>요단백</td><td></td></tr>
<tr><td colspan="2">몸무게</td><td>kg</td><td>요잠혈</td><td></td></tr>
<tr><td rowspan="2">비만도</td><td>체질량지수</td><td></td><td rowspan="5">혈액
검사</td><td>혈당(식전)</td><td>mg/dL</td></tr>
<tr><td>상대체중</td><td></td><td>총콜레스테롤</td><td>mg/dL</td></tr>
<tr><td colspan="3">근·골격 및 척추</td><td></td><td>AST</td><td>U/L</td></tr>
<tr><td rowspan="4">눈</td><td rowspan="2">시력</td><td>나안</td><td>좌: 우:</td><td>ALT</td><td>U/L</td></tr>
<tr><td>교정</td><td>좌: 우:</td><td>혈색소</td><td>g/dL</td></tr>
<tr><td colspan="2">색각이상 유무</td><td></td><td colspan="2">혈액형 검사</td><td></td></tr>
<tr><td colspan="2">안질환</td><td></td><td colspan="2">흉부방사선 검사</td><td></td></tr>
<tr><td rowspan="2">귀</td><td colspan="2">청 력</td><td>좌: 우:</td><td colspan="2">간염검사</td><td></td></tr>
<tr><td colspan="2">귓 병</td><td></td><td rowspan="2">혈압</td><td>수축기</td><td>mmHg</td></tr>
<tr><td colspan="3">콧 병</td><td></td><td>이완기</td><td>mmHg</td></tr>
</table>

<table>
<tr><td colspan="2">목 병</td><td></td><td rowspan="4">기 타</td><td></td><td></td></tr>
<tr><td colspan="2">피부병</td><td></td><td></td><td></td></tr>
<tr><td rowspan="6">기 관
능 력</td><td>호흡기</td><td></td><td></td><td></td></tr>
<tr><td>순환기</td><td></td><td></td><td></td></tr>
<tr><td>비뇨기</td><td></td><td rowspan="4">진 찰
및
상 담</td><td>과거병력</td><td></td></tr>
<tr><td>소화기</td><td></td><td>생활습관</td><td></td></tr>
<tr><td>신경계</td><td></td><td>외상 및 후유증</td><td></td></tr>
<tr><td>기 타</td><td></td><td>일반상태</td><td></td></tr>
<tr><td colspan="2">종합소견</td><td colspan="4"></td></tr>
<tr><td colspan="2">가정에서 조치할 사항</td><td colspan="4"></td></tr>
<tr><td rowspan="2">판정
의사</td><td>면허번호</td><td></td><td rowspan="2">검 진 일
및
검진기관</td><td>검 진 일</td><td></td></tr>
<tr><td>의 사 명</td><td>(인)</td><td>검진기관명</td><td></td></tr>
</table>

210㎜ × 297㎜
(일반용지 60g/㎡(재활용품))

수행내용 및 수행준거 - 학생검진

1 학생건강검진의 목적 및 대상에 대하여 알아본다.

(1) 학생건강검진은 학교보건법 및 학교건강검사규칙에 근거하고 있으며, 건강검진의 실시목적은 학생에 대한 정기적인 건강검진을 통하여 질병의 치료 및 예방에 필요한 조치를 하며, 또한 질병 또는 건강 문제가 발견된 학생에 대해서는 건강 상담 · 치료 및 보호 등 적절한 대책을 강구하는데 있다.

(2) 실시대상은 초등학교 1 · 4학년, 중 · 고등학교 1학년이다.

2 학생건강검진의 대상별(초, 중, 고) 검사항목에 대하여 알아본다.

(1) 검사항목은 문진, 신체계측, 시력검사, 구강, 흉부촬영, 혈액검사, 간염검사 등 실

시대상에 따라 다르다.

(2) 초등학생 및 중학생, 고등학생의 검사항목은 다음과 같다.

학생건강검사 항목

[초등학교 1학년]
- 기본항목 : 근/골격계 및 척추, 눈/귀/코/목/피부, 구강검사(초등학교 전체학년), 기관능력, 소변검사, 혈압
- 건강검진항목 : 혈액성
- 건강조사 : 식생활습관, 수면 및 신체활동 등 건강행태 및 건강상담

[초등학교 4학년]
- 기본항목: 근/골격계 및 척추, 눈/귀/코/목/피부, 구강검사(초등학교 전체학년), 기관능력, 소변검사, 혈압
- 건강검진항목: 색각검사, 비만검사
- 건강조사: 식생활습관, 수면 및 신체활동 등 건강행태 및 건강상담

[중학교 1학년]
- 기본항목: 근/골격계 및 척추, 눈/귀/코/목/피부, 구강검사(초등학교 전체학년), 기관능력, 소변검사, 혈압
- 건강검진항목: 색각, 간염, 혈액 검사 / 비만검사
- 건강조사: 식생활습관, 수면 및 신체활동 등 건강행태 및 건강상담

[고등학교 1학년]
- 기본항목: 근/골격계 및 척추, 눈/귀/코/목/피부, 구강검사(초등학교 전체학년), 기관능력, 소변검사, 혈압
- 건강검진항목: 결핵, 빈혈검사/비만검사
- 건강조사: 식생활습관, 수면 및 신체활동 등 건강행태 및 건강상담

3 학생검진 내원수진자를 등록하고 접수한다.

(1) 예약수진자 및 당일 내원 수진자를 확인한다.

(2) OCS 화면을 이용하여 등록한다(인적사항, 검진종류 등).

4 학생검진 대상별 검사의 순서 및 절차에 따라 검진을 실시한다.

학생검사의 검사항목에 따라 순서 및 절차, 검진소요시간이 다르다.

5 검진결과를 입력 및 정리한 후 결과표를 작성한 후 결과를 통보한다.

학생검사결과서의 해당 양식에 의거 검진결과표를 작성 또는 입력한다.

수행 Tip

→ 학교건강검사규칙에서 학생 대상별(초, 중, 고) 검사종류와 검사항목을 먼저 파악한다.

CHAPTER 09

특수건강진단

9-1. 특수건강진단

9-1 특수건강진단

{ 학습목표 }
❶ 특수건강진단의 개념과 목적, 대상사업장을 알 수 있다.
❷ 특수건강진단의 종류와 행정관리업무를 수행할 수 있다.
❸ 특수건강진단실적을 작성하고 분석하여 보고할 수 있다.

필요 지식

1. 특수건강진단

1) 특수건강진단의 개념

(1) 정의

특수건강진단(特殊健康診斷)이라 함은 특수건강진단 대상 유해인자에 노출되는 업무에 종사하는 근로자 또는 근로자건강진단실시 결과 직업병유소견자로 판정받은 후 작업전환을 하거나 작업장소를 변경하고 직업병 유소견 판정의 원인이 된 유해인자에 대한 건강진단이 필요하다는 의사의 소견이 있는 근로자의 건강관리를 위하여 실시하는 건강진단을 말한다. 특수건강진단의 대상업무에 종사하는 근로자에 대하여는 '특수건강진단의 시기 및 주기'에 따라 특수건강진단을 실시하여야 한다. 특수건강진단의 검사항목은 필수검사항목과 선택검사항목으로 구분되며, 유해인자별 세부검사항목이 따로 명시되어 있다.

(2) 목적

첫째, 업무상 질병을 조기에 발견하여 증세가 더욱 나빠지지 않도록 하고 재발을 방지하기 위한 것이다(직업병의 조기발견).

둘째, 업무기인성을 역학적으로 추구하여 업무에서 비롯되는 질병의 발생을 예방하고자 하는 것이다.

(3) 대상사업장

상시근로자 1인 이상 사업장으로서 분진, 소음, 화학물질 등 직업병 발생 원인이 되는 유해인자 177종에 노출되는 업무에 종사하는 근로자. 건강진단 실시결과 직업병 유소견자로 판정받은 후 작업전환을 하거나 작업장소를 변경하고, 직업병 유소견자 판정의 원인이 된 유해인자에 대한 건강진단이 필요하다는 의사의 소견이 있는 근로자 등이다.

(4) 실시방법

특수건강진단의 실시방법은 다음과 같다.

그림 9-1 특수건강진단 실시방법

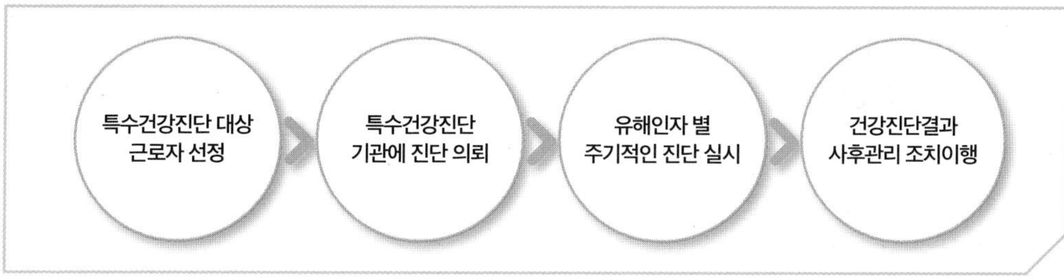

2) 산업안전보건법

산업안전보건법(産業安全保健法)은 산업안전 · 보건에 관한 기준을 확립하고 그 책임의 소재를 명확하게 하여 산업재해를 예방하고 쾌적한 작업환경을 조성함으로써 근로자의 안전과 보건을 유지 · 증진함을 목적으로 하는 법이다. 근로기준법과 함께 산업재해방지를 위한 유해 · 위험방지기준의 확립, 책임체제의 명확화, 자율적 활동의 촉진의 촉진을 조치하는 등 그 방지에 관한 종합적, 계획적인 대책을 추진하는데 의해 직장에서 근로자의 안전과 건강을 확보하고 아울러 쾌적한 작업환경의 형성을 촉진하는 것을 목적으로 하여 1981년 12월 31일에 제정된 법률이며, 1990년 1월 13일에 전문이 개정된 안전보건의 기본이 되는 법률이다.

(1) 용어의 정의

① "작업환경측정"이란 작업환경 실태를 파악하기 위하여 해당 근로자 또는 작업장에 대하여 사업주가 측정계획을 수립한 후 시료(試料)를 채취하고 분석 · 평가하는 것을 말한다.

② “안전 · 보건진단”이란 산업재해를 예방하기 위하여 잠재적 위험성을 발견하고 그 개선대책을 수립할 목적으로 고용노동부장관이 지정하는 자가 하는 조사 · 평가를 말한다.

(2) 특수건강진단의 종류

① 특수건강진단

특수건강진단은 직업병을 조기발견하기 위하여 유해업무를 보유한 사업장이 당해 업무에 종사하고 있는 근로자에게 일반건강진단과 함께 취급하는 유해인자의 유해성에 따라 6개월, 1년 또는 2년의 주기마다 정기적으로 실시하여야하는 건강진단이다. 또한, 산업안전보건법 시행규칙 제98조 ③항에 의하여 유해, 위험한 업무에 종사하는 근로자에 대하여 사업주가 실시하는 건강진단으로 고용노동부지정 특수건강진단전문기관으로 지정되어야한다.

② 배치전건강진단

배치전건강진단은 법에서 정하고 있는 유해부서 또는 유해인자에 노출되는 작업(유해업무)을 보유하고 있는 사업장이 유해업무에 근로자를 신규로 배치할 때 직업병의 조기발견에 필요한 기초건강자료 확보와 유해업무에 대한 업무적합성 평가를 위하여 채용시 건강진단과 함께 신규 배치되는 근로자에게 업무에 배치되기 전에 실시하는 건강진단이다.

③ 수시건강진단

수시건강진단은 직업성천식과 피부질환 등과 같은 직업병을 조기 발견하기 위하여 유해업무에 종사하고 있는 근로자가 직업병을 의심하는 증상이나 소견을 호소할 때 즉시 실시하여야 하는 건강진단이다.

④ 임시건강진단

임시건강진단은 직업병이나 작업관련성 질병으로부터 근로자의 건강을 긴급히 보호할 필요가 있을때 고용노동부장관 또는 지방노동관서의 명령에 의하여 사업주가 실시하는 건강진단이다.

⑤ 진폐건강진단

진폐건강진단은 진폐의 예방 및 진폐근로자의 보호등에 관한 법률에 의거 8개 광업의 사업주가 분진작업에 종사할 근로자를 신규 채용할 때 실시하는 채용시 건강진단, 분진작업에 종사하는 근로자에 대하여 매년 1회 이상 실시하는 정기건강진단, 진폐 합병증 등의 사유로 휴직한 근로자가 복직을 요청할 때 실시하는 임시건강진단과 노동부장관이 일정기간 이상 분진작업에 종사한 근로자가 이직 후에 신청에 의하여 실시하는 이직자건강진단이 있다. 진폐검진에는 진폐1차검진과 진폐정밀검진이 있다.

- 진폐의 예방과 진폐근로자의 보호 등에 관한법률에 의하여 진폐건강진단이 실시되는 업종 : 석탄광업, 철광업, 텅스텐광업, 금 · 은광업, 연 · 아연, 규석을 채굴하는 광업, 흑연광업, 활석광업 등

표 9-1 특수건강진단의 시기 및 주기(산업안전보건법 시행규칙 별표 12의 3)

구분	특수건강진단 대상 유해인자(시행규칙 별표 12의3)	배치후 첫번째 특수건강진단	기본주기
1군	N,N-디메틸아세트아미드 N,N-디메틸포름아미드	1개월 이내	6개월 마다
2군	벤젠	2개월 이내	6개월 마다
3군	1,1,2,2-테트라클로로에탄, 사염화탄소아크릴로니트릴, 염화비닐	3개월 이내	6개월 마다
4군	석면, 면분진	12개월 이내	12개월 마다
5군	광물성분진, 나무분진, 소음 및 충격소음	12개월 이내	24개월 마다
6군	제1군~제5군의 대상 유해인자를 제외한 모든 대상 유해인자		

(3) 건강진단

① 사업주는 근로자의 건강을 보호 · 유지하기 위하여 고용노동부장관이 지정하는 기관 또는 「국민건강보험법」에 따른 건강검진을 하는 기관(건강진단기관)에서 근로자에 대한 건강진단을 하여야 한다. 이 경우 근로자대표가 요구할 때에는 건강진단 시 근로자대표를 입회시켜야 한다.

② 고용노동부장관은 근로자의 건강을 보호하기 위하여 필요하다고 인정할 때에는 사업주에게 특정 근로자에 대한 임시건강진단의 실시나 그 밖에 필요한 조치를 명할 수 있다.

③ 근로자는 제1항 및 제2항에 따라 사업주가 실시하는 건강진단을 받아야 한다. 다만, 사업주가 지정한 건강진단기관에서 진단 받기를 희망하지 아니하는 경우에는 다른 건강진단기관으로부터 이에 상응하는 건강진단을 받아 그 결과를 증명하는 서류를 사업주에게 제출할 수 있다.

④ 건강진단기관은 제1항 및 제2항에 따라 건강진단을 실시한 때에는 고용노동부령으로 정하는 바에 따라 그 결과를 근로자 및 사업주에게 통보하고 고용노동부장관에게 보고하여야 한다.

⑤ 사업주는 제1항 · 제2항 또는 다른 법령에 따른 건강진단 결과 근로자의 건강을 유지하기 위하여 필요하다고 인정할 때에는 작업장소 변경, 작업 전환, 근로시간 단축, 야간근로(오후 10시부터 오전 6시까지 사이의 근로)의 제한, 작업환경측정 또는 시설 · 설비의 설치 · 개선 등 적절한 조치를 하여야 한다.

⑥ 사업주는 제19조에 따른 산업안전보건위원회 또는 근로자대표가 요구할 때에는 직접 또는 건강진단을 한 건강진단기관으로 하여금 건강진단 결과에 대한 설명을 하도록 하여야 한다. 다만, 본인의 동의 없이는 개별 근로자의 건강진단 결과를 공개하여서는 아니 된다.

⑦ 사업주는 제1항 및 제2항에 따른 건강진단 결과를 근로자의 건강 보호 · 유지 외의 목적으로 사용하여서는 아니 된다.

⑧ 제1항에 따른 건강진단의 종류 · 시기 · 주기 · 항목 · 비용 및 건강진단기관의 지정 · 관리, 제2항에 따른 임시건강진단, 제5항에 따른 적절한 조치, 그 밖에 건강진단에 필요한 사항은 고용노동부령으로 정한다.

⑨ 고용노동부장관은 건강진단의 정확성과 신뢰성을 확보하기 위하여 건강진단기관의 건강진단 · 분석 능력을 평가하고, 평가 결과에 따른 지도 · 교육을 하여야 한다. 이 경우 평가 및 지도 · 교육의 방법 · 절차 등은 고용노동부장관이 정하여 고시한다.

⑩ 고용노동부장관은 건강진단의 수준향상을 위하여 건강진단기관 중 제1항에 따라 고용노동부장관이 지정하는 기관을 평가한 후 그 결과를 공표할 수 있다. 이 경우 평가 기준, 평가 방법 및 공표 방법 등에 관하여 필요한 사항은 고용노동부령으로 정한다.

⑪ 건강진단기관 중 제1항에 따라 고용노동부장관이 지정하는 기관에 관하여는 제15조의2를 준용한다. 이 경우 "안전관리전문기관"은 "건강진단기관"으로 본다.

그림 9-2 특수건강진단

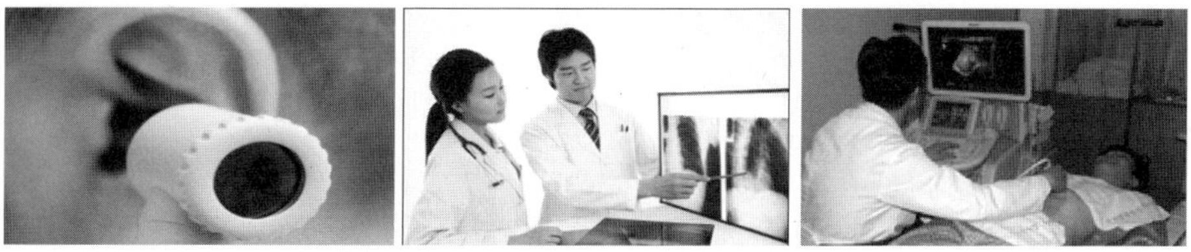

2. 보건관리사업

1) 보건관리대행사업

(1) 개요

산업안전보건법상 보건관리에 대한 사업주의 의무사항을 효율적으로 수행할 수 있도록 중·소규모 사업장을 대상으로 산업보건사업 전문기관이 사업장 보건관리 업무를 지도·지원해 주는 제도이다.

(2) 관련법규

산업안전보건법 제16조 제3항 보건관리자 등이다.

(3) 보건관리대행 사업의 목표

① 근로자의 건강보호와 건강증진이며, 이를 위하여 쾌적한 작업 환경과 작업조건이 마련되어야 한다.

② 사업의 성과는 사업주, 근로자, 보건관리대행기관의 공동 노력으로 얻어지는 것이며 사업장의 유해 작업환경으로부터 근로자의 건강을 보호하고 직업병 예방을 위해서는 사업주와 근로자의 자발적인 참여가 가장 중요하다.

(4) 업무 내용

구분	내용	
작업환경 및 작업관리	• 작업환경관리실태 파악 및 작업장 순회 점검 • 작업환경 점검 · 평가 • 작업환경측정 결과 사후조치	• 유해작업환경 개선에 대한 지도 • 작업방법 지도 • 보호구착용 지도
건강관리	• 건강진단관리 • 건강진단결과 설명 • 직업병유소견자 관리	• 질병유소견자 관리 • 만성질환자 관리
건강상담 및 건강증진	• 정기적인 건강상담을 통하여 질병 조기 발견 • 질병자 및 유소견자에 대한 지도 • 건강생활의 실천에 관한 지도	• 질병의 예방에 관한 지도 • 영양 및 식생활에 관한 지도
보건교육	• 근로자 정기 보건교육 • 채용시 및 작업내용 변경시 교육	• 특별 보건교육 대상 작업별 교육
응급처치지도	• 응급관리체계 구축(지정의료기관) 협조 • 각종 사고 발생시 신속한 응급처치를 위한 지도	• 구급함 제공 및 관리상태 확인 지도
보건정보관리	• 근로자 보건관리현황 점검 • 사업장 관리카드 관리 • 보건자료(결근자, 재해율 등) 점검	• 각종 통계작성 및 개선방향 검토 • 보건업무기록 작성 및 보고 · 관리

(5) 보건관리업무 위탁대행 계약

보건관리업무를 대행기관에 위탁하고자 하는 사업주는 관할고용노동청에서 지정한 보건관리대행기관과 위탁계약을 체결하면 된다.

2) 보건관리

(1) 개요

기업의 눈높이에서 기업이 원하는 보건관리프로그램으로 쾌적한 작업환경관리와 근로자의 건강관리를 통해 생산성이 향상되도록 지원하는 서비스이다.

(2) 내용

① 사업주는 사업장에 보건관리자를 두어 제13조 제1항 각 호의 사항 중 보건에 관한 기술적인 사항에 관하여 사업주 또는 관리책임자를 보좌하고 관리감독자에게 조언 · 지도하는 업무를 수행하게 하여야 한다.

② 보건관리자를 두어야 할 사업의 종류 · 규모, 보건관리자의 수 · 자격 · 업무 · 권한 · 선임방법, 그 밖에 필요한 사항은 대통령령으로 정한다.

③ 보건관리자에 관하여는 제15조 제3항부터 제5항까지, 제15조의2 및 제15조의3을 준용한다. 이 경우 "안전관리자"는 "보건관리자"로, "안전관리"는 "보건관리"로, "안전관리전문기관"은 "보건관리전문기관"으로 본다.

(3) 업무내용

① 연간 보건관리 기술지원 계획수립 보건업무 담당자 업무지도

② 산업재해 예방지도 및 보건교육

③ 작업환경측정 추후관리

④ 유해 · 위험 작업관리

⑤ 건강진단 추후관리 및 건강관리 기술자료 보급 및 활용지도

⑥ 사업장 보건상 필요한 조치 등

(4) 보건관리자의 선임 등

① 법 제16조 제2항에 따라 보건관리자를 두어야 할 사업의 종류 · 규모와 보건관리자의 수 및 선임방법은 별표 5와 같다.

② 제1항에 따른 사업의 사업장에는 해당 사업장에서 법 제16조 제1항 및 이 영 제17조 제1항 각 호에 규정된 업무만을 전담하는 보건관리자를 두어야 한다. 다만, 상시근로자 300명 미만을 사용하는 사업장에서는 보건관리자가 보건관리 업무에 지장이 없는 범위에서 다른 업무를 겸할 수 있다.

③ 보건관리자의 선임 등에 관하여는 제12조 제3항 · 제4항 및 제6항을 준용한다.

그림 9-3 보건관리

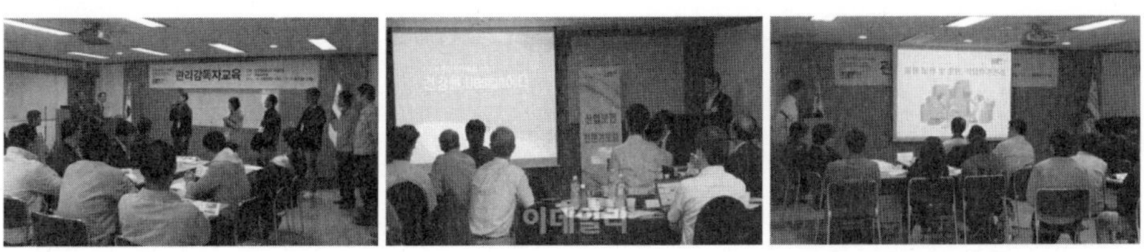

(5) 보건관리자의 자격

보건관리자는 다음의 어느 하나에 해당하는 사람으로 한다.

1. 「의료법」에 따른 의사
2. 「의료법」에 따른 간호사
3. 법 제52조의2 제2항에 따른 산업보건지도사
4. 「국가기술자격법」에 따른 산업위생관리기사 또는 환경관리기사(대기 분야만 해당한다) 이상의 자격을 취득한 사람
5. 「국가기술자격법」에 따른 산업위생관리산업기사 또는 환경관리산업기사(대기 분야만 해당한다)의 자격을 취득한 사람
6. 「고등교육법」에 따른 전문대학 또는 이와 같은 수준 이상의 학교에서 산업보건 또는 산업위생 관련 학과를 졸업한 사람
7. 「고등교육법」에 따른 전문대학 또는 이와 같은 수준 이상의 학교에서 보건위생 관련 학과를 졸업한 사람으로서 산업보건위생에 관한 학과목을 12학점 이상 수료한 사람

(6) 보건관리자의 업무 등

① 법 제16조제2항에 따라 보건관리자가 수행하여야 할 업무는 다음 각 호와 같다.

1. 법 제19조제1항에 따른 산업안전보건위원회에서 심의 · 의결한 업무와 안전보건관리규정 및 취업규칙에서 정한 업무
2. 안전인증대상 기계 · 기구등과 자율안전 확인대상 기계 · 기구등 중 보건과 관련된 보호구(保護具) 구입 시 적격품 선정에 관한 보좌 및 조언 · 지도
3. 법 제41조에 따라 작성된 물질안전보건자료의 게시 또는 비치에 관한 보좌 및 조언 · 지도
4. 법 제41조의2에 따른 위험성평가에 관한 보좌 및 조언 · 지도
5. 산업보건의의 직무(보건관리자가 별표 6 제1호에 해당하는 사람인 경우로 한정)
6. 해당 사업장 보건교육계획의 수립 및 보건교육 실시에 관한 보좌 및 조언 · 지도
7. 해당 사업장의 근로자를 보호하기 위한 다음 각 목의 조치에 해당하는 의료행위(보건관리자가 별표 6 제1호 또는 제2호에 해당하는 경우로 한정한다)
   가. 외상 등 흔히 볼 수 있는 환자의 치료

나. 응급처치가 필요한 사람에 대한 처치

다. 부상 · 질병의 악화를 방지하기 위한 처치

라. 건강진단 결과 발견된 질병자의 요양지도 및 관리

마. 가목부터 라목까지의 의료행위에 따르는 의약품의 투여

8. 작업장 내에서 사용되는 전체 환기장치 및 국소 배기장치 등에 관한 설비의 점검과 작업방법의 공학적 개선에 관한 보좌 및 조언 · 지도

9. 사업장 순회점검 · 지도 및 조치의 건의

10. 산업재해 발생의 원인 조사 · 분석 및 재발 방지를 위한 기술적 보좌 및 조언 · 지도

11. 산업재해에 관한 통계의 유지 · 관리 · 분석을 위한 보좌 및 조언 · 지도

12. 법 또는 법에 따른 명령으로 정한 보건에 관한 사항의 이행에 관한 보좌 및 조언 · 지도

13. 업무수행 내용의 기록 · 유지

14. 그 밖에 작업관리 및 작업환경관리에 관한 사항

② 보건관리자는 제1항 각 호에 따른 업무를 수행할 때에는 안전관리자와 협력하여야 한다.

③ 보건관리자에 관하여는 제10조 제2항과 제13조 제2항 · 제3항을 준용한다. 이 경우 보건관리자에게 지원하여야 할 시설 및 장비는 고용노동부령으로 정한다.

(7) 보건관리 업무의 위탁

① 법 제16조제3항에 따라 보건관리자의 업무를 위탁할 수 있는 보건관리전문기관은 지역별 보건관리전문기관과 업종별 · 유해인자별 보건관리전문기관으로 구분한다.

② 보건관리자의 업무를 보건관리전문기관에 위탁할 수 있는 사업은 상시 근로자 300명 미만을 사용하는 사업 및 외딴곳으로서 고용노동부장관이 정하는 지역에 소재하는 사업으로 한다.

③ 제1항에 따른 업종별 · 유해인자별 보건관리전문기관에 보건관리 업무를 위탁할 수 있는 사업의 종류는 고용노동부령으로 정한다.

④ 보건관리 업무의 위탁에 관하여는 제15조 제2항을 준용한다.

3) 안전·보건교육

① 사업주는 해당 사업장의 근로자에 대하여 고용노동부령으로 정하는 바에 따라 정기적으로 안전 · 보건에 관한 교육을 하여야 한다.

② 사업주는 근로자를 채용할 때와 작업내용을 변경할 때에는 그 근로자에 대하여 고용노동부령으로 정하는 바에 따라 해당 업무와 관계되는 안전 · 보건에 관한 교육을 하여야 한다.

③ 사업주는 유해하거나 위험한 작업에 근로자를 사용할 때에는 고용노동부령으로 정하는 바에 따라 그 업무와 관계되는 안전 · 보건에 관한 특별교육을 하여야 한다.

④ 제1항부터 제3항까지의 규정에도 불구하고 해당 업무에 경험이 있는 근로자에 대하여 교육을 실시하는 등 고용노동부령으로 정하는 경우에는 안전 · 보건에 관한 교육의 전부 또는 일부를 면제할 수 있다.

⑤ 사업주는 제1항부터 제3항까지의 규정에 따른 안전 · 보건에 관한 교육을 그에 필요한 인력 · 시설 · 장비 등을 갖춘 전문기관으로서 대통령령으로 정하는 기관에 위탁할 수 있다.

그림 9–4 안전 · 보건교육

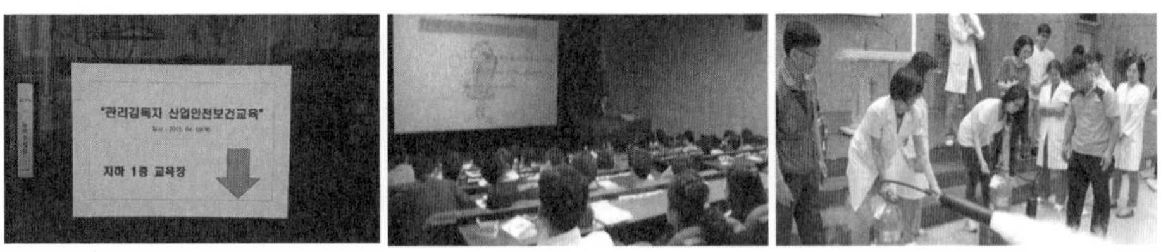

4) 작업환경측정

(1) 개요

산업안전보건법 제42조에 의거하여 작업환경 중 존재하는 소음, 분진, 유해화학물질 등의 유해인자에 근로자가 얼마나 노출되고 있는지를 측정 · 평가하여 문제점에 대한 적절한 개선을 통해 쾌적한 작업환경을 조성함으로서 근로자의 건강과 생산성의 증진에 기여하기 위함이다.

(2) 사업내용

① 대상 사업장(산업안전보건법 시행규칙 제93조 제1항)

- 상시 근로자 1인 이상 고용사업장으로서 소음, 분진(6종), 고열, 금속가공유, 화학물질(182종)등에 노출되는 근로자가 있는 옥내 · 외 작업장[시행규칙 별표 11의 4 참조(191종)]
- 단, 아래의 경우에는 측정대상에서 제외
  - 임시작업(월 24시간 미만) 및 단시간 작업(1일 1시간미만)
  - [산업안전보건기준에 관한 규칙 제420조의 8~9]
  - 관리대상 유해물질의 허용소비량을 초과하지 않는 작업장
  - [산업안전보건기준에 관한 규칙 제421조의②]분진적용제외 작업장
  - [산업안전보건기준에 관한 규칙 제606조②]

② 실시 시기

- 작업장 또는 작업공정이 신규로 가동되거나 변경되는 등으로 대상 작업장이 된 경우 30일 이내 실시하며, 그 후 6개월에 1회 이상 실시
- 단, 아래의 경우에는 측정주기를 변경
  - 매 3월에 1회 이상 : 발암성 물질이 노출기준을 초과하거나 그 외 화학적물질이 노출 기준을 2배이상 초과한 경우
  - 매 1년에 1회 이상 : 최근 1년간 공정변경 등 작업환경측정 결과에 영향을 주는 변화가 없고, 최근 2회 측정결과 노출기준 미만인 경우

③ 측정 방법

- 개인시료 포집(근로자가 호흡기 위치에 측정기기를 착용하고 측정)이 원칙
- 개인시료 포집이 불가능할 경우에는 지역시료 포집방법(측정기기를 일정한 지역에 고정시켜 측정)을 사용
- 1일 작업시간 동안 6시간 이상 연속측정 하거나 작업시간을 등간격으로 나누어 6시간 이상 연속분리하여 측정
- 6시간 미만이 가능한 경우 : 유해물질 발생시간이 6시간 이내 또는 간헐적 작업인 경우, 단시간 노출기준이 설정된 물질로서 단시간 고농도 노출된 경우

그림 9-5 작업환경측정

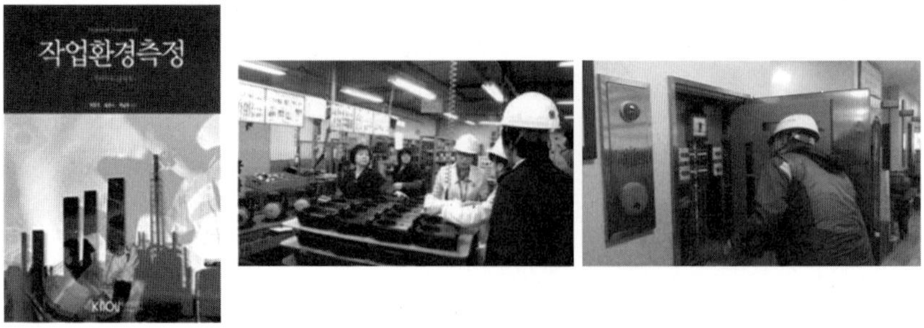

(3) 작업환경측정 횟수

사업주는 작업장 또는 작업공정이 신규로 가동되거나 변경되는 등으로 제93조제1항에 따른 작업환경측정 대상 작업장이 된 경우에는 그 날부터 30일 이내에 작업환경측정을 하고, 그 후 6개월에 1회 이상 정기적으로 작업환경을 측정하여야 한다. 다만, 작업환경측정 결과가 다음 각 호의 어느 하나에 해당하는 작업장 또는 작업공정은 해당 유해인자에 대하여 그 측정일부터 3개월에 1회 이상 작업환경측정을 하여야 한다.

(4) 작업환경측정 결과의 보고

사업주는 법 제42조제1항에 따라 작업환경측정을 한 경우에는 별지 제20호서식의 작업환경측정 결과보고서에 별지 제21호서식의 작업환경측정 결과표를 첨부하여 제93조의3제1항제3호에 따른 시료채취를 마친 날부터 30일 이내에 관할 지방고용노동관서의 장에게 제출하여야 한다. 다만, 시료분석 및 평가에 상당한 시간이 걸려 시료채취를 마친 날부터 30일 이내에 보고하는 것이 어려운 사업장의 사업주는 고용노동부장관이 정하여 고시하는 바에 따라 그 사실을 증명하여 지방고용노동관서의 장에게 신고하면 30일의 범위에서 제출기간을 연장할 수 있다.

4) 안전·보건진단

(1) 개요

산업안전보건법 제49조에 의거하여 고용노동부로부터 보건진단명령을 받은 사업장은 보건진단대행기관에게 의뢰하여 보건진단을 의무적으로 시행해야 하며, 보건진단대행기관은 사업장 내 잠재적으로 존재하는 위험요인을 진단하고 이에 대한 개선대책을 제시하여야한다.

(2) 진단대상

① 중대재해 발생 사업장(사업주가 안전 · 보건조치 의무를 이행하지 아니하여 중대재해가 발생한 사업장에 한함)

② 안전보건 개선계획 수립 · 시행 명령을 받은 사업장

③ 기타 지방노동관서의 장이 안전 · 보건진단이 필요하다고 인정하는 사업장

(3) 진단내용 : 산업안전보건법 시행령 제33조의5 영 별표 9

① 산업재해 또는 사고의 발생원인(산업재해 또는 사고가 발생한 경우에 한함)

② 작업조건 및 작업방법에 대한 평가

③ 유해 · 위험요인에 대한 측정 및 분석제30조에 따른 허가 대상 유해물질, 고용노동부령으로 정하는 관리 대상 유해물질 및 온도 · 습도 · 환기 · 소음 · 진동 · 분진, 유해광선 등의 유해성 또는 위험성

④ 보호구, 안전 · 보건장비 및 작업환경 개선시설의 적정성

⑤ 유해물질의 사용 · 보관 · 저장, 물질안전보건자료의 작성, 근로자 교육 및 경고표시 부착의 적정성

⑥ 그 밖에 작업환경 및 근로자 건강 유지 · 증진 등 보건관리의 개선을 위하여 필요한 사항

그림 9-6 산업보건진단

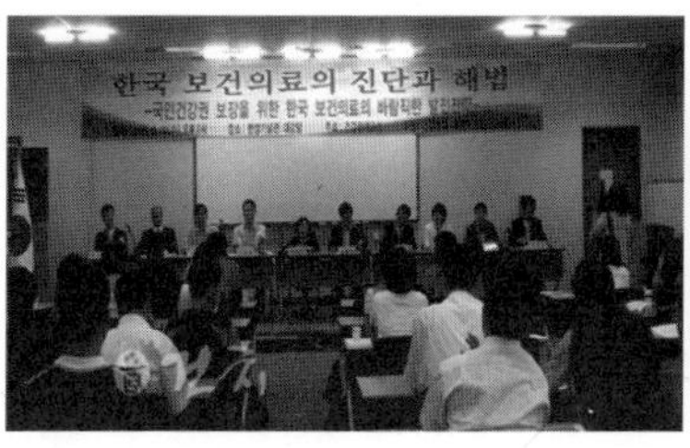

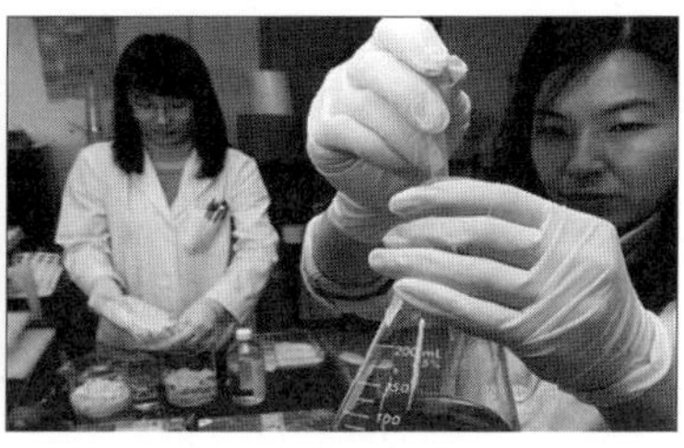

5) 연구실안전진단

(1) 개요

「연구실 안전환경 조성에 관한 법률」시행에 따라 연구실 내 존재하는 다양한 유해 · 위험요인을 평가하고 개선방안을 제시하여 연구실 종사자의 안전의식 고취, 연구 환경 개선을 유도하고 궁극적으로 연구실 안전사고를 예방하기 위함이다.

(2) 진단대상: 「연구실 안전 환경조성에 관한 법률」시행령 제9조(정밀안전진단의 실시)

- 연구개발활동에 「유해화학물질 관리법」 제2조 제8호에 따른 유해화학물질을 취급하는 연구실
- 연구개발활동에 「산업안전보건법」제39조에 따른 유해인자를 취급하는 연구실
- 연구개발활동에 교육과학기술부령이 정하는 독성가스를 취급하는 연구실

(3) 진단내용

연구실 안전진단 분야의 다양한 유해 · 위험요인을 평가하기 위해 6개 분야로 기술적 진단 실시한다.

- 화공 : 성상별 분리보관 상태, 폐액처리, 방사선 동위원소 취급 상태 평가 등
- 위생 : 구급약 · MSDS · 보호구 비치여부, 국소배기장치(Fume hood) 성능검사 등
- 소방 : 소방시설(소화기 · 자동화재탐지설비) 설치유무 및 관리상태, 피난시설 점검 등
- 전기 : 분전반 · 콘센트 · 전열기구 · 조명기구 · 전선 관리상태 평가 등
- 가스 : 고압가스의 전도방지 · 밸브보호 조치여부, 가스 성상별 분리보관 상태 평가 등
- 기계 : 위험 · 기계기구 관리상태 및 기계 주변 작업환경 관리상태 평가 등이다.

6) 산업보건의의 선임

(1) 산업보건의 선임

- 산업보건의를 두어야 할 사업의 종류 및 규모는 상시 근로자 50명 이상을 사용하는 사업으로서 의사가 아닌 보건관리자를 두는 사업장으로 한다. 다만, 제19조에 따라 보건관리전문기관에 보건관리자의 업무를 위탁한 경우에는 산업보건의를 두지 않을 수 있다.

- 산업보건의는 외부에서 위촉할 수 있으며 이 경우 위촉된 산업보건의는 산업보건의의 직무를 수행하여야 한다.
- 사업주는 산업보건의를 선임하였을 때에는 고용노동부령으로 정하는 바에 따라 선임한 날부터 14일 이내에 고용노동부장관에게 그 사실을 증명할 수 있는 서류를 제출하여야 한다.
- 제2항에 따라 위촉된 산업보건의가 담당할 사업장 수 및 근로자 수, 그 밖에 선임에 필요한 사항은 고용노동부장관이 정한다.

② 산업보건의의 자격

산업보건의의 자격은 「의료법」에 따른 의사로서 직업환경의학과 전문의, 예방의학 전문의 또는 산업보건에 관한 학식과 경험이 있는 사람으로 한다.

③ 산업보건의의 직무

- 법 제17조 제2항에 따른 산업보건의의 직무 내용은 다음 각 호와 같다.
  1. 법 제43조에 따른 건강진단 결과의 검토 및 그 결과에 따른 작업 배치, 작업 전환 또는 근로시간의 단축 등 근로자의 건강보호 조치
  2. 근로자의 건강장해의 원인 조사와 재발 방지를 위한 의학적 조치
  3. 그 밖에 근로자의 건강 유지 및 증진을 위하여 필요한 의학적 조치에 관하여 고용노동부장관이 정하는 사항
- 사업주는 산업보건의에게 제1항에 따른 직무를 수행하는 데 필요한 권한을 주어야 한다.

3. 근로자 건강진단

1) 개념

(1) 용어의 정의

① "일반건강진단"이란 법 제43조 제1항에 따라 상시 사용하는 근로자의 건강관리를 위하여 사업주가 주기적으로 실시하는 건강진단을 말한다.

② "특수건강진단"이란 법 제43조제1항에 따라 다음 각 목의 어느 하나에 해당하는 근

로자의 건강관리를 위하여 사업주가 실시하는 건강진단을 말한다.

가. 별표 12의 2에서 정한 특수건강진단 대상 유해인자에 노출되는 업무에 종사하는 근로자

나. 근로자건강진단 실시 결과 직업병 유소견자로 판정받은 후 작업 전환을 하거나 작업장소를 변경하고, 직업병 유소견 판정의 원인이 된 유해인자에 대한 건강진단이 필요하다는 의사의 소견이 있는 근로자

③ "배치전건강진단"이란 특수건강진단 대상업무에 종사할 근로자에 대하여 배치 예정 업무에 대한 적합성 평가를 위하여 사업주가 실시하는 건강진단을 말한다.

④ "수시건강진단"이란 특수건강진단 대상업무로 인하여 해당 유해인자에 의한 직업성 천식, 직업성 피부염, 그 밖에 건강장해를 의심하게 하는 증상을 보이거나 의학적 소견이 있는 근로자에 대하여 사업주가 실시하는 건강진단을 말한다.

⑤ "임시건강진단"이란 다음 각 목의 어느 하나에 해당하는 경우에 특수건강진단 대상 유해인자 또는 그 밖의 유해인자에 의한 중독 여부, 질병에 걸렸는지 여부 또는 질병의 발생 원인 등을 확인하기 위하여 법 제43조 제2항에 따른 지방고용노동관서의 장의 명령에 따라 사업주가 실시하는 건강진단을 말한다.

가. 같은 부서에 근무하는 근로자 또는 같은 유해인자에 노출되는 근로자에게 유사한 질병의 자각 · 타각증상이 발생한 경우

나. 직업병 유소견자가 발생하거나 여러 명이 발생할 우려가 있는 경우

다. 그 밖에 지방고용노동관서의 장이 필요하다고 판단하는 경우

2) 건강진단 종류 및 실시방법

(1) 건강진단의 종류

① 사업주는 법 제43조에 따라 건강진단의 실시 시기 및 대상을 기준으로 일반건강진단 · 특수건강진단 · 배치전건강진단 · 수시건강진단 및 임시건강진단을 실시하여야 한다.

② 사업주는 근로자의 건강진단이 원활히 실시될 수 있도록 적극 노력하여야 하며, 근로자는 사업주가 실시하는 건강진단 및 의학적 조치에 적극 협조하여야 한다.

(2) 건강진단의 실시기관

① 사업주는 제98조에 따른 특수건강진단, 배치전건강진단 및 수시건강진단을 지방고용노동관서의 장이 지정하는 의료기관(특수건강진단기관)에서 실시하여야 한다.

② 사업주는 일반건강진단을 특수건강진단기관 또는 「국민건강보험법」에 따른 건강진단을 실시하는 기관(건강진단기관)에서 실시하여야 한다.

(3) 건강진단의 실시 시기

① 사업주는 상시 사용하는 근로자 중 사무직에 종사하는 근로자(공장 또는 공사현장과 같은 구역에 있지 아니한 사무실에서 서무 · 인사 · 경리 · 판매 · 설계 등의 사무업무에 종사하는 근로자를 말하며, 판매업무 등에 직접 종사하는 근로자는 제외)에 대해서는 2년에 1회 이상, 그 밖의 근로자에 대해서는 1년에 1회 이상 일반건강진단을 실시하여야 한다. 다만, 사업주가 다음 각 호의 어느 하나에 해당하는 건강진단을 실시한 경우에는 그 건강진단을 받은 근로자는 이 규칙에 따른 일반건강진단을 실시한 것으로 본다.

1. 「국민건강보험법」에 따른 건강검진
2. 「항공법」에 따른 신체검사
3. 「학교보건법」에 따른 건강검사
4. 「진폐의 예방과 진폐근로자의 보호 등에 관한 법률」에 따른 정기 건강진단
5. 「선원법」에 따른 건강진단
6. 그 밖에 제100조 제1항에서 정한 일반건강진단의 검사항목을 모두 포함하여 실시한 건강진단

② 사업주는 특수건강진단 대상업무에 종사하는 근로자에 대해서는 별표 12의3에서 특수건강진단 대상 유해인자별로 정한 시기 및 주기에 따라 특수건강진단을 실시하여야 한다. 다만, 사업주가 다음 각 호의 어느 하나에 해당하는 건강진단을 실시한 경우에는 그 근로자에 대해서는 이 규칙에 따른 해당 유해인자에 대한 특수건강진단을 실시한 것으로 본다.

1. 「원자력안전법」에 따른 건강진단(방사선만 해당)
2. 「진폐의 예방과 진폐근로자의 보호 등에 관한 법률」에 따른 정기 건강진단(광물

성 분진만 해당)

3. 「진단용 방사선 발생장치의 안전관리에 관한 규칙」에 따른 건강진단(방사선만 해당)

4. 그 밖에 별표 13에서 정한 특수건강진단의 검사항목을 모두 포함하여 실시한 건강진단(해당하는 유해인자만 해당)

③ 사업주는 제98조 제2호 나목에 해당하는 근로자에 대해서는 직업병 유소견자 발생의 원인이 된 유해인자에 대하여 해당 근로자를 진단한 의사가 필요하다고 인정하는 시기에 특수건강진단을 실시하여야 한다.

④ 사업주는 특수건강진단 대상업무에 근로자를 배치하려는 경우에는 해당 작업에 배치하기 전에 배치전건강진단을 실시하여야 하고, 특수건강진단기관에 해당 근로자가 담당할 업무나 배치하려는 작업장의 특수건강진단 대상 유해인자 등 관련 정보를 미리 알려주어야 한다. 다만, 다음 각 호의 어느 하나에 해당하는 경우에는 배치전건강진단을 실시하지 아니할 수 있다.

1. 다른 사업장에서 해당 유해인자에 대하여 다음 각 목의 어느 하나에 해당하는 건강진단을 받고 6개월이 지나지 아니한 근로자로서 건강진단 결과를 적은 서류(건강진단개인표) 또는 그 사본을 제출한 근로자
   가. 배치전건강진단
   나. 배치전건강진단의 제1차 검사항목을 포함하는 특수건강진단, 수시건강진단 또는 임시건강진단
   다. 배치전건강진단의 제1차 검사항목 및 제2차 검사항목을 포함하는 건강진단
2. 해당 사업장에서 해당 유해인자에 대하여 제1호 각 목의 어느 하나에 해당하는 건강진단을 받고 6개월이 지나지 아니한 근로자

⑤ 사업주는 특수건강진단 대상업무에 종사하는 근로자가 특수건강진단 대상 유해인자에 의한 직업성 천식 · 직업성 피부염, 그 밖에 건강장해를 의심하게 하는 증상을 보이거나 의학적 소견이 있는 경우 해당 근로자의 신속한 건강관리를 위하여 고용노동부장관이 정하는 바에 따라 수시건강진단을 실시하여야 한다.

⑥ 제1항 각 호 외의 부분 단서 및 제2항 각 호 외의 부분 단서에 따른 경우와 그 밖에 다른 법령에 따라 같은 항목의 건강진단을 실시한 경우에는 해당 항목에 한정하여

이 규칙에 따른 검사를 생략할 수 있다.

(4) 건강진단 실시 주기의 일시 단축

사업주는 법 제42조에 따른 사업장의 작업환경측정 결과 또는 특수건강진단 실시 결과에 따라 다음 각 호의 어느 하나에 해당하는 근로자에 대해서는 제99조 제2항에도 불구하고 다음 회에 한정하여 관련 유해인자별로 특수건강진단 주기를 2분의 1로 단축하여야 한다.

1. 작업환경을 측정한 결과 노출기준 이상인 작업공정에서 해당 유해인자에 노출되는 모든 근로자
2. 특수건강진단 · 수시건강진단 또는 임시건강진단을 실시한 결과 직업병 유소견자가 발견된 작업공정에서 해당 유해인자에 노출되는 모든 근로자
3. 특수건강진단 또는 임시건강진단을 실시한 결과 해당 유해인자에 대하여 특수건강진단 실시 주기를 단축하여야 한다는 의사의 판정을 받은 근로자

그림 9-7 이동(출장)검진

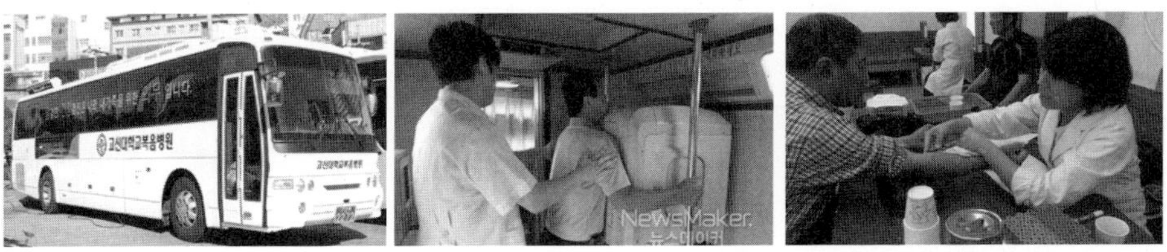

(5) 검사항목 및 실시방법

① 일반건강진단의 제1차 검사항목은 다음 각 호와 같다.

1. 과거병력, 작업경력 및 자각 · 타각증상(시진 · 촉진 · 청진 및 문진)
2. 혈압 · 혈당 · 요당 · 요단백 및 빈혈검사
3. 체중 · 시력 및 청력
4. 흉부방사선 간접촬영
5. 혈청 지 · 오 · 티 및 지 · 피 · 티, 감마 지 · 티 · 피 및 총콜레스테롤

② 제1항에 따른 제1차 검사항목 중 혈당 · 총콜레스테롤 및 감마 지 · 티 · 피 검사는 고

용노동부장관이 정하는 근로자에 대하여 실시한다.

③ 제1항에 따른 검사 결과 질병의 확진이 곤란한 경우에는 제2차 건강진단을 받아야 하며, 제2차 건강진단의 범위, 검사항목, 방법 및 시기 등은 고용노동부장관이 정하여 고시한다.

④ 특수건강진단 · 배치전건강진단 및 수시건강진단의 검사항목은 제1차 검사항목과 제2차 검사항목으로 구분하며, 각 세부 검사항목은 별표 13과 같다.

⑤ 제4항에 따른 제1차 검사항목은 특수건강진단, 배치전건강진단 및 수시건강진단의 대상이 되는 근로자 모두에 대하여 실시한다.

⑥ 제4항에 따른 제2차 검사항목은 제1차 검사항목에 대한 검사 결과 건강수준의 평가가 곤란하거나 질병이 의심되는 사람에 대하여 고용노동부장관이 정하여 고시하는 바에 따라 실시하여야 한다. 이 경우 건강진단 담당 의사가 해당 유해인자에 대한 근로자의 노출 정도, 병력 등을 고려하여 필요하다고 인정하면 제2차 검사항목의 일부 또는 전부에 대하여 제1차 검사항목을 검사할 때에 추가하여 실시할 수 있다.

⑦ 임시건강진단의 검사항목은 별표13에 따른 특수건강진단의 검사항목 중 전부 또는 일부와 건강진단 담당 의사가 필요하다고 인정하는 검사항목으로 한다.

⑧ 건강진단의 검사방법과 그 밖에 필요한 사항은 고용노동부장관이 정한다.

(6) 건강진단비용

법 제43조제8항에 따른 건강진단의 검진비용은 「국민건강보험법」에서 정한 기준에 따른다.

3) 특수건강진단기관의 지정요건 및 신청

특수건강진단기관의 지정요건은 「의료법」에 따른 의료기관으로서 별표 14에 따른 인력 · 시설 및 장비 등의 요건을 갖춘 자로 한다.

(1) 특수건강진단기관의 지정요건

특수건강진단기관의 지정요건은 「의료법」에 따른 의료기관으로서 별표 14에 따른 인력 · 시설 및 장비 등의 요건을 갖춘 자로 한다.

(2) 특수건강진단기관의 지정신청

① 제102조에 따라 특수건강진단기관으로 지정을 받으려는 자는 별지 제4호서식의 특수건강진단기관 지정신청서(전자문서 신청서 포함)에 다음 각 호의 서류(전자문서 포함)를 첨부하여 관할 지방고용노동관서의 장에게 제출하여야 한다. 다만, 「전자정부법」 제36조 제1항에 따른 행정정보의 공동이용을 통하여 다음 각 호의 서류를 확인할 수 있는 경우에는 그 확인으로 첨부서류의 제출을 갈음할 수 있다.

1. 별표 14에 따른 인력기준에 해당하는 사람의 자격과 채용을 증명할 수 있는 자격증, 경력증명서 및 재직증명서 등의 서류
2. 건물임대차계약서 사본이나 그 밖에 사무실의 보유를 증명할 수 있는 서류와 시설 · 장비명세서
3. 최초 1년간 건강진단사업계획서
4. 법 제43조제9항에 따라 최근 1년 이내에 건강진단기관의 건강진단 · 분석 능력 평가 결과 적합판정을 받았음을 증명하는 서류(건강진단 · 분석 능력 평가 결과 적합판정을 받은 건강진단기관과 생물학적 노출지표 분석의뢰계약을 체결하고 계약서를 제출하는 경우는 그 계약서)

② 지방고용노동관서의 장은 제1항에 따른 지정신청을 받아 특수건강진단기관을 지정하는 경우에는 의사 1명당 연간 특수건강진단 실시 연인원이 1만명을 초과하지 아니하도록 하여야 한다.

③ 특수건강진단기관에 대한 지정서의 발급, 지정받은 사항의 변경, 지정서의 반납 등에 관하여는 제18조 제3항부터 제6항까지의 규정을 준용한다.

④ 특수건강진단기관의 지정방법, 관할지역, 그 밖에 특수건강진단기관의 지정 · 관리에 필요한 사항은 고용노동부장관이 정하여 고시한다.

▣ 특수건강진단기관의 인력 · 시설 및 장비기준

[별표 14]

특수건강진단기관의 인력 · 시설 및 장비기준(제102조 관련)

1. 인력기준
   가. 「의료법」에 따른 직업환경의학과 전문의 1명 이상. 다만, 특수건강진단 대상 근로자가 1만명을 초과하는 경우 근로자 1만명당 직업환경의학과 전문의를 1명씩 추가한다.
   나. 「의료법」에 따른 간호사 2명 이상
   다. 「의료기사 등에 관한 법률」에 따른 임상병리사 1명 이상
   라. 「의료기사 등에 관한 법률」에 따른 방사선사 1명 이상
   마. 「고등교육법」에 따른 전문대학 또는 이와 같은 수준 이상의 학교에서 화학, 화공학, 약학 또는 산업보건학을 전공한 사람 또는 산업위생관리산업기사 이상의 자격을 취득한 사람 1명 이상

2. 시설기준
   가. 진료실 나. 방음실(청력검사용) 다. 임상병리검사실 라. 엑스선촬영실

3. 장비기준
   가. 시력검사기 나. 청력검사기(오디오 체커는 제외) 다. 현미경 라. 백혈구 백분율 계산기
   마. 항온수조 바. 원심분리기 사. 간염검사용 기기 아. 저울(0.01밀리그램 이하까지 측정가능)
   자. 광전광도계(같은 기기보다 성능이 우수한 기기 보유 시에는 제외)
   차. 엑스선촬영기(간접촬영 및 직접촬영) 카. 자동 혈구계수기
   타. 자동혈액화학(생화학)분석기 또는 간기능검사 · 혈액화학검사 · 신장기능검사에 필요한 기기
   파. 폐기능검사기 하. 냉장고
   거. 원자흡광광도계 또는 그 이상의 성능을 가진 기기
   너. 가스크로마토그래피 또는 그 이상의 성능을 가지는 기기. 다만, 사업장 부속의료기관으로서 특수건강진단기관으로 지정을 받으려 하거나 지정을 받은 경우에는 그 사업장의 유해인자 유무에 따라 거목 또는 너목의 기기 모두를 갖추지 않을 수 있다.

4. 그 밖의 기준
   고용노동부장관이 실시하는 건강진단 · 분석 능력 평가에 합격한 기관

※ 비고
1. 제3호아목 · 자목 · 거목 · 너목의 장비는 해당 기관이 제96조에 따른 지정측정기관, 제128조에 따른 안전 · 보건진단기관으로 지정을 받으려 하거나 지정을 받아 같은 장비를 보유하고 있는 경우에는 분석 능력 등을 고려하여 이를 공동 활용할 수 있다.
2. 법 제43조제9항에 따라 건강진단 · 분석 능력 평가 결과 적합 판정을 받은 기관과 생물학적 노출지표 분석 의뢰계약을 체결한 경우에는 제1호마목의 인력과 제3호거목 및 너목의 장비를 갖추지 않을 수 있다.

(3) 건강진단기관의 지정 취소 등의 사유

법 제43조제11항에 따라 준용되는 법 제15조의2 제1항 제5호에서 "대통령령으로 정하는 사유에 해당하는 경우"란 다음 각 호의 어느 하나에 해당하는 경우를 말한다.

1. 건강진단 시 고용노동부령으로 정한 검사항목을 빠뜨리거나 검사방법 및 실시 절차를 준수하지 않은 경우
2. 고용노동부령으로 정하는 건강진단의 검진비용을 줄이는 등의 방법으로 건강진단을

유인하거나 건강진단의 검진비용을 부당하게 징수한 경우

3. 법 제43조 제9항에 따라 고용노동부장관이 실시하는 건강진단기관의 건강진단 · 분석 능력 평가에서 부적합 판정을 받은 경우
4. 건강진단 결과를 거짓으로 판정하거나 고용노동부령으로 정하는 건강진단 개인표를 거짓으로 작성한 경우
5. 무자격자 또는 고용노동부령으로 정하는 건강진단기관의 지정기준을 충족하지 못하는 자가 건강진단을 한 경우
6. 정당한 사유 없이 건강진단의 실시를 거부하거나 중단한 경우
7. 그 밖에 법 또는 법에 따른 명령을 위반한 경우

4) 결과보고 및 결과 보존

(1) 건강진단 결과의 보고

① 건강진단기관이 건강진단을 실시하였을 때에는 그 결과를 고용노동부장관이 정하는 건강진단개인표에 기록하고, 건강진단 실시일부터 30일 이내에 근로자에게 송부하여야 한다.

② 건강진단기관은 건강진단을 실시한 결과 질병 유소견자가 발견된 경우에는 건강진단을 실시한 날부터 30일 이내에 해당 근로자에게 의학적 소견 및 사후관리에 필요한 사항과 업무수행의 적합성 여부(특수건강진단기관인 경우에만 해당)를 설명하여야 한다. 다만, 해당 근로자가 소속한 사업장의 의사인 보건관리자에게 이를 설명한 경우에는 그러하지 아니하다.

③ 건강진단기관은 건강진단을 실시한 날부터 30일 이내에 다음 각 호의 어느 하나에 해당하는 건강진단 결과표를 사업주에게 송부하여야 한다.

1. 일반건강진단을 실시한 경우 : 별지 제22호(1)서식의 일반건강진단 결과표
2. 특수건강진단 · 배치전건강진단 · 수시건강진단 및 임시건강진단을 실시한 경우: 별지 제22호(2)서식의 특수 · 배치전 · 수시 · 임시건강진단 결과표

④ 사업주는 제3항에 따른 건강진단 결과표에 따라 근로자의 건강을 유지하기 위하여 필요하면 법 제43조 제5항에 따른 조치를 하고, 근로자에게 해당 조치 내용에 대하여 설명하여야 한다.

⑤ 특수건강진단기관은 근로자에 대한 특수건강진단 · 수시건강진단 또는 임시건강진단을 실시한 경우에는 법 제43조제4항에 따라 건강진단을 실시한 날부터 30일 이내에 건강진단 결과표를 지방고용노동관서의 장에게 제출하여야 한다. 이 경우 건강진단개인표 전산입력자료를 고용노동부장관이 정하는 바에 따라 공단에 송부한 경우에는 그러하지 아니하다.

⑥ 지방고용노동관서의 장은 근로자의 건강을 유지하기 위하여 필요하다고 인정하는 사업장의 경우 해당 사업주에게 별지 제22호(1)서식의 일반건강진단 결과표를 제출하게 할 수 있다

그림 9-8 특수건강진단기관 평가 우수병원

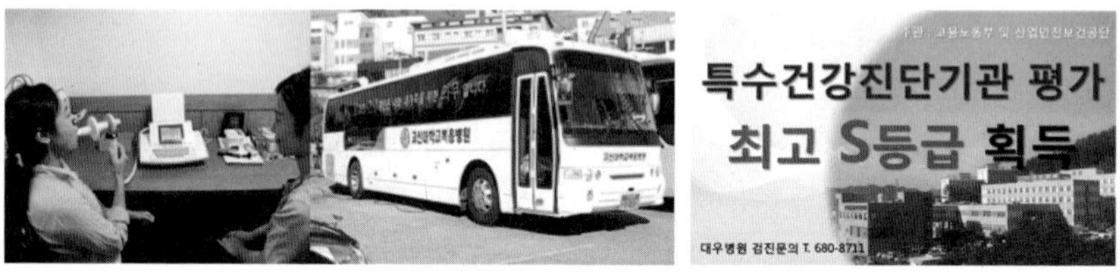
특수건강진단기관 평가
최고 S등급 획득
대우병원 검진문의 T. 680-8711

(2) 건강진단 결과의 보존

법 제64조 제1항 단서에 따라 사업주는 제105조 제3항에 따라 송부 받은 건강진단 결과표 및 법 제43조 제3항 단서에 따라 근로자가 제출한 건강진단 결과를 증명하는 서류를 5년간 보존하여야 한다. 다만, 고용노동부장관이 정하여 고시하는 물질을 취급하는 근로자에 대한 건강진단 결과의 서류 또는 전산입력 자료는 30년간 보존하여야 한다.

5) 특수건강진단기관의 정도관리 및 기관평가

(1) 목적

「산업안전보건법」 제43조제9항에 따른 특수건강진단기관의 건강진단 · 분석 능력 평가와 제43조제10항에 따른 특수건강진단기관의 수준향상을 위한 평가 등에 관하여 필요한 사항을 규정함을 목적으로 한다.

(2) 대상기관

① 특수건강진단기관

② 특수건강진단기관으로 지정받고자 하는 기관

* 평가일 현재 지정 받은 날부터 1년 미만인 기관은 대상기관에서 제외한다.

(3) 실시기관

① 정도관리의 실시기관은 한국산업안전보건공단 산업안전보건연구원으로 하며, 연구원장은 이 고시에서 정하는 바에 따라 분석 · 진폐 및 청력정도관리를 실시하여야 한다. 다만, 연구원장은 정도관리에 관한 업무의 일부를 관련 전문학회 또는 전문기관에 위탁할 수 있다.

② 기관평가의 실시기관은 한국산업안전보건공단으로 하며, 다음 각 호의 업무를 수행한다.

1. 평가계획의 수립 및 평가실시
2. 평가표의 개발 및 보완
3. 평가방법의 표준화 및 일관성 유지
4. 평가기준의 적정성 확보
5. 평가자료 수집 및 결과 보고
6. 그 밖에 평가에 필요한 사항

(5) 정도관리

대상기관은 정도관리의 분야별 주기 · 평가방법에 따라 정기정도관리를 받아야 한다.

① 분석정도관리는 무기분석 및 유기분석에 대하여 실시하고, 정도관리위원회가 정한 지정항목과 선택항목의 표준시료에 대하여 대상기관이 분석하여 제출한 결과를 종합 평가하는 방법으로 실시한다.

② 진폐정도관리는 흉부방사선사진 촬영, 폐활량 검사에 대하여 대상기관이 제출한 자료를 조사하여 평가를 실시한다.

② 청력정도관리는 청각학적 검사 및 판정업무에 대하여 자료 평가를 실시한다.

표 9-2 정도관리의 분야별 주기 · 평가방법

구분	분야	주기	평가방법
분석정도관리	무기분석	2년	분석결과를 종합하여 평가
	유기분석	2년	분석결과를 종합하여 평가
진폐정도관리	흉부방사선사진촬영	2년	자료평가 또는 방문평가
	폐활량검사	2년	자료평가 또는 방문평가
청력정도관리	청각학적 검사 및 판정	2년	자료평가 또는 방문평가

(6) 특수건강진단기관 평가

① 고용노동부장관이 법 제43조 제10항에 따라 특수건강진단기관을 평가하는 기준은 다음 각 호와 같다.

1. 건강진단 · 분석 능력
2. 건강진단 결과 및 판정의 신뢰도
3. 시설 · 장비의 성능
4. 보유인력의 교육이수, 능력개발, 전산화 정도 및 그 밖에 필요한 사항

② 특수건강진단기관의 평가방법, 공표방법 등에 관하여 필요한 사항은 고용노동부장관이 정하여 고시한다.

6) 진폐건강진단

(1) 목적

「진폐의 예방과 진폐근로자의 보호 등에 관한 법률」 제10조부터 제13조까지의 규정, 제15조, 제16조, 제18조, 제23조, 같은 법 시행령 제12조의5, 제14조, 제15조, 같은 법 시행규칙 제11조부터 제14조까지의 규정, 제17조, 제20조, 제25조부터 제28조까지의 규정, 제37조 등에서 진폐건강진단에 대하여 위임한 사항 및 그 시행에 필요한 사항을 규정함을 목적으로 한다.

(2) 진폐건강진단기관 정도관리

진폐건강진단 실시결과의 정확성 및 신뢰성을 높이기 위하여 다음 각 호의 진폐건강진단 항목에 대한 진폐건강진단기관의 검사방법 및 능력을 평가하고 그 결과에 따른 지도, 교육, 그밖에 진폐건강진단능력의 향상에 필요한 모든 관리를 말한다.

1. 흉부엑스선사진 촬영
2. 흉부엑스선사진 판독
3. 폐기능 검사
4. 폐기능 판정

(3) 진폐건강진단 세부검사항목

① 흉부임상검사는 진단되는 증상이 진폐에 기인한 것인지의 여부 및 진행정도를 구분함을 목적으로 한다.

② 폐기능검사는 진폐병형 제4형에 해당하거나 심장질환 등이 있어 검사가 곤란한 때에는 최대환기량을 간접적으로 산출할 수 있다.

③ 심폐기능의 장해가 인정되었을 경우에는 그 장해의 원인이 진폐인지 또는 그 밖의 질병인지를 감별하여야 한다.

(4) 건강진단 비용의 심사

① 근로복지공단은 건강진단 비용의 청구를 받은 경우에 다음 각 호의 사항을 심사하여 지급 여부 및 지급 금액을 결정하여야 한다.

1. 청구된 내용에 「산업재해보상보험법 시행규칙」에 따른 위반사항이 있는지 여부
2. 규칙 제13조에 따른 검사항목의 적정 여부 등 건강진단 비용에 관한 사항

② 공단은 제1항에 따른 지급결정을 한 경우에 7일 이내에 지급결정 내용을 건강진단기관에 알려주어야 한다.

③ 공단은 건강진단 비용과 관련하여 필요하면 건강진단기관을 방문하여 현지조사를 할 수 있다.

④ 현지조사 대상 건강진단기관의 선정기준, 현지조사의 절차 및 방법 등은 공단이 정한다.

(5) 건강진단부대비용의 지급

① 공단은 법 제23조 제1항에 따라 진폐근로자의 생활 및 건강보호를 위하여 건강진단부대비용을 지급할 수 있다.

② 제1항에 따른 건강진단부대비용은 규칙 제14조에 따른 제2차 건강진단을 받는데 소요된 기간의 진단수당과 제2차 건강진단을 받기 위하여 자택 등에서 건강진단기관

까지 왕복하는데 소요된 이송료를 말한다.

③ 제2항에 따른 진단수당 및 이송료를 지급받으려는 사람은 공단에 청구할 수 있다.

(6) 진폐관리 구분판정

진폐관리구분의 판정은 흉부엑스선사진에 나타난 진폐병형과 폐기능 장해정도를 종합하여 결정하되 진폐관리구분판정표에 따라 판정한다.

(7) 폐기능장해의 판정

진폐관리구분의 판정기준에서 “현저한 폐기능 장해가 없다고 인정되는 자”란 정상(F0)이거나 심폐기능 장해판정기준중 경미장해(F1/2) 또는 경도장해(F1)가 있는 사람을 말하고, “현저한 폐기능의 장해가 있다고 인정되는 자”란 중등도장해(F2) 또는 고도장해(F3)가 있는 사람을 말한다.

수행내용 및 수행준거 - 특수건강진단

1 산업보건의 개념과 특수건강진단 및 정기건강진단의 개념에 대하여 알아본다.

(1) 산업보건

모든 작업에서 일하는 근로자들의 육체적 · 정신적 · 사회적건강을 유지증진 시키며, 작업조건으로 인한 질병을 예방하고, 건강에 유해한 취업을 방지하며, 근로자를 생리적으로나 심리적으로 적합한 작업환경에 배치하여 일하도록 하는 것으로서 직업이 인간에게 그리고 일하는 사람이 직무에 적합하도록 마련하는 것을 말한다.

(2) 특수건강진단

① 정의

산업안전보건법 제43조의 규정에 의하여 유해인자 노출업무 종사 근로자의 일반질병 및 직업성질환을 예방하고 근로자 건강 보호 · 유지에 적합하도록 관리하기 위함이다. 따라서 건강에 유해한 업무 환경에 종사하고 있는 근로자를 대상으로 업무상 질병의 발병을 예방하고, 근로자의 건강을 보호, 유지하기 위해 실시되는 건강진단이다.

② 목적

첫째, 업무상 질병을 조기에 발견하여 증세가 더욱 나빠지지 않도록 하고 재발을 방지하기 위한 것이다.(직업병의 조기발견)

둘째, 업무기인성을 역학적으로 추구하여 업무에서 비롯되는 질병의 발생을 예방하고자 하는 것이다.

③ 대상사업장

- 상시근로자 1인 이상 사업장으로서 분진, 소음, 화학물질 등 직업병 발생 원인이 되는 유해인자 177종에 노출되는 업무에 종사하는 근로자
- 건강진단 실시결과 직업병 유소견자로 판정받은 후 작업 전환을 하거나 작업장소를 변경하고, 직업병 유소견자 판정의 원인이 된 유해인자에 대한 건강진단이 필요하다는 의사의 소견이 있는 근로자

④ 실시주기

근로자 배치전건강진단을 실시한 날부터 유해인자별로 정해진 시기 및 주기에 따라 각각 실시한다.

※ 특수건강진단 주기의 일시단축-작업환경측정에서 노출기준을 초과하였거나 직업병유소견자가 신규로 발생한 유해부서의 동일 작업 근로자에 대하여는 노출기준을 초과한 또는 직업병유소견자의 발생원인이 된 유해인자의 다음번 특수건강진단 실시주기를 1/2로 단축한다.

(3) 정기건강진단

정기건강진단(periodical health diagnoses)은 일정한 간격을 두고 실시되는 건강진단을 말하며, 일반건강진단과 특수 건강 진단이 있다. 사업주는 상시 사용하는 근로자중 사무직 종사자에 대하여는 2년에 1회 이상, 기타 근로자에 대하여는 1년에 1회 이상 일반건강진단을 실시해야 한다. 특히 유해 위험한 연, 4알킬연 등 의 업무에 종사하는 근로자에 대하여는 6월에 1회 이상 그리고 소음 발생장소에서의 업무, 분진작업, 이상기압 하에서의 업무, 유해광선 이나 강렬한 진동이 발생하는 장소에서의 업무 등에 대하여는 1 년 에 1회 이상 정기적으로 특수건강진단을 실시해야 한다.(산업안전 보건법 시행규칙 제99조) 또한 사업주는 건강진단결과에 따라 작업 전환, 근로시간의 단축, 시설 · 설비의 설치 또

는 개선 등 적절한 사후조치를 강구하여야 한다.

2 작업환경의 측정의 정의 및 목적과 대상사업장에 대하여 알아본다.

(1) 정의

산업안전보건법 제42조의 규정에 의하여 작업시 발생하는 소음, 분진, 유해화학물질 등의 유해인자에 근로자가 얼마나 노출되는지를 측정 · 평가한 후 시설 · 설비 등 적절한 개선을 통하여 깨끗한 작업환경을 조성함으로써 근로자의 건강 보호 및 생산성 향상에 기여하기 위함이다.

(2) 목적

근로자가 호흡하는 공기 중의 유해물질 종류 및 농도를 파악하고 해당 작업장에서 일하는 동안 건강장해가 유발될 가능성 여부를 평가하며 작업 환경 개선의 필요성 여부를 판단하는 기준이 되기도 한다.

(3) 대상사업장

상시근로자 1인 이상 사업장으로서 소음, 분진, 고열, 금속가공유, 화학물질 등 산업안전보건법 시행규칙 별표11의3의 작업환경측정대상 유해인자(191종)에 노출되는 근로자가 있는 작업장. 다만, 다음에 해당하는 경우에는 작업환경측정을 실시하지 않을 수 있다.

① 임시작업(월 24시간 미만) 및 단시간작업(1일 1시간 미만)을 행하는 작업장(발암성 물질 취급 작업 제외)

② 관리대상 유해물질의 허용소비량을 초과하지 아니하는 작업장(그 관리대상 유해물질에 대한 작업환경측정에 한함)

③ 분진작업의 적용제외 작업장(분진에 관한 작업환경측정에 한함)

(4) 실시주기

작업장 또는 작업공정이 신규로 가동되거나 변경되는 등으로 대상 작업장이 된 경우 30일 이내 실시하고, 그 후 매 6월에 1회 이상 실시한다.

- 단 아래의 경우에는 측정주기를 변경
  - 매 3월에 1회 이상 : 발암성 물질이 노출기준을 초과하거나 기타 화학물질이 노출기준 2배 이상인 경우

– 매 1년에 1회 이상 : 최근 1년간 공정변경 등 작업환경측정결과에 영향을 주는 변화가 없고, 최근 2회 측정결과 노출기준 미만인 경우이다.

3 특수건강진단과 작업환경측정이 어떻게 실시되는지 알아본다.

(1) 특수건강진단은 유해인자별로 필수검사항목과 선택검사항목으로 구분하여 실시하되

– 필수검사항목은 유해업무에 종사하는 근로자 모두에 대하여 실시하고, 이전 건강진단에서 이상소견을 보였거나 건강진단의사가 필요하다고 인정하는 경우에는 선택검사항목의 일부 또는 전부를 함께 실시한다.

– 선택검사항목은 필수검사항목에 대한 검사결과에서 이상소견이 의심되어 특수건강진단기관이 통보하는 근로자에게 실시되며, 이때에는 선택검사항목으로만 실시한다.

※ 직업병 유소견자 · 요관찰자, 노출기준 초과 공정근로자 등에 대한 선택검사 항목은 필수항목 검사시에 포함하여 실시한다.

(2) 작업환경측정은

• 개인시료포집(근로자가 호흡기 위치에 측정기기를 착용하고 측정)이 원칙

– 개인시료 포집이 불가능할 경우에는 지역시료 포집방법(측정기기를 일정한 지역에 고정시켜 측정)으로 실시

• 1일 작업시간 동안 6시간이상 연속 측정하거나 작업시간을 등간격으로 나누어 6시간 이상 연속 분리하여 측정한다.

– 6시간미만 측정이 가능한 경우 : 유해물질 발생시간이 6시간 이내 또는 간헐적 작업인 경우, 단시간 노출기준이 설정된 물질로서 단시간 고농도에 노출될 경우

4 특수건강진단 및 작업환경측정 평가의 결과 판정에 대하여 알아본다.

(1) 특수건강진단의 실시결과는 건강관리구분, 사후관리조치 및 업무수행 적합여부(일반질병유소견자 또는 직업병유소견자 판정에 한함)로 각각 구분하여 판정한다.

(2) 측정대상 유해인자 191종에 대한 작업환경측정결과 노출기준 미만, 노출기준 초과가능, 노출기준 초과로 구분하여 평가한다.

※ 노출기준 : 근로자가 유해 요인에 노출되는 경우 노출 기준 이하의 수준에서는 거의

모든 근로자에게 건강상 나쁜 영향을 미치지 아니하는 기준이며 1일 8시간을 기준으로 한다.

표 9-3 특수건강진단 판정기준

코드	건강관리구분	기 준
A	정상자	건강관리상 사후관리조치가 불필요
C1	직업병요관찰자	직업병 예방을 위하여 적절한 사후관리조치 필요
C2	일반질병요관찰자	일반질병 예방을 위하여 적절한 사후관리조치 필요
D1	직업병유소견자	직업병의 소견이 있어 적절한 사후관리조치 필요
D2	일반질병유소견자	일반질병의 소견이 있어 적절한 사후관리조치 필요

5 작업환경측정 및 특수건강진단 결과 어떤 조치를 하여야 하는지 알아본다.

(1) 작업환경측정

① **측정 · 평가에 따라 강구해야 할 조치사항**

측정 · 평가 결과	강구해야 할 조치
노출기준 미만	현재의 작업상태 유지
노출기준 초과가능	시설 · 설비 등 작업방법의 점검 후 개선 및 적정보호구 지급
노출기준 초과	시설 · 설비 등에 대한 개선대책수립 시행 및 적정보호구 지급

(2) 특수건강진단

① **특수건강진단결과에 따른 사후관리 조치**

- 사업주는 일반질병 요관찰자 또는 유소견자의 판정을 받은 근로자에 대하여는 생활습관개선 또는 근무 중 치료 등 의사의 사후관리조치 판정에 따라 당해 근로자가 스스로 건강관리를 할 수 있도록 보건지도를 실시하고 그에 필요한 조치를 배려한다.
- 직업병 요관찰자 또는 유소견자 판정을 받은 근로자에 대하여는 의사가 판정한 사후관리조치또는 그에 준하는 건강보호조치를 이행

표 9-4 특수건강진단 결과에 따른 사후관리 조치

개별적 사후관리 조치	집단적 사후관리 조치
1) 건강상담 및 건강증진 2) 보호구 지급, 교체 및 착용 지도 3) 추적검사(검사항목 일부) 4) 주기단축(건강진단 전체, 개인) 5) 근무 중 치료 6) 근로시간 제한 · 단축(법 제45조 연계) 7) 근로금지 및 작업전환(법 제45조 연계) 8) 기타	1) 보건교육 2) 주기단축(동일 공정 · 작업 전체) 3) 작업환경측정 4) 작업환경개선(시설 · 장비) 5) 기타

② 건강진단결과에 따른 업무제한

사업주는 사후관리조치 및 업무수행적합여부 판정에 따라 근로시간제한 · 단축, 근로금지 또는 작업전환 등과 같이 근로자의 동의가 바람직한 건강보호조치에 대하여는 특수건강진단결과를 판정한 의사 및 근로자간에 충분한 사전협의를 거쳐 이행하되, 양자 간에 협의가 되지 않는 경우에는 의사의 최종의견을 토대로 이행하여야 한다.

표 9-5 특수건강진단 결과에 따른 업무수행 적합여부 평가기준

구분	업무수행적합여부 평가기준
가	현재의 조건하에서 현재의 업무가 가능
나	일정한 조건(작업방법 또는 작업환경 개선, 건강상담 또는 지도, 건강진단 주기단축 등) 하에서 현재의 업무가 가능
다	건강장해가 우려되어 한시적으로 현재의 업무를 할 수 없음(간강회복 또는 작업방법 · 작업환경 또는 근로조건 개선 후 업무복귀 가능
라	건강장해의 악화 또는 영구적인 건강손상이 우려되어 현재의 업무를 할 수 없음

※ 일반질병 또는 직업병 유소견자에 대하여는 반드시 업무적합성평가를 판정하여야 함

③ 사업주는 건강진단결과에서 다음의 기준에 해당하는 직업병이 발생하였거나 발생할 우려가 있는 근로자는 의사의 판정에 따라 해당 직업병의 발생 원인이 되는 유해인자 노출 업무에 종사하게 할 수 없다.

표 9-6 직업병의 발생 원인이 되는 유해인자 노출 업무에 종사 제한업무

	구 분	제한업무
1	중금속, 유기용제, 특정화학물질의 중독 또는 중독의 우려가 있는 근로자	중금속, 유기용제 또는 특정 화학물질의 분진, 가스 및 증기 등의 노출업무
2	진폐의 소견(1형이상)이 있는 근로자	진폐증을 일으키는 분진 노출업무
3	전리방사선 피폭 근로자	전리방사선 노출업무
4	규칙 제117조 제2항 각호의 질병이 있는 근로자	고기압 노출업무

6 작업환경측정결과와 특수건강진단 결과보고에 대하여 알아본다.

(1) 작업환경측정결과보고

• 작업환경측정을 수행한 기관은 측정을 완료한 날로부터 30일 이내에 작업환경측정 결과표를 사업주에게 송부한다.

• 사업주는 측정을 완료한 날로부터 60일 이내에 작업환경측정결과보고서를 해당지역 관할 지방고용노동관서의 장에게 제출한다.

– 상반기 측정결과는 늦어도 8월 15일까지, 하반기 측정결과는 다음해 2월 15일까지 보고한다.

– 노출기준을 초과한 경우 "작업환경개선 증명서류"를 반드시 첨부한다.

(2) 특수건강진단 결과보고

• 5인 이상 사업장의 사업주는 특수건강진단기관으로부터 그 결과를 송부 받은 때에는 지체 없이 특수건강진단결과표를 작성하고 이를 관할 지방고용노동관서의 장에게 보고한다.

– 특수건강진단결과에서 일반질병 또는 직업병유소견자가 발견된 경우에는 당해 근로자에 대하여 이행한 사후관리조치를 건강진단기관으로부터 송부 받은 질병유소견자 사후관리소견서에 기록하고 이를 특수건강진단기관으로부터 건강진단결과를 송부 받은 날부터 20일 이내에 관할 지방고용노동관서의 장에게 보고한다.

7 작업환경측정결과와 특수건강진단결과의 보존은 얼마동안 해야 하나?

(1) 작업환경측정결과를 기록한 서류는 보존기간을 5년으로 하되, 발암성확인물질에 대한 기록이 포함된 서류는 30년간 보존한다.

(2) 특수건강진단결과 사업주는 유해업무에 종사하는 근로자에 대한 특수건강진단의 결과서류를 건강진단기관으로부터 송부 받은 날부터 5년간 보존한다.

– 다만, 발암성확인물질에 노출되는 유해업무에 종사하는 근로자에 대한 특수건강진단의 결과서류를 건강진단기관으로부터 송부 받은 날부터 30년간 보존한다.

8 작업환경측정 및 특수건강진단 관련규정을 위반하면 어떤 불이익이 있는지 알아본다.

표 9-7 작업환경측정 및 특수건강진단 위반시 벌칙금

작업환경측정	특수건강진단
• 작업환경측정을 실시하지 아니한 경우 : 500만원 이하의 과태료 • 측정대상 유해인자를 누락시킨 경우 : 100만원 이하의 과태료 • 작업환경측정 결과를 보고하지 아니한 경우 : 300만원 이하의 과태료 • 작업환경측정 결과를 허위로 보고한 경우 : 300만원 이하의 과태료 • 근로자대표의 요구에도 불구하고 근로자 대표를 입회시키지 않은 경우 : 500만원 이하의 과태료 • 산업안전보건위원회 또는 근로자대표가 작업환경측정결과 설명회개최를 요구하였으나 이에 불응한 경우 : 500만원 이하의 과태료 • 측정결과에 따라 근로자의 건강보호를 위하여 시설개선 등 적절한 조치를 하여야 함에도 이를 이행하지 아니한 경우 : 1,000만원 이하의 벌금형	• 특수건강진단을 실시하지 아니한 경우 : 미실시 근로자 1인당 20만원의 과태료를 최대 1,000만원 • 특수건강진단결과 근로자의 건강을 유지하기 위하여 필요 하다고 인정 되는 적절한 조치를 이행하지 아니한 경우 : 1,000만원 이하의 벌금 • 특수건강진단결과를 근로자 건강 보호 · 유지외의 부당한 목적으로 사용한 경우 : 300만원 이하의 과태료 • 특수건강진단결과를 관할 지방노동관서의 장에게 보고하지 아니한 경우 : 300만원 이하의 과태료 • 특수건강진단결과를 정해진 기간만큼 보존하지 아니한 경우 : 300만원 이하의 과태료 • 근로자가 사업주가 실시하는 건강진단을 정당한 사유 없이 받지 아니한 경우 : 해당 근로자에게 10만원의 과태료

9 작업환경측정대상 유해인자(191종) 및 특수건강진단대상 유해인자(177종)에 대하여 알아본다.

(1) 작업환경측정대상 유해인자에는 유기화합물(113종), 금속류(23종), 산 및 알칼리류(17종), 가스상 물질류(15종), 허가대상유해물질 (14종), 분진 (6종), 금속가공유(1종) 등이 있다.

(2) 특수건강진단대상 유해인자에는 유기용제(55종), 특정화학물질(42종), 금속중금속(11종), 분진 (3종), 물리적 인자(8종) 등이 있다.

10 보건관리대행의 정의 및 목적과 업무내용에 대하여 알아본다.

(1) 정의

산업안전보건법상 보건관리에 대한 사업주 의무사항을 효율적으로 수행할 수 있도록 중소규모 사업장을 대상으로 산업보건 사업 전문기관이 사업장 보건관리 업무를 지도, 지원해주는 제도이다(산업안전보건법 제16조 관련).

(2) 목적

사업주가 자체적으로 보건관리를 책임지고 수행하기 어려운 중소규모 사업장 보건관리를 산업보건사업, 전문기관의 인력과 시설을 공동으로 활용하여 체계적이고 종합관리를 함으로써 근로자에게는 건강증진의 효과가 나타남과 더불어 사업주에게는 경제적 비용부담을 덜어주기 위함이다.

(3) 업무내용

업무내용은 ① 작업환경관리 ② 근로자 건강관리 ③ 보건교육산업 ④ 보건관련 정보제공 등이다.

11 특수건강진단을 실시 후 근로복지공단에 진료비를 청구하며, 지급내역을 분석관리한다.

특수건강진단실시기관(현황)에 대해서 알아본다. 특수건강진단을 실시할 수 있도록 고용노동부장관의 지정을 받은 기관을 말한다. 지정요건은 다음과 같다.

(1) 인력기준

① 예방의학 전문의 또는 산업의학에 관한 학식과 경험이 풍 부한 의사 1인 이상, ② 의료법에 의한 간호사 2인 이상, ③ 방사선 기사 1인 이상, ④ 임상병리기사 1인 이상, ⑤ 교육법에 의한 전문대학 또는 이와 동등 이상의 학교에서 화학 · 화공학 · 약학 또는 산업보건학을 전공한 자 또는 산업위생관리기사 2급 이상인 자 1인 이상

(2) 시설기준

① 진료실, ② 방음실(청력검사용), ③ 임상병리 검사실, ④ 엑스 선촬영실

(3) 장비기준

① 시력 검사기, ② 청력검사기(오디오미터 및 오디오 체커를 포함), ③ 현미경, ④ 백혈구 계산판, ⑤ 백혈구 백분율 계산기, ⑥ 항온수조, ⑦ 원심분리기, ⑧ 냉장고, ⑨ 자동피펫, ⑩ 단백 굴절계 등이다.

표 9-8 특수건강진단기관 현황

기관명	지정관서(최초)	주소	전화번호
(사단법인)정해복지부설한신메디피아의원	서울청	서울시 서초구 잠원동 65-32 한신공영 빌딩 2층	02-3481-1121
(재단법인)한국의학연구소	서울청	서울시 종로구 당주동 100 세종빌딩 903호	02-739-2501
강북삼성병원	서울청	서울시 종로구 평동 108	02-2001-2659
삼육서울병원	서울청	서울시 동대문구 휘경2동 29-1번지	02-2244-0191

의료법인하나로의료재단	서울청	서울시 종로구 인사동 194-4 하나로빌딩 3층	02-732-3030
경희의료원	서울청	서울시 동대문구 회기동 산 1번지	02-958-8114
(재단법인)한국의학연구소 강남분사무소	서울강남	서울시 강남구 삼성동 142-35 성담빌딩 2층	02-539-1999
강남하나로의원	서울강남	서울시 강남구 테헤란로 326 7층-11층 (역삼동, 태보 역삼 아이타워)	02-6322-1000
한양대학교병원	서울동부	서울시 성동구 행당동 산 17	02-2290-8996
(재)네오딘의학연구소	서울동부	서울시 성동구 천호대로 320 (용답동) 2-3번지	02-2244-6500
순천향대학교 의과대학 부속 병원	서울서부	서울시 용산구 한남1동 657	02-709-9450, 57
(재단법인)한국의학연구소 (여의도분사무소)	서울남부	서울시 영등포구 여의도동 23-10 sk증권빌딩 15,17,18층	02-785-9600
의료법인한국의료재단여의도 의원	서울남부	서울특별시 영등포구 국제금융로10 TWO IFC 빌딩 4, 5층	02-6906-2320
원진재단부설녹색병원	서울북부	서울시 중랑구 면목3동 568-1번지	02-490-2110, 2092
(사)대한산업보건협회 서울산업보건센타	서울관악	서울시 금천구가산동60-4 (코오롱테크노밸리2층)	02-866-9507~9
(의)나사렛의료재단	중부청	인천시 연수구 동춘동 937-3	032-899-9999
(의료법인)남동길병원	중부청	인천시 남동구 논현동 449 남동공단 28B-1L	032-820-2214, 2252
의료법인인천사랑병원	중부청	인천시 남구 주안동 144-2	(032) 425-2001
인천광역시의료원	중부청	인천시 동구 송림동 318-1번지	032-580-6652
인하대학교의과대학부속병원	중부청	인천시 중구 신흥동 3가 7-206	032-890-2861, 2865
검단탑종합병원	인천북부	인천시 서구 당하동 951-15	032-590-0114
근로복지공단인천산재병원	인천북부	인천시 부평구 구산동 산 47-3	032-500-0241-3
나은병원	인천북부	인천시 서구 가좌3동 277-7	032-582-8114
연세대학교의과대학 세브란스병원 산업보건센터	인천북부	인천시 서구 가정동 512-4	032-582-3001~5
온누리병원	인천북부	인천시 서구 왕길동 635-1번지	032-567-6200
(의료법인)인성의료재단	인천북부	인천시 계양구 장제로 722 (작전동) 900-4번지	032-540-9029
김포우리병원	부천	경기 김포시 걸포동 389-15	031-999-1000
부천대성병원	부천	경기 부천시 원미구 심곡1동 110-6	032-610-1121, 1308
의료법인제일성심의료재단	부천	경기 김포시 통진읍 도사리 733-2번지	031-996-1390-2
(사)대한산업보건협회 경기북부산업보건센타	의정부	경기 의정부 시의정부2동556	031-828-3800
재단법인한국산업보건 환경연구소	의정부	경기 의정부시 의정부2동 548-7 삼부빌딩 5층	031-871-5671
동국대학교의료원(일산)	고양	경기 고양시 일산동구 식사동 814	031-961-9308
명지병원	고양	경기 고양시 덕양구 화정동 697-24	031-810-5114
(학교법인)아주대학교의료원	경기	경기 수원시 팔달구 원천동 산 5번지	031-219-5644,5607,5290

강북삼성-수원영통의원	경기	경기 수원시 영통구 영통동 998-4	031-303-0301
(사)대한산업보건협회 경기산업보건센타	경기	경기 수원시 팔달구 인계동 1036 (미디어씨티 5층)	031-267-4400
삼성의료재단 강북삼성수원의원	경기	경기 수원시 영통구 매탄동 416	031-200-1981
오산한국병원	경기	경기 오산시 원동 560-70	031-379-8300,031-379-8650
용인서울병원	경기	경기 용인시 고림동 787-1	031-337-0114(720)
의료법인수경의료재단	경기	경기 오산시 오산동 867-4	031-375-0081,1727
한국의학연구소 수원지사	경기	경기 수원시 권선구 권선동 1015 동양덱스빌 2층	031-229-0011
박희붕외과의원	경기	경기도 수원시 권선구 효원로256번길 7 지오베르크빌딩 203호	031-233-5571
(의료법인)진성연세모두의원	성남	경기 성남시 분당구 야탑동 360-1시그마3층	031-781-9229
분당H병원	성남	경기도 성남시 분당구 백현로 100	1577-5975
금강의원	성남	경기 이천시 창전동 449-8	031-634-3917,3600~4
(의료법인)인산의료재단메트로병원	안양	경기 안양시 만안구 안양8동 342-105	031-467-9984,95
광명성애병원	안양	경기 광명시 철산3동 389번지	02-2680-7367,7167
의료법인효산의료재단 안양샘병원	안양	경기 안양시 만안구 안양5동 456-8	031-467-9114,9133
한림대학교성심병원	안양	경기 안양시 동안구 평촌동 896번지	031-380-1582,1589
한성의원	안양	경기 안양시 동안구 호계동 949-9 덕우빌딩 2층	031-458-3646
(사)대한산업보건협회 안산산업보건센터	안산	경기 안산시 단원구 신길동 신길택지개발지구 C 3-5 (신우프라자 2~5층)	031-498-1063-6
(의료법인)대아의료재단 (한도병원)	안산	경기 안산시 단원구 선부동 1071-1	031-8040-1341
(재단법인)아주산업의학연구소	안산	경기 시흥시 정왕동 1731-1 한일프라자 3층	031-497-4790,5980
(재단법인)제일산업의학연구소	안산	경기 시흥시 정왕동 1780-1 은성빌딩 5층	031-433-9241
고대안산병원	안산	경기 안산시 단원구 고잔동 516번지	031-412-5390,5870
근로복지공단안산산재병원	안산	경기 안산시 상록구 일동 95	031-5001-271-4,182-4
시화병원	안산	경기 시흥시 정왕동 1860-1	031-432-2600(355)
의료법인석경의료재단	안산	경기 시흥시 정왕1동 1366-11	031-8041-3000
경희의원	안산	경기 안산시 단원구 원시동 777	031-491-3760
박애병원	평택	경기 평택시 평택동 41-2	031-652-0607
안중백병원	평택	경기 평택시 안중읍 금곡리 205-10	031-683-9117
의료법인굿모닝병원	평택	경기 평택시 합정동 883	031-659-7952
의료법인청천의료재단 안성성모병원	평택	경기 안성시 서인동 14	031-675-6007

의료법인 설백의료재단 평택국제병원	평택	경기 평택시 고덕면 방축길 109번지 평택국제병원	031-612-2021
근로복지공단동해산재병원	강릉	강원 동해시 평릉동 190	033-530-3255
연세대학교원주세브란스 기독병원	원주	강원 원주시 일산동 162	033-741-1063
동아대학교병원	부산청	부산시 구 동대신동 3가 1번지	051-240-5310~2
인제대학교 부산백병원	부산청	부산시 부산진구 개금동 633-16	051-890-6314
한국의학연구소 부산지사	부산청	부산시 부산진구 부전동 503-15번지 부산롯데호텔11층	051-810-1500
(사)대한산업보건협회 부산산업보건센터	부산청	부산시 금정구 청룡동 80-4 (동하빌딩 2,3층)	051-508-6088~9
인제대학교해운대백병원	부산동부	부산시 해운대구 좌동 1435	051-797-0370
(사)대한산업보건협회 남부산산업보건센터	부산북부	부산시 강서구 명지오션시티 9호 15(4,6층)	051-710-6888
고신대학교 복음병원	부산북부	부산시 서구 암남동 34번지	051-990-6691
대한항공 김해부속의원	부산북부	부산시 강서구 대저2동 103 대한항공 우주사업본부 김해부속의원	051-970-5184
근로복지공단창원산재병원	창원	경남 창원시 중앙동 104-1	055-282-5111
사)대한산업보건협회 창원산업보건센터	창원	경남 창원시 마산회원구 양덕동 974 (자유무역지역내)	055-295-2461~3
터직업환경의학과의원	창원	경남 창원시 중앙동 100-6번지 제일상가 308호	055-261-0600
창원파티마병원	창원	경남 창원시 명서동 504-4	055-270-1051-4
학교법인 성균관대학 삼성창원병원	창원	경남 창원시 마산회원구 합성2동 50번지	055-290-6268,6682
(사)대한산업보건협회 울산산업보건센터	울산	울산시 남구 선암동 570-13	052-275-6322
(의)동강의료재단	울산	울산시 중구 태화동 123-3	052-241-1383, 1386
굿모닝병원	울산	울산시 남구 달동 972	052-259-9123
울산공업학원울산대학교병원	울산	울산시 동구 전하동 290-3	052-250-8258
정안의료재단중앙병원	울산	울산시 남구 신정2동 1651-9	052-226-1100
현대자동차(주)울산공장	울산	울산시 북구 양정동 700	052-280-4851
양산부산대학교병원	양산	경남 양산시 물금읍 범어리 양산물금지구 3-3단계 부산대학교병원	055-360-1566
의료법인보원의료재단 김해중앙병원	양산	경남 김해시 외동 1044-5	055-330-6128
인제대학교 산업보건센터	양산	경남 김해시 삼방동 177-8	055-332-7811-2
양산내과의원	양산	경남 양산시 양산역6길 3 (중부동) 센트럴스위트3층 301호	055-385-1234
진주고려병원	진주	경남 진주시 칠암동 485-2	055-751-2411

(사)대한산업보건협회 통영산업보건센터	통영	경남 통영시 광도면 황리 1583-6번지	055-641-5232
(의료법인)대우의료재단	통영	경남 거제시 두모동 363번지	055-6808-711
거제터의원	통영	경남 거제시 장평동 374번지 2,3층	055-632-0008
강병원	통영	경남 고성군 고성읍 동외리 271-4	055-673-0101
(사)대한산업보건협회경북산업보건센터	대구청	경북 경산시 진량면 신상리 373-3	053-856-1211
계명대학교동산의료원	대구청	대구시 중구 동산동 575-3	053-250-7850, 7873
영남대학교의과대학부속병원	대구청	대구광역시 남구 현충로 170 영남대학교 의과대학	053-620-4617
(의료법인)서명의료재단 세명병원	대구청	경북 경산시 경안로 208	053-819-8800
(사)대한산업보건협회대구산업보건센터	대구서부	대구시 달서구 호림동 19-15	053-592-4901~4
대구가톨릭의원	대구서부	대구시 달서구 갈산동 123-4 (성서공단 근로자복지회관 4층)	053-582-1949
성서병원	대구서부	대구시 달서구 신당동 1272-9	053-592-5544
(의료법인)한성재단포항세명기독병원	포항	경북 포항시 남구 대도동 94-5번지	054-275-0005
(재단법인)포항성모병원	포항	경북 포항시 남구 대잠동 270-1	054-289-4399,4670
(주)포스코 부속의원	포항	경북 포항시 남구 괴동동 1번지	054-220-7040
동국대학교의료원(경주)	포항	경북 경주시 석장동 1090-1	054-770-8430
인산의료재단 선린병원	포항	경북 포항시 북구 대신동 69-7	054-245-5256
(학교법인)학교법인동은학원순천향대학교부속구미병원	구미	경북 구미시 공단동 250번지	054-468-9751
경상북도김천의료원	구미	경북 김천시 모암동 85	054-429-8226
구미강동병원	구미	경북 구미시 진평동 210-2번지	054-478-9786
차의과학대학교부속구미차병원(직장)	구미	경북 구미시 형곡동 855번지	054-450-9844,9854
(의료법인)안동의료재단	영주	경북 안동시 수삼동 574-2	054-820-1502,1507
문경제일병원	영주	경북 문경시 모전동 188번	054-550-7712
(재단법인)안동성소병원유지재단	안동	경북 안동시 금곡동 177번지	054-850-8168~9
(사)대한산업보건협회광주산업보건센타	광주청	광주시 광산구 흑석동 534번지	062-956-9012~5
(재)한국의학연구소광주분사무소	광주청	광주시 서구 치평동 1217-9번지 우석빌딩 8~9층	062-269-2100
김병원	광주청	광주시 동구 대인동 161-2	062-227-5738
전남대학교병원	광주청	광주시 동구 학동 8번지	062-220-5069
화순전남대학교병원	광주청	전남 화순군 화순읍 일심리 160	061-379-8250
정읍아산병원	전주	전북 정읍시 용계동 350	063-530-6612,6511

(사)대한산업보건협회 전북산업보건센터	전주	전북 전주시 덕진구 여의동 654-1번지	063-225-1242
원광대학교의과대학병원	익산	전북 익산시 신룡동 344-2	063-850-1549, 1144
(의료법인)오성의료재단 동군산병원	군산	전북 군산시 조촌동 671-13	063-440-0300
(사)대한산업보건협회 군산산업보건센터	군산	전북 군산시산단남북로169	063-731-1242
목포기독병원	목포	전남 목포시 백년대로 303번지	061-280-7500
목포중앙병원	목포	전남 목포시 석현동 815-8	061-280-3780,3781
한국병원	목포	전남 목포시 상동 149-2	061-270-5599,5568
(주)포스코광양제철소	여수	전남 광양시 금호동 700	061-790-2631
광양사랑병원	여수	전남 광양시 중동 1639-2번지	061-797-7813
근로복지공단 순천산재병원	여수	전남 순천시 조례동 544	061-720-7134,35 7196~7
의료법인성심병원	여수	전남 여수시 둔덕동 471-77	061-650-8260
의료법인청언의료재단순천제일병원	여수	전남 순천시 왕조동(조례동) 1589-1번지	061-720-3700
(사)대한산업보건협회 대전산업보건센터	대전청	대전시 대덕구 문평동 82-2	042-933-3200
(의료법인)영훈의료재단유성선병원	대전청	대전시 유성구 북유성대로 93번지	042-589-2392
(의료법인)중앙의료 재단부속중앙의원	대전청	대전시 서구 둔산동 931번지 캐피탈타워 아트리움 (B1)	042-477-9633
근로복지공단대전산재병원	대전청	대전시 대덕구 법동 285-3	042-670-5189,5191
을지대학병원	대전청	대전시 서구 둔산동 1306	042-259-1107
의료법인백제병원	대전청	충남 논산시 취암동 21-14번지	041-733-2191
의료법인원전의료재단	대전청	대전시 대덕구 덕암동 43-5번지	042-717-1019
(의료법인)한마음의료재단하나병원	청주	충북 청주시 흥덕구 가경동 566	043-230-6114
(사)대한산업보건협회 충북산업보건센터	청주	충북 청주시 흥덕구 송정동 140-56	043-263-7137~9
충청북도청주의료원	청주	충북 청주시 흥덕구 사직1동 554-6	043-279-2536
성모메디칼의원	청주	충북 청원군 오창읍 중심상업로 20 604-605호 (거묵빌딩)	043-241-4321
(사) 대한산업보건협회 천안산업보건센터	천안	충남 천안시 성성동 511-5 (삼성빌딩 4층)	041-563-2241
(의료법인)영서의료재단	천안	충남 천안시 쌍용동 542-3	041-570-7625,7561
(학교법인)동은학원순천향대학교부속천안병원	천안	충남 천안시 봉명동 23-20	041-570-2385, 2082
JS메디칼내과외과정형외과의원	천안	충남 천안시 직산읍 삼은리 325번지	041)589-7575
단국대학교의과대학부속병원	천안	충남 천안시 안서동 산 16-5	041-550-6781,6790
아산제일의원	천안	충남 아산시 배방면 공수리 149-8	041)548-8777

예산명지병원	천안	충남 예산군 예산읍 관작리 333-7	041-335-2255
현대병원	천안	충남 아산시 온천1동 220-16	041-546-3636
(학)순천향대학교 환경산업의학연구소	천안	충남 천안시 서북구 불당동 1418 (6층)	041-529-1212
당진종합병원	천안	충남 당진시 반촌로 5-15(시곡동)	041-356-9320
화인메트로병원	천안	충남 천안시 서북구 두정동 943번지	041-622-1300
건국대학교충주병원	충주	충북 충주시 교현 2동 620-5	043-840-8400-3
서산중앙병원	보령	충남 서산시 수석산업로 5	041-661-1000

주) 상기 특수건강진단은 변경될 수 있음.

12 특수건강진단에 대한 정의, 목적, 대상, 실시절차, 검사항목, 정도관리 등 제반 관리사항을 요약 정리해본다.

수행 Tip

→ 산업안전보건법 및 특수건강실시기준의 주요사항을 먼저 파악하고 자료를 수집한다.

CHAPTER 10

건강검진 관련 질병상식

- 10-1. 내과계 질환
- 10-2. 외과계 질환
- 10-3. 안 · 이비인후과 및 피부 · 비뇨기, 부인과 질환
- 10-4. 암 질환

10-1 내과계 질환

{ 학습목표 } ❶ 건강검진 후 발견되는 내과계 질환에 대하여 알 수 있다.
❷ 생활습관병의 증상과 원인 및 예방에 대하여 알 수 있다.

필요 지식

1. 내과 질환

1) 질병의 의미

(1) 질병

질병(disease)이란 한 유기체의 정상적인 생명기능을 방해하거나 변형시키는 손상을 의미한다. 인간에게 있어서 질병이란 넓은 의미에서는 극도의 고통을 비롯해 스트레스, 사회적인 문제, 신체기관의 기능 장애와 죽음에 까지를 포괄한다. 질병은 감염성 생물(세균 · 바이러스 · 곰팡이 · 기생충 등)이나 무생물인 유해물질(독소, 이온화 방사선 등) 같은 외부인자의 침입으로 발생할 수 있으며, 선천적이거나 후천적인 해부학적 결함이나 신체기능 이상 등의 생물 내부의 내인성 변화로 인해 일어날 수도 있다.

(2) 감염성질환과 비감염성 질환

질병은 감염성질환과 비감염성 질환으로 크게 구별되고 있으며, 병원체의 감염으로 발생한 질병을 감염성 질환이라고 하고 이 질환이 감염성을 가지고 새로운 숙주에게 감염을 시켜 질병이 발생하는 것을 감염병이라고 한다. 비감염성 질병이란 고혈압, 당뇨병, 암과 같이 전염되지 않는 질병으로 병원체 없이 일어나며 생활 방식, 환경, 유전 등 여러 가지 원인이 복합적으로 영향을 미쳐 질병을 유발한다.

(3) 질병정보

질병정보는 각 병원의 건강증진센터 홈페이지 및 질병정보를 검색하여 건강진단에서 발견되는 질병을 중심으로 요약 정리하였기 때문에 최신의학정보에 의한 향후 수정 · 보완이 필요하다고 본다.

2) 소화기계 질환

(1) 위장질환

가) 위염(Gastritis)

위염은 병리학적으로 위 점막에 염증 세포의 침윤이 있는 상태로 정의하고 있으며, 시간적 개념에 따라 급성과 만성으로 나눌 수 있으며, 이 밖에도 조직학적 소견, 해부학적 분포 및 병적 기전에 따라 분류되고 있다. 위염의 내시경적 소견에 따라 발적성 위염, 미란성 위염, 출혈성 위염, 담즙 역류성 위염, 만성 표재성 위염, 위축성 위염, 화생성 위염, 비후성 위염 등으로 분류하기도 한다.

① 원인

급성 위염의 원인에는 헬리코박터균의 급성 감염, 세균감염, 기생충(예 : 생선회 섭취 후 아니사키스 감염), 진균감염, 심한 스트레스(외상, 화상, 패혈증 등), 알콜, 약물[아스피린, 진통 소염제(NSAIDs)], 강산, 강알칼리 용액 등이 있다.

② 증상

급성 위염의 경우에는 명치 부위의 갑작스런 통증과 구역 및 구토 등이 발생한다. 만성 위염의 경우 아무런 증상이 없는 경우부터 소화불량증과 같은 상복부 동통, 식후 심와부의 그득함, 복부 팽만감, 조기 팽만감, 구역, 속쓰림 등이 발생할 수 있다.

③ 진단

일반적으로 증상에 따른 경험적 약제를 투여한다. 그러나 악성 종양의 가능성을 배제해야 하는 40세 이상 환자나 경고 증상(삼킴 곤란, 지속적인 구토, 체중 감소, 위장관 출혈의 증거)이 있는 환자, 증상에 따른 경험적 치료에도 호전이 없는 환자에서는 위내시경 검사를 시행하여 진단한다. 내시경 검사상 나타나는 징후를 통해 위염을 분류하고, 원인에 대한 감별이 꼭 필요한 경우에는 조직검사를 병행한다.

④ 치료

위내시경 소견상 만성 위축성 위염이나 화생성 위염이 발견되는 경우, 위암의 빈도가 증가하는 것으로 알려져 있기 때문에 최소 1년에 한 번씩은 위내시경 검사를 시행하는 것이 좋다.

그림 10-1 위장검사 및 위염

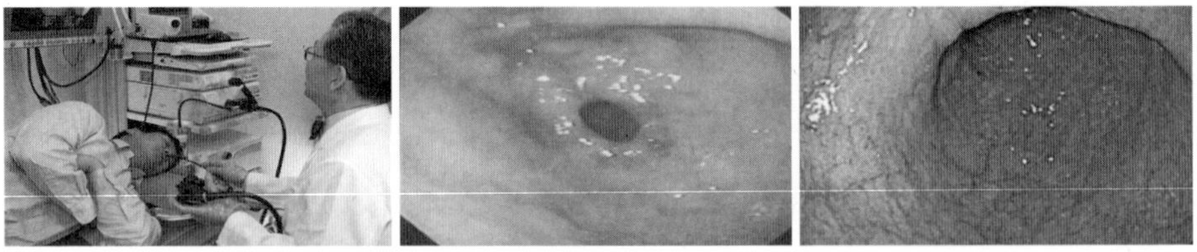

나) 만성위염(Chronic Gastritis)

만성 위염은 위의 점막에 만성염증이 생기는 병으로, 표층성과 위축성 위염으로 구분한다. 만성 위염이란 위의 표면에 존재하는 점막 세포 사이에 염증 세포가 존재하는 상태를 말한다. 내시경 상에서 이런 소견이 보이는 경우는 위 표면이 정상보다 붉게 보이거나 정상적으로 존재해야 할 위의 주름이 잘 보이지 않는 경우, 그리고 군데군데 표면이 약간 상처를 입은 듯한 소견을 보이는 경우 등을 말한다.

① 원인

만성 위염의 원인은 헬리코박터균 감염, 약물(진통제, 소염제, 아스피린), 흡연, 조미료, 커피, 만성적인 알코올 섭취, 불규칙한 식사 습관에 의한 담즙 역류, 위절제술, 스트레스 등이 있다.

② 증상

- 표층성 위염은 상복부에 통증이 올 수 있는데, 식사 직후에 나타날 수 있다. 또한 상복부가 무겁게 눌리는 듯한 기분을 느낄 수 있으며, 메스 껍고 가슴이 답답하여 소화성 궤양과 비슷한 증상을 보일 수 있다.
- 위축성 위염은 위점막이 위축되어 위산분비가 감소하는 병으로 위 속이 저산증이 되면 세균증식이 일어나게 되며, 명확하게 나타나는 증상이 없고 소화 불량 등의 증상

이 있다. 또한 입맛이 떨어지고 메스꺼움과 구토, 전신 권태감, 설사 등이 나타날 수 있으며, 위 점막이 얇아져 위벽의 혈관이 찢어지기 쉽기 때문에 때로는 출혈을 일으켜 피를 토하기도 한다.

- 미란성 위염은 위산의 지속적인 자극에 의해 위점막 자체가 소실되어 가는 상태의 위염이다. 미란을 동반한 위염을 의미하며 동반된 미란이 단발성, 크기가 큰 경우, 모양이 비전형적인 경우 등에서 조직 검사를 실시한다. 육안적 진단보다는 조직학적 진단이 중요하기 때문에 대부분 조직 검사를 시행하며 또한 조직 검사를 통해서 헬리코 박터 존재 여부도 확인 가능하다. 이 미란성 위염이 심해져 점막하층까지 침범하게 되면 궤양이라고 말하게 되고, 궤양이 심해지면 위의 천공(구멍이 남)이나 혈관이 지나고 있는 경우 출혈 등을 유발하여 위험할 수 있다.

③ 진단

위내시경 검사를 시행한 후 검사상, 원인에 대해 감별이 필요한 경우에는 조직검사를 시행하여 염증의 정도와 원인에 대해서 진단한다.

④ 치료

치료는 위산 억제제, 위장 점막 보호제가 주로 처방되며, 흡연, 음주, 카페인, 자극적인 음식 등은 위염의 증상을 악화시키므로 금하는 것이 좋다. 헬리코박터균 감염이 되면 항생제와 소화성 궤양 치료제를 복용한다.

그림 10-2 위를 건강하게 하는 식품과 위염에 좋은 음식(예)

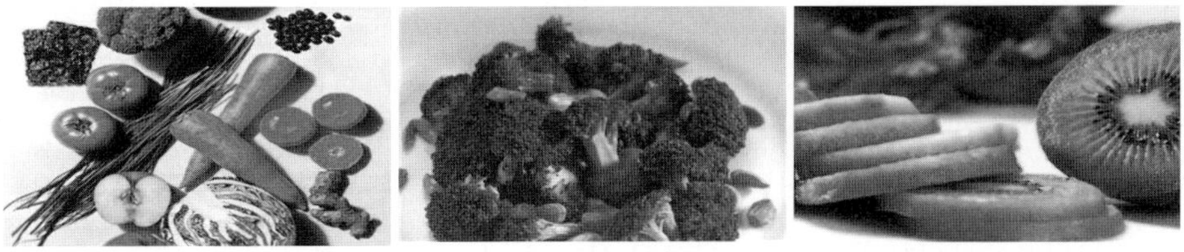

⑤ 주의사항

과음, 과식을 피하고 규칙적인 식사를 하되 자극이 적은 식사를 하는 것이 좋다. 지나치게 뜨거운 음식, 음주와 흡연, 카페인 섭취는 위염 증상을 악화시키므로 피해야 한다. 만성 위염으로 진단된 경우에는 증상에 대한 치료보다 향후 발생할 수 있는 위암을 조기

진단하기 위해 정기적인 검사를 받는 것이 더욱 중요하다.

다) 소화성 궤양(Peptic ulcer)

소화성 궤양은 위에서 분비되는 위산이나 펩신 등에 의해 위, 십이지장의 점막이 손상되어 결손이 생기는 것을 말하며 위궤양과 십이지장궤양을 모두를 일컫는다.

① 원인

소화성 궤양을 유발시킬 수 있는 요인으로서는 정신적 스트레스, 유전적 요인, 흡연, 약물, 세균감염 등이 있다. 1982년 헬리코박터 파이로리(Helicobacter pylori)라는 세균이 발견되어 위 · 십이지장 궤양, 만성 위염, 위암, 위림프종 등과 같은 여러 가지 소화기 질환과 깊은 관련이 있음이 알려지게 되었다. 이 균은 입을 통하여 전파되는 것으로 추정되고 있고 우리나라는 성인 남자의 70%가 감염되고 있다고 보고되고 있다.

② 진단 및 치료

위장 조영술이나 위내시경 검사로 쉽게 내릴 수 있으나 육안 소견만으로 양성과 악성의 감별이 어려운 경우가 흔히 있기 때문에 위궤양이 발견되면 반드시 조직검사를 해서 악성 위궤양 여부와 헬리코박터 균의 감염여부를 확인하여야 한다.

위궤양의 예방이나 치료를 위하여 가져야 할 생활습관

1. 스트레스를 해소하도록 노력하며, 금연을 하고 과음을 피하는 것이 좋다.
2. 커피나 탄산가스가 포함된 음료의 과용을 삼가는 것이 좋다.
3. 가급적 소염진통제 등과 같이 위장관에 자극을 주는 약을 복용하지 않는 것이 좋다.
4. 자극성이 강한 음식이나 기름진 음식은 피하는 것이 좋다.

라) 역류성식도염(Reflux esophagitis)

위 내용물이 식도로 역류되어 가슴앓이나 신물이 넘어오는 것 같은 증상이 발생되는 것을 위식도 역류질환이라 하며 이로 인하여 식도에 염증이 발생한 상황을 역류성 식도염이라 한다. 최근 식생활이나 생활습관의 서구화에 따라 우리나라에서도 점차 증가하고 있다.

① 원인

식도와 위 사이에 있는 밸브와 같은 구조물인 하부식도괄약근의 압력이 어떤 이유에서 적절한 수준보다 낮아지거나 위산분비가 과하거나 복압이 상승하면 강한 산성의 위 내용물이 식도로 역류하게 되고 그 결과로 위 점막과는 달리 산성에 약한 식도의 점막에 손상이 발생하고 염증이 일어나게 된다.

② 증상

증상으로는 가슴앓이가 가장 흔하며, 대개 명치 끝에서 목구멍 쪽으로 치밀어 오르는 듯한 타는 느낌, 화끈거림, 쓰린 느낌 또는 불쾌감을 말한다.

③ 치료

역류성 식도염의 치료에는 금연, 음주름, 기가 많은 음식, 커피 등 생활습관의 교정이 무엇보다도 중요하다.

마) 궤양성대장염(Ulcerative colitis)

궤양성대장염은 대장에 일어나는 염증성 장질환의 일종으로 대장점막에 다발적으로 궤양이 생기며 대장점막이 충혈되면서 붓고 출혈을 일으키는 질환을 말한다.

① 원인

원인은 아직 정확히 알려져 있지는 않지만 대장균, 대장 벽의 면역학적 이상과 유전적인 요소가 영향을 주는 것으로 알려지고 있다. 또한 불규칙하고 자극성 있는 식습관, 카페인, 스트레스 등이 관련 있는 것으로 알려져 있으며, 최근에는 서구화되어 가는 생활습관으로 발병 빈도가 급격하게 증가하고 있다.

② 진단

궤양성 대장염은 대장 및 직장내시경으로 대장의 궤양, 출혈 등의 소견을 보고 조직생검을 통해서 정확히 진단을 할 수 있다. 그리고 바륨 대장조영술, 복부 전산화단층촬영술 등으로 병변의 진행 정도를 파악하는 데 도움이 되고 있다. 정확한 진단을 위해서는 전문의의 지시에 따라 정밀검사를 진행하여야 한다.

③ 치료

치료는 항염증제, 부신피질 호르몬제제, 면역 억제제, 항생제투여와 수술요법 등이 있다.

(2) 간질환

가) 간염(Hepatitis)

간염은 간세포 및 간 조직의 염증을 의미한다. 간염은 바이러스 감염, 약물, 알코올, 화학약물, 독초 등으로 인하여 발병하며, 바이러스성 간염은 원인 병원체에 따라 A형, B형, C형, D형, E형, G형으로 구분된다.

① 증상

간염은 그 지속기간에 따라서 급성(6개월 이내)과 만성(6개월 이상)으로 구분된다. 급성 간염에서는 식욕부진, 오심, 구토 등의 비특이적인 소화기 증상이 생길 수 있으며, 우상복부 불편감을 느끼면 심한 무력감이 동반된다. 또한 미열이나 두통, 근육통, 관절통 등도 있을 수 있고, 황달기에는 눈의 흰자위 및 피부가 노랗게 되고 소변색이 진해진다. 만성 간염은 급성 간염에 걸린 환자가 완전히 회복되지 않고 간 내 염증이 지속되는 경우를 말한다. 만성 간염에서는 무증상이 대부분이지만 일부에서는 쉽게 피로감이나 무력감이 동반될 수 있다.

그림 10-3 간의구조

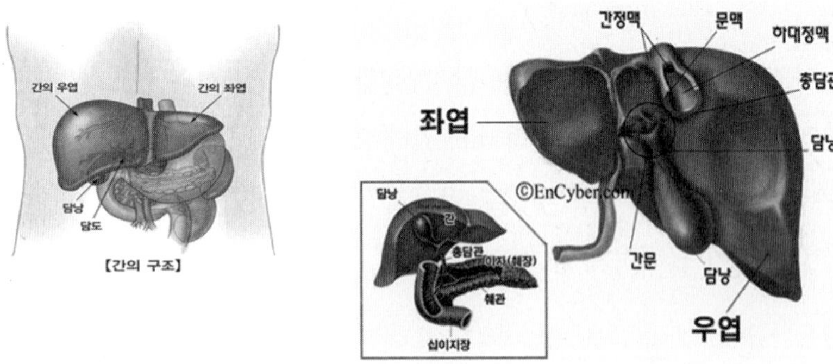

② 진단

먼저 환자의 가족력, 음주력, 약물 복용력, 음주력, 여행력, 침습적 시술, 생활방식 등을 자세히 청취하여 간염의 위험인자를 조사하게 된다. 혈액검사를 통해 바이러스 상태에 대한 검사와 간기능 검사를 한다. 또한 간의 상태와 복부 장기의 상태를 보기 위해 초음파를 시행한다.

③ 경과/합병증

급성 바이러스 간염 환자들 중 90% 이상, 거의 대부분은 정상적으로 회복이 되나 일부에서는 급성 간부전으로 진행하여 사망에 이르거나 간이식을 시행해야 하는 경우도 있다.

급성 간염 중 B형, C형, D형 간염 환자들의 일부는 만성 간염으로 진행할 수도 있다.

④ 치료

급성 간염 환자들의 대부분은 특별한 치료 없이 충분한 휴식과 영양섭취만으로도 회복된다. 하지만 B형, C형 간염 바이러스로 인한 급성 간염 환자들의 일부는 급성 간부전으로 위험해지거나 만성 간염으로 진행할 수 있으므로 항바이러스 치료가 필요한 경우도 있다. 만성 간염의 경우 원인에 따른 특이적인 치료법이 존재하므로 전문의와 상담하여 치료하도록 한다.

⑤ 간염(Hepatitis)의 종류

바이러스성 간염(viral hepatitis)의 종류에는 A형, B형, C형이 있다. 이 중 A형은 주로 유행성 간염을 일으키고 대부분이 쉽게 회복되는 반면, B형과 C형은 치료가 잘 안되고 만성으로의 이환율이 높아 말기에 간경변이나 간암으로 되기 때문에 치사율이 매우 높다. A형은 제1군 감염병, B형은 제2군 감염병이며 선진국에 비해 월등히 높고, C형은 지정감염병으로 분류하고 있다.

■ A형 간염(Hepatitis A)

간염 바이러스의 한 종류인 A형 간염 바이러스(hepatitis A virus: HAV) 감염에 의해 발생하는 급성 간염의 한 종류로서 오심, 구토, 전신 쇠약감, 황달 등의 간염증상과 간기능 검사 이상을 보이는 경우를 말한다.

- 원인 : A형 간염은 분변-경구 감염(fecal-oral transmission)이 주된 감염 경로이다. 대변을 통해 배출된 A형 간염 바이러스는 실온에서도 몇 개월 이상 생존이 가능하므로 오염된 물과 음식을 통해 주로 전파된다.
- 증상 : A형 간염 바이러스가 몸에 들어오면 평균 4주(15~50일) 가량의 잠복기를 거친 이후 임상 증상이 나타나게 된다. 이러한 임상 증상은 주로 비특이적인 증상으로서 감기몸살처럼 열이 나거나 식욕이 감소하고, 구역질과 구토, 전신적인 쇠약감, 복통과 설사를 한다. 성인에서는 그 며칠 후에 황달이 생겨서 눈이 노래지고 소변 색깔이 진해질 수 있다.
- 진단 : 증상이나 진찰만으로는 급성간염을 의심하게 되고, 혈액검사를 통해 그 원인이 A형 간염임을 알게 된다.

- 치료 : 대부분의 급성 A형 간염은 자연적으로 잘 회복되므로, 특이적 치료는 없으며 충분한 영양공급과 휴식이 중요하다. 술과 각종 약제나 소위 건강식품은 절대적으로 삼가야하여야 한다.
- 주의사항 : A형 간염은 대변으로부터 오염된 바이러스가 손을 통해 입으로 감염되는 질환이기 때문에 개인위생 관리가 가장 중요하다. 일반적으로 A형 간염 바이러스는 85도 이상에서 1분만 끓여도 사라지기 때문에 끓인 물을 마시거나 충분히 익힌 음식을 먹는 것으로도 예방이 가능하다.

■ B형 간염(Hepatitis B)

B형 간염 바이러스(hepatitis B virus, HBV)에 6개월 이상 동안 감염된 상태로 이로 인하여 간에 만성 염증괴사가 발생하는 질환이다. 특히 우리나라의 30세 이상 남성인구를 대상으로 한 코호트연구 결과에 따르면, 급성 B형간염의 발생률은 남성인구 10만 명당 17명, 만성 B형간염의 발생률은 10만 명당 16명으로 세계적으로 발생률이 높은 편이다.

- 원인 : B형 간염 바이러스는 주로 간과 혈액 속에 많이 있기 때문에 주로 혈액을 통해 감염이 된다. 즉, 오염된 면도날, 주사바늘, 침, 칫솔 등을 함께 사용하는 경우 감염될 수 있다. 그러나 체액이나 분비물에도 소량의 바이러스가 나올 수 있기 때문에 성관계 등을 통해 감염될 수도 있다. 우리나라에서는 과거에 아기가 태어날 때 B형 간염이 있는 어머니로부터 수직감염이 되는 모자감염이 가장 중요한 전염경로였다.
- 증상 : 대부분은 무증상이며, 일부에서 간염이 악화되는 시기에 식욕이 없어지고 메스꺼움과 구토, 발열, 관절통 등이 나타날 수도 있다. 심한 경우 눈의 흰자위가 노래지는 황달과 함께 짙은 소변, 몸의 가려움증이 동반될 수 있으며, 복부의 오른쪽 윗부분에 통증을 느끼기도 하고 피곤함을 자주 느끼게 된다.
- 진단 : 혈액검사에서 B형 간염 표면항원(HBsAg)이 6개월 이상 양성으로 나오면 진단할 수 있다. e항원 양성 간염과 e항원 음성 간염으로 나눌 수 있으며, 간기능 수치는 지속적 혹은 간헐적으로 상승할 수 있다.
- 경과/합병증 : 만성 B형 간염에서 간경변증으로 진행하는 경우는 매년 2~10% 정도로 알려져 있으며 간암은 견병변증이 없는 경우 매년 1% 미만, 간경변증이 있는 경우는 매년 2~3%에서 발생한다. 따라서 만성 B형 간염 환자는 정기적인 검사와 치료를 받아야 한다.

- 치료 : 급성 B형 간염은 95% 이상에서 보전적인 치료로 호전되므로 안정을 취하고 단백질이 풍부한 식사를 하며 금주를 하도록 한다. 만성 B형 간염은 환자마다, 시기마다 그 활성도가 변화하므로, e항원 상태, AST/ALT 수치, HBV DNA 수치 및 간 조직검사를 주기적으로 체크하여 꼭 필요한 경우에는 경구 항바이러스제 또는 페그인터페론 주사제로 치료하는 것이 좋다.
- 주의사항 : B형 간염을 예방하기 위해서는 백신 접종을 해야 하며 백신을 투여 받은 후 체내에 항체가 생겼는지 확인한다. 항체를 보유하고 있지 않은 사람이 B형 간염 환자의 혈액에 오염된 주사바늘에 찔렸거나 B형 간염 바이러스에 노출된 경우 24시간 내에 면역글로불린(HBIG)의 주사와 함께 백신 접종을 시작해야 한다. B형 간염 산모에게서 태어난 신생아의 주산기 감염을 예방하기 위해서는 출생 즉시 면역글로불린의 주사와 함께 백신 접종을 시작해야 한다.

■ C형 간염(Chronic Hepatitis C)

6개월 이상 동안 C형 간염 바이러스(Hepatitis C Virus, HCV)에 감염되어 HCV RNA 검사에서 양성소견을 보이면서 만성적으로 간에 염증이 생기는 질환이다.

- 원인 : 혈액을 통한 감염이 가장 많아서 오염된 침, 바늘, 면도기 등을 통하거나 문신, 귀뚫기 등의 침습적인 행위를 통해 감염되는 경우가 많다.
- 증상 : 대부분 무증상으로서 건강검진 등에서 우연히 확인하는 경우가 많다. 일부에서 피로감, 소화불량, 상복부 불편감, 황달 등이 나타날 수 있다.
- 진단 : 대부분의 경우 증상이 없기 때문에 검사를 하지 않으면 알 수 없다. 진단을 위해 간기능검사와 간염 바이러스의 상태에 대한 혈액검사를 시행한다. 만성 C형 간염의 경우 Anti-HCV와 HCV RNA가 모두 양성으로 나온다. Anti-HCV만 양성인 경우는 과거에 감염되었다가 현재 호전된 상태이며 HCV RNA만 양성인 경우는 대개 급성 C형 간염의 초기상태이거나 만성 C형 간염 환자 중에 면역저하 환자나 장기이식환자 및 혈액투석환자에서 나타난다.
- 경과/합병증 : 만성 C형 간염의 임상경과는 매우 다양하다. 약 30%의 환자들은 간경변증으로 진행할 수 있으며, 간경변증이 발생하면 간암으로 진행할 수 있다. 따라서 적극적인 치료 및 정기적인 관리를 받아야 한다.

- 치료 : 현재 만성 C형간염의 표준치료는 주사제인 페그인터페론과 경구약인 리바비린의 병합요법 등이며, 전문의와 상담하여 필요한 경우 적극적인 치료가 권장된다.

나) 지방간(Fatty liver)

정상적인 간에는 지방이 5% 정도 존재하는데 간의 무게의 5% 이상으로 지방이 침착된 경우를 지방간이라고 한다. 지방 중에서 중성지방(트리글리세라이드)이 간세포에 축적되는데 음식물 등을 통하여 섭취한 지방질을 원활하게 처리하지 못하여 지방간이 발생한다.

① 원인

지방간의 4대 원인은, 과도한 음주, 비만(복부비만), 당뇨병, 고질혈증 등이다. 지방간은 그 원인에 따라서, 알콜성 지방간과 비알콜성 지방간으로 분류된다.

② 진단

간이 나빠질 수 있는 다른 원인이 없는지 확인하기 위해여 혈액을 통한 간기능 검사와 초음파 검사를 시행한다. CT, MRI 검사가 필요할 수 있으며 간혹 확진이 되지 않는 경우는 드물게 간생검을 통한 조직검사도 시행한다.

③ 치료

지방간의 원인을 제거(술, 비만 원인, 당뇨환자 식이요법 등)하는 것이 가장 중요한 치료 방법이다.

④ 주의사항

지방간은 다른 질병과 같이 건강한 생활습관을 유지하는 것이 중요하다. 적당한 식사와 규칙적인 운동, 적절한 체중을 유지하고, 흡연과 과도한 음주를 하지 않는 것이 지방간의 질병을 예방하고 치료하는 방법이며 동시에 건강한 생활을 할 수 있는 지름길이다.

다) 알코올성 지방간

알코올성 간질환은 과다한 음주에 인해 발생하는 간질환을 의미하며, 지방간에서부터 간염, 간경변 및 이에 의한 말기 간부전에 이르기까지 다양한 질환을 말한다.

① 증상

침묵의 장기 '간' 답게 알콜성 지방간 자체의 증상은 거의 없다. 증상이 있어도 극히 미미하기 때문에 증상을 느껴 내원하는 경우는 없다. 직장마다 혹은 개인이 건강 진단을 받으면서 우연히 발견하는 경우가 많다. 또한 피로, 무기력함, 식욕부진, 오른쪽 갈비뼈 아래 부위의 팽만감이나 불편감 등을 느낀다.

② 진단

혈액검사와 간 초음파 검사에 의하여 진단을 하며, 즉 과량의 술을 장기간 마신 사람이 혈액 간기능 검사에 이상이 있고, 간 초음파에서 지방 축적 소견이 보이면 진단이 가능하다.

③ 치료

알콜성 지방간은 술만 끊으면 정상으로 되돌아올 수 있는 병이다. 술 때문에 부족한 영양분을 충분히 보충하면 비교적 빨리 회복할 수 있다. 하지만 소홀히 여겨 방치할 경우 간염이나 간경화로 발전돼 생명을 잃을 수 있다.

라) 간경화증(Liver Cirrhosis)

간경화는 학술적 병명인 간경변증의 일반화된 명칭이다. 어떤 원인이든 간세포손상(간염)이 장기간 지속되면 간에 흉터가 쌓이는 간섬유화증이 진행하게 되는데, 간경변증은 간섬유화증이 가장 심한 상태를 말한다.

① 원인

우리나라에서 간경변증의 원인으로는 만성 B형간염이 약 70% 정도로 가장 많고 알코올성 간염, 만성 C형간염이 다음으로 많다. 그 외에도 지방간염, 자가면역성간염, 경화성 담관염과 윌슨병 등의 유전질환도 간경변을 유발할 수 있다.

② 증상

초기 간경변증의 경우 대부분 증상이 없다. 증상은 간경변증의 중기부터 합병증으로 나타나는데, 이런 경우를 '비대상성 간경변'이라고 한다. 식욕부진, 소화불량, 복부불쾌감 등 비특이적 증상들이 나타날 수 있고, 복수가 차면 복부팽만감과 하지부종이 발생하고 심할 경우 숨이 차기도 한다.

③ 진단

- 임상 검사
  - 간효소치의 상승은 경화가 진행되면 오히려 떨어진다.
  - 응고 검사 이상이 흔히 발견된다.

- 알부민 수치가 감소한다.
- 빈혈과 혈소판 감소증이 자주 관찰된다.
- 황달지수(빌리루빈)가 상승한다.
- BUN, Cr의 상승은 탈수나 간신 증후군을 시사한다.

• 복수 천자

복수가 처음 발생하거나 갑자기 악화될 때에는 분석을 위해 복수천자를 시행한다.

• 초음파검사 및 CT

초음파검사로는 복수를 발견하고 간과 담관의 해부학적 이상을 감별한다. CT로는 간과 비장의 모양, 간경화 특징, 문맥 고혈압 등을 잘 관찰할 수 있다.

• 상부위장과 내시경검사

간경변증의 합병증인 정맥류 형성 등을 확인하기 위해 시행한다.

④ 경과/합병증

- 소화기 출혈 : 위-식도 정맥류가 가장 흔한 원인이지만, 20% 정도가 위염, 위십이지장 궤양, 위암 등의 다른 원인으로 발생한다.
- 복수 및 황달 : 복수는 문맥 고혈압으로 인한 신장의 염분 저류 등으로 발생하며, 황달은 간 기능 저하로 발생한다. 또한 간성 뇌증은 간의 대사성 기능 저하와 문맥 고혈압으로 발생하며, 간신 증후군은 신장의 명백한 병리 소견이 없이 간경변증으로 인해 신부전이 발생한다.

⑤ 치료

간경변증의 치료는 크게 원인 치료와 간섬유화를 역전시키는 치료로 나눌 수 있으며, 주로 간경변증의 원인에 대한 치료를 하게 된다. 가장 중요한 원인인 만성 B형간염과 C형간염에 대해서는 매우 효과적인 약제들이 이미 개발되어 있으므로, 간경변증의 초기에 잘 치료하면 악화를 막을 수 있다. 어떤 원인이든 금주 역시 매우 중요하다.

(3) 호흡기 질환

가) 결핵(Tuberculosis)

결핵은 호흡기 분비물에 의해 옮겨지는 감염성 질환으로서 환자와 접촉하는 가족 중에 많이 발생하게 된다. 누구든지 결핵에 걸릴 가능성이 있으나 결핵균이 침입하더라도 모두 다 발병하여 환자가 되는 것은 아니며, 침입후 체내의 저항력이 약해지면 발병할 확률이 높아진다. 결핵은 폐와 신장, 신경, 뼈 등 우리 몸 속 거의 대부분의 조직이나 장기에서 병을 일으킬 수 있지만 그 중에서도 결핵균이 폐조직에 감염을 일으키는 '폐결핵'이 대부분을 차지하기 때문에 일반적으로 사용되는 '결핵'이라는 말은 '폐결핵'을 가리키는 말로 사용되기도 한다.

① 원인

결핵균은 주로 사람에서 사람으로 공기를 통하여 전파되며, 즉 감염성이 있는 결핵 환자가 말을 하거나 기침 또는 재채기를 할 때 결핵균이 포함된 미세한 분비물 방울이 공기 중에 떠다니다가 주위에 있는 사람들이 숨을 들이쉴 때 공기와 함께 폐 속으로 들어가 증식을 함으로써 감염이 이루어지게 된다.

② 증상

결핵균은 매우 천천히 증식하면서 우리 몸의 영양분을 소모시키고, 조직과 장기를 파괴한다. 그렇기 때문에 결핵을 앓고 있는 환자의 상당수는 기운이 없고 입맛이 없어지며 체중이 감소하는 증상이 나타나기도 하며. 무력감이나 쉽게 피로를 느끼고 기운이 없거나 식욕이 떨어지는 것도 일반적인 증상이다. 또한 체중이 감소하고 미열이 있거나 잠잘 때 식은땀을 흘리기도 한다. 가장 흔한 폐결핵의 경우 70~80% 정도가 기침과 객담의 증상을 가지고 있다.

③ 진단

결핵의 진단은 흉부 X-선 검사와 객담도말검사나 객담배양검사 등을 통해 객담에서 결핵균을 검출하는 것이 중요하다.

④ 치료

치료방법은 크게 약물치료와 외과적 치료가 있으며 약물치료는 항결핵제를 사용한다. 항결핵제는 개별약제에 대한 내성이 생기는 것을 방지하기 위하여 여러 가지 약제를 동시에 사용하는 병합화학요법을 채택하는 것을 원칙으로 하고 있다.

나) 만성 기관지염(chronic bronchitis)

만성기관지염은 기관이나 기관지 내에 기침을 일으킬 정도로 많은 양의 점액이 생산되는 상태로, 보통 기침 가래가 1년에 3개월 이상 지속되고 최소한 2년 이상 증상이 지속될 때를 말한다. 보통 감기가 오래 지속되거나 흡연으로 인한 만성기관지염으로 유발될 수 있다.

① 원인

흡연, 대기 오염, 직업적 노출 등의 자극이 기관지 손상을 일으킬 수 있으며 이로 인해 만성 기관지염이 발병하는 것으로 추정하고 있다.

② 증상

만서기침, 가래, 운동시 호흡곤란이 주증상이다. 가래는 대개 하얀색이나 약간의 노란색을 띄는 점액성이며 아침에 많이 나오는 경향이 있다. 병이 진행할 경우 비교적 수개월에서 수년에 걸쳐 서서히 호흡곤란이 심해져 약간의 활동에도 호흡곤란을 느끼게 된다.

③ 진단

만성 기관지염의 진단을 위해 사용하는 검사들은 폐기능 검사, 단순 흉부 방사선 촬영(Chest X-ray), 흉부 전산화 단층촬영(Chest CT), 기관지 내시경(Bronchoscopy) 등이 있다.

④ 치료

기침, 가래와 함께 일상 생활에 장애를 주지 않을 정도의 가벼운 호흡곤란만 있는 질병 초기에는 기침을 억제하고 가래를 묽게 하여 잘 뱉어내게 하는 약을 복용하고 호흡곤란이 급성으로 악화될 때에만 일시적으로 기도 확장제를 흡입하도록 한다.

다) 천식(Asthma)

천식은 알레르기염증에 의해 기관지가 반복적으로 좁아지는 만성호흡기 질환이다. 기관지가 좁아져서 숨이 차고, 기침이 나며, 가슴에서 색색거리는 소리가 들리며, 가슴이 답답해지는 증상이 반복적으로 되풀이된다.

① 원인

기관지천식은 유전적 요인과 환경적인 요인이 함께 상호 작용하여 나타난다.

- 대기 알레르겐 : 꽃가루, 곰팡이, 집먼지진드기, 바퀴벌레 등이 있다.
- 동물 알레르겐 : 고양이는 털뿐 아니라 침에도 알레르겐이 존재한다. 애완견도 문제

가 되며 개와 고양이의 털 사이에는 교차 항원성이 존재한다.

② 증상

기관지 천식의 특징적인 증상으로는 천명(숨을 들이쉬고 내쉴 때 나는 휘파람 비슷한 소리),기 침, 흉부압박, 호흡곤란, 가래 등이 있다.

③ 진찰 및 검사

진단검사는 폐기능 검사를 실시하며, 폐활량과 호기 속도 측정을 통해 기관지가 좁아진 정도를 알 수 있다. 기관지확장제를 흡입한 후 변화여부를 보기도 하며, 또한 기관지 유발시험으로 기도과민증의 정도를 검사하여 천식을 진단한다.

④ 치료

환경관리 원인이 되는 대기알레르겐과 비특이적 자극원을 차단한다. 천식 증상이 심할수록 환경관리 외에 약물치료가 중요하다. 천식 치료약물은 장기적 질병 조절제와 속효성 증상완화제로 나눌 수 있다. 질병조절제로는 장기적으로 기도의 염증 반응을 억제하고 천식 발작을 예방하는 약제로 매일 규칙적으로 사용하며 증상이 없어도 사용한다. 증상완화제는 천식 증상을 즉시 완화시켜 주는 속효성 기관지 확장제로 증상이 심할 때에만 사용하며 효과가 즉시 나타나며, 대표적인 흡입제로는 벤톨린이 있다.

(4) 심장질환

가) 고혈압(Hypertension)

고혈압은 혈관내 압력이 오랜 기간 동안 높게 유지되는 상태를 말한다. 고혈압은 심장과 신장, 눈에 해를 끼칠 수 있으며 또한 뇌졸중, 심장발작, 신부전증을 일으키며 심하면 죽음에 이르게 되는 질환이다. 그러나 상당수가 아픈 증상이 나타나지 않기 때문에 자신이 고혈압인지 모르고 있다. 고혈압은 다른 질환의 근본적 원인이 되는 만성 성인병으로, 가장 흔하고 관리가 잘 안되기 때문에 조용한 살인자(silent killer)라고도 한다. 혈압과 맥압은 산업사회에서 연령과 함께 점차 증가 추세에 있으며, 고혈압은 노인에서 자주 나타난다. 65세 이상 노인의 45~50% 이상이 고혈압으로 나타났다. 노인의 고혈압은 주요 사인이 되고 또한 심근경색증, 뇌졸중, 심부전, 말초혈관 질환의 원인이다. 일반적으로 이완기 혈압 90㎜*Hg* 이상, 수축기 혈압 140㎜*Hg* 이상일 때를 고혈압이라고 정의하고 있다.

WHO가 규정하고 있는 고혈압증의 분류에는 저혈압은 최고혈압 100㎜*Hg*와 최저혈압 60㎜*Hg* 이하이고, 적정 또는 정상혈압은 수축기혈압이 120~130㎜*Hg*, 이완기혈압이 80~85㎜*Hg*, 경계고혈압은 90~95㎜*Hg*, 140~160㎜*Hg*, 고혈압은 수축기혈압인 최고혈압이 160㎜*Hg* 이상, 확장기혈압인 최저혈압이 95㎜*Hg* 이상을 기준으로 하고 있다.

① 식이요법

비만증과 고혈압은 상관관계가 깊다. 따라서 체중 감소만으로도 혈압을 떨어뜨릴 수 있으므로 체중이 정상이 될 때까지 저칼로리 식이로 제한한다. 당질과 지방섭취 제한, 특히 동물성 지방에 포함되어 있는 콜레스테롤과 염분을 제한하고 술, 담배, 커피, 홍차 등 자극성 식품을 금지 또는 제한한다.

② 약물요법

약물요법의 결정은 심장이나 신장, 뇌, 눈과 같은 기관에 손상이 있는 경우, 남성인 경우 50세 이하에 시작하며, 특히 가족 중에 당뇨병 및 고지혈증 병력이 있거나 담배를 많이 피우는 사람이 있는 경우에는 더 빨리 시작하여야 한다. 혈압강하제로는 혈관이완제(중추신경계나 말초신경계에 작용하여 혈관이완), 교감신경차단제(교감신경의 자극을 억제하여 혈관수축을 막아 혈압을 낮추는 작용), 장기제제 등이 있다.

③ 예방

- 고혈압의 유전관계가 농후한 가족 간의 결혼을 금하고 순환기계 장애가 있는 사람은 심신의 안정을 도모한다.
- 가능한 한 체중이 초과되지 않도록 하고 자극제나 지나친 흡연은 금한다.
- 고칼로리, 고염식을 피하고 흡연, 음주를 금한다.
- 조기발견과 조기치료를 위해 자각증에 상관없이 정기적인 신체검사로 혈압측정을 한다.

나) 동맥경화증(Atherosclerosis)

동맥경화증이란 일반적으로 대동맥이나 중증도의 동맥의 혈관 내벽이 국소적으로 비후되어 혈관의 탄력성이 줄어들고, 혈류를 방해하거나 콜레스테롤이나 중성지방, 유리지방산 같은 지질이 축적되어 동맥이 막혀서 혈액순환이 정상으로 이루어지지 못하는 질병이다.

① 원인

고혈압, 당뇨병, 고콜레스테롤혈증, 흡연, 비만, 연령 등의 다양한 위험 인자들이 복합적으로 관여한다. 관상동맥에 의한 심근경색과 허혈성 뇌혈관 질환의 주요 원인이다. 허혈성 뇌졸중을 일으키는 혈관협착은 동맥경화의 주요원인이다.

② 증상

신장손상, 관상동맥질환, 뇌나 사지로의 순환장애 등이 발생할 수 있으며, 동맥경화가 극도에 달하여 동맥내강의 70% 이상이 막혔을 때 그 말초부위로의 혈류가 감소하여 비로소 증상을 느끼게 된다. 즉 환자는 아무 불편을 느끼지 않으면서도 사실은 동맥경화가 상당히 진행되어 있는 경우가 많다.

③ 진단

동맥경화가 발생한 부위에 따라 혈액검사, 도플러검사, 사지혈압검사, 심전도 등의 검사를 시행하여 진단한다. 뇌경색이 생긴 경우 일차적으로 CT 혹은 MRI를 통해 뇌경색부위를 진단하고 혈관을 보는 검사(CT, MR 혈관조영검사, 혈관조영술, 경동맥, 경두개 도플러초음파검사)로 좁아진 혈관부위를 찾아내게 된다.

④ 치료

금연, 저지방식, 혈당조절, 혈압조절 등의 환자 본인의 자기 관리가 필요하며, 병원에서 적절한 치료를 받아야 된다. 동맥경화로 인한 협착이 심하지 않은 경우 항혈소판제제 등의 약물로 예방적 치료를 받게 된다. 협착이 심한 경우 약물로는 좁아진 혈관의 회복을 기대하기 어렵기 때문에 중재적 시술이나 수술로 치료받게 된다. 중재적 시술로는 혈관을 넓혀주기 위한 풍선을 이용한 혈관성형술, 스텐트삽입술이 있으며 수술로는 동맥내막절제술, 동맥우회로수술 등이 있다.

⑤ 주의사항

고지혈증, 고혈압, 당뇨병, 통풍, 비만, 흡연, 스트레스, 운동부족 등의 위험인자가 동맥경화의 발생을 조장하며 치명적인 질환을 초래한다. 동맥경화의 주된 발증 부위는 뇌, 심장, 신장, 간장, 대동맥, 말초의 가는 동맥이다. 이들 부위에서 발증하는 동맥경화의 무서움은 발증 직전까지도 전혀 자각증상이 없다는 것이다. 따라서 순환계 질환에 대해 가장 중요한 예방은 동맥경화의 위험인자에 대한 적절하고 엄격한 조절이다.

다) 심근경색증(Myocardial Infarction)

심근경색증은 심장의 근육은 심장표면에 관상동맥이라고 불리는 3개의 주요 혈관들로부터 산소와 영양소들을 공급 받는다. 일반적으로 말하는 관상동맥 질환이란, 동맥경화증이 심해져서 관상동맥의 협착이 진행되고 이로 인하여 심장 근육의 혈류공급에 장애가 생기는 병을 지칭한다. 일반적으로 관상동맥의 내경이 약 70%까지 막힐 때까지 별다른 증상을 느끼지 못하며 그 이상이 막히게 되면 비로서 협심증 증세를 나타내게 된다. 관상동맥의 협착으로 인하여 심장 근육으로의 혈액 공급이 한때 불충분하게 되어도 단시간 동안에 혈류가 다시 흐르면 심장 근육은 죽지(괴사, necrosis) 않고 회복하게 되는데 이를 협심증(angina pectoris)이라고 하고, 혈류가 개통되지 않아 그 부위의 심장 근육이 괴사하는 것을 심근경색(myocardial Infarction)이라 한다.

① 원인

심근경색증은 고지혈증, 흡연, 당뇨, 고혈압, 복부비만, 운동부족, 심리적 스트레스 등의 여러 가지 위험인자로 인해 동맥경화증이 생기고 진행되어 콜레스테롤, 지방성분, 칼슘, 기타 성분 등이 관상동맥의 내면에 축적되어 혈관 벽은 두꺼워지고 그 내경은 점차 감소하게 된다.

② 증상

가슴의 통증 또는 가슴을 짓누르는 압박감이 30분 이상 지속되는 것이 심근경색의 주된 증상입니다. 협심증의 경우 휴식을 취하면 통증이 완화되나 심근 경색의 경우는 휴식과 관계없이 격렬한 통증을 호소하게 된다.

③ 진단

심전도, 혈액검사(트로포닌 또는 CK-MB 등), 심장초음파, 운동부하검사, 핵의학검사, 관상종맥조영술, 심장 CT, MRI, 경동맥 초음파 등으로 진단한다.

④ 치료

- 내과적 치료 : 동맥경화증의 예방과 진행을 막기 위해 고혈압이나 고콜레스테롤혈증을 교정하며, 혈전형성을 억제하는 약물요법, 관상동맥의 협착 부위를 넓혀주는 경피적 관상동맥성형술(Percutaneous Transluminal Coronary Angioplasty : PTCA) 등이 있다.

• 외과적 치료 : 관상동맥의 협착부위를 다른 혈관을 이용하여 우회로를 만들어줘 혈류 공급을 가능하게 해주는 관상동맥우회술(coronary artery bypass grafting, CABG)이 가장 보편적으로 시행되고 있다.

⑤ 주의사항

동맥경화증의 위험인자인 당뇨, 고혈압, 고지질혈증, 가족력, 비만 등을 적절히 조절하고 정기적으로 전문의와 상의하는 것이 최선의 방법이다.

라) 협심증(Angina Pectoris)

협심증은 심장에 혈액을 공급하는 혈관인 관상동맥이 동맥경화증으로 좁아져서 생기는 질환이다. 관상동맥 내부의 동맥경화성 변화는 사실상 20대 초반부터 진행되며 혈관 면적의 70% 이상이 좁아지면 협심증 증상이 발생할 수 있다. 심근경색증은 관상동맥이 완전히 막혀서 발생하는데 반해, 협심증은 어느 정도의 혈류는 유지되므로 운동 시와 같은 심장근육의 산소요구량이 상대적으로 증가하는 상황에서 주로 증상이 나타난다.

① 원인

흡연, 고지혈증, 당뇨병, 고혈압 등이 명백한 위험인자로 확립되어 있으며, 그 외에도 비만, 운동부족, 스트레스 등이 가능한 위험인자로 거론되고 있다.

② 증상

협심증이 발생하면 가장 흔히 경험하게 되는 것이 가슴 통증 (흉통)이다. 환자에 따라 조금씩 다를 수 있지만 대개 '가슴을 짓누르는 듯 하다', '빠개지는 것 같다', '고춧가루를 뿌려 놓은 것 같다', '벌어지는 것 같다', '숨이 차다' 등으로 표현하는 경우가 많다. 협심증의 흉통 중 가장 중요한 특징은 안정 시에는 통증이 없다가 심장근육에 많은 산소가 필요한 상황, 즉 운동이나 무거운 물건을 드는 경우, 차가운 날씨에 노출될 때, 흥분한 경우 등에 증상이 주로 유발된다.

③ 진단

가슴통증으로 의심되면 각종 심장 정밀검사로 정확한 진단을 내릴 수 있다. 심전도, 심장 초음파, 핵의학 영상 검사 등이 진단에 이용될 수 있으며, 운동이나 약물을 이용하여 인위적으로 심장에 부하를 가한 후 이들 검사를 시행하여 더욱 정확한 진단을 내리기도 한다. 검사 결과로 심각한 협심증이 의심되는 경우에는 많은 경우에 관상동맥 조영술을 시행한 후, 스텐트 등을 이용한 관상동맥 중재시술이나 관상동맥 우회 수술 등의 치료를 받게 된다.

④ 치료

협심증의 치료는 병의 진행 정도에 따라 다양한 방법이 선택될 수 있다. 병의 정도가 경미하다면 약물치료로도 가능하겠으나 근래에는 환자의 증상을 조기에 완화시키고 재발을 막기 위하여 많은 경우에 '관상동맥 중재시술'이나 '수술'을 하는 경향이 있다. '관상동맥중재시술'은 '관상동맥확장성형술' 또는 '관상동맥 스텐트삽입술'을 일컫는 말로서 관상동맥 조영술과 같은 방법으로 관상동맥에 관을 삽입하고 가는 철사를 통해서 막힌 혈관 부위를 풍선이나 스텐트로 확장시키는 방법이다. 수술과 달리 마취를 하지 않아도 되고, 회복 기간이 짧으며, 흉터도 남지 않아 최근의 협심증 치료에서 가장 많은 부분을 차지하고 있다.

마) 부정맥(Cardiac Arrhythmias)

부정맥이란 흔히 맥박이 불규칙한 것을 뜻하는 것으로 알려져 있다. 그러나 전문적으로는 부정맥이란 불규칙한 맥뿐 아니라 빠른 빈맥과 느린 서맥을 총칭하는 용어이다. 정상적으로 사람의 맥박 수는 심장의 박동을 나타내는 것으로 안정 시 50회에서 80회 내외이고, 운동 시에는 최고 180여 회까지도 증가된다. 임상적으로 부정맥은 안정시 정상보다 빠른 맥박을 나타내는 빈맥과 느린 맥박을 나타내는 서맥으로 나누고, 심실에서 발생하는 심실빈맥, 심방이나 방실접합 부위에서 발생하는 상심실성빈맥으로 분류할 수 있다.

① 원인

부정맥은 심장의 전기적 신호의 발생과 전달에 이상이 생기면서 발생하는데, 유발 요인으로는 심장의 선천적인 이상, 담배, 술, 카페인, 다른 심장 질환(심근경색, 고혈압 등), 갑상선기능항진증 등이 있다.

② 증상

부정맥의 증상은 부정맥의 종류 및 환자가 가지고 있는 심장질환의 종류와 중증도에 따라 경미한 가슴 두근거림(palpitation), 흉통(chestpain)으로부터 실신(syncope)과 돌연사에 이르기까지 매우 다양하게 나타난다. 부정맥이 발생하면 비정상적인 심장 박동이 두근거림이나 덜컹거림으로 나타나 불쾌하게 느껴질 수 있고, 혈액을 박출하는 심장의 능력이 저하되어 뿜어져 나오는 혈액량이 감소하고, 이로 인해 호흡곤란, 현기증, 실신 등이 나타날 수 있다.

③ 진단 및 검사

심전도, 24시간 심전도검사, 운동부하 심전도검사, 기립경검사, 심초음파, 전기생리학적 검사방법 등이 있다.

④ 치료

부정맥의 종류나 중증도에 따라 치료는 달라질 수 있지만

- 원인 교정(금연, 금주, 약물복용 중단, 카페인 섭취의 감소 등)
- 약물치료(베타차단제, 칼슘길항제, 디곡신(digoxin), 항부정맥제)
- 제세동기, 삽입형 제세동기(전기 쇼크로 빈맥성 부정맥을 멈추게 하는 치료)
- 인공 심박동기(서맥성 부정맥에서 인공적으로 전기 신호를 만들어 심장을 뛰게 하는 치료)
- 전극도자 절제술(심장에서 부정맥을 유발하는 부위를 전기적 에너지로 절단하는 치료)
- 외과적 절제술
- 항혈소판제, 항응고제 등으로 치료를 시행한다.

바) 고지혈증(Hyperlipidemia)

고지혈증이란 혈액 속에 지방 성분이 높은 상태를 말한다. 일반적으로 총콜레스테롤이 240㎎/㎗을 넘거나, 중성지방이 200㎎/㎗ 이상일 때 고지혈증이라고 한다. 콜레스테롤에는 저밀도 지단백(LDL) 콜레스테롤과, 고밀도 지단백(HDL) 콜레스테롤 등 두 가지 중요한 콜레스테롤의 형태가 있다. LDL-콜레스테롤은 혈중 총 콜레스테롤의 3/4을 차지하며 간으로부터 세포로 콜레스테롤을 운반하고 신체 요구량보다 많을 경우 혈관벽에 들러붙어 동맥경화를 일으킨다. 반면 HDL-콜레스테롤은 세포로부터 간으로 콜레스테롤을 운반하여 간에서 콜레스테롤을 대사하게 하는 청소부의 역할을 하므로 수치가 높은 것은 동맥에서 콜레스테롤을 제거하여 심장 질환과 뇌졸중에 대한 예방 효과를 나타난다.

① 원인

음식물, 유전적 요인, 나이와 성별, 비만, 운동부족, 과음, 흡연, 스트레스, 약물 등의 원인이 있다.

② 증상

혈중 콜레스테롤이나 중성지방의 증가는 동맥경화, 고혈압, 심혈관계 질환 등의 위험요인이 되므로 합병증이 발생하면 위험하다. 대부분 무증상이나 유전적 소인에 의한 가족성 고지혈증이 있는 경우 황색종, 황색판종, 하지의 아킬레스건과 같은 신체의 다양한 힘줄 부위, 피부에 콜레스테롤 침작으로 생기는 황색종, 눈꺼풀에 생기는 황색판종이 생긴다.

③ 진단

공복시에 혈액 내의 콜레스테롤, 중성지방, HDL-콜레스테롤, LDL-콜레스테롤 수치를 측정한다.

④ 치료

식사 조절과 규칙적인 운동을 통한 생활습관 개선 및 적절한 체중을 유지하고, 약물치료를 하는 것이 치료의 중심이다. 운동을 지속하게 되면 대게 HDL콜레스테롤은 90%가 증가하고 중성지방은 70%가 감소한다.

⑤ 주의사항

건강한 식생활과 함께 규칙적인 운동을 계속하면 고지혈증을 예방하는 데 도움이 된다. 지방이 많이 든 육고기, 팜 오일이나 코코넛 오일, 전유로 만든 유제품 등은 가능한 한 제한하고, 신선한 과일과 야채, 현미 잡곡 빵과 씨리얼, 저지방의 유제품 등을 먹는 것이 좋다.

(5) 내분비계 질환

가) 당뇨병(Diabetes mellitus)

당뇨병은 탄수화물의 섭취로 형성된 혈당량이 정상인 보다 늦게 떨어지는 증후군으로서 체내 탄수화물 대사이상 질병으로 췌장에서 분비하는 인슐린(insulin)이 부족하거나 그 이용률이 나빠서 생기는 질병이다. 한국인의 식생활이 서구화되고 운동부족이나 스트레스의 증가 등으로 당뇨병 환자도 급격히 증가되고 있다. 또한 당뇨병은 직접적인 사인이 되는 빈도는 많지 않으나, 합병증으로 인한 폐해가 극심하므로 중요한 질병이다.

① 원인

당뇨병은 제1형과 제2형으로 구분되는데, 제1형 당뇨병은 이전에 '소아 당뇨병'이라고 불렸었으며, 인슐린을 전혀 생산하지 못하는 것이 원인이 되어 발생하는 질환이다. 인슐린이 상대적으로 부족한 제2형 당뇨병은 인슐린 저항성(Insulinresistance; 혈당을 낮추는 인슐린 기능이 떨어져 세포가 포도당을 효과적으로 연소하지 못하는 것)을 특징으로 한다. 제2형 당뇨는 식생활의 서구화에 따른 고열량, 고지방, 고단백의 식단, 운동 부족, 스트레스 등 환경적인 요인이 크게 작용하는 것으로 보이지만, 이 외에 특정 유전자의 결함에 의해서도 당뇨병이 생길 수 있으며, 췌장 수술, 감염, 약제에 의해서도 생길 수 있다.

② 증상

약한 고혈당에서는 대부분의 환자들이 증상을 느끼지 못하거나 모호해서 당뇨병이라고 생각하기 어렵다. 혈당이 많이 올라가면 갈증이 나서 물을 많이 마시게 되고, 소변량이 늘어 화장실을 자주 가게 된다. 또한 체중이 빠지게 된다. 오랜 기간 고혈당 상태가 유지되면 신체에서 여러 합병증이 발생하는데, 대표적인 것이 망막병증(실명할 수 있음), 신기능장애(신기능 저하로 심할 경우 투석이 필요함), 신경병증(저림, 통증)이고, 심혈관계 질환의 위험이 높아지게 된다. 당뇨병의 3대증상은 다음(多飮: polyphagia), 다식(多食: polydypsia), 다뇨(多尿: polyuria)라고 한다.

③ 진단

혈액검사로 진단한다. 증상이 없는 경우 8시간 이상 금식 후에 측정한 혈당이 126㎎/㎗ 이상이거나, 경구 당부하검사 2시간 후 혈당이 200㎎/㎗ 이상인 경우를 당뇨병이라 한다. 물을 많이 마시거나 소변이 많아지고 체중이 감소하는 동시에 식사와 무관하게 측정한 혈당이 200㎎/㎗이상일 때도 당뇨병으로 진단한다.

④ 치료

먹는 혈당강하제는 크게 인슐린 분비 촉진제와 인슐린 감수성 개선제로 나뉜다. 인슐린 분비 촉진제는 설폰요소제(sulfonylurea)와 메글리티나이드(meglitinide)계가 있다. 설폰요소제는 흔히 처방되는 약으로, 저혈당 상태를 유발할 수 있다는 것을 제외하고는 큰 부작용이 없는 편이며, 아마릴(성분: 글리메프라이드 glimepiride), 디아미크롱(성분명: 글리클라자이드 gliclazide), 다오닐(성분명: 글리벤클라마이드 glibenclamide) 등이 이에 속한다.

⑤ 당뇨병의 합병증

당뇨병의 합병증으로는 당뇨병성 세소혈관증(망막증, 신증, 신경증), 동맥경화증, 고혈압증, 감염증을 들 수 있다. 이 외에 당뇨병 환자에서 출현하는 신장애에는 당뇨병성 신증, 신감염증, 신염, 신부종증 등이 있으나, 이 중에서도 가장 중요한 것은 당뇨병성 신증과 신우신염 등이다.

⑥ 예방과 관리

- 식사요법 : 올바른 식사요법을 계속하기 위해서 환자와 가족에게 교육지도 하여야 하며 식품 교환표를 사용한 당뇨병 식사의 방법을 지도하는 것이 좋다.
- 경구제 요법 : 식사요법을 제일로 하며 약물요법을 병행하도록 한다. 혈당강하제 투여시 항상 저혈당에 주의하여 적응에 대응해서 투여하여야 한다.
- 인슐린요법 : 경구제로 효과가 보이지 않는 사람과 체중감소가 심하고 공복시 혈당치가 20㎎/㎗을 넘는 사람, 탈수로 허탈해지기 쉬우며 용이하게 고혈당상태가 되는 사람, 감염증에 의해 통제가 불량한 사람 등은 인슐린요법의 적응이라고 할 수 있다.
- 운동요법 : 식사요법에 의한 체중의 조절과 운동요법의 지속은 고혈압과 심기능에 좋은 영향을 미칠 뿐 아니라 골, 관절 질환에도 치료적 효과를 줄 수 있어 식후에 정해진양의 운동을 하는 것이 중요하다.

나) 갑상선기능저하증(Hypothyroidism)

갑상선 기능 저하증은 갑상선 자체에 문제가 생겨서 갑상선호르몬의 생산이 감소되어 나타나거나, 뇌에 문제가 생겨 갑상선 호르몬의 분비를 자극하는 갑상선자극호르몬(TSH)의 생산이 감소하여 갑상선호르몬을 충분히 만들지 못함으로써 기능저하증이 나타나게 된다.

① 원인

갑상선 수술이나 방사성요오드 치료를 받은 후 나타나거나 하시모토 갑상선염이라고 불리는 자가면역질환, 선천적 갑상선 결함, 갑상선의 염증 질환이나 바이러스 감염 등으로 인해 유발될 수 있다. 뇌의 문제로 인해 발생되는 경우는 시상하부나 뇌하수체에 종양, 감염, 유육종증 또는 암의 전이 등이 생겨 발생할 수 있다.

그림 10-4 갑상선의 구조

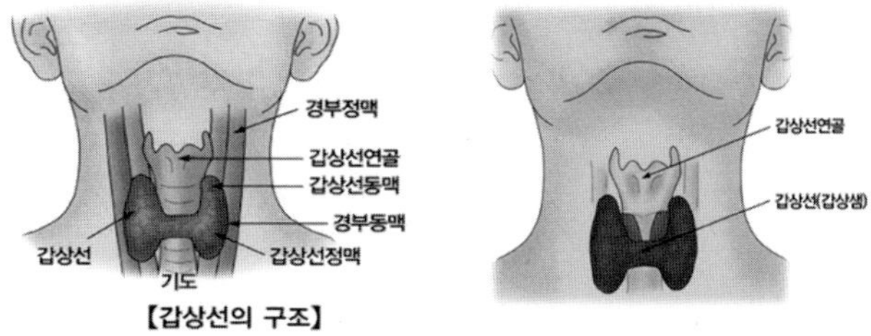

② 증상

갑상선호르몬은 열과 에너지의 생성에 필수적이므로 갑상선호르몬이 부족한 경우 온몸의 대사기능이 저하된다. 추위를 잘 타게 되며 땀이 잘 나지 않고 피부는 건조하며 창백하고 누렇게 된다. 쉽게 피로하며 의욕이 없고 정신집중이 잘 안 되며 기억력이 감퇴된다. 얼굴과 손발이 붓고 식욕이 없어 잘 먹지 않는데도 몸이 붓고 체중이 증가한다. 또한 목소리가 쉬며 말이 느려지고 위장관 운동이 저하되어 먹은 것이 잘 내려가지 않고 심하면 변비가 생긴다. 초기에는 자각증상이 거의 없이 단지 검사결과로만 알 수 있는 경우도 있다.

③ 진단

촉진을 통해 갑상선 결절의 유무, 촉감, 대칭성 등을 관찰하고 피부, 모발, 심장 그리고 복부 등에서 갑상선기증저하증으로 인한 소견이 있는지 확인한 후에 혈중 갑상선호르몬 농도와 갑상선자극호르몬 농도 측정을 통해 갑상선기능저하증을 진단할 수 있다. 진찰 중 갑상선에서 혹(결절)이 발견되면 감별진단을 위해 조직검사를 필요로 하는 경우도 있다.

④ 치료

갑상선기능저하증의 치료는 부족한 갑상선호르몬을 보충하는 것으로 치료를 한다. 대부분의 경우 갑상선기능저하증은 한번 발생하면 영구적이어서 갑상선호르몬제의 복용을 일평생 하게 된다. 물론 일부 갑상선염에서는 일정 기간 치료 후 갑상선 기능이 회복되어 호르몬제의 복용을 중단할 수도 있다. 또한 젊고 특별한 다른 질환이 없으며 비교적 빠른 시간 내에 갑상선기능저하증에 들어간 경우는 처음부터 필요로 하는 양의 갑상선호르몬을 투여하기 시작하나 중년기 이후이거나 오래된 경우에는 소량의 갑상선호르몬을 투여하기 시작하여 2개월 정도의 간격으로 혈액검사를 하며 투여하는 갑상선호르몬의 양을 조금씩 증가시켜 필요량에 이르게 한다.

다) 갑상선기능항진증(Hyperthyroidism)

우리 목 안에는 갑상선이라는 나비모양으로 생긴 기관이 있다. 갑상선에서는 갑상선 호르몬이 나와 우리 몸의 여러 기능을 조절하는데 갑상선에서 갑상선 호르몬이 정상보다 많이 분비되어 몸이 에너지를 빨리 소모하고 많은 기능들이 항진되는 질병이다.

① 원인

가장 흔한 원인은 자가면역질환에 의한 것이다. 자가면역질환이란 외부에서 들어온 바이러스를 공격해야 하는 면역력이 자신의 몸을 외부 바이러스인줄 착각하고 공격하는 질환이다.

② 증상

갑상선 호르몬이 증가되는 갑상선 기능 항진이 되면 여러 가지 증상이 나타난다. 구체적으로 심박동수가 빨라지고, 혈압의 이상, 숨찬 증상이 나타난다. 정서적으로 신경질적이고 안절부절하며 감정의 변화가 심하며, 불면증도 생길수 있다. 식욕이 증가되도 체중이 주는 경우도 있고 설사나 변비같은 소화기 증상이 나타날 수도 있다. 피부가 건조해지고 땀이 많아지고 머리가 많이 빠질수도 있다. 여성의 경우는 월경의 양이 줄거나 없을수 있고 남성의 경우 아주 드물지만 여성형 유방이 생길 수 있다. 외형적인 증상으로는 눈이 앞으로 튀어나오고 목부위(갑상선부위)가 커진다.

③ 진단

진단을 위해서 혈액검사는 필수이다. 혈액검사로 갑상선 호르몬 농도를 검사한다. 또한 갑상선 초음파, 갑상선 스캔등도 시행해볼 수 있다. 신체진찰도 빼놓을 수 없다. 의사가 눈으로 직접 갑상선의 상태와 기타 갑상선 기능 항진 증상이 있는지 확인한다.

④ 치료

치료방법은 3가지가 있다. 첫 번째는 항갑상선약을 복용하는 방법으로 우리나라에서 가장 많이 이용하는 치료방법이다. 두 번째는 방사선 옥소 요법이다. 비교적 간단하고 값이 싼 장점이 있지만 갑상선 기능 저하증이 나타날 수 있고 임산부에게는 할 수 없다. 세 번째는 수술요법 이다. 갑상선종이 매우 크거나 방사선 옥소 요법을 원치 않는 경우에 시행할 수 있다.

라) 골다공증(Osteoporosis)

골다공증(Osteoporosis) 은 뼛속에 구멍이 많이 생긴다는 뜻으로, 뼈의 양이 줄어들어 뼈가 얇아지고 약해져 잘 부러지는 병이다. 사춘기에 성인 골량의 90%가 형성되며, 35세부터 골량이 서서히 줄어들다가 50세 전후 폐경이 되면서 매우 빠른 속도로 골량이 줄어든다. 폐경 후 3~5년 내에 골밀도의 소실이 가장 빠르게 일어난다.

그림 10-5 골다공증

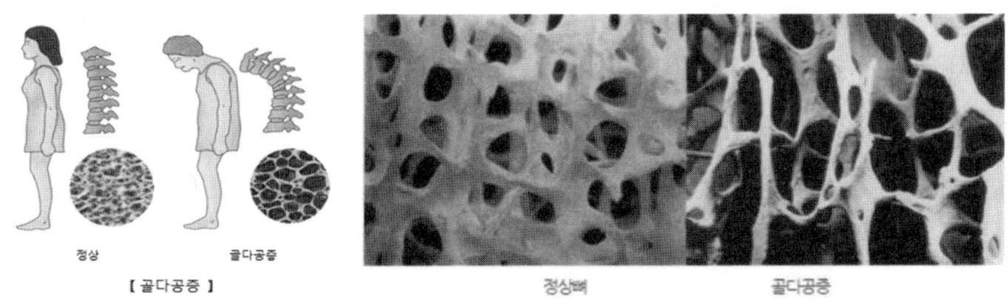

① 원인

골다공증에 걸리기 쉬운 요인은 다음과 같다.

- 칼슘의 흡수 장애 : 위를 잘라내는 수술, 장에 만성적인 염증성 질환, 또는 쿠싱병, 신경성 식욕 저하증 등으로 칼슘을 적게 먹거나 먹더라도 흡수가 제대로 안 되면 골다공증이 생길 수 있다.
- 비타민 D 결핍 : 비타민 D는 장에서 칼슘의 섭취를 증가시키고 신장에서의 배출을 감소시켜 체내 칼슘을 보존하는 작용을 한다. 결국 뼈가 분해되는 것을 막아서 골다공증을 예방하는 효과가 있다. 나이가 들면서 피부와 간, 신장에서 활성 비타민 D가 만들어지는 것이 감소한다. 비타민의 섭취부족과 충분한 일광 노출을 하지 않는 경우 부족해진다.
- 폐경 : 에스트로겐은 골밀도를 유지해 주는 작용을 하는데, 폐경으로 에스트로겐 감소로 생길 수 있다.
- 약물 : 항응고제(헤파린), 항경련제, 갑상선호르몬, 부신피질호르몬, 이뇨제 등의 치료제들은 골다공증을 일으킬 수 있다.
- 운동부족 : 어릴 때부터 활발히 뛰어노는 아이들이 나중에 골밀도가 높다고 한다. 체

중을 부하하는 운동들, 점프, 깡총 뛰기 등이 뼈의 건강에 도움이 된다.

- 가족력 : 어머니나 자매가 골다공증일 경우 골다공증이 발병할 확률이 높다.
- 과음 : 과다한 음주는 뼈의 형성을 줄이며 칼슘의 흡수도 떨어뜨린다.
- 우울증 : 원인은 확실하지 않지만 우울증을 앓는 여성에서 뼈의 손실 속도가 증가한다.

② 증상

뼈의 특성상 초기에는 특별한 증상이 나타나지 않으나, 초기 증상 중 하나는 척추뼈가 약해져서 척추가 후만 변형되거나 압박되어 신장이 줄어드는 것이다. 심한 경우에는 척추가 체중을 지탱하지 못해서 외상이 없이도 척추의 앞부분이 일그러지게 된다. 골절의 위험이 높아 심하게는 허리를 구부리거나 기침을 하는 등 일상생활 중에도 쉽게 뼈가 부러질 수 있다. 50~70세 여성의 골절은 주로 손목에 가장 먼저 그리고 자주 발생하고, 70대 환자들의 경우 고관절 및 척추의 골절이 흔하게 발생한다.

③ 진단

골밀도 검사를 하여 티 수치(T-scores)로 판단하는데 −1 이상이면 정상이고, −1~−2.5 사이일 경우 약간 진행된 상태로 골감소증으로 분류하며, −2.5 이하를 골다공증으로 분류한다. X-ray로 골다공증으로 인한 압박 골절 등이 있는지 알 수 있다.

④ 치료

골다공증의 치료는 골형성을 증가시키거나 골소실을 방지하여 현재의 골량을 유지하는 것이다. 규칙적인 운동과 뼈를 튼튼히 하는 칼슘이 풍부한 식사를 한다. 자주 햇볕을 쬐는 등 일광욕을 하여 비타민 D 합성을 도와주도록 한다. 음주, 흡연, 카페인, 인스턴트식품, 패스트푸드, 청량 음료 등의 가공식품 섭취를 피하도록 한다. 이 밖에 약물 치료제 ① 칼슘 제제, ② 비타민 D, ③ 칼시토닌, ④ 에스트로겐, ⑤ 골흡수 억제제(비스포스포네이트), ⑥ 불화나트륨 (NaF), ⑦ 부갑상선 호르몬제 등이 있다.

⑤ 주의사항

과도한 음주를 삼가고, 흡연은 중단하며, 적절한 유산소 운동과 스트레칭, 제자리에서 뛰기 등과 같은 운동을 하여 골량을 유지하여야 한다. 짠 음식을 피하여 염분과 함께 칼슘이 소실되는 것을 방지해야 한다.

(6) 혈액, 조혈기관 및 면역기전 질환

가) 빈혈(anemia)

빈혈은 혈액 속에 헤모글로빈 농도가 감소한 상태로 혈액의 산소 운반 기능이 떨어져 얼굴이 창백해지고 쉽게 피로감을 느끼는 것을 말한다. 빈혈은 흔한 혈액학적 이상이지만 특히 여성과 만성 질환을 가진 사람들에서 발생 가능성이 높다.

① 원인

혈액은 혈장이라고 불리는 액체부분과 세포성분으로 되어 있으며, 혈장 안에 들어 있는 혈액의 세포 성분은 크게 세 종류로 구성되어 있으며, 백혈구는 감염에 맞서 싸우는 역할을 하고, 혈소판은 상처가 났을 때 핏덩어리가 생겨 지혈이 되도록 도와주고, 적혈구는 원반형의 모양을 하고 있고 중앙에 구멍이 없는 도넛 같이 보인다.

② 증상

빈혈의 주된 증상은 피로이며, 그 밖의 쇠약감, 창백한 피부, 빠르거나 불규칙적인 심장박동, 숨이 참, 가슴 통증, 어지러움, 인지능력 장애, 팔다리의 저린 감각이나 차가움, 두통 등이다. 초기 빈혈은 매우 경증이여서 발견되지 않을 수 있다.

③ 빈혈의 종류

- 철결핍성 빈혈 : 철결핍성 빈혈은 가장 흔한 빈혈의 형태로 5명 중 1명의 여성, 임산부의 반, 남성의 3%에서 발견되는 빈혈이다. 그 원인은 인체에 필요한 성분철의 저장부족 때문이다. 인체 내 골수는 혈색소를 만들 철분을 필요로 하는데 충분한 철분이 없으면 인체는 적혈구에 필요한 충분한 혈색소를 생산할 수 없고 이것이 철 결핍성 빈혈을 일으키게 된다.
- 비타민 결핍성 빈혈 : 철분에 덧붙여서 인체는 충분한 수의 건강한 적혈구를 생성하기 위해 엽산과 비타민 B_{12}를 필요로 한다. 비타민 결핍성 빈혈은 이런 영양소의 부족으로 일어나는 빈혈이다. 엽산과 비타민 B_{12}가 부족한 음식을 섭취하거나 영양소의 흡수에 영향을 주는 소화기 질환을 가진 사람들은 적혈구 생성 감소를 유발할 수 있어서 비타민 결핍성 빈혈에 걸리기 쉽다.
- 만성질환 빈혈 : 암과 류마티스 관절염, 크론씨병과 다른 만성 염증성 질환과 같은

만성 질환들은 적혈구의 생성을 방해할 수 있고 만성 빈혈을 유발할 수 있다. 신장기능상실(신부전) 또한 빈혈의 원인이 될 수 있다.

- 재생불량성 빈혈 : 이것은 혈액의 세 가지 세포(적혈구, 백혈구, 혈소판)를 생산하는 골수의 기능이 저하되어 발생하는 생명을 위협하는 빈혈이다. 재생불량성 빈혈을 초래할 수 있는 요인들로는 화학요법, 방사선요법, 환경 독성물질, 임신과 루푸스(낭창)가 있다.
- 골수 질환과 관련된 빈혈 : 백혈병과 골수형성이상증 같은 다양한 질환이 골수에서 혈액 생성에 영향을 미쳐 빈혈을 일으킬 수 있다. 암과 암 유사 질환들이 미치는 영향은 가벼운 혈액 생성의 변화에서부터 생명위협을 초래하는 혈구생성 과정의 완전 정지에 이르기까지 다양하다. 혈액과 골수의 다른 암들(다발 골수종, 골수증식질환, 림프종)도 빈혈을 일으킬 수 있다.
- 용혈성 빈혈 : 용혈성 빈혈은 피부를 노랗게 보이게 하고(황달) 비장의 비대를 초래할 수 있다. 이 빈혈은 적혈구가 골수에서 만들어져서 보충되는 속도보다 더 빨리 적혈구가 파괴될 때 생긴다. 특정 혈액 질환은 적혈구의 파괴 증가를 초래할 수 있으며, 자가면역 질환들은 인체로 하여금 적혈구에 대한 항체를 생성하게 할 수 있고 조기에 적혈구를 파괴한다. 또한 감염증을 치료하기 위해 사용되는 몇몇 항생제와 같은 약물들이 적혈구를 파괴할 수 있다.

④ 진단

대부분의 경우 빈혈이 의심되면 병원에서는 환자의 병력, 신체검사와 혈액 검사, 전체 혈구계산(CBC)을 포함하는 검사를 통해 진단을 하게 된다. 혈액 검사에서는 혈액내의 적혈구과 혈색소의 수치를 측정하는데 혈액 중 일부는 적혈구의 크기, 모양, 색을 관찰하기 위해 현미경으로 검사를 하는 경우도 있다.

⑤ 치료

가장 좋은 빈혈의 치료법은 원인을 찾아 그것을 제거해 주는 것이다. 빈혈 중 가장 흔한 철 결핍성 빈혈은 철분제제를 복용하거나 주사를 맞는 것이 필요하며 심한 경우는 수혈도 해야 하지만, 그보다 더욱 중요한 것은 철 결핍성 빈혈의 원인이 되는 위장관 출혈(위궤양, 위염, 식도 정맥류 출혈)이나 자궁출혈 등 원인을 찾아서 치료하는 것이다. 엽산이나 비타민B12가 부족해서 생기는 빈혈은 부족한 엽산이나 비타민 B_{12}를 반드시 보충해 주어야 한다.

- 용혈성빈혈은 약물이나 감염으로 인한 경우는 자연적으로 치료되고, 유전적 이상이나 면역 이상인 경우는 비장 적출, 신생아 용혈이 심한 경우에는 교환 수혈을 시행한다.
- 재생불량성빈혈은 대증요법으로 각 부족한 성분을 수혈을 통해 보충해 준다. 골수의 기능 회복을 위해 단백합성제제나 면역억제제를 쓸 수 있으나, 가장 확실한 치료는 골수 이식이다.
- 철결핍성빈혈의 치료는 원인 질환을 치료하면서 의사에 처방에 따라 철분 제제를 투여하는 것이다.(자료출처 : 보건복지부, 대한의학회)

나) 백혈병(Leukemia)

백혈병(Leukemia) 은 우리 몸의 조혈기관인 골수의 정상 혈액세포가 어떠한 원인으로 인해 암세포로 전환되어 증식하면서 생기는 혈액암이다. 백혈병 세포는 무한 증식하여 정상적인 백혈구, 적혈구 및 혈소판의 생성을 방해하여 정상 혈액세포의 수치를 감소시킴으로써 우리의 몸에 치명적인 문제를 일으킬 수 있다.

① 원인

백혈병은 크게 질환의 진행양상에 따라 급성백혈병과 만성백혈병으로 분류할 수 있다. 암세포 변화가 일어난 곳이 골수구 쪽이면 골수구성 백혈병, 림프구 쪽이면 림프구성 백혈병으로 구별할 수 있다.

② 증상

정상혈구의 감소로 인한 빈혈, 출혈, 감염 등이 흔히 나타나고, 전신 증상으로 발열, 쇠약감, 피곤함, 체중감소가 나타날 수 있다. 또한, 백혈구가 장기에 침범할 경우, 뼈의 통증, 잇몸 비대, 간 비대와 비장 비대가 나타날 수 있으며, 중추신경계를 침범한 경우 오심, 구토, 경련 및 뇌신경마비 등이 나타나기도 한다.

S

그림 10-6 백혈병의 골수검사 및 백혈병

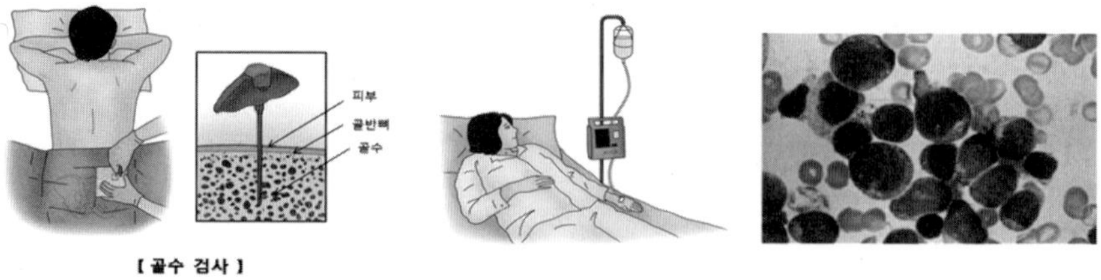

③ 치료

백혈병의 치료는 항암화학요법이 근간이 되며, 백혈병의 종류와 진행 경과, 진단 시 환자의 신체 상태 등에 따라 항암화학치료방법이 달라질 수 있다.

(7) 신경계 질환

가) 뇌졸중(Cerebral apoplexy)

뇌졸중이란 뇌혈관 장애로 인한 질환 및 사고의 총칭으로, 고혈압, 영양의 불균형, 과로, 한랭에의 폭로가 원인이 되어 발생한다. 뇌졸중 중에는 뇌출혈, 뇌경색, 뇌혈관 색전, 종양, 뇌막하 출혈증 등이 있는데 이들은 모두 의식장애 및 운동장애를 가져온다. 뇌졸중은 노인의 사인으로 1위를 차지하고 있고, 노인에 있어서 치명율이 높을 뿐만 아니라 지역에서는 와상상태와 치매의 주요 원인이 되고 있다. 뇌졸중을 일으키는 원인인 생활환경, 생활양식 그 자체가 노인에게는 바람직하지 않은 것이므로 이를 제거하도록 하여야 한다.

① 뇌출혈

뇌출혈은 뇌일혈이라고도 하며 일반적으로 뇌실 내의 세동맥 파열로 혈액이 주위의 신경조직을 손상함으로써 의식장애나 발신불수 등의 기능마비를 초래하게 된다. 뇌출혈의 원인은 동맥경화와 고혈압 등이며, 발작 동기가 되는 것은 기온의 급변, 급격한 충격, 과로, 배변시의 복압에 의한 혈압의 급상승 때문이다.

② 뇌경색(Cerebral Infarction)

뇌동맥 중 하나가 장애를 일으킨 경우 그 부분에 국소 신경결손증이 발생하는 뇌의 허혈상태를 말한다. 증상은 혈관이 막힌 부위에 따라서 반신불수, 언어장애, 시야장애, 어지러움증, 의식소실 등 막힌 혈관의 위치에 따라 다양하게 나타날 수 있다.

③ 뇌혈관 색전증

출혈시 혈관 내에 형성된 혈전이 원인으로 60세 이상의 노년층에 많이 발생된다.

④ 뇌막하 출혈

뇌표면 막의 혈관이 출혈해서 급격한 두통, 구토, 의식장애 등을 유발한다.

나) 파킨슨병(Parkinson disease)

파킨슨병은 안정시 진전(resting tremor), 근육경직, 운동완서(bradykinesia) 등의 3가지 대표증상이 나타나는 신경계 퇴행성장애이다. 뇌졸중만큼 흔히 발생하는 질병은 아니나 장기간에 걸쳐 병리과정이 진행되면서 노인의 삶 전반에 부정적인 영향을 미친다. 주로 50대 이후에 발병하며 70대의 발병이 가장 흔하고, 80대 이후의 발병은 매우 드물다. 증상으로는 근육경직, 자율신경장애, 느린 보행, 진전, 표정 없는 얼굴이 나타나고 발병초기에는 신체의 한쪽에만 나타나며 진행됨에 따라 신체양측에 장애가 나타난다. 파킨슨병의 관리는 주요 증상을 관리하여 최적의 일상생활 기능수준을 유지하는데 있으며, 운동장애는 파킨슨병을 지닌 노인에게 가장 중요한 문제이다.

다) 치매(dementia)

치매는 사람의 정신(지적) 능력과 사회적 활동을 할 수 있는 능력의 소실을 말하며, 어떤 사람의 일상 생활의 장애를 가져올 정도로 충분히 심할 때 치매라고 한다. 우리나라에서 시행된 역학조사에 의하면 65세 이상 노인에서의 치매 유병률은 6.8~12.8%로 보고되고 있다. 나이가 많을수록, 여성, 문맹인 경우 유병률이 높게 관찰된다. 또한 치매는 노년기의 대표적인 정신장애로 정상적으로 활동하던 사람에게 기억력 장애가 주로 나타나는 질환으로 뇌의 병변에 의하여 기억장애, 사고장애, 판단장애, 식별력장애, 계산력장애 등과 같은 인지기능과 고등정신기능이 감퇴되고 정서장애, 성격변화, 일상생활 동작능력장애 등이 수반됨으로써 직업, 일상적 사회활동 또는 대인관계에 장애를 일으키는 질환이다.

① 원인

치매의 50~60%는 알츠하이머(Alzheimer disease: AD)이고, 20~30%는 혈관성 치매

(vascular dementia)인 중풍 휴유증으로 뇌신경세포가 파괴되어 일어나며, 나머지는 일산화탄소중독증의 휴유증, 두부외상, 알코올과 파킨슨병이 원인인 것으로 알려져 있다. 알츠하이머병은 두뇌의 수많은 신경세포가 서서히 쇠퇴하여 뇌조직이 소실되고 뇌가 위축되게 된다. 혈관성 치매란 뇌안에서 혈액순환이 잘 이루어지지 않아 서서히 신경세포가 죽거나, 갑자기 큰 뇌혈관이 막히거나 뇌혈관이 터지면서 뇌세포가 갑자기 죽어서 생기는 치매를 말한다.

② 진단

치매의 진단은 먼저 환자와 보호자를 통해 간단한 병력을 청취하고 간단한 선별검사를 통해 인지 능력을 평가한다. 정밀검사에서 환자의 인지 능력이 저하된 것이 확인되면 치매라 진단할 수 있고, 치매의 여러 원인을 찾기 위한 혈액 검사, 뇌영상 검사(MRI 등)을 받게 된다.

그림 10-7 정신질환 진단 의료장비

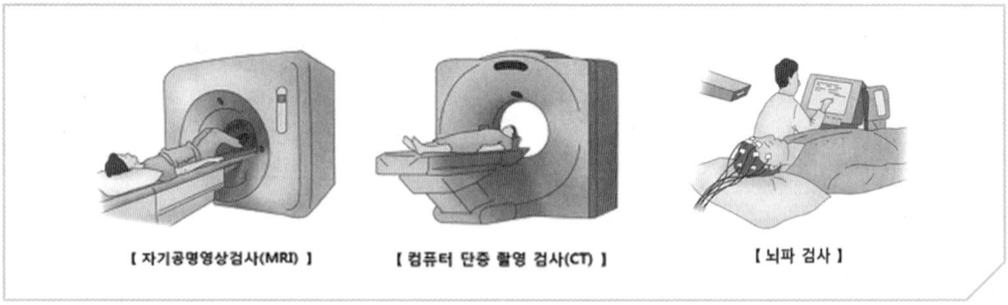

③ 증상

치매의 경우 가장 흔하게 나타나는 기억력 감퇴뿐 아니라 언어능력, 시공간 파악능력, 인격 등의 다양한 정신능력에 장애가 발생함으로써 지적인 기능의 지속적 감퇴가 초래된다.

④ 치료

원인적 접근과 약물치료(콜린성약제, NMDA 수용체 차단제 등), 기타 접근방법이 있으며, 환자를 위해 기본적 일상생활이 최대한 스스로 유지할 수 있게 하는 작업요법, 인지기능 강화요법 등의 다양한 프로그램등의 참여함으로써 삶의 질을 향상시킬 수 있다.

내과계 질환 자료출처 참고 : 서울아산병원 질환백과, 서울대학교병원 의학정보, 세브란스병원 의학정보, 삼성서울병원 건강의학센터 의학정보, 국립암센터 질환정보, 중앙대학교병원 건강칼럼, 보건복지부 및 대한의학회 건강의학정보, 각 병원건강검진센터 홈페이지 등

수행내용 및 수행준거 - 내과계 질환

1 건강진단시 발견되는 위염에 대하여 알아보고 전문지식을 습득한다.

위염은 병리학적으로 위 점막에 염증 세포의 침윤이 있는 상태로 정의하고 있다. 위염은 시간적 개념에 따라 급성과 만성으로 나눌 수 있고, 이 밖에도 조직학적 소견, 해부학적 분포 및 병적 기전에 따라 분류된다. 위염의 내시경적 소견에 따라 발적성 위염, 미란성 위염, 출혈성 위염, 담즙 역류성 위염, 만성 표재성 위염, 위축성 위염, 화생성 위염, 비후성 위염 등으로 분류되기도 한다.

2 건강검진(건강진단) 후 발견되는 고지혈증과 협심증에 대하여 알아본다.

(1) 고지혈증이란 혈액 속에 지방 성분이 높은 상태를 말한다. 일반적으로 총 콜레스테롤이 240㎎/dℓ을 넘거나, 중성지방이 200㎎/dℓ 이상일 때 고지혈증이라고 합니다. 우리가 먹는 지방과 콜레스테롤은 장에서 흡수되어 간에 저장된다. 간은 지방을 콜레스테롤로 바꾸고 콜레스테롤을 혈류로 방출한다.

(2) 협심증은 심장에 혈액을 공급하는 혈관인 관상동맥이 동맥경화증으로 좁아져서 생기는 질환이다. 관상동맥 내부의 동맥경화성 변화는 사실상 20대 초반부터 진행되며 혈관 면적의 70% 이상이 좁아지면 협심증 증상이 발생할 수 있다. 심근경색증은 관상동맥이 완전히 막혀서 발생하는데 반해, 협심증은 어느 정도의 혈류는 유지유지되므로 운동 시와 같은 심장근육의 산소요구량이 상대적으로 증가하는 상황에서 주로 증상이 나타난다. 협심증은 진단뿐만 아니라 환자의 상태를 전문적인 방법으로 파악하여 이에 맞는 적절한 치료를 하는 것이 매우 중요하다.

3 갑상선기능항진증과 저하증의 차이에 대하여 알아보고 이해한다.

(1) 갑상선기능항진증

갑상선 호르몬이 혈액으로 과다 방출되어 나타나는 증상을 갑상선 기능항진증이라 하는데 그 중에서도 가장 많은 것이 그레이브스 병 즉 안구돌출이다. 그레이브스 병은 갑상선 기능항진증과 갑상선종을 지니는 자가면역성 질환 또는 알레르기 질환의 범주에 속하며 흔히 안구 병증을 동반하며 드물게는 피부병증도 나타난다. 갑상선기능 항진증은 전 인구의 1~2% 정도이며 요오드의 섭취정도와는 무관하며, 소아, 청소년기, 노년층에서는 비교적 드물고 주로 20~50세의 청장년 연령에 서 주로 발병하며 남자보다 여자에서 4~10배 많다.

(2) 갑상선 기능저하증

갑상선 기능저하증동양에서는 흔하지 않으나 최근 기능항진증의 절제수술이후 저하증이 되는 경우가 많다. 저하증은 갑상선 호르몬 생성의 감소로 인하여 나타나는 증후군으로 가장 흔한 갑상선 기능의 이상 증상이다. 종류로는 크게 두 가지로 나누는데 갑상선 자체에 문제가 생겨서 갑상선 호르몬의 분비가 저하되어 나타나는 원발성(일차성) 기능저하증과 뇌에 문제가 생겨서 (TSH) 즉, 갑상선 자극호르몬의 생성이 감소하여 발생하는 중추성(이차성) 기능저하증으로 나눌 수 있다.갑상선 기능저하증은 자가면역성 질환으로 그 원인은 장부 기혈의 순환장애, 비위 즉 소화기능의 오랜 장애, 갑상선에 손상을 입는 경우, 요오드 방사선 치료를 한 경우, 갑상선 기능항진증에 대한 수술을 받은 경우, 갑상선 기능을 저하시키는 리튬과 같은 약물을 복용한 경우, 갑상선 자극호르몬(TSH)을 분비하는 뇌하수체 분비선의 활성이 감소된 경우에 나타나기도 한다. 자세한 증상으로는 피곤하고 무기력하며 졸립고, 기억력과 집중력이 떨어진다.

4 건강검진 후 발견되는 위식도 역류질환 및 게실증과 게실염, 만성위염, 위십이지궤양에 대하여 알아보고 전문지식을 습득한다.

(1) 위식도역류질환

위 내용물이 식도로 역류해서 가슴 쓰림, 음식물의 역류 등의 증상이 나타난다. 그 외에 흉통, 만성적으로 쉰 목소리, 계절과 관계없는 천식 발작, 만성적인 기침, 식도 궤약, 식도 협착 등이 나타날 수 있다. 원인은 하부식도의 괄약근이 일시적으로 이완하여 역류가 발생하는 것이다.

(2) 게실증과 게실염

작은 낭(주머니)들의 소장, 대장 벽에 형성되는데 이것을 게실증이라고 하며 노화 및 섭취하는 음식물들의 영향을 받는다. 고섬유 식이와 수분섭취를 충분히 하는 것이 염증(게실염)이 생기는 것을 예방하는데 도움이 되며 게실염 발생 시는 항생제등 치료가 필요하다.

(3) 만성위염

급성 위염이 반복적으로 발생하여 만성위염으로 되는 것이 흔한 형이다. 증상이 없어도 내시경을 해보면 위염소견은 거의 모든 사람에게서 발견되나 증상이 있는 위염 환자만이 치료의 대상이다. 위축성 위염 및 장상피회생위염은 위암의 고위험군에 속하는 병변으로 진단받은 이후 적어도 1년 간격으로 내시경검사를 받아보아야 한다.

(4) 위, 십이지궤양

위궤양은 위를 보호하는 점막 층의 손상으로 위산, 펩신 등에 의해 발생하며, 십이지장궤양은 위산이나 펩신의 과다 분비로 구부에 궤양이 발생하는 것이다. 헬리코박터 파이로리 세균이 위 점막에 감염된 경우에 궤양이 발생하고 치료도 잘 되지 않는 것으로 알려져 있으므로, 이 균이 양성이면 궤양치료와 함께 세균 치료를 하여야 한다. 위궤양 병변은 암의 위험이 있으므로 치료 후에도 내시경검사로 확인을 받아야 한다.

(5) 위암

암 중에서 가장 빈도가 높으나 조기에 발견하면 수술로써 치료 할 수 있으므로 위암의 가족력이 있거나, 위장 증상이 있으면 초기에 검사를 받아보는 것이 좋다. 발생원인은 여러 가지가 있는데 음식물에 의한 환경적 요인이 중요하므로 짜고 매운 음식을 피하고, 술 담배를 삼가도록 하여야 한다.

(6) 헬리코박터 파이로리 세균

우리나라의 경우 60세 이상에서 전 인구의 약 70%가 양성이므로 이 균의 치료는 전문의와 상의하여야 한다.

(7) 기능성소화불량

소화불량이 몇 개월 이상 있으면서 위에 특수한 구조적 이상이 없는 경우를 말한다. 위 운동 검사시 약 60%에서 위운동의 이상이 발견되며, 원인은 위 배출이 지연되는 것, 위산에 대한 감수성, 정신적 스트레스 등이 관여한다고 알려져 있다. 우리나라에서 소화불량 환자가 많이 호소하는 증상은 식후 불쾌감이나 포만감, 상복부팽안감, 트림, 조기 안복감, 식후 상복부 통증, 상복부 쓰림 등이다.

5 고혈압과 운동 및 당뇨병과 운동 에 대하여 알아보고 건강관리시 참고한다.

(1) 고혈압과 운동

고혈압은 측정한 혈압이 140/90㎜*Hg* 보다 높거나 집에서 측정한 혈압이 135/85㎜*Hg* 이상인 경우를 말한다. 우리나라 성인의 30% 정도가 고혈압 환자이며, 특히 60세 이상의 경우 2명 중 한 명은 고혈압 환자이다. 혈압이 높을수록 뇌졸중, 협심증, 심근경색증 같은 심뇌혈관 질환의 발병 위험성을 증가시키지만, 고혈압을 적절히 치료하면 뇌졸중 35~40%, 심근경색 20~25%, 심부전 50% 이상을 감소시킬 수 있다. 고혈압 환자는 규칙적인 운동, 체중 조절, 식이요법, 금주, 금연에 의해 혈압을 10㎜*Hg* 정도 줄일 수 있어 대표적인 생활습관병이다. 따라서 약물치료와 바른 생활습관을 통해 평생 혈압을 잘 관리하는 것이 필요하다.

(2) 당뇨병과 운동

당뇨병은 인슐린 작용이 원활하게 이뤄지지 않으면서 생기는 여러 특징적인 대사 이상을 수반하는 질환이다. 당뇨병은 탄수화물 대사의 기분적인 문제이나, 이로 인해 체내의 모든 영양소 대사가 영향을 받게 되므로 총체적인 대사상의 질병이라고 할 수 있다. 당뇨병은 당뇨 자체의 문제뿐 아니라 동맥경화증, 당뇨족, 말초혈관질환, 신장질환과 같은 위험한 합병증을 동반하게 된다. 당뇨병이 무서운 이유는 젊은 나이에 합병증으로 인해 인체에 큰 손상이 생길 수 있기 때문이므로, 당뇨병을 해결하는 것은 매우 중요하며, 이를 위해서 규칙적인 운동은 식이요법과 같이 당뇨병을 조절하기 위한 효과적인 방법 중 하나로 제시되고 있다.

6 비타민결핍시 관련 질환에 대하여 알아보고 전문지식을 습득한다.

(1) 비타민(Vitamin)

비타민은 생체 내에서 생리적 기능조절에 절대적 작용을 하고 있으며 부족 시 여러 결핍증상을 나타낸다. 비타민은 인체에서 생성되지 않기 때문에 반드시 식품을 통해서 섭취하여야 하며 필요량 이상의 섭취는 배설된다. 비타민은 발견된 순서에 따라 알파벳 순서로 명명 되었으며, 지용성인 A, D, E, K와 수용성인 B Complex 및 C로 구분된다. 또한 비타민은 동물세포의 정상적인 대사작용에 필수적인 물질로서 동물의 정상성장, 신체유지, 생식에 절대적으로 필요하다.

① 지용성 비타민

■ 비타민 A

비타민 A는 물에 잘 녹지 않는 수용성 비타민으로 식물에서 발견되지 않으며, 결핍 시 야맹증 세균 등의 감염에 대한 저항력의 약화 및 안구건조증이 있다. 성인의 1일 필요량은 700~750μgRE이며, 간, 난항, 버터, 녹황색 야채, 황색과일 등에 많이 함유되어 있다.

■ 비타민 D

비타민 D의 주요기능은 뼈에 칼슘을 침착시키는 작용을 하며, 결핍 시 어린이에게는 구루병, 어른에게는 골다공증 또는 골연화증 증세가 나타난다. 성인의 1일 충분섭취량은 5μg이며, 간유. 난황. 버터 등에 많이 함유되어 있다.

■ 비타민 E

항산제 작용을 하며 부족 시는 생식기능장애로 불임증 및 유산의 원인이 될 수 있다. 기름에 많이 함유되어 있으며, 동물성에는 간. 우유. 계란 등에 있다. 성인의 1일 충분섭취량은 남자는 12㎎, 여자는 10㎎이다.

■ 비타민 K

혈액응고에 필수적인 성분으로 결핍 시에는 출혈을 할 때 혈액이 응고되지 않아 출혈이 오래 지속된다. 급원식품으로 녹색채소와 차(tea)에 많고 과일. 곡류. 우유. 계란 해초 등에도 많이 함유되어 있다. 성인의 1일 충분섭취량은 남자는 75㎍, 여자는 65㎍이다.

② 수용성비타민

■ 비타민 B

비타민 B는 B1(thiamin), B2(riboflavin), niacin, B6, 염산(folic acid, 폴산), B12으로 분류된다. B1부족 시는 각기증상, 식욕부진, 피로감을 초래하며, 성인의 1일 권장섭취량은 남자는 1.2㎍, 여자는1.1㎍이다. B2 부족 시에는 성장정지, 식욕감퇴, 체중감소, 구순염, 설염 등을 초래할 수 있고 성인의 1일 권장섭취량은 남자는 1.5㎍, 여자는 1.2㎍이다. 또한 niacin의 결핍 시에는 펠라그라를 일으키며, B6의 결핍은 피부염을 유발하고, B12의 결핍은 악성빈혈증을 일으킬 수 있다. 염산의 성인 1일 권장섭취량은 남녀 모두 400㎍이며, 임산부는 200㎍, 수유부는 150㎍이 추가공급이 필요하며, 가임기 여성은 충분한 섭취가 필요하다.

■ 비타민 C

비타민 B의 결핍 시에는 괴혈병의 원인이 되며, 치아의 발육이상이나 잇몸 출혈이 원인이 되는데 성인의 1일 권장섭취량은 모두 모두 100㎎이다. 비타민 C는 시금치, 풋고추, 양배추, 딸기, 귤, 토마토 등 과실에 많이 함유되어 있다.

표 10-1 비타민 권장량 및 결핍증

분류		권장량(1일) 남자	권장량(1일) 여자	기능	결핍증	주요한 식품
지용성	A	700RE	700RE	시력유지	야맹증	간, 난황, 버터, 시금치
	D	5㎍	5㎍	Ca흡수촉진	구루병	뱀장어, 난황, 버터, 정어리
	E	12㎎	10㎎	항산화제	불임증	간, 우유, 계란, 대두유
	K	75㎍	65㎍	혈액응고	출혈	과일, 우유, 곡류, 계란
수용성	B1	1.2㎍	1.1㎍	당대사조효소	각기병	쌀눈, 뱀장어, 돈육
	B2	1.5㎍	1.2㎍	에너지대사	구순염	소간, 쌀눈, 계란
	B6	1.5㎎	1.5㎎	단백질대사	피부염, 부종	호도, 닭고기, 현미
	B12	400㎍	400㎍	엽산대사	악성빈혈	소간, 치즈, 계란
	niacin	13 NE	13 NE	에너지대사	펠라그라	땅콩, 소간, 대구 알
	folate	250㎍	250㎍	조혈작용	빈혈	간장, 보유, 소맥배아
	C	100㎎	100㎎	콜라겐 합성	괴혈병	시금치, 양배추, 귤, 토마토

7 건강검진시 발견되는 내과계 질환에 대하여 요약정리 해본다.

수행 Tip

→ 각 병원 건강증진센터 홈페이지에서 질병정보자료를 검색하여 전문지식을 습득한다.

10-2 외과계 질환

{ 학습목표 } ❶ 건강검진(건강진단) 후 발견되는 외과계 질환에 대하여 알 수 있다.
❷ 외과계 질환의 증상과 원인 및 예방에 대하여 알 수 있다.

필요 지식

1. 외과계 질환

(1) 치핵(Hemorrhoid)

치핵은 일반인들이 치질이라고 부르는 질환으로, 항문 및 직장에 존재하는 치핵조직이 항문 밖으로 빠져나오는 내치핵과 항문 밖의 치핵조직이 부풀어 올라 덩어리처럼 만져지는 외치핵을 포함한다.

① 원인

치핵의 발생에 명확한 원인이라고 알려져 있는 요인은 없으나 유전적 소인, 잘못된 배변습관 등이 영향을 주는 것으로 보고되고 있다. 일반적으로 배변 시 과도한 힘 주기와 장기간 변기에 앉아 있는 습관, 변비, 음주 등이 치핵을 악화시키는 경우가 많다.

② 증상

치핵의 가장 흔한 증상은 출혈과 탈항이다. 배변 시 선혈이 묻어 나오는 경우가 대부분이고, 치핵이 진행할수록 항문의 치핵조직이 밖으로 빠져나와서 만져지기도 하며 아주 심한 경우에는 평소에도 항문 밖으로 나와 있기도 한다. 또한 항문이 빠지는 듯한 불편감 및 통증이 있는 경우도 있다.

③ 진단

문진을 통해서 환자들이 호소하는 자각증상을 확인하고, 육안 및 직장수지 검사를 통해서 진단할 수 있다. 의료진에 의해 심한 치핵의 경우 치핵조직이 밖으로 나와 있는 것을 눈으로 확인할 수도 있으며, 항문에 손가락을 넣어서 치핵조직을 확인하는 직장수지 검사가 일반적으로 시행되고 있다. 50세 이상의 성인에서는 대장암 또는 직장암에 의한 출혈을 감별하기 위하여 대장내시경을 시행하기도 한다.

④ 치료

치핵은 적합한 치료방식으로 치료하면 100% 완치가 가능하나 증상과 정도에 따라 방법이 달라질 수 있다. 경도의 치핵은 보존치료나 비수술적 요법 등으로 증상을 경감시킬 수 있다. 충분한 휴식을 취하고, 변비나 설사가 생기지 않도록 섬유질을 풍부히 섭취하며, 온수 좌욕으로 혈액순환을 촉진시킬 수 있다. 경도의 치핵은 경화제 주입요법, 고무밴드 결찰술, 레이저 치료술 등으로 치료가 가능하지만, 대부분 증상이 심한 경우에는 외과적 치핵절제술이 필요하다.

(2) 치질(Hemorrhoids)

치질이란 항문 주위에서 생기는 치핵, 치루, 치열 등의 여러 가지 질병을 총칭하는 말이다. 하지만 보통 일반인들이 사용하는 치질이라는 표현은 치핵을 일컫는다. 치핵은 항문 안쪽으로 생기는 내치핵과 항문 바깥쪽으로 생기는 외치핵으로 나누게 되는데, 내치핵은 반복되는 변비나 배변에 의한 충격으로 내치핵층이 퇴화되어 생기며 외치핵층도 역시 같은 원인으로 외치핵층이 퇴화되어 생기기도 하고 염증이나 외부 상처에 의해 생기기도 한다.

(3) 항문소양증(Pruritus ani)

항문소양증이란 다양한 원인에 의해 항문 및 항문주위 피부 또는 외음부가 지속적 혹은 간헐적으로 나타나는 심한 가려움증을 말한다. 항문소양증은 하나의 증상이지 질환이 아니며, 항문 주위에 신경조직이 풍부하게 존재하여 어떠한 자극에도 민감하게 작용하기 때문에 이러한 증상이 나타난다. 전 세계적으로 항문소양증은 전체 인구의 약 45%가 한번쯤은 겪게 되는 매우 흔한 문제이다. 보통 남성이 여성보다 2~4배 더 흔하게 경험하며 과체중인 사람 또는 땀을 많이 흘리는 사람, 보통 꽉 끼는 속옷을 입는 사람에서 더 흔히 나타난다. 항문소양증이 있다고 해서 모두 항문이나 직장의 질환을 가지고 있는 것은 아니다.

① 원인

항문소양증은 다양한 원인에 의해 발생하는 하나의 증상이다. 항문 출구 주위에 묻은 대변은 소양증을 유발시키는 흔한 원인이다. 배변 후 항문 주위를 잘 닦지 않았다면, 소량의 대변이 피부에 남아 가려움증을 유발한다.

② 증상

항문이나 항문 주위 피부, 회음부 및 외음부에 참을 수 없을 정도로 가려움증이 발생하여 항문을 긁게 되는데, 항문 주위의 피부는 붉게 되어 있고 증상이 흔히 밤에 악화되어 수면을 방해할 수 있다.

③ 진단

항문소양증의 원인을 확인하기 위해 식단과 약물, 배변 습관, 배변 후 항문을 닦는 방법에 대해 질문할 수 있다. 또한 치질, 열창, 치루와 같은 직장 질환이나 건선, 습진, 지루와 같은 피부 질환이 있는지 확인하여야 한다. 그런 다음 항문 부위의 직장수지검사를 시행하여 확인할 수 있다.

④ 치료

원인질환에 따른 적절한 치료를 받는 것이 중요하며. 만약 소양증이 치루, 치열, 치핵, 항문용종 등의 항문질환에 의한 것이라면 이것을 먼저 치료해야 한다. 기본적으로 가장 중요한 치료법은 항문 주위의 청결을 유지하는 것이다. 커피, 우유, 홍차, 술 등 소양증을 유발시킬 수 있는 음식들은 섭취하지 않도록 해야 한다. 그리고 긁는 것은 피부손상을 일으키며 가려움증을 악화시키므로 가려울 때는 긁지 말고 미지근한 물로 세척하는 것이 좋다. 대변검사 후 요충으로 인한 소양감인 경우 요충약을 사용하면 대부분 쉽게 치료된다.

(3) 대장용종(polyp of colon)

대장의 점막 등의 면에 줄기를 가지고 돌출되어 구, 타원, 난원형을 띤 점막 병변으로 용종(茸腫)이라고도 한다. 대장용종은 대장의 양성 종양 중 선종성 용종이 3분의 2~4분의 3을 차지하므로 대장 용종이라고 하며, 용종이 많은 경우를 다발성 용종이라고 한다. 또한 용종은 내시경을 통해 대장 안에 용종이라고 불리는 작은 혹이 발견된 경우이며, 대장에 발생하는 용종은 양성과 악성으로 나누어 볼 수 있다. 양성 용종의 하나인 선종의 경우 장기적으로는 1%–5%에서 악성 종양으로 진행할 위험이 있는 것으로 알려져 있다. 그러므로 특히 대장에 발생한 선종의 경우에는 내시경적인 방법으로 완전히 제거를 해 주는 것이 원칙으로 되어 있다. 선종의 경우가 아닌 용종은 특별한 임상적인 의미는 없는 병변이므로 정기적으로 직장에 대해 검사를 받아 보면 된다.

① 원인

대장용종(선종성 용종)은 대장 점막 세포의 유전자에 돌연변이를 유발하는 것과 연관되어 있으며, 이러한 돌연변이가 대장암으로 진행하게 하는 것이다. 용종의 크기가 클수록 악성 세포를 포함할 가능성이 커지게 된다. 용종의 크기가 1인치 이상인 경우 악성 용종일 가능성이 10% 정도된다. 육류나 기름진 음식의 과도한 섭취는 대변이 장에 머물러 있는 시간을 길게 만들고 자연히 담즙산 같은 독성물질의 분비가 촉진되기 때문에 장점막 세포가 손상을 입으면서 세포변이가 일어나 선종으로 발생할 위험이 높아진다. 또한 음주와 흡연도 선종의 위험성을 높이는 것으로 보고 있다. 유전적으로 선종환자의 가족에서 선종이 발생할 위험성이 증가한다.

그림 10-8 대장용종

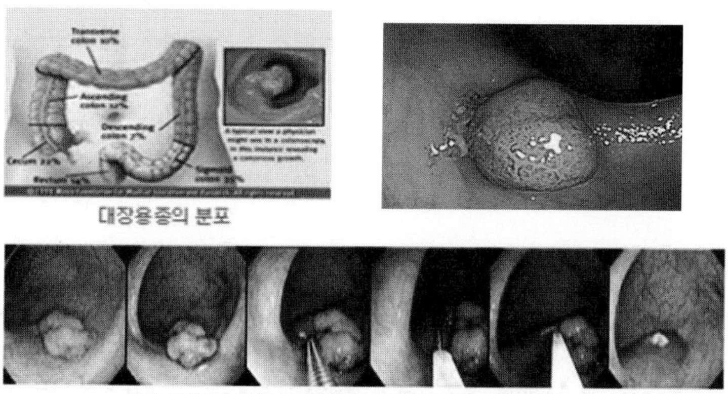

대장용종의 분포

대장 선종으로 진단된 환자에게 용종제거술을 시행하는 과정

② 증상

대개 증상이 없고 대장 검사에서 우연히 발견되는 경우가 많으며, 용종이 큰 경우에는 대변에 피가 묻어 나오거나 혈변을 보이는 경우가 있고, 끈적끈적한 점액변을 보는 경우

도 있다. 매우 드물게 용종이 커서 장을 막거나 변비, 설사, 복통을 유발하기도 한다.

③ 진단

대변 잠혈 반응검사, 직장 수지검사, CT 대장조영술 및 대장내시경검사, 에스(S) 결장경 검사, 이중바륨 대장조영술 검사가 있으며, 이 중 가장 정확한 것은 대장 내시경 검사로 전체 대장뿐만 아니라 회장 말단부까지 관찰하고 동시에 조직검사도 가능하다.

④ 경과/합병증

제거되지 않은 용종은 대개 시간이 흐름에 따라 그 크기가 증가한다. 이러한 용종이 암으로 변화하기까지는 보통 수년이 걸리지만, 일부의 용종은 크기가 작은데도 불구하고 암세포를 갖고 있는 경우도 있다. 선종성 용종의 3분의 1 정도는 3~5년 기간에 걸쳐 암으로 진행한다. 대장암의 95%는 대장 용종에서 발생하는 것으로 알려져 있다.

⑤ 치료

어떤 용종이 악성인지 또는 악성으로 진행할 것인지는 예견하기 어렵기 때문에 모든 용종은 제거해야 한다. 대부분의 용종은 대장내시경을 삽입한 채로 겸자라고 불리는 집게나 올가미를 사용하여 용종을 잡은 후에 전기를 통과시켜서 잘라내는 내시경하 용종절제술로 제거할 수 있으며, 크기가 크거나 개수가 많은 경우에는 여러 번의 용종제거술이 필요하다. 용종을 전부 절제하였더라고 조직검사상 떼어 낸 가장자리에 선종이나 암종이 남아 있는 소견이 있는 경우, 양성종양인 경우는 정기적인 대장내시경 추적검사를 시행하며, 악성인 경우 개복수술을 하기도 한다.

⑥ 주의사항

식생활이 서구화되면서 대장암의 전단계인 선종의 발생이 증가하고 있기 때문에 대장암과 마찬가지로 지방식을 줄이고 섬유 섭취를 많이 하면 새로운 발생을 감소시킬 수 있을 것이다.

(4) 담석증(cholelithiasis)

담낭(쓸개) 안에 결석, 즉 일종의 돌이 발생한 경우이다. 담석은 대부분의 경우 콜레스테롤과 기타 물질이 뭉쳐져 발생하는 것이며 비만, 고콜레스테롤혈증, 여성 호르몬 등이 관련된 것으로 알려져 있으나 기타 여러 가지 복합적인 원인에 의해 발생한다. 담석의 증상은 심한 복통이나 소화불량 등이 있을 수 있으며 가장 심한 증상으로는 담낭염에 의한 것으로 열과 오한이 동반된 복통이 있다. 이런 증상이 없는 경우에는 특별한 치료의 대상이 되지 않으며, 증상이 발생한 경우에만 치료를 고려해야 한다. 치료에는 내과적인 치료와 수술적인 치료가 있는데, 내과적인 치료법은 약물치료이며 외과적으로는 수술이 있다.

그림 10-9 간내 담석

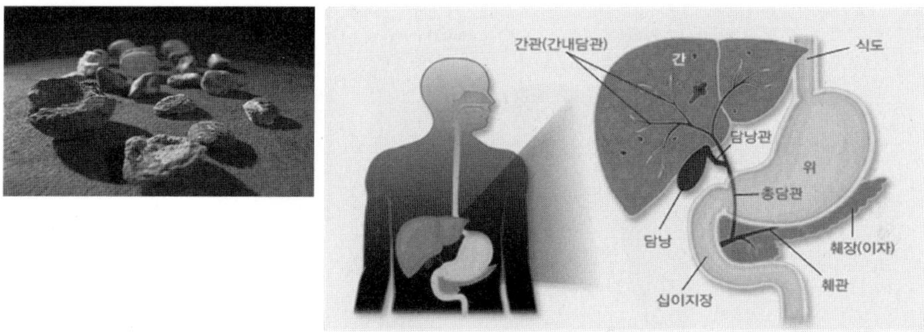

(5) 담낭용종(polyp of gallbladder)

담낭, 즉 쓸개 벽에 용종이라고 불리는 작은 혹이 생긴 경우이다. 이 경우 이 용종이 악성 종양인지 아니면 양성 종양인지 구분하는 것이 중요한데, 용종의 크기가 5㎜ 미만인 경우 대부분은 양성 종양으로 피부에 발생하는 사마귀 정도의 중요성 이상은 없다고 보아도 좋다. 그러나 일단 용종이 발견된 경우 작은 용종이라 하더라도 정기적으로 추적 관찰하여 크기가 자라지는 않는지 알아보아야 할 필요성이 있다. 그리고 특히 크기가 큰 용종의 경우에는 소화기내과에서 전문적인 진료를 받아 보고 치료여부를 결정 받는 편이 좋다.

(6) 하지정맥류(varicosevein)

하지정맥류란 우리 몸속의 하수관 역할을 하는 정맥의 압력이 증가하여 확장되고, 이로 인해 늘어나거나 구불구불해지는 상태가 된 정맥류가 다리에 생긴 경우를 일컫는 질환을 말한다. 즉다리의 피부 바로 밑으로 보이는 정맥이 늘어나서 피부 밖으로 돌출되어 보이는 질환이다. 증상으로는 동통, 경련통, 피로감, 둔통, 하지의 안절부절증, 자통, 작열감, 무거움 등이 있고, 특히 동통이 주된 증상인 경우에는 근골격계, 신경계, 동맥계 등의 장애로 인한 동통과의 구별이 필요하다. 이밖에 가려움증, 피부 경화, 피부 궤양, 표재정맥의 혈전정맥염 등이 있다. 진단은 표재정맥을 육안적 진단 및 이학적 검사를 통하여 하지정맥 혈액의 역류 유무에 따른 하지정맥류의 분류, 정맥 부전으로 인한 동반된 증상의 유무 등을 확인할 수 있다. 이 밖에 혈관질환 검사실에서 시행되는 도플러 초음파, 정맥 역류 혈량측정법 등을 통하여 보다 정확한 진단과 정맥 부전의 정도를 평가할 수 있다.

그림 10-10 하지정맥류

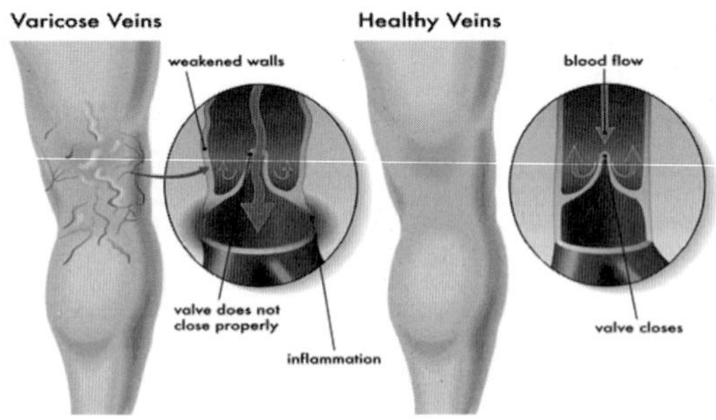

2. 정형외과 질환(근골격계 질환)

(1) 요통(Low back pain)

요통이란 허리부위에서 다리까지 광범위하게 나타나는 통증을 말한다. 의학 보고서에 의하면 직장생활하는 남성의 1/4은 1년 동안 한번 이상 요통 경험을 갖고 있고, 그들 중 1/12은 직장 근무를 못하고 휴식을 취해야 할 정도이다. 따라서 직장 남성의 60%는 요통을 경험하게 되며, 45세 이상의 연령층에서 심장질환과 류머티스 관절염 다음으로 요통 환자가 많은 것으로 보고되고 있다.

① 원인

긴장된 자세, 근력의 불균형, 근육경련(좌상이나 염좌), 골다공증에 의한 척추 손상, 척추질환을 가지고 있거나 생리통이나 골반 내에 염증이 있거나 스트레스, 긴장, 불안 등이 있을 때도 요통이 생길 수 있다.

그림 10–11 요통

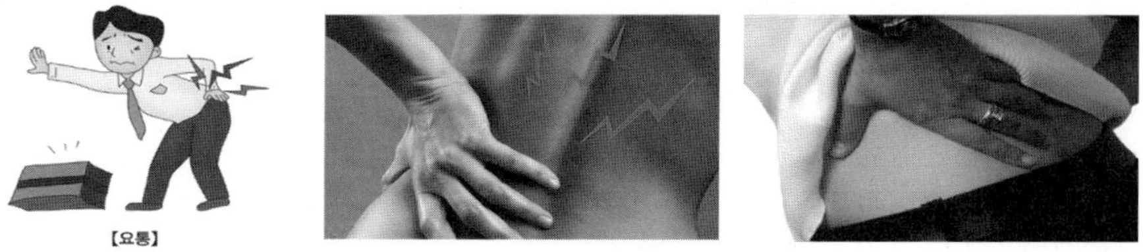

② 증상

요통은 심한 통증으로 움직이지 못하거나 심하게 움직이지 않으면 별 다른 이상 증상이 없는 경우 등 증상은 매우 다양하다. 그리고 요통이 나타난 원인에 따라 증상이 다르게 나타나며, 허리가 아닌 다리에 저림이나 통증이 나타날 수 있고 또한 체중감소나 발열 등 전신적인 증상이 나타날 수 있다.

③ 진단

요통의 진단으로는 1. 환자의 병력 2. 엑스레이 3. 정밀검사–척추강내 조영술, 컴퓨터 단층촬영, 자기공명영상(MRI) 4. 전기생리학적검사–근전도와 피부체성 감각 유발전위 등의 검사를 할 수 있다.

④ 치료

요통은 대부분 자연 치유고, 보존적 치료로 통증이 완화될 수 있으며, 요통환자 중 2% 정도만 수술적 치료를 필요로 한다. 보존적 치료로는 급성기에는 물리치료나 약물치료를 할 수 있으며, 만성요통일 경우에는 올바른 자세와 허리를 강화시키는 운동이 필요하다.

(2) 관절염(Arthritis)

관절염은 관절 사이 완충 역할을 해 주는 연골이 파괴되고 관절에 염증성 변화가 일어난 상태를 말한다. 관절은 두 개 또는 그 이상의 뼈들이 맞닿는 곳을 말하며 관절을 이루는 뼈들의 끝은 연골이라는 부드러운 재질로 싸여 있다. 연골은 쿠션 역할을 하여 관절이 쉽게 움직이도록 도와 주는 역할을 하고, 활막이라 불리는 섬유질 막으로 싸여 마찰하는 것을 방지해 주는 활액을 분비한다. 이곳에 염증이 생기면 흔히 말하는 관절염이 되는 것인데, 관절인 경우에는 부종, 통증, 관절이 뻣뻣한 증상 등을 동반한다. 대개 관절염의 경우 생기는 염증은 일시적인 것이 많지만 때로는 장기적이면서 영구적인 문제를 일으키기도 한다. 관절염의 종류에는 골관절염(퇴행성 관절염)과 류마티스성 관절염이 있다.

(3) 류마티스 관절염(Rheumatoid Arthritis)

류마티스 관절염은 관절 주위를 둘러싸고 있는 활막이라는 조직의 염증 때문에 일어나는 질환이다. 이 활막이 존재하는 모든 관절, 즉 움직일 수 있는 거의 모든 관절을 침범하는 질환으로서 수개월에서 수년에 걸쳐 진행되는 소위 만성 질환이다.

① 원인

정확한 원인은 알려져 있지 않지만, 현대의학의 발전에 힘입어 어느 정도 윤곽은 알 수 있게 되었다. 유전적으로 류마티스 관절염의 소인이 있는 사람이 어떤 외부자극을 받으면 인체 내의 면역체계가 자신의 몸을 비정상적으로 공격하여 염증이 발생한다고 추정하고 있다.

② 증상

초기 증세는 주로 손마디가 뻣뻣해지는 것인데 특히 아침에 자고 일어난 직후에 심하며 1시간 이상 관절을 움직여야만 뻣뻣한 증세가 풀린다. 이러한 관절의 뻣뻣한 증상은 심한 경우 하루 종일 지속되기도 한다. 동시에 환자들은 손마디가 붓고 통증을 동반하여 손을 쓸 수가 없다고 호소한다. 무릎이나 팔꿈치, 발목, 어깨, 발까지 침범하는 경우도 흔하고 통증이 있는 마디를 만지면 따뜻한 열감을 느낄 수 있다.

③ 진단

류마티스관절염의 진단은 주로 문진과 진찰로서 이루어진다. 류마티스 관절염은 다른 많은 종류의 관절염과 비슷하기 때문에, 또는 바이러스 감염 후에도 일시적으로 비슷한 증상이 나타날 수 있기 때문에 최소한 6주 이상 지속적인 증상이 있는 경우에만 류마티스 관절염으로 진단하며, 혈액 검사, 엑스레이 검사 등을 보조적으로 사용한다.

그림 10-12 관절염 원인 및 진단

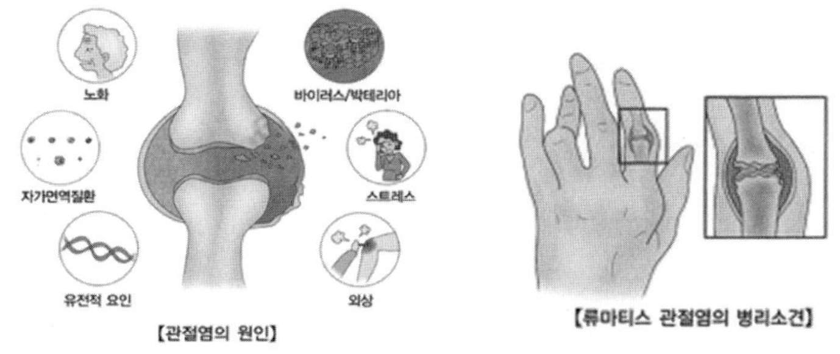

④ **치료**

약물요법으로는 비스테로이드소염제, 호르몬의 일종인 스테로이드 제제 같은 1차 약과 인체의 면역체계에 영향을 주어 류마티스 관절염 자체를 억제하는 2차 약 등이 있다.

(4) 통풍(Gout)

통풍은 혈액 내에 요산(음식을 통해 섭취되는 퓨린(purine)이라는 물질을 인체가 대사하고 남은 산물)의 농도가 높아지면서 요산염(요산이 혈액, 체액, 관절액 내에서는 요산염의 형태 존재함) 결정이 관절의 연골, 힘줄, 주위 조직에 침착되는 질병이다.

① **원인**

통풍은 나이가 많을수록, 그리고 혈중 요산 농도가 높을수록 발병할 가능성이 높아진다. 요산은 음식을 통해 섭취되는 퓨린이라는 물질을 인체가 대사하고 남은 산물로, 혈액, 체액, 관절액 내에서는 요산염의 형태로 존재한다. 혈액 내 요산 농도가 일정 수치 이상을 넘으면 고요산혈증이라고 하는데, 그 원인을 크게 요산이 과잉 생산되는 경우와 요산의 배설이 감소되는 경우로 나눌 수 있다.

② **검사**

통풍의 검사에는 관절 윤활액 검사와 혈청 요산농도 측정이 있다.

③ **치료**

치료는 통풍의 각 단계마다 조금씩 다르며, 무증상 고요산혈증의 치료, 급성 통풍성 관절염의 치료, 간헐기 동안의 통풍발작의 예방, 만성 결절성 통풍의 치료 등이 있다.

(5) 근육통(myalgia)

근육에 생기는 통증을 의미하며, 다양한 질병이나 장애에서 나타날 수 있는 하나의 증상이다. 가장 흔한 원인은 해당 근육의 과도한 사용이다. 하지만 감염성 질환을 비롯한 수없이 많은 질환이나 장애에서도 근육통은 발생할 수 있으며 이 경우 함께 발생하는 다른 증상이나 증후들을 참고하여 원인을 밝혀야 한다. 근육통 자체를 치료하기보다는 근육통을 유발하는 원인들을 제거해야 한다. 예를 들면 근육의 과도한 사용에 의한 근육통에는 해당 근육의 휴식이 필요할 것이고 감염성 질환이 원인인 경우 해당 감염을 치료해야 하며 약물 사용이 원인인 경우 해당 약물을 끊어야 한다.

(6) 동결견(Frozen shoulder) : 오십견

동결견(오십견)이란 특별한 외상없이 어깨에 통증이 동반되고 그 통증으로 인하여 어깨의 움직임에 지장을 받는 증상을 말한다.

① 원인

원인은 불분명하지만 주로 노화와 운동부족이며 노화에 따른 어깨관절 주위 연부조직의 퇴행성 변화 때문에 발생한다.

② 증상

- 심한 통증
- 야간 통증 : 다른 어깨 질환에서도 보이기 때문에 동결견에서 보이는 특이한 증세라고는 할 수 없다.
- 능동적, 수동적 관절 운동 제한 : 처음에는 어깨를 안쪽으로 돌리기 힘들어하고, 이후 팔을 앞으로 들기 힘들거나 밖으로 돌리기도 힘들어한다.

그림 10-13 오십견(동결견)

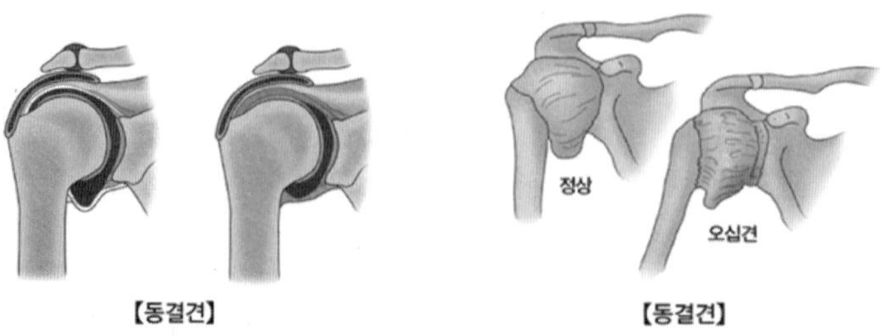

③ 진단

진단은 임상증상이나 간단한 운동 검사 등 의사의 진찰로 이루어지며 단순 방사선 사진에서는 대부분 정상소견을 보인다. 오십견을 진단하기 위해서라기보다는 어깨관절 연골의 소실이나 견관절의 탈구 등이 없는지를 확인하는 것이다. 오십견이 있다고 해서 모두 수술을 하는 것은 아니다.

④ 치료

초기에는 진통소염제나 국소주사, 물리치료 등으로 통증과 염증을 감소시키며, 운동요법으로 굳어진 어깨관절의 운동 범위를 회복시킨다. 수술은 장기간의 치료에도 호전이 없는 경우에 하게 된다.

(7) 골절(Fracture)

골절은 뼈와 관절의 외상에 의해 발생하며, 골다공증이나 신생물과 같은 병리적 과정에 의해서도 발생한다. 가장 흔한 원인은 낙상이다. 노인의 골절은 대퇴골 그 위부, 요골말단부, 척추 및 쇄골에 흔히 발생한다. 골절환자는 골절 부위의 통증, 압통, 근육경련, 기형, 기능상실 등의 증상을 보인다. 골절은 도수 정복이나 수술 정복 후 유합될 때까지 고정하여 치료한다.

(8) 요추간판탈출증(lumbar herniated intervertebral disc)

요추간판탈출증은 요추 사이의 추간판이 옆으로 빠져 나와 신경근 또는 척수를 누르는 질환이다. 즉 추간판이 돌출되어 요통 및 신경 증상을 유발하는 질환이다.

① 원인

가장 유력한 원인은 '변성된 추간판에 과도한 외력이 가해지면서 추간판이 돌출되는 것'으로 생각하고 있다. 노화됨에 따라 추간판 내부의 수분 함량이 줄어들면서 탄력을 잃게 되고, 추간판의 가장자리를 둘러싸고 있는 섬유륜에 원심성의 균열과 방사성 파열이 발생하게 되어 탄력을 잃은 추간판에 무리한 힘이 가해지면서 추간판이 돌출된다는 것이다.

② 증상

요추부 추간판 탈출증 환자의 가장 두드러진 증상은 요통과 함께 다리가 아프고 저리며 엉치 부위 통증도 나타난다. 탈출된 추간판이 신경근을 자극하게 되어 신경근이 분포하는 다리에 감각 이상이 초래된다. 발목이나 발가락 마비, 감각 저하 등의 신경 증상을 나타내게 되고, 간혹 통각 과민으로도 나타난다.

③ 진단

추간판탈출증의 진단은 진찰과 방사선 검사를 통해서 할 수 있다. 추간판 탈출증을 진단하기 위한 대표적인 이학적 검사는 하지 직거상 검사이다. 이 외에도 하지의 근력, 감각, 신경 반사의 세 가지를 검사하여 신경의 기능에 이상이 있는지 평가한다.

④ 검사

단순 엑스레이(X-ray) 검사에서 좁아진 척추 간격 및 요추 만곡의 감소 관찰할 수 있으며, 다른 진단을 감별하기 위해 시행한다. 정밀 검사로는 전산화 단층촬영(CT)이나 자기공명영상검사(MRI) 등이 있어 추간판 탈출 여부와 정도를 확인할 수 있는데, 자기공명영상(MRI) 검사가 가장 진단적 가치가 높다.

⑤ 치료

보존적인 요법으로는 추간판에 가해지는 중력을 제거하기 위해 증상이 없어질 때까지 수일 동안 침상 안정을 취하고, 소염 진통제의 복용, 골반 견인, 물리치료 등을 시행한다. 동시에 신경 치료를 시행하는데, 신경차단술, 경막외 신경성형술, 고주파 수핵성형술이 있다.

⑥ 경과/합병증

추간판 탈출증에 의한 요통 및 방사통은 시간이 경과함에 따라 대부분 저절로 좋아지며, 급성 증상이 사라지고 나면 복근 운동을 통한 재발 방지를 위해 노력하여야 한다. 수술적 치료는 신경마비가 심하거나 통증이 심할 경우, 발가락이나 발목의 힘이 현저하게 약해져 있는 경우, 대 · 소변을 보는 힘이 약해지거나 다리를 전혀 움직일 수 없는 심각한 마비 증상을 보이는 경우 등 활동에 장애를 초래할 때 시행한다.

외과계 질환 자료출처 참고 : 서울아산병원 질환백과, 서울대학교병원 의학정보, 세브란스병원 의학정보, 삼성서울병원 건강의학센터 의학정보, 국립암센터 질환정보, 중앙대학교병원 건강칼럼, 보건복지부 및 대한의학회 건강의학정보, 각 병원 건강검진센터 홈페이지 등

수행내용 및 수행준거 - 외과계 질환

1 건강진단 후 발견되는 외과계질환에 대하539, 여 알아본다.

치질, 치핵, 항문소양증, 대장용종, 담석증 등이 있다.

2 건강진단시 발견되는 근골격계 질환에 대하여 알아본다.

요통, 요추간판탈출증, 경추간판탈출증, 오십견, 근육통, 통풍 등이 있다.

3 건강검진(건강진단) 후 발견되는 외과계 및 근골격계 질환의 예방에 대하여 알아본다.

수행 Tip

→ 인터넷 홈페이지 등을 검색하여 질병정보에 대한 기초 의학지식을 습득한다.

10-3 안 이비인후과 및 피부 비뇨기, 부인과 질환

{ 학습목표 } ❶ 건강검진(건강진단) 후 발견되는 안 · 이비인후과 질환에 대하여 알 수 있다.
❷ 건강진단 후 발견되는 비뇨기 및 부인과 질환에 대하여 알 수 있다.
❸ 안 · 이비인후과 질환의 증상과 원인 및 예방에 대하여 알 수 있다.

필요 지식

1. 안과, 이비인후과 질환

1) 안과 질환

(1) 근시(Myopia)

근시는 안구의 길이가 길어서 망막 위에 맺혀야 하는 초점이 망막의 앞에 맺히는 경우로, 먼 곳을 바라볼 때 물체의 상이 잘 안 보이고 가까운 곳이 잘 보이는 눈을 말한다. 근시의 경우 망막에 초점이 잘 맺히게 하려면 오목렌즈로 된 안경으로 교정이 필요하다.

① 원인

근시의 원인으로는 유전적 소인이 있을 수 있으며, 과도한 근거리 작업, 과인슐린혈증 같은 영양적 요인, 그리고 스트레스 등의 환경적 소인이 복합되어 발생한다고 추측되고 있다. 특히 최근에는 근거리에서 독서, TV 시청, 컴퓨터 게임 등에 열중하게 되면서 근시가 생길 위험이 높아진다고 보고되고 있다.

② 증상

근시는 망막에 정확히 초점을 맺지 못해 발생하는 시력 감소가 주요 증상이다. 근시가 아주 심할 경우에는 교정을 하지 않으면 바로 앞의 물체도 알아보지 못한다.

그림 10-14 근시

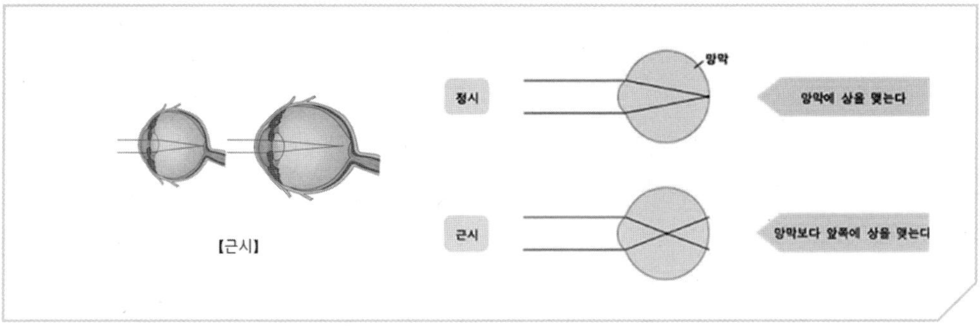

③ **진단**

근시의 정도는 안과에서 눈의 굴절상태를 알아내는 굴절검사를 통해 진단할 수 있다.

④ **치료**

근시의 교정을 위해서는 안경과 콘택트렌즈 등을 착용하여 망막에 정확한 상이 맺히도록 한다. 또는 수술적 치료로 라식, 라섹, 인공수정체 삽입술 등을 시행할 수 있다.

(2) 원시(Definition)

수정체와 망막까지의 거리가 짧아 눈에 들어온 평행광선이 망막 뒤쪽에서 상(像)을 맺어 먼 곳은 잘 보이나 가까운 곳은 잘 보이지 않는 눈을 말하며, 원시안, 원안이라고도 한다. 안구의 굴절력에 비하여 안축(眼軸: 안구의 전후의 길이)이 짧은 눈이다.

① **원인**

안구가 정상인의 안구에 비하여 작은 경우가 흔하고, 그 외에 각각 만곡도나 수정체가 너무 편평하기 때문에 굴절력이 낮아져서 생기는 경우도 있는데 대개는 유전적이다.

② **증상**

경도의 원시는 조절력이 충분하면 시력장애는 없다. 원거리를 볼 때도 원시도수만큼의 조절을 하고 있어야 하므로 조절과다에 의한 증상이 주가 된다. 즉 근거리 작업시의 시력감퇴, 안통, 또는 눈의 충혈, 작열감, 건조감, 빈번한 깜박거림이 있고 이것이 원인이 되어 만성결막염 등이 발병된다.

③ 치료

원시도수가 어느 정도 되어야 교정한다는 법칙은 없으나 안정피로의 증상이 없는 한 교정할 필요는 없다. 그러나 개별적으로 직업에 맞게 안경을 처방하며, 내사시를 일으킨 원시에서는 반드시 원시도수를 교정해 주어야 한다. 눈이 쉬 피로하거나 사시나 약시가 되어 있는 경우에는 볼록렌즈의 안경을 쓰거나 콘텍트렌즈를 사용하여 교정을 한다. 또한 원시는 성장기에 있는 어린이의 경우는 도수가 약해지는 경향이 있으므로 정기적으로 안과에서 검사를 받아 그때의 도수에 따라 안경을 바꾸어 갈 필요가 있다.

(3) 난시(Astigmatism)

난시란 안구의 표면이 고르지 못하여 눈으로 들어온 빛이 한 점에서 초점을 맺지 못하는 경우를 말한다. 다시 말해서 각막 표면이 불규칙해서 눈에 들어오는 빛의 굴절도가 달라 초점이 한 점에서 만나지 못해 흐리게 보이는 상태를 말한다.

그림 10-15 난시 및 난시 Test

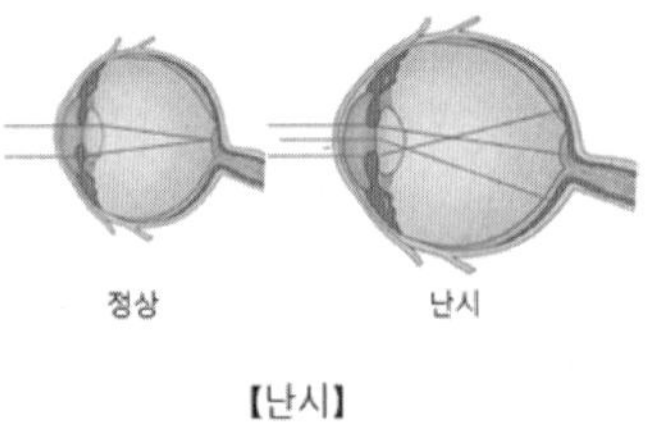

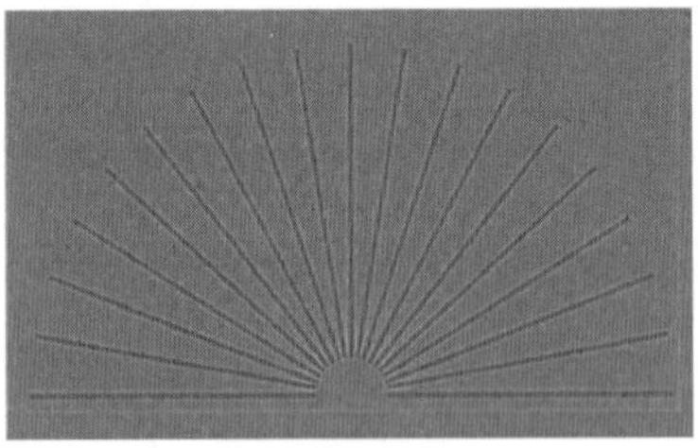

① 원인

난시가 생기는 원인은 정확히 밝혀져 있지 않지만 부모에게 난시가 있으면 자녀에게도 난시가 생길 가능성이 높아 유전적인 요인이 있을 거라 보고 있다. 또한 안검하수나 부안검같이 눈꺼풀이 눈을 누르거나 눈썹이 안구에 닿는 경우에도 난시가 생길 수 있으며, 또한 익상편과 같은 안구에 질환이 있거나 안과 수술을 받은 후에 생기기도 한다.

② 증상

난시의 가장 흔한 증상은 사물이 뚜렷하게 보이지 않고 흐릿하게 보이는 것이다. 근시가 있을 때와는 달리 먼 곳, 가까운 곳이 모두 선명하게 보이지 않고 심한 경우 눈의 피로와 함께 심하면 두통까지 동반하기도 한다.

③ 진단

원시, 근시, 난시를 굴절이상이라고 하는데 굴절이상의 정도를 측정하는 굴절검사를 하여 눈의 상태를 진단받게 된다. 그리고 각막의 높은 정도를 측정하여 지도의 등고선과 같은 방식으로 표현하는 각막지형도 검사를 통해 난시의 정도를 알 수 있다.

④ 치료

난시의 증상은 보통 안경이나 콘택트렌즈를 사용해 교정하게 된다. 일반 안경이나 콘택트렌즈로 교정이 안 되는 난시의 경우에는 하드 콘택트렌즈를 사용해야 한다. 최근에는 라식과 라섹 등의 굴절교정수술이 매우 발달되어 있어 원시나 근시만 교정하는 것이 아니라 난시도 교정이 가능하다.

(4) 백내장(Cataract)

사람의 눈 속에는 안경알처럼 투명한 수정체가 들어 있고, 이 수정체는 사물을 보는 데 있어 초점을 맞추어 주는 중요한 역할을 한다. 이 투명한 수정체가 나이가 들거나, 눈 속에 염증이 생기거나, 외상을 당하면 사물이 안개가 끼인 것과 같이 흐려 보이는데, 이를 백내장이라고 한다. 일반적으로 60세 이상이 되면 전체 인구의 70%가 백내장 증세를 경험하게 된다.

① 원인

백내장의 원인으로는 나이가 들면서 자연적으로 발생하는 노인성 백내장, 산모가 임신 초기에 풍진을 앓았거나 또는 유전적인 소인에 의해서 발생하는 선천성 백내장, 이 밖위 원인으로는 외상이나 당뇨병, 포도막염, 피부질환, 자외선 과다 노출, 부신피질 호르몬과 같은 약물의 과용, 비타민 E 결핍증, 과음이나 지나친 흡연 등을 들 수 있다.

② 증상

백내장 환자 중에는 과거에 돋보기를 써야 글씨가 보이던 사람이 어느 날 갑자기 돋보기 없이도 잔글씨가 잘 보이게 되는 경우가 있는데, 이는 백내장이 진행되면서 굴절률이 증가되고, 이에 따라 근시가 되기 때문이다. 그러나 점차 백내장이 진행되면 혼탁이 심해져 전혀 보이지 않게 된다. 백내장이 발생하면 시력저하가 나타나며, 낮에는 눈부심이 동반되는 경우가 많고, 백내장의 정도에 따라 밝은 낮보다는 어두운 곳이나 밤에 잘 보인다고도 하며, 가끔은 한눈을 가려도 물체가 두 개로 보이는 증상(단안 복시)이 나타나기도 한다.

그림 10-16 백내장 및 녹내장

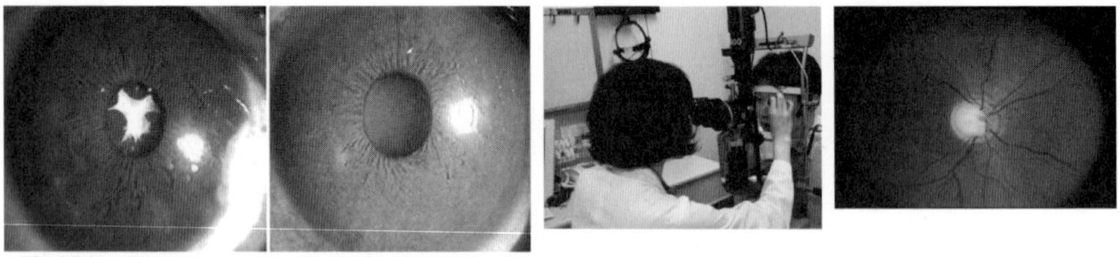

동공안에 흰자위가 생긴 성인 백내장 수정체 전체가 혼탁해져 있는 노인성 백내장

③ 진단

산동 검사를 통해 동공을 확대시킨 후 세극등현미경 검사(일종의 현미경 검사로 눈을 최대 40배까지 확대하여 자세히 볼 수 있는 검사 방법)로 수정체 혼탁의 정도와 위치를 확인한다.

④ 치료

백내장은 급하게 치료를 요하는 질환은 아니지만 일상생활에 불편을 줄만큼 진행된 경우에는 약물로 호전될 수 없고, 수술을 고려해야 한다.

- 백내장 수술의 방법 : 백내장 수술은 눈의 검은자나 흰자에 작은 구멍을 만든 후, 여기에 초음파 기구를 삽입하여 백내장이 생긴 수정체를 흡인하고 그 자리에 수정체와 유사하게 생긴 영구적인 인공 수정체를 삽입한다.
- 백내장 수술 절차 : 백내장 수술에 소요되는 시간은 약 20~40분이며, 전신 마취를 하지 않고 부분 마취를 한 후에 수술을 한다. 수술 전날에 입원을 하면 수술에 필요한 혈액검사, 심전도 검사, 흉부촬영, 소변 검사, 인공 수정체 도수 검사 등을 받는다. 수술 다음날에는 아침에 간단히 검진을 받은 후 퇴원하므로 통상 2박 3일의 입원 기간이 필요하다.
- 수술 후 치료 : 수술 후 1~4주 동안 항생제, 항염증제 등의 점안약을 사용한다. 이 시기 동안 수술 부위가 아물고 시력을 회복하며, 약 4~6주 후에 새로운 눈에 맞는 안

경을 착용하여 시력이 더욱 호전되는 경우도 간혹 있다. 수술 후 약 1주 동안은 심한 육체 노동, 운동, 눈에 먼지나 이물이 들어가기 쉬운 일을 삼가고 안정을 취하는 것이 좋다.

(5) 녹내장(Glaucoma)

녹내장(綠內障)이란 눈 안의 압력, 즉 안압이 높은 상태이며, 이 높아진 안압에 의해 시신경이 눌려서 손상을 받고 그 결과 시야가 좁아지거나 변화를 초래하는 질환이다.

① 원인

정상(20㎜*Hg*)보다 높은 안압 상승으로 눈 속의 시신경과 망막 신경 섬유층이 손상을 받아 발생한다. 이때 안압 상승에 따른 직접적 기계적 손상에 의하거나 혈액순환 장애에 의해 시신경이 손상된다고 알려져 있다.

② 증상

녹내장은 환자 자신이 증상을 알 수 없는 경우가 대부분이다. 하지만 폐쇄각 녹내장에서는 안압이 급격히 상승하는 특징이 있어 갑자기 충혈이 되고, 동공이 커진다. 또 눈동자가 탁하게 보이면서 눈이 아프고, 시력도 떨어지며 때로는 오심, 구토증을 동반하기도 한다. 그 외의 녹내장은 대부분 증상이 없으나 때로는 백열등이나 가로등 불빛 주위로 달무리 같은 둥근 테가 나타난 것처럼 보이기도 한다. 이런 증상을 느낀 환자는 반드시 주기적으로 안과 전문의에게 정밀 검사를 받아야 진단할 수 있다.

또한 이른 아침이나 밤늦게 한쪽 눈 또는 양쪽 눈의 안압이 상승하여 일시적으로 시력이 저하되고 두통이나 안통(눈 통증) 등을 호소하는 경우도 있다. 시신경손상이 진행된 경우에는 시야가 매우 좁아져서 주변의 사물과 돌발 상황에 대한 대처 능력이 떨어진다. 또한 계단을 헛디뎌 넘어지거나 낮은 문턱 또는 간판에 머리를 부딪치기도 한다. 또, 운전 중 표지판이나 신호등이 잘 보이지 않는 증상을 호소하기도 한다.

③ 진단

안압 측정, 시야 검사, 안저 검사. 각막두께 검사, 광학 간섭 단층 촬영술(Optical Caherence Tomography) 등으로 진단한다. 또한 자세한 분류를 위해 우각경 검사나 유발 검사 등을 할 수도 있다.

④ 치료

약물치료가 원칙이며, 약물치료는 대부분 안약 점안으로 충분하다. 아주 드물게 경구용 안압 하강제를 사용해야 하는 경우도 있다. 그 외에 섬유주 절제술, 홍채절제술, 밸브 삽입술 등 수술적 방법과 레이저 치료, 모양체광응고술 등이 있다.

(6) 망막박리(Retinal Detachments & Breaks)

망막 박리는 안쪽의 감각층, 즉 신경상피가 바깥쪽의 생소상피로부터 분리된 것을 말하며, 망막박리는 매년 1만 명에 한 명 꼴로 발생하는 매우 흔한 질환이다. 망막박리는 주로 중년 이후에 발생하지만, 모든 연령에서도 발생할 수 있는 매우 심각한 안과 질환이다. 또한 망막박리란 망막이 안구 내벽으로부터 떨어져 들뜨게 되는 병적 상태를 말한다. 망막이 들뜨게 되면 망막에 영양 공급이 되지 않아 시세포의 기능이 점차 떨어지게 되고, 이런 상태가 지속되면 영구적인 망막위축이 발생하여 실명하거나 안구가 위축된다.

① 원인

대부분의 망막박리는 망막열공에 의해 유발되며, 망막열공의 숫자는 한 개 또는 여러 개일 수도 있다. 치밀하게 밀착되어 있는 유리체가 고도 근시나 노화 과정으로 인해 액화되고 빈 공간이 생겨 망막과 분리되는데, 이때 유리체가 망막을 잡아 당겨 망막이 찢어지거나 구멍이 생기게 된다. 이렇게 손상 된 부분을 통해 액체가 유입되어 망막이 떨어지게 되는데 이를 '열공 망막박리'라 하고, 이것이 가장 흔한 형태이다. 그리고 망막 박리가 잘 일어나는 사람은 근시가 심한 사람, 망막 이상의 가족력을 가진 사람, 또는 눈 수술을 경험한 사람에게서 잘 발생하는 경향이 있으며, 눈에 심한 충격을 받았거나 안구의 외상이 있을 때 망막 박리가 일어나기 쉽다.

② 증상

시력장애가 생기기 전에도, 날파리증(비문증), 광시증, 시야장애(위, 아래, 좌우에서부터 시야가 커튼을 친 것 같이 가려 보이는 증상), 사물이 찌그러져 보이는 증상 등이 생길 수 있다. 경우에 따라서는 중심 망막(황반부위)은 잘 유착되어 있고, 주변부부터 서서히 망막박리가 지속될 경우, 증상을 못 느끼고 우연히 안과 검사에서 발견될 수도 있다.

③ 진단

정밀 산동 안저검사로 대부분 진단할 수 있으며, 보조적으로는 초음파검사, 망막기능

검사(망막전위도 검사), 망막빛 간섭단층촬영, 안저촬영 검사 등이 필요하다. 특히, 각막 혼탁, 백내장 등이 있을 경우에는 이러한 보조적 기능 검사가 망막의 상태 및 예후 예측에 중요한 정보를 제공하기도 한다.

④ 치료

속발성 망막 박리는 원인 질환의 치료를 시행하고 때로는 망막하액의 배출을 병행한다. 견인성 망막 박리인 경우는 초자체 절제술로 초자체강 내의 견인성 섬유조직을 제거해 준다. 열공성 망막 박리는 반드시 수술요법이 필요한데, 수술의 목표는 모든 열공을 발견해 열공 주위의 망막을 망막색소상피에 접합시켜서 영구적 유착을 일으켜 주는 데에 있다. 박리된 망막을 접합시키는 방법은 공막돌융술에 의한 외부로부터의 접합, 초자체강 내 주입(공기, 가스, 실리콘 기름)에 의한 내부로부터의 접합이 있다. 이들 방법을 단독 또는 병행 실시한다.

(7) 황반변성(Macular degeneration)

황반변성은 눈 조직 중 황반에 발생하는 변성으로, 시력저하를 유발하는 퇴행성 질환으로 황반은 망막의 중심을 가리킨다. 이 황반은 물체를 정확하게 볼 수 있게 하는 기능을 하며, 나이가 들면서 황반에 여러 변화가 생기는데, 황반변성은 그 대표적인 변화이다.

① 원인

황반변성의 원인은 아직 정확하게 밝혀지지는 않았으며, 황반변성을 유발하는 위험 인자로는 나이, 유전적 소인, 심혈관계 질환, 흡연, 고콜레스테롤혈증, 과도한 광선(자외선) 노출, 낮은 혈중항산화제 농도 등이 있다.

② 증상

황반변성 초기에는 글자나 직선이 흔들려 보이거나 휘어져 보이며. 결국에는 시력이 많이 저하되고, 시야 중심부에 보이지 않는 부위가 생기게 된다.

③ 진단

황반변성 진단은 안저(망막) 검사, 형광안저촬영, 빛간섭단층촬영 등을 통해 진단한다.

④ 치료

황반변성은 건성과 습성으로 구분되며, 건성 황반변성의 경우 특별한 치료 방법이 없으며, 습성 황반변성의 치료 방법으로는 안구 내 주사, 광역학 요법, 레이저광 응고술 등이 있다. 황반병성의 진행 위험을 낮추기 위해 항산화제를 섭취하거나 선글라스를 착용하는 것을 권장하고 있다. 또한, 심혈관계 질환을 예방하고 치료하는 것도 도움이 될 수 있다. 전반적으로 이 질환의 예후는 불량하지만, 최근에는 새로운 치료 방법들이 연구 · 개발되고 있다.

2) 이비인후과 질환

(1) 알레르기 비염(Allergic Rhinitis)

알레르기란 면역반응의 한 종류로 보통 사람에게는 문제가 되지 않는 특정 이물질에 대하여 특이하게 발생하는 이상 과민 면역반응이다. 아토피란 알레르기반응중 IgE 항체가 관여하는 면역반응을 말한다. 알레르기 비염은 어떤 물질(원인항원)에 대하여 코의 속살이 과민반응을 일으켜 발작적이고 반복적인 재채기, 맑은 콧물, 코막힘, 코 가려움증 등의 증상이 나타나는 병이다.

① 원인

유전적 요인과 환경적 요인이 합쳐져서 생기는 대표적인 알레르기 질환으로 보통 집먼지 진드기나 동물의 털 등이 원인이 되며, 이러한 과민성 소질은 유전적 경향이 있다. 흔히 '꽃가루 알레르기'라 불리는 화분증은 쑥이나 잔디 등의 풀 꽃가루, 자작나무 등의 나무 꽃가루 등이 원인인 경우가 많으며, 특정 계절에 재채기 발작 증세가 있는 것이 특징이다.

② 증상

알레르기 비염의 증상에는 재채기, 코막힘, 콧물, 코나 입천정, 목, 눈, 귀의 가려움, 코막힘, 후각 감소 등이 있다. 보통은 20세 전 청소년기에 증상이 나타나는 경우가 많다.

③ 진단

코 안을 진찰하여보면 점막이 종창되고 창백하며, 분비물이 수양성이거나 점액성이다. 농성 분비물이 있으면 이차감염으로 인한 부비동염을 생각하고 이를 같이 치료하여야 한다. 피부반응검사는 항원을 피부에 작용시킴으로써 일어나는 반응을 보는 것으로서 알레르기비염의 확진 및 원인물질을 찾을 수 있는 중요한 검사이다. 알레르기진단을 위한 건강증진센터에서 실시하는 정밀 또는 추가검사로는 (1) 비염, 결막염 검진 (2) 만성기침, 기관지 천식 검진 (3) 음식물 알레르기 검진 등이 있다.

④ 치료

가장 중요한 것은 알레르겐을 피하는 것이며, 약물요법(항히스타민제 알약과 항히스타민 코분무기, 류코트리엔 수용체 길항제, 스테로이드 코분무기, 비점막 수축제, 알레르기 면역요법 등)과 수술치료요법 등이 있다.

⑤ 경과

알레르기 비염은 일단 발병하면 약 20%는 그 증상이 사춘기나 성인에 접어들면서 자연소실되지만 평생 지속되는 예가 많아서 적절한 예방과 치료가 중요하다. 알레르기 비염이 장기간 지속 될 경우 만성 비염과 비슷한 변화를 보이게 되고, 중이염, 비용종, 부비동염, 후각소실, 만성기침 등을 초래할 수 있다.

(2) 축농증(부비동염 : Sinusitis)

축농증이란 코 주위에 있는 얼굴 뼈 속에는 공기로 차 있는 빈 공간이 있는데 이것을 코 곁의 동굴이라고 해서 부비동이라고도 한다. 부비동의 점막에 염증이 생겨 붓게 되면 구멍이 막혀 고름 같은 콧물이 고이게 되고 이것을 부비동염이라고 한다.

가) 급성 부비동염

증상이 있는 기간이 3주 이내이면 부비동염이다. 대부분 1달 이내에 내과적인 치료로 회복된다. 대부분 감기를 오래 앓고 나서 합병증으로 잘 생기며, 위턱뼈의 어금니의 충치나 발치에 의해 생길 수도 있다. 또한 비행, 수영, 잠수 등을 한 뒤에 생길 수 있다.

나) 만성 부비동염

증상이 있는 기간이 3개월 이상이면 만성부비동염이다. 내과적인 치료에 반응하지 않아 수술적인 치료가 필요하다. 급성 부비동염을 잘 치료하지 않거나 반복될 때 잘 생긴다.

① 예방

감기에 걸리지 않도록 하는 게 중요하며, 담배, 술, 건조한 공기 등은 부비동염을 악화시키므로 피해야 한다.

② 진단

증상을 듣고 코 안을 내시경으로 살펴보는 게 중요하며, 단순 부비동 촬영을 추가로 할 수 있다. 정밀한 진단이 필요한 경우에는 전산화 단층촬영(CT)을 촬영하며, 특히 수술을 고려할 때는 CT가 필요하다.

③ 치료

- 급성 부비동염 : 우선 항생제 같은 약물 치료를 하게되며, 고름 같은 콧물이 색이 엷어지고, 묽어지며 차츰 양이 줄고 코로 숨쉬는 게 좋아지면 치료 효과가 있다고 할 수 있다. 그리고 치료가 끝나고 2주정도 후에 단순 부비동 촬영으로 확인할 수도 있다. 알레르기가 원인인 경우에는 알레르기 치료를 함께 해야 한다.
- 만성부비동염 : 약물치료와 생리식염수를 이용한 비강세척이 도움이 되고 약물로 잘 치료되지 않으면 수술을 고려해 볼 수 있다. 수술은 대부분 내시경을 넣어 콧속으로 하게 되므로 피부에 흉터가 남지 않으며, 수술은 국소마취 또는 전신마취로 하게 된다. 수술 후에는 담배와 술을 삼가고 감기에 걸리지 않게 조심하며, 생리식염수를 이용하여 부비동 세척을 해야 한다. 퇴원 후 약 3개월 동안 정기적으로 외래에서 치료를 받게 된다.

(3) 천식(Asthma)

기관지 천식이란 폐와 기관지의 만성적인 알레르기질환이다. 기관지란 숨을 들이 마시고 내쉬는 통로로 알레르기 반응에 따른 기도염증으로 폐 속에 있는 기관지가 때때로 협착을 일으킴에 따라 가래가 증가하고 여러 자극에 기도가 쉽게 수축하여 호흡곤란, 기침, 천명 등의 증상이 반복적으로, 발작적으로 나타나는 질환이다.

① 증상

기관지 천식의 특징적인 증상은 천명(숨을 들이쉬고 내쉴 때 나는 휘파람 비슷한 소리(색색거리는 소리)과 기침, 흉부압박, 호흡곤란, 가래 등이 있다. 또한 환자에 따라 기침만 하거나, 호흡 곤란만 느낄 수도 있지만 대부분의 환자에서는 이런 증상들이 함께 나타난다. 때로는 오래 지속되고 반복되기도 하는 등 천식의 증상은 자주 변화하는 것이 특징이다.

② 진단 및 검사

- 문진과 진찰 : 기침, 천명, 호흡곤란 등의 증상이 있으며, 특히 야간이나 새벽에 악화되고 증상의 악화와 호전이 반복된다. 가족 중 천식 환자가 있는 경우가 많다.
- 진단검사 : 폐기능 검사 및 기관지유발시험, 피부단자시험 등의 검사로 진단한다.

③ 치료

환경관리 원인이 되는 대기알레르겐과 비특이적 자극원을 차단한다. 천식 증상이 심할수록 환경관리 외에 약물치료가 중요하다. 대표적인 약제로는 세레타이드, 심비코트, 풀미코트, 후릭소타이드 등이 있다. 증상완화제는 천식 증상을 즉시 완화시켜 주는 속효성 기관지 확장제로 증상이 심할 때에만 사용하며 효과가 즉시 나타난다. 대표적인 흡입제로는 벤톨린이 있다.

(4) 만성기관지염(Chronic bronchitis)

만성기관지염은 기관이나 기관지 내에 기침을 일으킬 정도로 많은 양의 점액이 생산되는 상태로, 보통 기침 가래가 1년에 3개월 이상 지속되고 최소한 2년 이상 증상이 지속될 때를 말한다. 보통 감기가 오래 지속되거나 흡연으로 인한 만성기관지염으로 유발될 수 있다.

① 원인

만성기관지염의 원인으로는 흡연, 대기오염으로 인한 반복되는 기도염증, 과거 기도감염증의 후유증, 선천적인 감수성 증가 등 여러 가지가 있다. 흡연은 20대 이후 남성에게서 많은 원인으로 나타나며 점차 나이가 들어가면서 호흡곤란을 호소하기도 한다. 또한 운동 시 호흡곤란, 몇 년 동안의 지속적인 기침, 가래가 나타나기도 한다.

그림 10–17 호흡기의 구조 및 기관지내시경

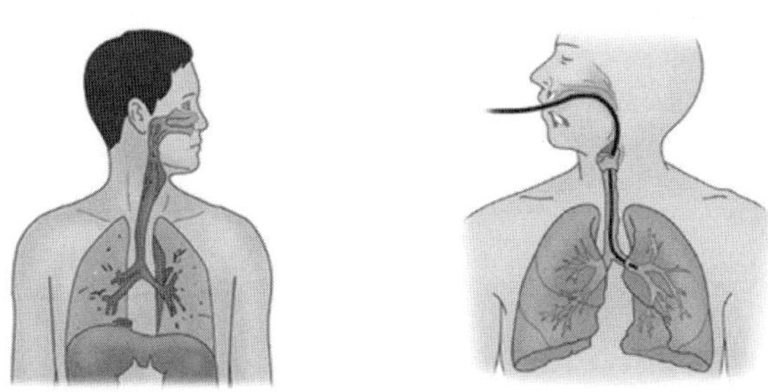

【호흡기의 구조】 【기관지 내시경】

② 증상

흡연자들의 경우 만성기관지염이 있으면 아침 기상시나 첫번째 담배를 피울 때 기침이 많이 나며 온도차가 심한 곳에서는 가래가 섞인 기침을 많이 할 수 있다. 호흡 시 쌕쌕거리는 소리가 나거나 조금만 운동을 해도 숨이 차며 때로는 가래에 피가 섞여 나오기도 한다.

③ 진단

흉부 X-선 촬영, 기관지 조영술 등을 시행할 수 있다. 객담검사, 기관지 내시경을 통해 진단할 수도 있다. 폐결핵, 부비동염, 기관지 천식, 알레르기성 비염, 그 밖에 다른 호흡기 질환도 의심해 볼 수 있으므로 정확한 진단을 위해 검사를 시행하는 것이 좋다.

④ 치료

약물치료와 증상에 따른 치료가 시행된다. 무엇보다 원인을 제거하는 것이 중요한데 주변환경개선 및 금연 등으로 기관지의 자극을 줄이는 것이 좋고 평소 감기에 걸리지 않도록 주의하는 것이 좋다.

(5) 편도선염(Tonsillitis)

편도선염은 여러 가지 원인으로 전신의 저항력이 감퇴되었을 때 편도 내 세균으로 인한 급성 감염을 말한다. 급성편도염이란 편도를 구성하는 혀편도, 인두편도, 구개편도 중 주로 구개편도에 발생하는 급성 염증을 말하며, 대부분 세균이나 바이러스 감염을 통해 발생한다. 주변 인후 조직의 임파선을 침범하는 인후염이 생길 수 있다.

① 원인

몸의 저항력이 떨어졌을 때 세균이나 바이러스의 감염에 의해 생긴다. 가장 흔한 원인균은□ 용혈성 연쇄상구균이며, 이 외에도 포도상구균, 폐렴구균, 헤모필루스(Haemophilus) 및 다양한 혐기성 균주들도 원인균이 될 수 있다.

② 증상

고열과 오한, 인후통이 나타나고 인두근육에 염증이 생기면 연하곤란 증상이 나타난다. 두통, 전신 쇠약감, 관절통 등의 신체 전반에 걸친 증상이 보인다.

③ 치료

편도절제술은 재발성 편도염에서 가장 흔히 시행되며 이 경우 치료 효과가 좋다. 다른 치료법을 충분히 시도했음에도 불구하고 일년에 3~4회 이상 편도염이 재발하는 경우에 편도절제술을 시행할 수 있다.

(6) 중이염(otitis media)

중이염은 중이강 내에 일어나는 모든 염증성 변화를 총칭하는 것으로 중이강, 중이점막 상피세포 및 상피하 조직의 변화와 구조물의 골 파괴 징후를 동반하는 조직 변화를 보인다. 중이염의 분류에는 여러 가지 기준이 있다. 따라서 임상 증상에 따라 급성 중이염, 삼출성 중이염, 만성 중이염으로 분류한다. 만성 중이염은 고막이 천공(구멍이 뚫림)된 징후를 보이는 천공성(비진주종성) 만성 중이염과 고막의 천공 유무와 관계없이 진주종 형성이 나타나는 진주종성 만성 중이염으로 나눈다.

① 원인

중이염은 여러 가지 요소들이 복합적으로 작용해서 일어나는 것으로 알려져 있지만, 이관(Eustachiantube, 유스타키오관)의 기능장애와 미생물에 의한 감염이 가장 중요한 원인 요소이다.

② 증상

중이에서 고름이 나오는 '이루'는 만성 중이염에서 가장 흔한 증상이다. 대부분의 만성 중이염 환자는 간헐적인 이루를 동반하며, 급성 감염이 동반되는 천공성 중이염에서도 지속적으로 활동성 이루가 나타나기도 한다.

③ 진단 및 검사

먼저 병력 상에 이루(귀 고름), 청력소실, 이통(귀의 통증), 현기증, 안면마비 등의 증상과 과거 중이 수술의 병력을 통해 만성 중이염을 의심할 수 있다. 이경, 수술 현미경, 또는 이 내시경을 통해 외이도, 고막, 중이 점막의 상태를 검사하여, 고막천공 여부, 이루 여부 등을 먼저 확인한다. 검사는 청력검사를 통해 기도 및 골도 청력을 정확하게 파악하고 언어청력 검사도 시행한다.

그림 10-18 귀의 해부학적 구조

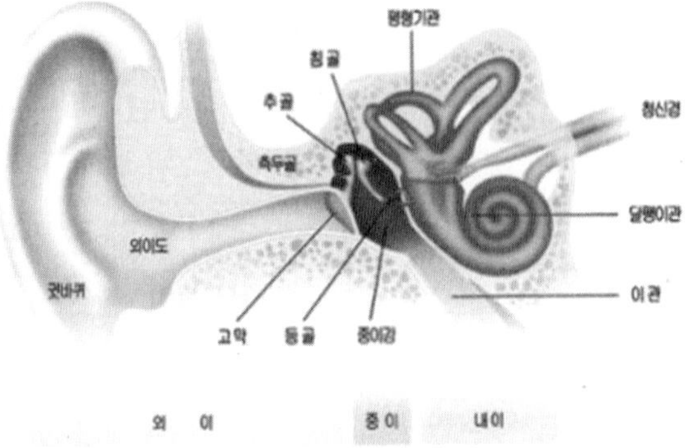

④ 치료

만성 중이염의 치료의 목적은 염증의 제거와 재발의 방지, 청력의 회복, 그리고 합병증의 예방이다. 이러한 목적을 달성하기 위하여 내과적인 치료와 수술적인 치료가 있다.

(7) 이명(Tinnitus)

이명이란 귀에서 들리는 소음에 대한 주관적 느낌을 말한다. 즉, 외부로부터의 청각적인 자극이 없는 상황에서 소리가 들린다고 느끼는 상태이다. 완전히 방음된 조용한 방에서는 모든 사람의 약 95%가 20dB(데시벨) 이하의 이명을 느끼지만 이는 임상적으로 이명이라고 하지 않으며, 자신을 괴롭히는 정도의 잡음이 느껴질 때를 이명이라고 한다.

① 원인

이명은 청각 기관 자체에서 생기는 것(청각성)과 근육, 혈관 같은 청각기관의 주위 구조물에서 생겨 청각 기관를 통해 느껴지는 것(비청각성)으로 나눌 수 있다. 청각 기관의 손상으로 인한 청각성 이명이 대부분을 차지하며(85%), 완전히 밝혀지지는 않았지만 청각 기관의 손상으로 인해 비정상적인 신호가 발생하고 이것이 중추신경계에서 이명으로 감지되는 것으로 추정하고 있다.

② 증상

이명의 대부분은 주파수가 높은 금속성의 소리인데, 소리의 성상과 병의 원인과의 연관성은 거의 없다. 소리의 성상은 윙~(전선줄 우는 소리, 기계소리), 쏴~(김빠지는 소리) 하는 소리와 벌레우는 소리(귀뚜라미, 매미 등), 찡~하는 소리, 바람소리, 물 흐르는 소리 등의 단순음으로 표현하는 경우가 전체의 3/4 정도이며, 이런 소리들이 합쳐진 복합음으로 표현되는 경우도 있다. 대개 육체적 스트레스(과로, 수면장애 등)로 인해 악화되며 또한 주위가 조용할 때 심해지고 신경이 예민해져 있을 때 악화되는 경향이 있다.

③ 진단

이비인후과 의사에 의한 귀 안팎의 진찰을 통해 귓속의 상태를 확인받아야 한다. 순음청력검사와 이명도 검사와 같은 청력 검사는 이명의 원인에 대한 가장 중요한 정보를 제공한다. 이러한 검사를 종합한 후에 뇌간유발반응 검사, 측두골 CT, 측두골 MR을 시행한다.

④ 치료

먼저 이비인후과를 방문하여 진찰과 검사를 받고 원인을 찾는 것이 중요하다. 귓속의 염증이나 돌발성 난청, 메니에르 병과 같은 원인 질환이 있는 경우에는 해당 질병에 맞는 약물을 처방을 받게 된다. 뇌혈관의 이상이나 전정신경 초종과 같은 종양은 별도의 검사와 치료가 필요하다. 이명 치료에 있어서 가장 큰 효과가 있다고 인정받고 있는 것은 '이명 재훈련 치료'라는 치료 기법이다.

3. 피부 · 비뇨기계 질환

1) 피부질환

(1) 접촉 피부염(Contact dermatitis)

피부를 자극하거나 알레르기 반응을 일으키는 물질에 노출되었을 때 나타나는 피부 염증이다. 염증의 원인에 따라 자극성 접촉피부염, 알레르기성 접촉피부염으로 나뉘게 된다. 접촉 피부염은 알레르겐(알레르기성 접촉 피부염)이나 자극원 (자극성 접촉 피부염)에 노출되었을 때의 피부 반응을 가리키는 용어이다. 광독성(phototoxic) 피부염은 알레르겐이나 자극원이 햇볕에 의해 활성화되었을 때 나타난다.

① 원인

자극성 접촉피부염은 피부에 유독(독성)하거나 자극하는 화학물질에 노출되는 경우 발생하게 된다.

② 증상

자극성 접촉피부염이 가벼울 때는 단지 피부에 약간의 발적이 있다. 조금 중한 경우 피부 부종, 물집, 심하면 궤양이 생길 수도 있다. 2차적으로 세균감염이 되면 농포가 생긴다. 증상은 유해 물질에 노출된 즉시 발생하고 피부가 닿거나 젖거나 덮이거나 담긴 부분에서만 나타난다. 알레르기 접촉피부염의 경우, 피부 발적, 물집과 심한 가려움을 동반한다. 증상은 항원에 노출된 수 시간이나 심지어 수 일 후에도 안 나타날 수 있다.

③ 증상

알레르기피부염은 보통 원인물질이 피부에 접촉된 부분에 국한된다. 반면 자극피부염은 피부에 좀 더 넓게 퍼진다. 증상은 아래와 같다. 붉은 발진. 흔한 반응이다. 발진은 자극접촉피부염에서 즉시 나타난다. 알레르기접촉피부염에서는 발진이 알레르기 항원에 노출된 후 24~72시간까지 나타나지 않을 수 있다. 물집 또는 자국.물집, 자국(welt), 구진(hive)은 알레르기항원이나 자극에 직접 노출된 피부 부위에 종종 모여서 나타난다. 가려움증과 작열감(타는 느낌). 자극접촉피부염은 가렵다기 보다는 작열감을 나타내곤 한다. 반면 알레르기접촉피부염은 종종 가려움증이 나타난다.

④ 진단

피부 증상의 형태에 따라 개인과 가족의 알레르기 병력, 일터나 집에서 자극 물질에 노출 병력, 독성 물질과 접촉 등을 조사한다. 어떤 경우 일상적으로 피부나 모발에 바르는 화장품, 샴푸, 염색제, 로션, 매니큐어, 피부 항생제 연고 등에 대해 물어볼 필요가 있다. 병력 조사 후, 피부 검진을 통해 접촉피부염을 진단할 수 있다. 알레르기 접촉피부염이 가능한 경우 피부과 전문의에게 알레르기 검사를 실시하며, 또한 유발시험 및 첩포시험 등이 있다.

⑤ 치료

대개의 경우 접촉피부염을 촉진하는 물질을 알아내서 피하기만 한다면 예후는 매우 좋다. 적절한 치료를 받고 노출되는 것을 피하면 증상이 2~3주면 좋아진다. 그러나 오랫동안 유해한 화학물질과 알레르기 항원 물질에 노출된다면 수년간 지속할 수 있는 만성 접촉피부염이 발생할 수 있으므로 빨리 치료를 받도록 한다.

(2) 습진(Eczema)

습진이란 임상적으로 가려움증, 홍반, 인설과 군집된 구진, 수포를 보이고, 조직학적으로는 표재성 피부염으로서 표피에는 해면화를 동반하고 진피에는 혈관 주변에 염증세포가 침윤된 염증성 피부 반응을 보이는 피부질환균을 통칭하는 용어이다. 일반적으로 피부염과 같은 동의어로 사용하고 있으나, 피부염은 피부의 모든 염증성 병변을 지칭하는 용어로 피부염이 습진보다 광범위한 의미가 있다. 습진은 신체 어느 부위에서나 발생가능하며, 손에서 발생하는 경우 수부 습진, 눈꺼풀 습진, 외이도의 습진, 유두습진 등이 잘 알려져 있다.

① 원인

임상적으로 습진에서 공통적으로 관찰되는 염층성 반응은 유전적 요인, 외부의 악화요인, 면역학적 요인(각질 형성 세포와 T세포의 상호작용)에 의해 유발된다. 어떤 항원이나 자극물질의 자극 후에 면역 세포의 활성화로 사이토카인 등의 물질이 분비되면 염증세포의 침윤이 일어나게 되고, 다시 이것이 면역 반응을 확대시키는 연속적인 과정이다. 이러한 알레르기성 면역 반응 외에도 자극 접촉 피부염에서처럼 알레르기 기전에 의하지 않고도 유발되는 습진도 있다.

② 증상

초기에는 보통 가려운 증상과 함께 물집이 생기고 붉어지며 부어오르는 증상이 되며 시간이 경과함에 따라 붓는 것과 물집은 점점 줄어드는 대신 피부 주름이 늘어나게 되며 피부가 두꺼워지기도 하며 색소 침착을 보이기도 한다. 또한 점점 갈라지면서 심한 경우 출혈이 생길 수도 있고 드물지만 흉터가 생기기도 한다.

③ 진단

습진의 진단은 발병 시기, 환자의 연령, 피부 병변의 배열과 분포 부위, 습진의 모양을 근거로 진단이 가능하다. 임상적으로 진물이나 딱지가 관찰되거나 고름이 있을 경우 세균배양 검사를 시행하여 2차 감염 여부를 확인하기도 한다.

④ 치료

습진은 치료하면 대부분 호전되거나 소실될 수 있지만 다시 재발할 수 있다. 습진에는 여러 질환이 포함되기 때문에 정확한 진단을 내리고 악화 인자를 철저히 파악한 후에 치료하는 것이 필요하다.

(3) 무좀(tinea pedis)

무좀은 곰팡이균에 의해 발생하는 피부병 중 발에 생기는 병변을 말하는 것이다. 때로는 손에도 유사한 병변이 발생하기도 하며, 발톱, 손톱까지 침범하기도 한다.

① 원인

무좀 환자와 직접적인 피부 접촉을 통하거나 수영장, 공중목욕탕의 발수건, 신발 등을 통해 감염될 수 있다. 무좀 환자의 인설(살비듬)에는 곰팡이가 많이 들어 있어서, 목욕탕처럼 사람이 맨발로 많이 모이는 곳에서 환자에게서 떨어져 나온 인설을 통해 발에서 발로 전염될 수 있다. 환부의 적당한 습도와 보행에 의한 기계적 자극으로 인한 피부의 손상이 발생하면 감염될 가능성이 높다. 당뇨병이나 만성 질환이 있는 경우 감염될 위험이 더 커진다.

② 증상

무좀의 유형은 염증 없이 발가락 사이가 갈라지고 껍질이 벗겨지는 지간형, 발바닥이나 발 옆에 소수포가 발생하는 소수포형, 발바닥 전체에 걸쳐 정상 피부색의 각질이 두꺼워지며 고운 가루처럼 떨어지는 각화형이 있다.

③ 진단

무좀은 곰팡이균에 의해 발생하는 감염 피부질환이나 습진은 곰팡이와는 무관합니다. 하지만 두 질환은 매우 유사하므로 전문가의 진료와 직접 도말 검사나 진균 배양검사를 통한 정확한 진단이 중요하다.

④ 치료

항진균제 연고를 발라 치료해야 하는데, 1~2회 정도 증상 부위와 그 주변부에 바르면 된다. 다 나은 것 같아도 3~4주간 계속 더 바르는 것이 재발 방지에 도움이 된다. 항진균제 연고는 스테로이드 호르몬 제제와는 달리 상당기간 발라도 부작용은 거의 없다.

(4) 풍진(Rubella)

풍진은 루벨라 바이러스(rubella virus)가 호흡기를 통해 전파되어 생기는 질환으로 발열, 특이한 발진, 눈의 충혈, 가벼운 기침, 전반적인 림프절종대를 특징으로하며, 급성 바이러스성 제2군 감염병이다. 일반적으로 홍역과 비슷한 임상 경과를 거치게 되어 '3일 홍역(three day measles)', '독일 홍역(German measles)'이라고 불리기도 한다. 겨울과 이른 봄에 많이 발생하며, 잠복기는 14~21일이다. 풍진 그 자체는 큰 문제가 아니지만 임신 초기의 임산부가 풍진에 걸리면 태아에게 영향을 미쳐 선천성 기형이 생기는 일이 있으므로 가임 연령의 여성들은 각별히 조심해야 한다.

① 원인

겨울과 이른 봄에 많이 발생하며, 잠복기는 14~21일이다. 풍진 그 자체는 큰 문제가 아니지만 임신 초기의 임산부가 풍진에 걸리면 태아에게 영향을 미쳐 선천성 기형이 생기는 일이 있으므로 가임 연령의 여성들은 각별히 조심해야 한다. 풍진은 바이러스에 감염되는 것으로 풍진이 발생한다. 풍진에 걸린 환자와 직접적인 접촉을 했거나 감염된 사람으로부터 나오는 비인두 분비물 등을 접촉하면서 호흡기를 통하여 전파된다.

② 증상

잠복기가 지나면 두통, 권태감, 발열 등 가벼운 전구증상을 갖는다. 전구증상이 있고 난 후 피부발진이 얼굴에서 먼저 발생하여 1~2일 동안 배, 팔, 다리로 퍼져 나간다. 특히 목의 양쪽 및 뒤쪽의 임파선이 부으며, 눈의 결막이 토끼눈처럼 충혈되기도 한다. 이밖에 가벼운 기침이 나거나 목이 빨개지고 아프거나, 성인에서는 두통이나 요통이 있는 경우도 있다.

③ 진단

개별 임상양상에 따라 진단하는 것은 어려울 수 있지만 보통은 발진의 양상을 보고 진단할 수 있다. 풍진 발진은 얼굴에 생기기 시작하여 빠른 속도로 몸통, 목, 사지로 확대되고, 1~5일 동안 지속될 수 있지만 보통은 3일 후에 없어지기도 한다. 더 정확한 진단을 위해 혈액검사와 배양검사 등이 있다.

④ 치료

대부분 치료는 필요하지 않고, 대증적인 치료를 시행합니다. 풍진은 가벼운 질환으로 해열진통제를 복용하여 열을 내리도록 하면 별 문제없이 자연치유되는 질환이기 때문에 특별한 치료약은 없다. 다른 사람에게 전염시키지 않도록 외출을 삼가 해야 하며, 만일 환자의 가족 중에 임신한 사람이 있다면 즉시 내원하여 의사와 상담을 해야 한다.

(5) 대상포진(Herpes Zoster)

수두-대상포진바이러스(varicella-zoster virus: VZV)가 소아기에 수두를 일으킨 뒤 신경 주위에서 무증상으로 남아 있다가 VZV에 대한 면역력이 떨어지면 신경을 타고 나와 피부에 발진이 생기면서 심한 통증을 유발하는 질병이다.

① 원인

주로(세포매개성) 면역력이 떨어진 상태(고령, 면역저하제 사용, 이식, 에이즈 등)에서 바이러스가 증식하여 신경을 따라 피부로 다시 나오는 것으로 알려져 있다. 암, 에이즈, 항암치료, 방사선용법, 이식 후 거부반응을 막기 위해 면역억제제를 복용하는 경우, 장기간 스테로이드 복용하는 경우 면역력이 감소할 수 있고 질병, 사고, 스트레스 등으로 우리 몸의 면역력이 약해 졌을 때 대상포진이 발생할 수 도 있다.

② 증상

대상포진은 주로 몸통이나 엉덩이 부위에 잘 생기지만 신경이 있는 부위이면 어디든지(얼굴, 팔, 다리 등) 발생할 수 있다. 주로 발생하는 증상은 통증이다. 몸의 한쪽 부분에 국한되는 경우가 대부분이며 아프거나 따끔거리는 증상이 발생한다. 이러한 증상이 1~3일간 지속된 이후에 붉은 발진이 일어나게 되고 열이나 두통이 발생하게 된다.

그림 10-19 대상포진

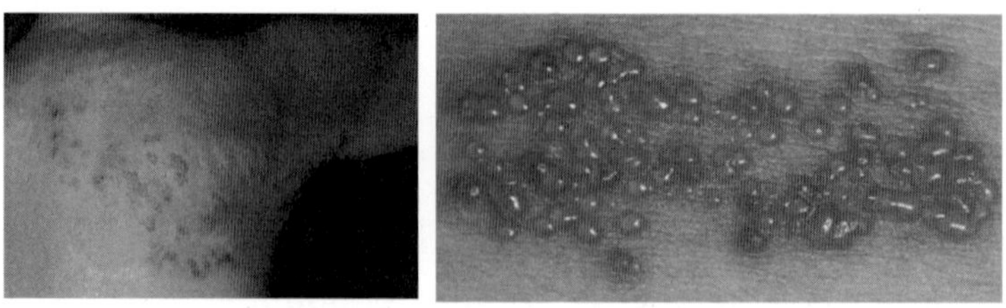

③ 진단

대상포진의 수포가 신경을 따라 무리를 지어 특징적(발진, 수포, 농포, 가피의 여러 단계가 산재한 양상)으로 나타나기 때문에 이러한 피부병병의 모양만으로도 진단에 이르게 되는 경우가 많다. 그러나 전형적인 피부변화를 나타나지 않는 경우도 있기 때문에 피부병변을 긁어 현미경적 검사, 바이러스 배양, 또는 분자유전자 검사를 할 수 있다.

④ **치료**

항바이러스제를 사용하여 치료하며 가능한 조기에 항바이러스제를 투약하는 것이 효과가 좋다. 통증 조절을 위해 진통제를 복용하며 증상의 정도에 따라 진통제 종류를 선택하게 된다.

2) 비뇨기계 질환

(1) 후천성 면역결핍증(Acquired immunodeficiency syndrome)

에이즈(후천성 면역결핍증)는 신종 아급성감염병으로 제3군 감염병이며, 혈액과 체액에 의해 전파되는 감염성 질환으로 HIV(인간 면역결핍 바이러스)는 이 병을 일으키는 원인 바이러스이다. HIV에 감염되면 우리 몸에 있는 면역세포들이 이 바이러스에 의해 파괴되어 면역력이 떨어지게 되고 각종 감염성 질환과 종양이 발생하여 사망에 이르게 된다. 에이즈는 HIV로 인해 인체의 면역력이 상당히 저하되어 이러한 감염증과 종양이 나타나기 시작하는 상태를 말한다.

① **원인**

에이즈를 일으키는 HIV의 주된 전파경로는 성접촉, 오염된 주사기의 공동사용, 혈액이나 혈액제제의 투여 및 수직감염이다. 병원에서 전파경로는 HIV에 오염된 혈액이나 일부 체액에 노출되는 경우로서 의료인이 노출되는 경우가 많다. 가장 빈번한 원인은 주사바늘 찔림, 자상 등으로 감염의 위험성은 약 0.3%가 된다. 우리나라에서의 주된 전파경로는 성 접촉으로 인하여 발생된다.

② **증상**

일반적으로 HIV에 감염된 초기에는 감기증상과 같은 짧은 급성 HIV 증상을 보인 후 오랜 기간의 무증상 잠복기에 들어가게 되는데, 이 기간 동안 별다른 증상은 나타나지 않지만 HIV 바이러스는 급속히 증가하게 되면서 면역기능을 감소시킨다.

③ **진단**

체내에서는 HIV의 침입에 대해 항체가 만들어지나 이 항체들은 바이러스에 영향을 주지는 않는다. 이 항체는 혈액 검사로 검출해 낼 수 있으며 이 항체들이 발견된다면, 그 사람은 HIV 에 감염된 것으로 볼 수 있다. 그러나 이 항체의 존재가 반드시 그 사람이 AIDS

로 발병할 것임을 의미한다고 보기는 어렵다. 혈액 검사에서 양성이 나오면 감염을 확실히 판단하기 위해 다시 확진 검사를 하는데 우리나라에서는 질병관리본부에서 이를 시행하고 있다.

④ 치료

항 HIV 약제를 3가지 이상 동시에 투여하는 강력한 항레트로바이러스 치료법(Highly active antiretroviral treatment, HAART)이 도입된 1990년대 이후로 HIV 환자의 예후가 급격히 개선되었다. HAART 치료를 시작하면 4~8주 후에는 HIV가 환자의 혈액에서 검출되지 않는 수준까지 억제되고, CD4 림프구는 점차 증가하게 된다. 그 결과 환자는 면역능을 회복하여, 기회감염증을 예방할 수 있다. 그러나 HIV가 1년 이상 검출되지 않는 환자들도 항 HIV 치료를 중단하면 2~4주 이내에 바이러스가 다시 증식하므로 한 번 치료를 시작하면 도중에 약제를 중단할 수 없는 한계가 있다. 장기간 항 HIV 치료를 해야 하기 때문에 지질대사 이상, 혈당의 상승, 지방 분포이상 증후군, 간독성, 골 대사이상 등의 약물 부작용이 있을 수 있다는 점과 장기간 약물복용의 순응도를 유지하기 어려운 점 또한 문제가 된다.

표 10-2 HIV 감염 내국인 신고 현황

(단위 : 명)

구분	연도별								
	2014	2015	2016	2017	2018	2019	2020	2021	2022
감염인	1,081	1,018	1,060	1,008	989	1,006	818	773	825
사망자	142	153	159	171	136	122	108	112	142

출처 : 질병관리청「HIV/AIDS 신고현황 연보」

(2) 성병(Veneral disease)

성병이라고 하는 것은 세균성인 매독, 임질, 연성하감 등이 있으나 임질과 매독이 대표적인 성병이다. 바이러스성인 성병은 AIDS, 음부포진 등이 있고, 곰팡이류는 캔디다질염이 있으며, 원충성인 것은 질트리코모나스증, 아메바성 요도염 등이 있다. 성병은 치료를 확실하게 할 수 있어 예방이나 관리가 가능하고 사회질병이라고 할 수 있다. 환자의 조기색출을 위한 정기검진, 환자의 격리, 위생업소 근무자의 보건교육 등이 필요하며, 윤락여성을 중심으로 철저한 관리가 요망되고 예방대책은 분별력 있는 성행위이다.

가) 매독(Syphilis)

매독은 중추신경계, 심장혈관계 및 기타 장기나 조직 등에 침입하여 심한 병변을 일으키는데 여성의 경우는 유산, 사산의 원인이 되고 태아에게도 심한 병변을 준다. 그리고 만약 매독 치료를 적절하게 받았다면 몸속에 매독균은 모두 없어지고, 항체만 남아 있는 경우가 있으므로 혈액검사 양성은 임상적으로 큰 의미가 없는 경우가 많다. 그러나 매독 치료가 불충분하였다면 잠복매독일 수도 있다. 잠복매독의 경우 균이 완전히 없어지지 않고 잠복 상태로 남아 있는 경우이므로 신경매독으로의 진행을 막기 위해서 추가 치료가 필요할 수도 있다.

① 원인

매독은 트레포네마 팔리듐균(Treponema pallidum)에 의한 감염성 질환으로 감염은 주로 성 접촉에 의해 전파된다. 먼저 트레포네마 팔리듐균이 성기를 통해 전파되면 성기 주위에 통증이 없는 궤양이 생기게 되고 이를 1차 매독이라고 한다. 1차 매독은 치료하지 않아도 호전되지만 혈액을 타고 전신으로 파급되면 발진 등의 2차 매독이 생기게 된다. 2차 매독 또한 치료하지 않아도 호전되며 3차 매독으로 진행하거나 잠복매독 상태에서 수년 또는 수십년간 증상 없이 지내다가 3차 매독의 형태인 동맥염 또는 뇌신경매독이 생기게 된다.

② 증상

잠복매독의 경우 증상이 없으므로 건강검진 등의 혈액검사를 통해 우연히 발견되는 경우가 많다. 콘돔 등을 사용하지 않은 보호받지 못한 성관계(unprotected sex) 등의 적절한 과거력이 있었고, 매독 검사 결과 양성 판정을 받았을 때는 임상적으로 의심할 수 있다.

③ 진단

매독의 선별검사인 혈액검사(VDRL검사나 RPR)를 통해 양성판정을 받은 경우 매독균에 대한 특이검사(FTA-ABS검사나 TPHA)를 통해 확진한다. 무증상 신경매독을 확인하기 위해 뇌척수액 검사를 시행하기도 한다.

⑤ 치료

치료만 잘 받으면 완치가 가능하다. 잠복매독의 경우 증상은 없더라도 3차 매독으로 진행되는 것을 막기 위해서 치료를 하는 것이 좋다. 의사가 어느 단계인지를 먼저 파악하고,

그 단계에 맞는 페니실린 근육주사를 맞는다. 매독은 1기, 2기, 그리고 초기 잠복의 경우 페니실린 근육주사를 한 번 맞는 것으로 치료할 수 있다. 후기 잠복매독인 경우 중추신경계 침범이 없다면 일주일에 한 번씩 페니실린을 주사하는 치료법을 3주 동안 시행한다.

나) 임질(임균감염증) (Gonorrhea)

임질균(Neisseria gonorrhea)에 감염된 성병을 말하며, 자궁경부, 질, 요도에 염증을 일으키며, 남성에게는 전립선염, 고환-부고환염을 일으키고, 여성에게는 골반 내 염증을 일으킨다. 또한 임질균에 감염된 임산부는 출산 시 아기에게 임질성 안염을 일으킬 수 있다.

① 원인

임질은 임질균에 감염된 환자와 성적 접촉을 통해서 감염된다.

② 증상

대부분 감염 후 약 2일에서 5일 사이의 잠복기를 거쳐 증상이 발생한다. 그러나 다음날 증상이 생기는 수도 있고 30일 후에야 증상이 생기는 경우도 있다. 또한 요도에 불쾌감을 느끼고 소변을 보면 불이 난 것처럼 아프고, 소변이 자주 마렵고 급하며, 요도 끝이 빨갛게 부어오르기도 하며 요도 끝에서 누런 고름이 나온다.

③ 진단

임질은 문진과 이학적 검사로 90% 이상에서 진단이 가능하다. 하지만 임질은 증상이 없어도 감염될 수 있기 때문에 부적절한 상대와 성교를 하였다면 아무런 증상이 없더라도 임질에 대한 검사를 시행하는 것이 좋다. 검사는 소변 검사를 하거나 감염된 부위에서 분비물을 채취하여 검사하게 되며, 그람염색, 균 배양검사, 소변 PCR검사 등으로 임질균을 확인할 수 있다.

④ 치료

임질은 대부분의 경우 항생제로 치료할 수 있다. 임질의 치료는 성 상대자를 함께 치료해야 하는데, 이는 임질에 감염된 사람은 처음 보균자와 접촉한 시점부터 치료가 완전히 끝날 때까지 다른 사람에게 전염시킬 가능성이 있다고 간주하기 때문이다. 즉, 남자 임질 환자의 여성 배우자를 증상 여부나 검사 결과에 관계없이 치료에 포함시켜야 한다.

(3) 신장결석(Renal stone)

신장결석은 신장 내에 형성된 돌이며 비교적 통증이 거의 없고 작더라도 방치할 경우 추후 크기가 성장할 수 있으므로 반드시 정확한 검사를 통하여 진단과 치료방법을 결정해야 한다. 요로 내의 결석으로 생기는 질환으로 결석의 존재부위에 따라 신결석, 요관결석, 방광결석, 요도결석으로 나뉘게 된다. 신결석은 신장에 결석이 생기는 질환이다.

① 원인

신 결석의 원인으로는 요의 정체 및 농축, 세균 감염, 대사 이상, 결석 성분을 포함하는 식품의 과잉섭취하는 등 여러 가지가 있다.

② 증상

신결석의 경우 아주 작은 신장 결석은 증상이 없으며 소변으로 배출되기도 한다. 크기가 큰 결석은 좁은 요도관에 걸리게 되어 등이나 옆구리에 심한 통증, 구역, 구토, 혈뇨를 일으키게 된다. 소변에 혈액이 보이거나 소변색이 갈색으로 보이기도 한다.

③ 진단

신 결석이 의심될 때 증상, 소변색 변화, 신장 결석의 가족력과 통풍여부를 확인한다. 참을 수 없을 정도의 통증을 호소할 경우 방사선 촬영, CT, 초음파 검사를 실시하여 신결석 여부를 확인하게 된다. 또한 결석의 원인을 알기 위해 혈액과 소변검사도 필요하다.

④ 치료

신장 내에 있는 결석은 물을 많이 마시게 되면 자연스럽게 빠져나가게 된다. 그러나 만약 결석이 빠져나가기 너무 크거나 통증이 심한 경우 또는 감염이 있거나 심한 출혈이 있는 경우에는 결석을 쉽게 빠져나갈 수 있도록 깨뜨려 주는 치료가 필요할 수도 있다. 우선 체외 충격파 쇄석술(ESWL)로 체외에서 충격파가 전달되어 신장 결석을 깨뜨려 소변으로 배출되게 한다. 두 번째 경피적 초음파 쇄석술은 등을 절개하여 작은 튜브 같은 기구를 삽입한 후 신장으로 초음파를 보내면 결석이 파괴되어 배출된다. 세 번째 레이저 쇄석술은 요도에 있는 결석을 레이져가 깨뜨려 결석이 자연히 배출된다. 마지막으로 요도경을 이용하여 작은 확대경을 요도로 넣어 결석을 방광으로 끌어내려 결석을 조각내서 제거한다.

(4) 요관결석(Ureteral stone)

요는 신장 즉 콩팥에서 피를 걸러 생성되어 신배로 배출되고 신우에 잠시 머무른 후 요관을 거쳐 방광에 도달하여 모여 있다가 소변을 볼 때 요도를 통해 배설된다. 이렇게 요가 생성되어 배출되는 경로를 요로, 즉 요관이라고 하며 이 요관에서 생긴 단단한 결석을 요관결석이라고 한다.

① 원인

요관결석의 원인은 수분 섭취 감소로 요석결정이 소변에 머무르는 시간이 길어져서 요석이 생기게 되는 것이다. 또한 유전적인 영향도 있다는 설도 있다. 남성이 여성에 비해 발생률이 높고 젊은 연령층에서도 잘 발생한다. 또한 온도와 계절은 요로결석 발생에 중요한 요인으로 작용하는데 여름에 땀을 많이 흘리면 소변이 농축되어 요관결석이 잘 생길 수 있는 환경이 되는 것이다.

② 증상

극심한 옆구리 통증과 측복부 통증이 있다. 대개의 경우 통증이 너무 심하여 응급실을 방문하게 되면 통증은 갑자기 생겨 지속되다가 사라진 후 또 다시 통증을 느끼는 것이 반복되기도 한다. 남성의 경우 통증이 하복부, 고환, 음낭으로, 여성의 경우는 음부까지 뻗어가기도 한다. 통증이 심한 경우는 구역, 구토, 복부 팽만 등이 함께 나타나기도 하며, 때로는 혈뇨도 동반될 수 있다.

그림 10-20 요로결석 및 신장결석

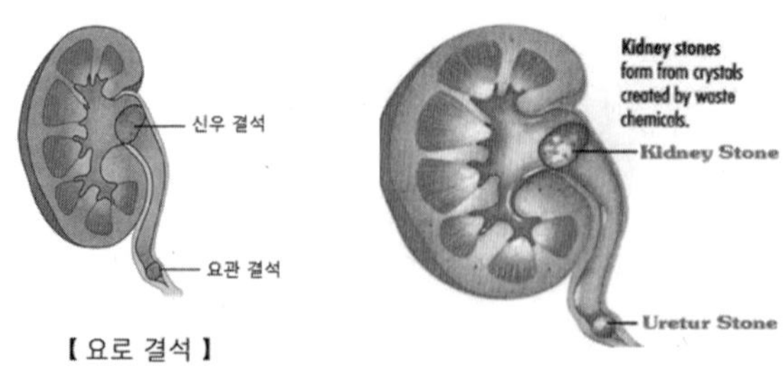

③ 진단

요관결석은 환자가 이야기하는 증상과 신체 검진, 소변검사에 의해 진단되며 방사선 검사를 통해 최종 확진된다. 혈뇨는 요검사를 통해 확인할 수 있으며 요로감염이 동반된 경우 소변 내에 백혈구가 증가한 농뇨과 세균뇨가 나타날 수 있다. 단순 요로 촬영은 결석을 확인할 수 있지만 요로결석이 뼈에 가려지거나 대변 등 다른 장기 등으로 인해 구별이 어려울 수도 있다. 이런 경우 요로 조영술이나 전산화 단층촬영, 즉 CT를 통해 요관결석 유무를 확인할 수 있다.

④ 치료

요관결석의 자연 배출을 기다리는 방법과 체외충격파쇄석술(ESWL)로 수술적 요법, 요관경하 배석술로 요관을 통해 내시경을 통과시켜 결석을 분쇄 혹은 제거하는 시술 방법과 경피적 신쇄석술, 개복수술 등을 시행하기도 한다. ESWL은 건강보험급여대상이다.

(5) 단백뇨(proteinuria)

단백뇨는 신장에 생긴 건강문제로 소변에 단백질이 나오는 것을 말한다. 건강한 사람도 약간의 단백뇨가 검출되는 경우가 있는데 심한 운동 후, 열이 지속될 때, 탈수에 의한 요농축에 의한 것으로 일종의 생리적인 정상 반응으로 볼 수 있다. 우리가 무증상성 요이상으로 분류하는 경우는 과거 신장염, 고혈압, 심장병의 기왕력이 없는 상태에서 관찰되는 단백뇨를 의미한다. 이러한 단백뇨는 가끔 나타나는 간헐성과 지속성으로 나뉘게 되며 간헐성은 예후가 좋고, 지속성인 경우 신장질환에 의한 것으로 예후가 나쁘다. 혈뇨가 동반되는 단백뇨도 대게 신장질환에 의한 경우를 의미한다.

(6) 혈뇨(Hematuria)

혈뇨란 소변에 적혈구가 존재하는 것을 말하는 것으로 비정상적인 양의 적혈구가 섞여 배설되는 것을 말한다. 만약 적혈구가 소변에 많이 존재한다면 소변 색깔이 선홍색이나 핑크색 또는 콜라 색깔로 나올 수 있다. 그러나 혈뇨가 있더라도 적혈구의 양이 많지 않은 경우에는 소변이 정상처럼 보일 수도 있다. 이러한 상태를 현미경적 혈뇨라 부른다. 소량의 혈뇨가 한 번 있었다고 해서 이상이 있다고 할 수는 없다. 일시적인 혈뇨는 여성의 경우 생리, 감염, 운동 또는 외상에 의해서도 나타날 수 있기 때문이다.

① 원인

요로감염으로 혈뇨는 요로계의 어느 부위에서나 감염으로 인해 생길 수 있으며, 특히 방광이나 콩팥에 생긴 염증에서 흔하게 생길 수 있다. 그리고 콩팥을 비롯한 요로에 결석이 있는 경우 콩팥이나 요로 및 방광 암등의 경우 혈뇨가 발생할 수 있다.

② 진단

혈뇨는 신장에서 외요도구에 이르는 요로 중 어느 부분에서 출혈이 있음을 의미하며, 출혈 부위가 어디인지 확인하는 것이 중요하다. 이를 찾기 위해 여러 가지 소변검사와 혈액검사, 신장 초음파와 컴퓨터단층촬영(CT) 등의 검사를 진행하게 되는데, 그 결과에 따라 신장에서 출혈이 있는 경우, 요로에서 출혈이 있는 경우로 나누어 추가 검사 및 치료를 시행하게 된다.

③ 치료

혈뇨의 치료는 혈뇨를 일으키는 원인이 무엇이냐에 따라 다르다. 일반적으로 운동과 관계되어 생긴 혈뇨의 경우 운동 프로그램을 바꾸는 것이 있으며, 그 외에는 다른 치료를 필요로 하지 않는다. 약물로 인해 생긴 혈뇨는 원인 약제을 중단함으로써 치료될 수 있다. 항생제는 감염과 관련된 혈뇨를 완치시킬 수 있다.

(7) 전립선비대증(Benign prostatic hyperplasia)

양성 전립선 비대증은 남성 배뇨장애로 전립선의 크기가 증가하여 배뇨를 힘들게 하는 질환이다. 남성 생식기관의 일부인 전립선은 정자와 섞여 정액을 만드는 액체를 만든다. 즉 전립선 비대증은 전립선이 비대해지면서 방광 하부의 소변이 나오는 길을 막아 요도의 소변 흐름이 막히거나 감소된 상태이다.

① 원인

양성 전립선 비대증의 원인은 아직 명확하게 밝혀지지 않았다. 다른 만성 질환과 마찬가지로 여러 가지 요인이 작용하는 것으로 알려져 있다.

② 증상

양성 전립선 비대증으로 인한 배뇨증상을 통틀어 하부요로 증상이다. 증상이 약하게 나타나기 때문에 배뇨를 시작하는 데 어려움을 느끼거나 배뇨 후에도 계속해서 소변이 나오며, 소변을 다 본 후에도 개운치 않고 또 보고 싶은 증상이 나타나게 된다.

③ 진단

양성 전립선 비대증 진단을 위해서는 환자에게 비뇨기 증상의 중증도를 평가하기 위해 문진을 실시하며, 수지 직장 검사를 시행하여 전립선의 크기, 모양, 경도 등을 확인하게 된다. 또한 소변검사를 통해 혈액과 감염이 있는지 여부를 확인하게 된다. 방광의 소변량을 측정하기 위한 초음파 검사나 음경을 통해 광학튜브인 방광경을 삽입하는 검사를 시행할 수도 있다.

④ 치료

양성 전립선 비대증 치료에는 쉽게 말해 배뇨곤란으로 인해 생활에 지장이 있기 때문이다. 이런 전립선 비대증을 치료하기 위해 첫 번째로 일단은 증상이 심하지 않다면 경과를 관찰해 보면서 좌욕이나 배뇨습관 개선, 수분 섭취량 조절, 식이요법 등으로 증상이 개선될 수 있다. 두 번째는 약물 치료로 알파 -차단제라는 약이 방광의 기저부 근육을 이완시키고 남성의 배뇨 능력을 향상시키는 데 도움이 된다. 마지막으로는 수술적인 요법으로 수술은 증상을 개선시키는 데 가장 좋기는 하지만 합병증의 위험이 있다.

(8) 요실금(Urinary incontinence)

요실금이란 자신도 모르게 소변이 흐르는 매우 당혹스러운 증상으로, 재채기를 하거나 크게 웃을 때, 뛰거나 줄넘기 등 운동을 할 때 소변이 나와 속옷이 젖거나, 심지어는 부부관계 시 소변이 나오거나 소변이 마려움을 느낌과 동시에 바로 소변이 흘러나오게 되어서 당황할 수 있다. 우리나라 여성의 40%가 요실금을 경험할 정도로 흔한 질환이다.

① 원인

요실금의 원인으로는 아이를 낳거나 난산 등으로 방광을 지지하는 골반 근육이 느슨해져 방광과 요도가 복압을 견뎌낼 수 없는 위치로 처지게 되거나 신경의 손상으로 요도괄약근의 기능이 저하되거나, 폐경, 급성 및 만성 방광염, 골반부 수술이나 방사선 치료 후, 당뇨의 합병증, 중추 및 말초 신경질환, 방광 수축력의 상실, 하부 요로의 폐색이 있는 경우에 발생한다.

② 요실금 종류와 증상

- 복압성 요실금 : 기침이나 재채기, 줄넘기 등 배에 힘이 들어가 복압이 올라갈 때 소변이 흘러나오는 현상으로 중년기 여성 요실금 대부분이 이에 해당한다.

- 절박성 요실금 : 갑자기 소변이 마려운 느낌이 있으며 소변을 참을 수 없어 화장실에 가는 도중이나 미처 속옷을 내리기도 전에 소변이 흘러나오는 경우를 말한다.
- 복합성 요실금 : 복압성 요실금과 절박성 요실금이 혼합된 형태로서 복압성 요실금이 있는 경우 약 30%에서는 절박성 요실금이 같이 올 수 있다.
- 일류성 요실금 : 방광에 소변이 가득 차서 방광이 더 이상 저장할 수 없어 넘쳐 흘러나오는 현상으로 방광이 수축하지 않거나 오랫동안 방광에서부터의 소변 배출구가 막혀 있는 환자에게서 볼 수 있다.
- 심인성 요실금 : 기능성 요실금이라고도 하며, 특별한 신경질환이나 정신질환이 있는 환자에게서 볼 수 있는 요실금으로 방광과 요도의 기능은 정상이다. 단지 환자 자신이 소변을 아무 때나 아무 곳에나 보면 왜 안 되는지를 이해하지 못하기 때문에 옷을 입고 있어도 그냥 소변을 보게 되며, 치매 노인들에서 흔히 볼 수 있다.
- 진성 요실금 : 요관이나 방광의 구조적 이상이 있거나 요도괄약근의 기능이 완전히 소실되어 발생하는 형태로, 소변을 저장하지 못하고 항시 소변이 흘러나오는 현상을 말한다.

③ 진단

요실금진단에는 1) 병력청취 2) 신체검사 3) 임상병리검사 4) 방사선검사 5) 패드테스트 6) 요역동학검사 등이 있다.

④ 치료

요실금의 치료는 크게 비수술적인 방법과 수술적인 방법이 있다.

- 비수술적인 치료 : 비수술적인 치료요법에는 1) 방광훈련 2) 골반저근운동 3) 바이오피드백요법 4) 질콘요법 5) 전기자극요법 6) 체외자기장요법 7) 약물치료 등이 있다.
- 수술적 치료법 : 요실금의 정도에 따라 차이는 있으나 약 85~90%의 성공률을 보이며, 과거에는 방광경부를 위로 올려주는 방법으로 질이나 복부를 통한 수술, 복강경수술 등을 많이 하였으나, 현재는 부분마취하에 질과 하복부에 소절개만 가하고 요도 밑에 인공테이프를 위치시켜 올려주는 테이프 수술법이 도입되어 빠르고 쉽게 요실금 수술이 가능해졌으며 성공률도 매우 높다.

(10) 급성신장염(acute nephritis)

급성으로 신장에 염증이 생기는 모든 질환 급성 신장염은 급성으로 신장에 염증이 생기는 전체적인 질환을 의미한다. 이 질환은 박테리아와 같은 세균이 신장에서 자라고 염증을 일으키는 급성 신우신염과는 구별되는 질환이다. 즉 급성 신우신염은 세균이 신장에서 염증을 일으키는 감염성질환이다. 그러므로 이 경우에는 적절한 항균제를 사용하여 균을 없애면 치료되는 감염병이다. 또한 급성 신장염은 일반적으로 우리 몸이 다양한 자극에 대해 우리 몸이 면역학적 반응을 일으키고 이 면역반응의 결과로 신장에서 염증반응을 일으키는 질환이다.

(11) 만성신부전증(Chronic renal failure : CRF)

만성 신부전증이란 여러 가지 신장 질환, 예를 들면 만성 사구체 신염, 당뇨병성 신증, 고혈압성 신경화증 등과 같은 질환으로 인하여 신장이 정상적으로 가지고 있는 배설, 조절, 대사 및 내분비적 기능이 전체적으로 저하되거나 이상이 초래된 상태를 말한다. 즉 만성 신부전은 노폐물을 제거하는 신기능이 감소되어 정상으로 회복될 수 없는 단계에 있는 질환을 말한다.

① 원인

원인이 되는 신장 질환의 종류에 관계없이 만성적으로 신기능 장애가 진행되어 사구체 여과율이 50% 이하로 감소하면, 대부분의 경우 계속적으로 사구체 여과율이 감소하게 되며, 궁극적으로 말기신부전증에 도달하게 된다. 연령이 5세 이후에는 후천성 사구체 질환(사구체 신염, 용혈성 요독 증후군) 또는 유전성 신질환(알포트 증후군, 낭포신) 등이 주된 원인이다.

② 증상

신부전의 흔한 원인은 당뇨병, 만성 사구체 신염, 고혈압, 다발성 낭종신 등이다. 그러나 정도의 차이는 있지만 모든 신장병이 만성 신부전으로 악화될 가능성을 가지고 있다. 최근에는 당뇨병에 의한 신부전이 아주 많이 증가하고 있는 추세이다.

③ 진단

만성 신부전의 진단 검사로는 요 검사, 신기능 검사, 방사선학적 검사, 핵의학적 검사,

신생검 등의 방법이 필요에 따라 사용된다. 요 검사로는 혈뇨나 단백뇨 등을 파악할 수 있고, 신기능 검사는 사구체 여과율을 측정하여 신기능을 평가한다. 방사선학적 검사로는 신요관방광 사진, 경정맥 요로 조영술, 초음파 검사가 있는데 이중 초음파 검사는 신장의 크기, 신 결석이나 종양, 혈관 및 혈류 상태를 위험하지 않게 검사할 수 있다.

④ 치료

만성 신부전의 치료에는 (1) 원인 질환 따른 치료, (2) 신기능 소실을 지연하는 치료, (3) 동반되는 심혈관 질환이나 합병증에 대한 치료, (4) 투석이나 이식과 같은 신대체요법이 필요하다.

만성신부전환자의 인공신장투석은 산정특례로서 본인부담율을 적용하고 있다.

그림 10-21 인공신장 투석

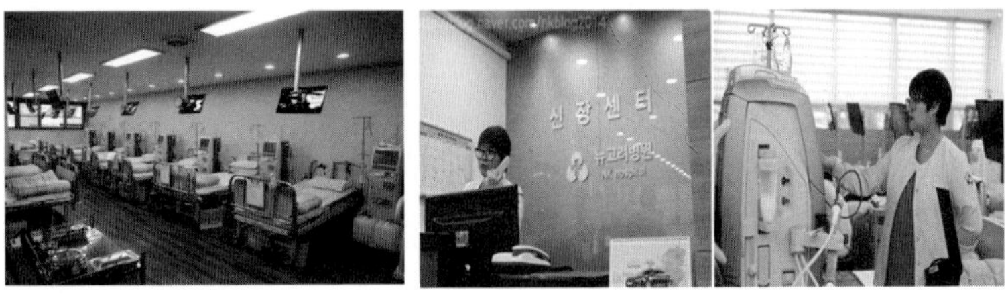

3. 산부인과 질환

(1) 급성질염(Acute Vaginitis)

질에는 정상적으로 항상 윤활액이 분비되어 질벽을 보호하고 있다. 질분미물은 보통 냄새가 없이 맑은 것이 정상이지만 염증이 생긴 경우는 질 분비물의 냄새가 심하거나, 외음부의 가려움증이 생기거나, 색깔이 평소와 변하게 되는데 이것은 질염에 의한 것이다. 질염은 균의 침범으로 감염되는 질병이다.

① 원인

질염은 원인에 따라 세균성, 트리코모나스, 칸디다질염 등으로 나눌 수 있다. 정상 질내의 산도(pH4.5) 변화에 의해 발생하며 질내의 무엇이 정상 질내 세균에 변화를 일으키는지에 관해서는 정확히 알려져 있지 않지만, 성교나 질세척 후 일어나는 알칼리화가 한 역할을 할 수도 있다고 알려져 있다. 따라서 질내 산도를 변화시킬 수 있는 꽉 쪼이는 의

류나 통기가 안 되는 옷을 착용한 경우, 경구용 피임제 복용, 폐경, 당뇨병에 의해서 질염이 생길 수 있다.

② 증상

질분비물이 흔하고 심한 경우 속옷이 젖을 정도로 질분비물이 많은 경우도 있으며 질분비물에서 비린내 같은 악취가 나는 경우도 있다. 정상적인 질분비물은 질에서 떨어져 나오는 세포 사이의 조직액이 밖으로 스며 나오는 삼출액과 자궁경부에서 나오는 점액, 자궁내막, 나팔관의 삼출액 등이 있는데, 색이 희고 뭉쳐지는 경향이 있다. 질염에 걸리면 질입구의 가려움, 화끈거림, 성관계 시 통증, 배뇨 시 쓰라림 등을 동반한다.

③ 진단

질분비물 현미경 검사 및 배양검사를 하면 된다. 간혹 자궁경부세포검사에서도 나오기도 한다.

④ 치료

항생제를 처방한다. 이때 성 관계를 가진 상대방 남성도 함께 치료받아야 한다.

(2) 자궁경부염(Cervicitis)

자궁경부는 자궁 입구를 이르는 말로 이부위에 염증이 생기거나 균에 감염되어 일어나는 질환을 자궁경부염이라고 한다. 주로 자궁경부나 자궁경관을 덮고 있는 점막에 흔히 발생하며, 전염성일 수 있고 사춘기 이후 모든 연령층의 여성에게 나타난다. 급성 자궁 경부염은 박테리아나 바이러스 감염에 의한 것으로 특이한 증상이 나타나게 되고 만성 자궁경부염은 장시간에 걸친 감염증이다.

① 원인

자궁경부염은 성전파성 질환(sexually transmitted disease, STD)에 의해 발생하기도 한다. 가장 흔한 원인으로는 임질(Gonorrhea)균과 클라미디아(Chlamydia), 트리코모나스증(Trichomoniasis)과 헤르페스(Herpes), 칸디다(Candida) 등이 있다. 감염이 아닌 다른 원인으로는 화학적 자극제 노출, 외상, 잦은 질 세척 등이 있다.

② 증상

자궁경부염은 전혀 증상이 없을 수도 있지만 일부 여성들은 질 분비물이 많이 흐르고 부정 출혈이 올 수 있으며 성관계 후에 질 출혈이 올 수도 있다. 급성인 경우에는 질에 통증이 있고 노란색 분비물이 있을 수 있고 만성인 경우에는 소량의 질 분비물이 나오기도 한다. 요통과 잔뇨감, 소변이 시원하게 나오지 않는 느낌이 들 수 있고, 성교할 때 통증과 같은 불편함이 있을 수 있다.

③ 진단

자궁경부염을 진단하기 위해 문진 후 자궁경부를 관찰하기 위해 골반검진을 실시한다. 자궁경을 이용하여 자궁경부의 표면은 붉고, 충혈되고, 붓거나 자극 받은 상태를 관찰할 수 있다. 골반검진시 의사는 자궁입구로부터 분비물이나 고름을 채취하여 임질, 클라미디아, 트리코모나스, 성기 헤르페스, 곰팡이나 세균성 질증(bacterial vaginosis)이 유무 같은 감염이 있는지를 확인하게 된다.

④ 치료

자궁경부염 치료는 감염의 종류에 따라 진행되며, 검진 상 자궁경부염을 시사하는 소견이 있다면 의사는 검사 결과가 나오기 전에 항생제 치료를 시행할 수 있다. 자극이나 외상에 의한 자궁경부염은 세균을 대상으로 하는 항생제를 사용함으로써 치료를 한다. 관련된 염증은 수 일에서 수 주 이내에 치유된다. 자궁경부에 추가적인 자극을 주지 않기 위해서 증상이 호전될 때까지 질 세척, 성관계와 같은 자극원을 피하는 것이 도움이 된다.

(3) 골다공증(Osteoporosis)

골다공증이란 뼈의 양이 감소하여 말 그대로 뼈에 구멍이 많아지는 병으로서, 작은 충격을 받거나 또는 충격이 없어도 쉽게 골절(뼈가 부러짐)을 일으키게 되는 상태를 말한다. 따라서 골다공증은 뼛속에 구멍이 많이 생긴다는 뜻으로, 뼈의 양이 줄어들어 뼈가 얇아지고 약해져 잘 부러지는 병이다. 사춘기에 성인 골량의 90%가 형성되며, 35세부터 골량이 서서히 줄어들다가 50세 전후 폐경이 되면서 매우 빠른 속도로 골량이 줄어든다. 폐경 후 3~5년 내에 골밀도의 소실이 가장 빠르게 일어난다.

① 원인

골다공증에 걸리기 쉬운 요인은 다음과 같다.

- 칼슘의 흡수 장애 : 위를 잘라내는 수술, 장에 만성적인 염증성 질환, 또는 쿠싱병, 신경성 식욕 저하증 등으로 칼슘을 적게 먹거나 먹더라도 흡수가 제대로 안 되면 골

다공증이 생길 수 있다.

- 비타민 D 결핍 : 비타민 D는 장에서 칼슘의 섭취를 증가시키고 신장에서의 배출을 감소시켜 체내 칼슘을 보존하는 작용을 한다. 결국 뼈가 분해되는 것을 막아서 골다공증을 예방하는 효과가 있다.
- 폐경 : 에스트로겐은 골밀도를 유지해 주는 작용을 하는데, 폐경으로 에스트로겐 감소로 생길 수 있다.
- 약물 : 항응고제(헤파린), 항경련제, 갑상선호르몬, 부신피질호르몬, 이뇨제 등의 치료제들은 골다공증을 일으킬 수 있다.
- 운동부족 : 어릴 때부터 활발히 뛰어 노는 아이들이 나중에 골밀도가 높다고 합니다. 체중을 부하하는 운동들, 점프, 깡총 뛰기 등이 뼈의 건강에 도움이 된다.
- 가족력 : 어머니나 자매가 골다공증일 경우 골다공증이 발병할 확률이 높다. 과음: 과다한 음주는 뼈의 형성을 줄이며 칼슘의 흡수도 떨어뜨린다.
- 우울증 : 원인은 확실하지 않지만 우울증을 앓는 여성에서 뼈의 손실 속도가 증가한다.

② 증상

뼈의 특성상 초기에는 특별한 증상이 나타나지 않는다. 초기 증상 중 하나는 척추뼈가 약해져서 척추가 후만 변형되거나 압박되어 신장이 줄어드는 것이다. 심한 경우에는 척추가 체중을 지탱하지 못해서 외상이 없이도 척추의 앞부분이 일그러지게 된다. 골절의 위험이 높아 심하게는 허리를 구부리거나 기침을 하는 등 일상생활 중에도 쉽게 뼈가 부러질 수 있다. 50~70세 여성의 골절은 주로 손목에 가장 먼저 그리고 자주 발생하고, 70대 환자들의 경우 고관절 및 척추의 골절이 흔하게 발생한다.

골다공증에 잘 걸리는 사람

- 폐경 이후의 여성이나 나이가 많은 남성
- 조기 폐경이나 난소를 제거한 여성
- 칼슘섭취가 부족한 사람
- 운동이 부족한 사람
- 마르고 키가 작은 사람
- 흡연이나 과도한 음주를 하는 사람
- 골다공증으로 인한 골절의 가족력이 있는 경우
- 당뇨병이나 갑상선 기능 한진증이 있거나 스테로이드 약물을 복용하는 사람

③ 진단

골밀도검사를 하여 티 수치(T-scores)로 판단하는데 -1 이상이면 정상이고, -1~-2.5 사이일 경우 약간 진행된 상태로 골감소증으로 분류하며, -2.5 이하를 골다공증으로 분류합니다. X-ray로 골다공증으로 인한 압박 골절 등이 있는지 알 수 있다.

④ 예방

칼슘 섭취가 중요하며, 비타민을 적절히 섭취해야 칼슘 흡수가 잘 된다. 또한 규칙적운동이 필요하며, 칼슘을 많이 섭취했더라도 운동을 하지 않는다면 뼈가 강해지지 않는다. 그리고 골다공증에 위험한 생활 습관인 과음이나 흡연을 삼가 하도록 한다.

⑤ 치료

골다공증의 치료는 골형성을 증가시키거나 골소실을 방지하여 현재의 골량을 유지하는 것이다. 칙적인 운동과 뼈를 튼튼히 하는 칼슘이 풍부한 식사를 한. 자주 햇볕을 쬐는 등 일광욕을 하여 비타민 D 합성을 도와주도록 한. 음주, 흡연, 카페인, 인스턴트식품, 패스트푸드, 청량 음료, 흰설탕 등의 가공식품 섭취를 피하도록 한다. 음식을 짜게 먹으면 짠 음식 속에 있는 나트륨이 소변으로 빠져나갈 때 칼슘도 같이 빠져 나가기 때문에 저염 식사를 한다. 이 밖에 약물 치료제로 다음과 같은 것이 있다.

- 칼슘 제제 : 적절한 칼슘은 골량을 유지시켜 주고, 골량의 소실을 지연시킨다.
- 비타민 D : 장관에서 칼슘 섭취를 증가시키고 골흡수와 골소실을 감소시킨다.
- 칼시토닌 : 골다공증에 사용 시 통증 감소효과가 있다. 장기간 움직이지 못하는 환자나 내과 질환으로 골소실이 있는 경우, 골다공증을 유발하는 약제를 투여받는 경우에 골소실의 예방과 치료에도 효과가 있다.
- 에스트로겐 : 폐경기 여성에서 급격한 골 감소를 줄일 수 있다. 장기간 사용하는 경우 유방암, 정맥혈전증, 뇌졸증 등의 유발 가능성이 있다.
- 골흡수 억제제(비스포스포네이트) : 골밀도를 증가시키고 골절률을 저하시킨다. 낮은 흡수율과 잦은 위장장애, 골수 억제 효과 등을 최소화 한 여러 약제들이 개발되고 있다.
- 불화나트륨(NaF) : 골량을 골절 한계치 이상으로 또는 정상범위 내로 증가시킬 수 있다.

• 부갑상선 호르몬 : 골량을 증가시킬 수 있다.

• 스트론튬 : 골형성을 증가시키는 반면 골 흡수는 억제시키는 작용을 한다.

(4) 자궁근종(Uterine myoma)/자궁의 평활근종(Leiomyoma Of Uterus)

자궁의 근육세포에서 생기는 종양으로 자궁에서 가장 흔히 발생하는 양성 종양이며 호르몬 특히 에스트로겐의 영향을 받는 일종의 호르몬 의존성 종양이다. 여성에게 비교적 흔한 질병으로 가임기 여성의 약 25~35%에서 발견되며, 특히 35세 이상의 여성들 중 40~50%가 발견된다. 자궁의 벽은 여러 층으로 이루어진 조직으로 그중 한 층은 근육으로 이루어져 있는데 이 근육층에 존재하는 근육세포들이 증식하여 자궁 벽 일부분에 혹과 같은 양상의 병변이 발생한 것을 자궁 근종이라고 부른다. 자궁 근종은 대부분의 경우 양성 종양이며 특별한 치료가 필요하지 않다. 다만 크기가 매우 크거나 지속적이고 빠른 속도로 자라는 경우, 이로 인해 통증이 발생하는 경우, 그리고 자궁 근종이 원인이 되어 자궁출혈이 발생하는 경우 등에는 근종의 제거가 필요하다.

그림 10-22 자궁근종

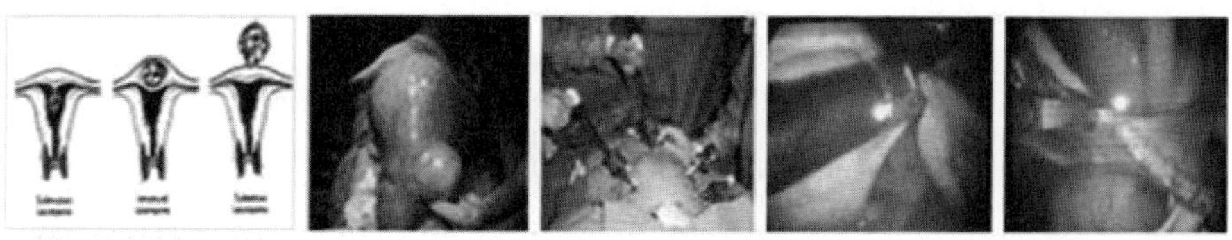

자궁근종초음파사진

① 원인

자궁 평활근종의 원인은 아직까지 정확하지 않다. 다만, 자궁의 평활근을 이루는 세포 중 비정상적인 세포의 증식이 자궁근종을 형성하는 것으로 추정된다. 가족적 경향도 어느 정도 있다고 한다.

② 증상

자궁근종을 가진 여성이더라도 50% 이상에서는 특별한 증상이 없을 수 있다. 증상이 있는 경우에는 자궁근종의 위치, 수 그리고 크기 등에 따라 다양한 증상이 유발될 수 있다. 월경과다가 가장 흔한 증상이며, 이 밖에도 비정상 자궁출혈, 월경불순, 골반 통증, 월경통, 골반 압박감, 빈뇨, 성교통, 복통, 요통, 그리고 불임 및 생식기능 이상 등의 증상이 나타날 수 있다.

③ 진단

자궁근종은 대개 골반 내진 시에 발견된다. 또 스스로 복부에서 덩어리가 만져져서 병원에 오는 경우도 있다. 그러가 자궁 평활근종 이외에 난소의 암이나 장에 생긴 종양, 또 임신 초기에 커진 자궁을 근종으로 오해할 수도 있으므로 검사를 통한 정확한 진단이 필요하다. 근종을 확실히 진단하는 방법으로는 초음파검사, 컴퓨터 단층촬영(CT), 자기공명영상 검사(MRI) 등이 있다.

④ 경과/합병증

자궁근종은 양성 질환으로, 가임기 여성에서 크기가 증가하는 경우라도 대개는 서서히 커지지만, 근종에 이차적 변성이 생기거나 악성 변화가 일어나면 크기가 갑자기 커질 수 있다.

⑤ 치료

작고 증상이 없는 경우에는 경과 관찰만하거나 월경통이나 월경과다와 같은 증상을 완화시키기 위해 약물 요법을 시행할 수 있다. 증상이 심하거나 치료로 증상이 개선되지 않거나 환자가 수술적 치료를 원하는 경우 수술을 할 수 있는데, 향후 임신 여부와 근종의 크기, 형태, 나이 등을 생각하여 근종만을 절제하거나 자궁 전체를 절제할 수 있다.

4. 치과 질환

1) 치주 질환(Periodontal disease)

(1) 치주질환(잇몸병)

치아를 지탱해 주는 구조, 즉 뼈, 인대, 잇몸 부위의 감염을 말한다. 치주질환의 대표적인 원인은 프라그이다. 프라그란 치아의 표면에 구강내 세균들이 달라붙어 덩어리로 막을 형성하는 것으로 이를 제거하지 않으면 프라그는 음식물에 있는 당분, 전분과 혼합되어 산과 다른 부산물을 생성하여 치석을 형성하고, 잇몸에 출혈과 염증을 일으킨다. 치주질환의 진행은 잇몸에만 발생한 치은염에서 잇몸의 뼈까지 깊어지는 치주염으로 발전한다. 치아를 지탱하는 뼈가 파괴되면 결국 치아를 잃게 될 수도 있다.

(2) 증세

① 초기 잇몸질환의 증세

- 잇몸에서 피가 남
- 잇몸이 부어오르거나 붉게 변함
- 잇몸을 만지면 통증이 느껴짐
- 나쁜 입냄새와 입맛이 둔해짐

② 진행된 잇몸질환의 증세

- 잇몸이 느슨해지고 치아가 흔들
- 잇몸이 점차 아래로 내려감
- 치아의 위치가 변함

(3) 예방

① 프라그를 제거하기 위해 치아의 바깥쪽과 안쪽 씹는 면을 잘 닦고 부드러운 털을 가진 칫솔로 적어도 하루에 두번 이상 칫솔질을 한다.

② 칫솔이 닿지 않는 잇몸 경계의 아래와 치아 사이의 프라그 제거를 위해 매일 치실이나 치간칫솔(치아 사이를 닦는 작은 칫솔)을 사용한다.

③ 비타민 C를 충분히 섭취하고 단음식이나 간식을 피하는 균형 잡힌 식사를 한다.

④ 치과를 정기적으로 방문하여 치석을 제거하고(스케일링), 다른 질환을 예방하고 구강건강에 대한 지도를 받는다.

2) 충치(Dental caries)

치아 우식증은 통상 '충치'라고 하는 질환이다. 치아의 머리 부분 표면을 덮고 있고, 치아 상아질을 보호하는 유백색의 반투명하고 단단한 물질을 치아 법랑질 또는 에나멜질이라고 하는데 입안에 서식하는 박테리아에 의해 설탕, 전분 등이 분해되면서 생기는 산(acid)에 의해 치아의 법랑질이 손상되어 충치가 생기는 것을 치아 우식증이라고 한다.

(1) 원인

치아 표면에 생성된 세균막인 플라크(plaque)가 있다. 음식물을 섭취할 때 입안에 음식 찌꺼기가 남게 되는데, 플라크를 이루고 있는 세균에 의해 입안에 남아 있는 설탕이나 전분 등이 분해되면서 발생하는 산이 치아면의 법랑질을 공격하여 손상되면 치아 우식증이 발생하게 된다.

(2) 증상

치아 우식증의 주 증상은 치아 통증이다. 손상 정도에 따라 통증의 정도가 다르다.

(3) 진단

치과에서 시진과 기구탐침으로 시행하며 방사선사진촬영이 진단에 필수적이다.

(4) 치료

① 아말감 ② 레진 ③ 금, 레진 인레이 등 충치부위가 깊거나 넓은 경우 썩은 부위 치아를 제거한 후 금이나 레진, 도재로 손실된 부분의 치아 원형과 똑같은 부분을 만들어 붙이는 방식이다.

⑤ 주의사항

당류가 많이 함유된 음식과 음료수, 입안에서 쉽게 씻겨 나가지 않는 음식 등의 섭취를 자제하는 것이 좋다. 또한 섬유소가 많이 함유된 야채와 과일을 섭취함으로써 충치를 줄일 수 있다.

안 · 이비인후과, 피부 · 비뇨기, 부인과 질환 자료출처 참고 : 서울아산병원 질환백과, 서울대학교병원 의학정보, 세브란스병원 의학정보, 삼성서울병원 건강의학센터 의학정보, 국립암센터 질환정보, 중앙대학교병원 건강칼럼, 보건복지부 및 대한의학회 건강의학정보, 각 병원 건강검진센터 홈페이지 질병정보 등

수행내용 및 수행준거 - 안과·이비인후과 및 피부·비뇨기, 부인과 질환

1 건강진단시 발견되는 안과질환에 대하여 알아본다.

건강진단시 발견되는 안과질환에는 근시, 원시, 난시, 백내장, 녹내장, 황반변성 등이 있다.

2 건강검진(건강진단)시 발견되는 이비인후과질환에 대하여 알아본다.

건강진단시 발견되는 이비인후과질환에는 비염, 부비동염, 편도선염, 기관지염, 천식 등이 있다.

3 알레르기 질환의 유발물질과 원인, 예방, 치료에 대하여 알아본다.

(1) 알레르기

알레르기(Allergy)란 보통 대부분의 사람에게서는 아무런 문제도 일으키지 않는 물질이 어떤 사람에게만 두드러기, 비염, 천식 등 이상과민반응(hypersensitivity reaction)을 일으키는 것을 말한다. 알레르기 질환은 봄철에 주로 발생하는 계절형과 1년 내내 증상이 나타나는 만성형 알레르기질환으로 나뉘며 계절형이 해마다 계속되면 만성형으로 전환될 수 있다.

(2) 알레르기 유발물질(알레르겐, 항원)

① 공중항원: 알레르기성 비염, 결막염, 천식, 아토피피부염 등을 유발한다(꽃가루, 곰팡이, 먼지, 집먼지진드기, 새우, 게, 바퀴벌레 등의 방사물, 고양이, 개의 비듬과 털, 향수, 유기화학물 등)

② 음식항원 : 아토피피부염, 천식, 두드러기 등을 유발한다(음식물 : 바다가재, 우유, 달걀흰자, 옥수수, 복숭아, 초콜릿, 땅콩, 딸기, 건강식품, 식품첨가물, 방부제, 식용색소 등/의약품: 페니실린제제, 설파제, 아스피린 등)

③ 주사물 : 각종 주사제, 혈관조영제는 쇼크나 두드러기 등을 유발한다.

④ 접촉물 : 접촉성 피부염의 가장 흔한 원인물질로는 니켈, 크롬, 고무, 가죽, 화장품, 세제, 액세서리 등이 있다.

(3) 알레르기 반응의 분류 및 증상

제 1형 즉시형 과민반응에는 항원에 노출 후 수분내에 증상이 나타나며 수 시간 후 후기 염증반응을 일으킨다.

① 아토피(atopy) : 알러지성 비염, 천식, 아토피 피부염, 알레르기성 위장질환 등 유발한다.

② 아나필락시스(anaphylaxis) : 흔히 쇼크라 하는 것으로 매우 치명적이며, 전신적인 혈관이완에 의한 저혈압, 기관지 수축, 두드러기나 혈관부종을 유발한다.

(4) 진단방법

① IgE 항체검사(피부검사, IgE 항체 혈액진단검사)

② 지연형 과민반응검사 : 패치(patch)검사로서 의심항원을 피부에 붙이고 48~72시간 후 피부반응을 관찰한다.

③ 유발검사 : 의심 항원을 직접 호흡기, 비강, 결막, 위장관에 노출시켜 증상의 발생을 관찰한다.

(5) 치료 및 대처요령

① 회피요법 ② 약물치료 ③ 면역치료 등이 있다.

4 천식의 원인과 예방법에 대하여 알아본다.

(1) 천식

천식은 기관지가 특정물질이나 환경에 대해 과민하게 반응하여 기관지가 일시적으로 수축하여 발생하는 폐의 염증성 질환으로서 주로 소아 때 발생하여 성인이 되면 호전되기도 하고 새로 발생하기도 한다.

(2) 원인

흡연, 집먼지, 바퀴벌레, 찬 공기, 집먼지 진드기, 애완동물의 털, 분비물, 호흡기 감염 등이다.

(3) 예방

① 흡연 삼가 ② 바퀴벌레 제거 ③ 집먼지 진드기 제거 ④ 애완동물의 털, 분비물 주의 ⑤ 집먼지 제거 등이 있다.

5 독감(인플루엔자, Influenza, Flu)에 대하여 알아본다.

(1) 독감이란

독감은 감기 증세를 일으키는 여러 가지 바이러스 중에서 인플루엔자 바이러스가 원인이 되어 발생하는 상기도 감염을 말한다.

(2) 증상 및 징후

인플루엔자 바이러스는 고열, 두통, 근육통, 피로감, 인후통, 마른기침, 가래, 콧물 등 심한 증상을 유발할 수 있다. 어린이의 경우 어른과 달리 추가로 위장증상, 구역, 구토, 설사 등이 발생하기도 한다.

(3) 예방

- 외출하고 돌아오면 손발을 깨끗이 씻고 양치질을 한다.
- 과로를 피하고, 사람이 많이 모이는 장소에 가지 않는다.
- 해마다 독감 예방주사를 맞도록 한다.

6 건강진단시 발견되는 치주질환에 대하여 알아본다.

건강진단시 발견되는 치주질환에는 치주염, 치은염 등이 있다.

7 건강진단시 발견되는 부인과질환에 대하여 알아본다.

건강진단시 발견되는 부인과질환에는 질염, 자궁근종, 난소염, 자궁암, 요실금, 골다공증 등이 있다.

8 건강진단시 발견되는 비뇨기계질환에 대하여 알아본다.

신장결석, 요관결석, 전립선염, 전립선비대증, 요실금, 요로감염, 혈뇨, 신장염, 방광염 등이 있다.

수행 Tip

→ 각 병원 건강증진센터 홈페이지를 검색하여 질병정보를 먼저 알아본다.

10-4 암 질환

{ 학습목표 }
❶ 암의 개념과 증상 및 원인에 대하여 알 수 있다.
❷ 양성종양과 악성종양을 구별하고 설명할 수 있다.
❸ 암의 예방과 치료대책에 대하여 알 수 있다.

필요 지식

1. 암

1) 암의 개념

(1) 암(Cancer)

암은 세포조직의 과잉 성장으로 인해 발생하는 악성종양으로 정상적인 속도와 크기로 분열 성장해야 하는 세포가 통제를 받지 않고 계속 분열하여 성장이 제멋대로 일어나면 정상조직이 암으로 변화되는 것을 말하며, 또한 암은 처음 생겨난 부위에 국한되지 않고 혈관이나 림프관 등 여러 경로를 따라 다른 신체 부위로 이식되어 그곳에 정착 증식하게 되는 전이의 특성을 가지는 것을 의미한다.

(2) 종양과 암의 비교

종양은 비정상적으로 생성된 모든 혹 덩어리를 말하며, 일단 종양이 발견되었을 때는 양성인지 악성인지를 구별한다. 양성종양은 그 범위가 제한적이며 근본적으로 사람에게 해를 입히거나 생명을 위협하지 않으며 쉽게 절제 할 수 있고 예후가 좋아 큰 문제가 되지 않으나, 악성종양은 체내에서 특정 공간을 차지할 뿐만 아니라 아주 무절제하게 빠른 속도로 자라며 주변의 정상조직을 파고들어 수술적 절제나 완치가 어렵고 생명에 아주 중대한 위협이 될 수 있다.

(3) 악성신생물(Malignant neoplasm)

무제한의 세포분열로 증식력이 매우강하고 주위의 조직에 대하여 침윤성과 파괴성이 있으며, 몸 전체에 퍼져서 치명적인 해를 주는 종양을 의미한다.

따라서 악성 신생물은 조기발견을 위하여 증상이 없더라도 검사를 행하는 것이 원칙이다. 악성종양이란 정상세포 이외의 세포가 생체기능에 아무런 필요도 없이 증식하여 인접조직을 파괴하여 기계적, 내분비적 또는 화학적으로 장애를 일으키고 원발 부위에서 다른 부위로 전이(metastasis)해서 증식하는 능력을 가진 질환군으로서 암(cancer)이라고 일컫는다.

① 암의 원인

암을 일으키는 원인은 정확히 알려져 있지 않으나 내적 요인과 외적 요인으로 구분할 수 있다. 내적 요인으로는 유전인자, 면역학적 요인을 들 수 있고 외적 요인으로는 화학발암물질, 대기오염, 자외선, 방사선, 바이러스, 약물, 식이 등을 들 수 있다.

② 암의 일반적 증상

증상은 암의 종류에 따라 차이가 있으나 일반적으로 암의 조기증상에 유의해야 할 점은 ① 소화불량이나 속쓰림(위암) ② 유방에 무통성의 응어리 및 유두 출혈(유방암) ③ 계속되는 기침이나 혈담(폐암) ④ 성대의 변성이나 목이 쉼(후두암), ⑤ 쉽게 피로가 오고 안색이 나빠짐(대부분의 암의 공통 증상) ⑥ 대변의 습관 변화와 설사와 변비의 교차(대장암) ⑦ 구강이나 피부의 잘 낫지 않는 궤양(구강암 · 피부암) ⑧ 배뇨 곤란이나 혈뇨(신장암 · 방광암 · 전립선암) ⑨ 질(膣)의 부정출혈 및 나쁜 분비물(자궁경부암) ⑩ 보통 사마귀나 검은 사마귀가 커지거나 빛깔 변조(기저세포암 · 흑색종) 등으로 이럴 때는 전문의사의 진단을 반드시 받아서 암성 여부를 확인해야 한다.

③ 진단

의사의 시진(視診)과 촉진(觸診), 의료장비에 의한 방사선진단법 · 초음파진단법 · 내시경법 · 전산화단층촬영법(C-T) · 자기공명전산화촬영법(MRI), 양전자단층촬영법(PET) 등이 있고, 혈청검사에 의한 종양표식인자 검출법 등이 있으나 최종적으로 암조직 생검(生檢, Biopsy)으로 확진한다.

④ 암의 치료

암의 치료는 수술 · 방사선요법 · 항암화학요법 등의 3대 치료법이 널리 사용되며 병용되는데, 수술 및 방사선요법은 주로 국소 치료방법이며, 항암화학요법은 전신 치료 방법이다. 이 밖에도 몇 가지 종양에 따라서는 면역요법 · 고열요법 및 영양요법 등을 행하고 있다.

⑤ 예방방법

암의 1차적인 예방방법은 암 발생에 원인이 되는 물질과 환경에 노출되지 않도록 산업장이 일반 환경의 개선이나 특별한 보호대책을 강구하는 것이다. 2차적인 예방으로는 암의 조기발견과 치료이다. 조기진단을 위해서는 정기적인 신체검사가 필요하며 암에 기인하는 경한 증세라도 암과 유관한 증상이 발생했을 때는 곧 진단을 받는 것이 좋다.

⑥ 양성 종양과 악성 종양의 특성 비교

표 10-3 양성종양과 악성종양의 특성비교

특성	양성 종양	악성 종양
성장속도	• 천천히 자람 • 성장이 멈추는 휴지기를 가질 수 있음	• 빨리 자람 • 저절로 없어지는 경우는 매우 드묾
성장양식	• 빨리 자람 • 저절로 없어지는 경우는 매우 드묾	• 주위 조직으로 침윤하면서 성장함
피막 형성 여부	• 피막이 있어 종양이 주위 조직으로 침윤하는 것을 방지함 • 피막이 있으므로 수술적 절제가 쉬움	• 피막이 없으므로 주위 조직으로의 침윤이 잘 일어남
세포의 특성	• 분화가 잘 되어 있음 • 분열상은 없거나 적음 • 세포가 성숙함	• 분화가 잘 안 되어 있음 • 정상 또는 비정상의 분열상이 많음 • 세포가 미성숙함
인체에의 영향	• 피막이 없으므로 주위 조직으로의 침윤이 잘 일어남	• 항상 인체에 해가 됨
전이 여부	• 없음	• 흔함
재발 여부	• 수술로 제거시 재발은 거의 없음	• 수술 후 재발 가능함
예후	• 좋음	• 종양의 크기, 림프절 침범 여부, 전이 유무에 따라 상이

2) 암의 종류

건강진단에서 발견되는 암의 종류 및 원인, 증상, 예방, 진단, 치료 등은 다음과 같다.

(1) 위암(Stomach Cancer)

위에 발생하는 악성 종양에는 위 선암, 림프종, 위 점막하 종양, 평활 근육종 등이 있으며, 이중 98%가 위 선암이며, 위암이라 함은 일반적으로 위 선종을 말한다. 위암은 위의 점막에서 발생하고 시간이 지남에 따라 점막하층, 근육층, 장막하층, 장막층으로 침윤하게 된다. 위암이 퍼지는 경로는 점막 또는 점막하층을 따라 위내에 넓게 퍼지기도 하고, 점막층에서 장막층을 향해 깊이 퍼지기도 하며, 위 주변의 임파선을 따라 혹은 혈류의 파급에 의해 간, 폐, 뼈 등의 여러 부위로 퍼질 수가 있다.

가) 조기 위암

조기 위암은 림프절로의 전이 유무에 관계없이 암 세포가 점막 또는 점막하층에 국한된 경우를 말한다. 진행 위암에 비해 위벽 침습이 깊지 않고 림프절의 전이도 적기 때문에 적절히 치료할 경우 90% 정도에서 완치를 기대할 수 있다. 우리나라에서는 최근 내시경을 이용한 정기 검진의 영향으로 45% 이상에서 조기 위암을 진단하고 있다.

그림 10-23 위암

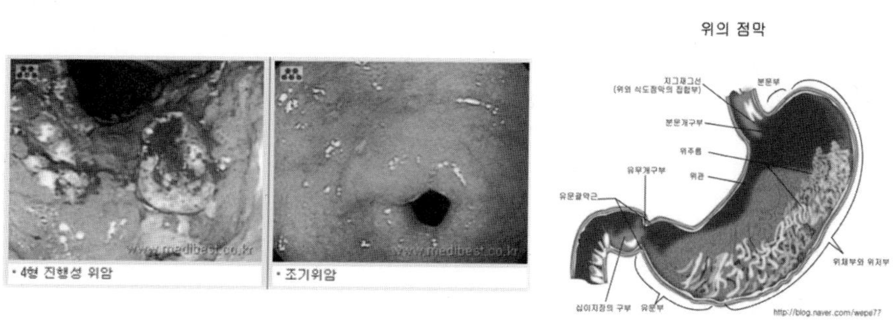

나) 진행성 위암

암이 점막하층을 지나 근육층 이상을 뚫고 들어갔을 경우에 진행성 위암이라 한다. 이 경우 암이 위에만 국한되어 있지 않고 위 주위의 림프절에 퍼져 있거나, 간, 췌장, 횡행결장 및 비장 등의 주변 장기로 직접 침습해 있거나, 림프관 또는 혈관을 따라서 간, 폐, 뼈 등으로 전이되어 있을 가능성이 높다. 또한 진행하면서 위벽을 뚫고 나와 장을 싸고 있는 복막으로 퍼져 있을 가능성이 높다.

① 원인

위암의 원인은 만성위축성 위염, 장이형성, 위소장문합술, 식이요인, Helicobacter pylori 감염, 유전요인, 기타 환경적 요인 등이 위암의 원인이라 할 수 있다. 만성위축성 위염은 위암으로 진전하는 위험도가 높은 일종의 전구병변이다, 위암발병의 중요한 원인으로 식이요인을 들 수 있으며, 질산염 화합물(식품처리제, 염장식품, 가공육류, 훈제식품)의 섭취, 고염식품(염장채소, 염장생선), 불에 태운 음식, 술, 담배 등은 위암의 위험도를 높인다. 또한 Helicobacter pylori 감염이 있을 시 2.8~6.0 배의 위암발병 위험도가 증가한다. 선종성 대장폴립은 우성유전 질환으로 일반인에 비해 위암 발병 빈도가 약 7배 정도 증가하며, 직계가족에게 위암이나 대장암이 있을 시 위암에 대한 정기검진이 유효하다. 기타 환경적 요인 등이 있다.

② 증상

위암의 증상으로는 상복부 불쾌감, 상복부 통증, 소화불량, 팽만감, 식욕부진 등이 있다. 하지만 이러한 증상은 위염이나 위궤양의 증세와 유사하여 소화제나 제산제를 장기복용하며 대증요법을 하는 경우가 많아 수술시기를 놓치기도 한다. 조기에 치료받지 않은 위암은 점차 진행하여, 복부에 딱딱한 덩어리가 만져지거나 구토, 토혈, 하혈, 체중감소, 빈혈, 복수에 의한 복부팽만 등의 증상까지도 생길 수 있으며 이런 경우에는 치료 결과가 좋지 않을 정도로 진행된 경우가 많다.

③ 진단

위암은 증상과 진찰만으로는 진단이 어렵고, 방사선 검사(위장조영술, 복부 C-T촬영) 또는 위내시경으로 진단이 가능하며, 조직 검사로 최종 진단된다.

④ 치료

위암에 있어서는 수술로 암 병소를 제거하는 것이 1차적이고도 가장 중요한 치료법이다. 위암의 경우, 조기 위암이나 국소 림프절에 만 약간 전이되어 있는 3기 초기의 암일 경우 근치적 절제수술이 가능하고, 그 이상의 병기에서는 대개 완치보다 증상 완화를 목적으로 하거나 화학 요법의 반응을 좋게 하기 위한 고식적 수술을 하게 된다.조기 위암의 경우 내시경으로 위암 수술을 대신할 수도 있는데, 이를 치료 내시경수술이라고 한다. 치료 내시경수술이란 배를 열지 않고 수술을 하는 간편한 위암의 수술방법이다. 위암에 대한 항암제의 사용은 수술이 불가능한 4기 진행 암 환자나 수술 전, 후로 암세포의 활동을 억제하기 위해 사용한다.

(2) 대장암(Colon Cancer)

대장암이란 대장에 생긴 암세포로 이루어진 악성종양을 말한다. 음식물을 섭취하게 되면 섭취된 음식물은 소화기관을 거쳐 대변으로 배설된다. 대장 및 직장은 이러한 소화기관의 마지막 부위이며, 소화, 흡수되고 남은 음식물이 통과하는 곳으로, 주로 수분 및 전해질의 흡수가 일어난다. 대장은 약 2m이며, 맹장, 상행결장, 횡행결장, 하행결장, S상결장, 직장으로 나누어지며 장은 파이프 모양의 관강으로, 안쪽에서부터 점막, 점막하 조직, 근육층, 장막하 조직, 장막으로 구성된다. 대장암과 직장암은 각각 대장과 직장의 점막에서 발생하는 악성 종양으로 대장점막이 있는 대장, 직장의 어느 곳에서나 대장암이 발생할 수 있지만 가장 자주 암이 생기는 부위는 S상 결장과 직장이다.

그림 10-24 대장암

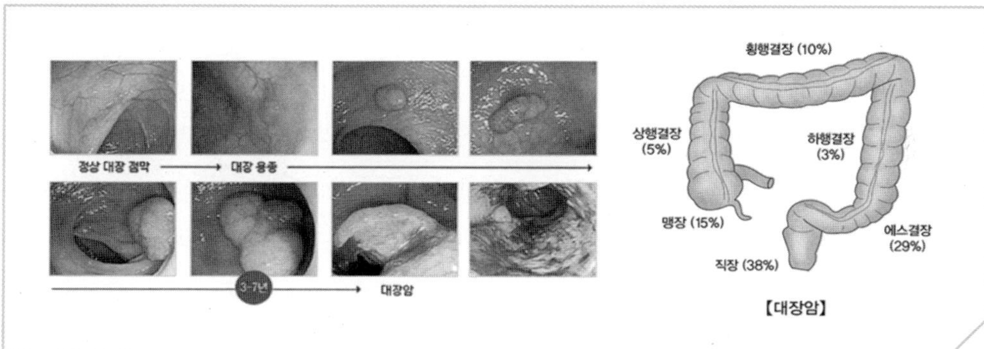

① 원인

대장암의 원인으로는 전체 대장암의 약 10~30%를 차지하는 유전성 요인과 우리가 스스로 조절하고 미리 원인을 피함으로써 대장암을 예방할 수 있는 환경적인 요인이 있다. 유전적 요인으로 발생하는 대장암 중에는 20~30대에 수백 개의 선종이 대장에 발생하여 설사, 복통, 직장 출혈 등의 증상을 나타내며, 45세까지 95%의 환자에서 암이 발생하는 가족성 용종증과 대장암을 포함하여 각종 암에 걸릴 위험성이 많은 질환인 유전성 비용종증 대장암이 있다. 환경적 요인으로는 과다한 동물성 지방 섭취 및 육류 소비 등은 대장암의 발생을 촉진하는 인자로 작용하며, 비만 환자에서 인슐린 저항성이 증가하고 IGF-1

이 증가하여 장점막을 자극함으로써 대장암 발생을 증가시킬 수 있다.

② 증상

다른 고형암의 경우에서처럼 조기 대장암에서는 대부분 별다른 자각 증세를 느끼지 못하며, 진행암의 경우 약 70% 이상에서 증상을 느낀다. 우측대장암의 경우, 대장의 굵기가 비교적 크고 소화물이 머무는 시간이 좌측에 비해서 상대적으로 짧기 때문에, 소화장애, 혈변(특히 검은색 변), 복통을 느끼며, 진행해 가면서 전신무기력, 만성 실혈에 의한 빈혈 증상인 어지럼, 빈맥, 숨이 차는 경우가 동반되기도 하고, 체중 감소와 우측 복벽에서 암 덩어리가 만져 지기도 한다. 또한 혈변(핏덩어리 또는 선혈이 섞인 변), 배변 습관의 변화, 잔변감, 변 굵기의 감소, 점액 변, 복통이 나타나며, 체중 감소를 일으키거나 직장과 마주하고 있는 방광을 누르게 되어 배뇨 불편이 나타나기도 한다.

③ 진단

건강검진 시 분변 잠혈 반응검사를 실시하는데, 이는 대변에 포함되어 있는 극소량의 출혈까지도 확인하여 대장암 존재 가능성을 알려 주는 간단한 검사이다. 그러나 실제로 대장암을 확인하기 위해서는 반드시 추가적인 진찰과 검사가 필요하다. 전체 대장암의 약 3분의 2 이상이 직장과 에스상결장(직장 위에 있는 S자 모양의 결장)에 발생하기 때문에 직장 수지 검사와 에스상 결장경 검사를 먼저 실시한다. S상 결장경검사는 직장수지 검사로 만질 수 없는 상부의 직장 및 S상 결장까지도 관찰할 수 있기 때문에 전체 대장암의 40~60%를 발견할 수가 있다.

④ 치료

대장암의 치료는 진행 정도에 따라 달라진다. 암이 점막 내에 국한되어 있는 경우에는 내시경적으로 충분히 절제가 가능하다. 최근에는 점막하층까지 침범한 경우라도 내시경적으로 절제한 뒤 잘라낸 면에 잔여 암 조직이 없고, 림프관이나 혈관침범의 증거가 없다면 추가 수술 없이 정기적인 추적검사를 받으면서 경과를 관찰할 수 있다. 이러한 내시경적 시술의 가장 큰 장점은 수술을 피함으로써 삶의 질을 높일 수 있다는 것이다. 그러나 점막하층 이상을 침범하는 상당수의 대장암의 경우 수술적 치료를 하게 된다.

(3) 직장암(Rectal Cancer)

직장암이란 직장에 생긴 암세포로 이루어진 악성 종양을 말한다. 대장은 크게 결장과 직장으로 구분하는데, 암이 발생하는 위치에 따라 결장에 생기는 암을 결장암, 직장에 생기는 암을 직장암이라고 하며, 이를 통칭하여 대장암 또는 결장 직장암이라고 한다. 직장은 대장의 마지막 부분으로 길이는 15㎝이며, 파이프 모양의 관으로 안쪽에서 부터 점막층, 점막하층, 근육층, 장막층으로 나뉘어져 있다. 대부분의 직장암은 장의 점막에서 발생하는 선암이며, 이외에도 유암종, 림프종, 육종, 편평상피암, 전이성 암등으로 이루어져 있다.

① 원인

㉠ 동물성 지방의 과도한 섭취 ㉡ 섬유질 섭취 부족 ㉢ 칼슘과 비타민 D의 부족 ㉣ 굽거나 튀기는 조리방법 ㉤ 운동부족 ㉥ 염증성 장 질환 ㉦ 대장 용종 ㉧ 유전적 요인 등이 있다.

② 증상

초기 직장암의 경우에는 아무런 증상도 나타나지 않으나, 암이 자라면서 변에 피가 섞여 나오는 혈변과 변이 가늘어지는 증상이 흔하게 나타난다. 대변보는 습관의 변화로 변을 참기가 힘들거나 변을 본 다음에도 다시 보고 싶어지기도 하고 암이 진행되면 통증도 생긴다. 암이 진행하는 경우 직장 주변의 방광, 여성의 경우 질, 주변신경으로 전이되어 아랫배의 통증이나 질 출혈도 생길 수 있다. 그러나 증상만으로는 치질 등의 다른 질환과 구별이 안 되므로 전문의와 상담하고 정밀 검사를 받아야 한다.

③ 진단

대장암의 표지자인 암태아성항원검사(CEA)를 실시하며, 직장수지 검사로 직장암의 75%를 발견할 수 있다. 암이 의심되면 대장 내시경 또는 에스 결장경을 통해 반드시 조직검사를 해야 한다. 조직검사에서 직장암으로 확진된 경우 CT(전산화 단층촬영), MRI(자기공명영상), PET(양전자방출 단층촬영)을 통해 암의 크기와 침습 및 전이 정도를 파악한다.

④ 치료

㉠ 수술적 치료 ㉡ 내시경적 절제술 ㉢ 항암화학요법 ㉣ 방사선 치료 등이 있다.

(4) 폐암(Lung Cancer)

폐암이란 폐에서 비정상적인 암 세포가 무절제하게 증식하여 종괴(덩어리)를 형성하고 인체에 해를 미칠 때 이를 폐암이라 한다. 폐 내에 국한되어 발견되기도 하지만 진행되면 반대쪽 폐뿐만 아니라 임파선이나 혈액을 통하여 온몸으로 전이될 수 있다(뼈, 간, 부신, 신장, 뇌, 척수 등). 미국에서는 남자는 연간 99,000명, 여자는 78,000명 정도가 폐암으로 진단을 받으며, 진단 5년 이내에 86% 정도가 사망에 이릅니다. 국내 한국인 사인 분류 통계에 의하면 폐암은 지속적으로 증가하고 있고, 사망률 또한 꾸준히 증가하고 있다.

① 원인

흡연은 폐암에 있어 가장 중요한 발병 요인으로, 흡연자는 비흡연자에 비해 폐암에 걸릴 위험이 15~80배까지 증가하는 것으로 알려져 있다. 또한 대기오염을 위시하여 환경이나 직업에 따른 여러 물질에의 노출을 원인 인자로 들 수 있으며, 석면, 크롬 등이 이에 해당한다. 이러한 물질의 노출에 더하여 흡연 습관이 있으면 폐암 발생에 상승효과가 있는 것으로 알려져 있다. 그 밖에 유전적인 소인, 호흡기 질환의 기왕력 등이 폐암과 관계가 있다.

② 증상

특이 증상이 없는 경우가 많으며, 일반적으로 감기 증상, 기침, 피 섞인 가래 혹은 객혈, 호흡곤란, 흉부의 통증, 쉰 목소리가 나기도 한다.

③ 진단

대부분의 폐암환자에서 단순 흉부 방사선 검사상 이상소견이 발견되면 컴퓨터단층촬영(CT)과 자기공명촬영(MRI)으로 진단이 가능하다. 그러나 폐암의 확진은 엑스레이나 CT로 하는 것이 아니라 조직검사를 통해 이루어진다. 흉부 X선 검사나 CT에서 종양으로 보여서 폐암으로 생각되는 경우에도 조직검사를 해 보면 결핵과 같은 암이 아닌 질환으로 진단되는 경우도 있다. 객담 세포진 검사와 조직검사에서 암세포가 확인되면 진단되며 조직검사는 기관지내시경이나 세침흡입 검사를 통해 이루어진다.

④ 치료

폐암의 치료는 비소세포암과 소세포암에 따라 다르고, 또한 진단 당시의 병기(진행 상태)에 따라 예후가 달라진다. 또한 치료 시작 당시의 환자의 전신 상태 및 환자의 의지에 따라 치료를 선택해야 하므로 환자 개개인에 따라 최선의 치료법을 선택하는 것이 중요하다. 소세포암의 경우 항암제 치료가 표준 치료이며 국소적인 경우 항암 치료와 함께 방사선 치료를 병행한다. 수술적 치료는 폐암의 종류가 조기 병기에 해당하는 비소세포암이고 환자가 수술을 견디어 낼 수 있는 건강 상태인 경우 암을 수술로 제거하여 완치를 기대할 수 있는 치료법이다.

(5) 간암(liver cancer)

간암이란 간의 대부분을 차지하는 간 세포에서 기원하는 악성 종양을 말한다. 넓은 의미로는 간에 생기는 모든 종류의 악성 종양이나 다른 기관의 암이 간에 전이되어 발생하는 전이성 간암까지도 포함하지만, 간세포암종이 간암 중 가장 흔하기 때문에 일반적으로는 간 세포에서 발생하는 간세포암종만을 의미한다.

간에서 발생하는 악성종양의 약 90%는 간세포암이고 약 10%는 담관세포암이며 그 외 아주 일부가 기타 암이다. 간세포암이 가장 흔하므로 흔히 '간암'이라고 하면 간세포암을 지칭한다.

① 원인

간암의 약 80%는 간경변증이 있는 상태에서 발생하며, 나머지 20%의 대부분은 만성 B형 혹은 C형 간염에서 발생한다. 과도한 음주는 그 자체로도 알콜성 간경변증과 간암의 발생을 유발하며, 다른 만성간질환에 의한 간암 발생도 촉진하기 때문에 만성 간질환환자들의 경우에 특히 금주가 중요하다. 간암의 가장 흔한 원인은 만성 B형 간염이나 C형 간염, 지속적인 과량의 음주, 간경변 등이다.

② 증상

간암은 초기에는 증상이 나타나지 않는 경우가 많다. 그러나 간혹 우상복부 통증, 체중감소, 복부 종괴 등의 비특이적인 증상을 호소하기도 하며, 진행된 경우에는 황달이 발생하기도 한다. 이러한 증상이 발생하는 경우는 대부분 병이 상당히 진행된 경우가 많다. 따라서 간암이 발생할 확률이 높은 만성간염이나 간경변 환자들은 정기적인 검사를 통하여 증상이 없는 조기에 간암을 발견하여 치료하는 것이 중요하다. 그러나 황달이 발생하는 원인의 대부분은 급만성 간염이다. 간암은 간이 있는 오른쪽 윗배에 덩어리가 만져질 수 있으며, 간암이 빠르게 커질 때에는 같은 부위에 통증이 발생할 수 있고, 황달, 식욕부진,

체중감소가 생길 수도 있다. 그러나 대부분은 별다른 증상 없이 우연히, 혹은 정기 검사에 의하여 발견된다.

③ 진단

간암이 발생한 경우 환자의 혈액에서 알파태아단백(alpha-fetoprotein, AFP)이 증가할 수 있기 때문에 선별검사에 많이 이용된다. 그러나 초기 간암에서 알파태아단백이 유의 수준 이상으로 증가하는 경우는 약 50%에 불과하기 때문에 혈액검사만 믿으면 간암진단을 놓치는 경우가 많다. 따라서 반드시 초음파나 CT, MRI 등 영상검사를 함께 해야만 진단율을 높일 수 있다.

④ 치료

간암의 치료는 종양을 완전히 제거하는 근치적 치료와 종양의 진행을 막고 크기를 줄이는 비근치적 치료로 나눌 수 있다. 근치적 치료에는 수술적 부분 간절제술, 간이식술, 국소치료요법(알코올 주입술, 고주파열치료 등) 등 세 가지가 있고, 비근치적 치료에는 경간동맥화학색전술, 방사선치료, 전신항암화학요법 등이 있다.

⑤ 주의사항

간암의 약 90%는 만성 B형간염이나 C형간염, 간경변증 등 만성간질환이 원인이다. 따라서 간암의 일차적인 예방으로서는 B형 및 C형간염에 대한 예방이 중요하다.

(6) 유방암(Malignant Neoplasms Of Breast)

유방암이란 유방에 발생하는 모든 악성 종양을 통틀어 말한다. 즉, 유방에 비정상적인 조직이 계속 자라거나 다른 장기에 퍼지는 치명적인 병이다. 미국의 경우 오래 전부터 여성암 중 1위를 차지하고 있으며, 우리나라에서도 유방암의 발생이 꾸준히 증가하고 있으며, 여성암 중 가장 많은 암이 되었다.

① 원인

원인을 확실하게 규명하기는 어렵지만, 고지방, 칼로리로 대변되는 서구화된 식생활과 그로 인한 비만, 늦은 결혼과 출산율 저하, 수유 기피, 빠른 초경과 늦은 폐경 등으로 에스트로겐에 노출되는 총 기간의 증가 등이 요인으로 작용하는 것으로 생각된다.

유방암의 위험 요인

- 40대 이후의 여성
- 유방암 가족력이 있는 경우
- 초경 연령이 14세 이전인 경우
- 폐경 연령이 50세 이후인 경우
- 만삭 분만을 한번도 경험하지 않은 경우
- 첫 만삭 분만이 35세 이후인 경우
- 체중이 63kg 이상, 혹은 비만지수가 25 이상인 여성
- 모유 수유를 하지 않은 경우

② 증상

유방암의 초기에는 대부분의 경우 아무런 증상이 없으며, 어느 정도 진행이 되면 유방에 덩어리가 만져지게 되고 심한 경우에는 유두에서 피가 섞인 분비물이 나올 수도 있다. 또한 젖꼭지에 잘 낫지 않는 습진이 생기는 경우에도 유방암을 의심할 수 있다.

③ 진단

유방 병소의 진단은 자가검진 및 임상진찰, 방사선 검사(유방촬영술, 유방초음파술 등), 생검 등이 있다.

④ 치료

수술은 유방암 환자의 가장 필수적인 치료법으로서, 암 조직을 떼어 내는 수술적인 방법과 수술 부위의 국소 재발을 예방하기 위한 방사선치료, 그리고 항암화학요법과 항호르몬 요법들을 종양의 상태에 따라 시행한다.

⑤ 주의사항

유방암은 여러 가지 원인들이 복합적으로 작용하여 발생하기 때문에 예방법 역시 잘 알려져 있지는 않다. 다만 비만 조절, 운동 등 올바른 생활 습관이 유방암의 발생위험도를 낮춘다고 되어 있으며, 정기 검진을 통해 유방암을 조기에 발견하는 것이 중요하다.

(7) 갑상선암(Thyroid Cancer)

목의 전면에 튀어나온 부분, 즉 울대의 2~3㎝ 아래에 나비모양을 한 장기를 갑상선이라고 하는데 여기서 분비되는 갑상선호르몬은 인체 대사과정을 촉진하여 모든 기관의 기능을 적절히 유지시키는 역할을 한다. 갑상선암이란 갑상선에 생긴 암을 말한다. 갑상선암을 치료하지 않고 방치할 경우 다른 암의 경우와 마찬가지로 주변장기로 전이가 진행되

어 생명을 잃을 수도 있습니다. 갑상선에 혹(결절)이 만져져서 검사를 하게 되면 그 중 약 5%가 암으로 나온다.

그림 10-25 갑상선암

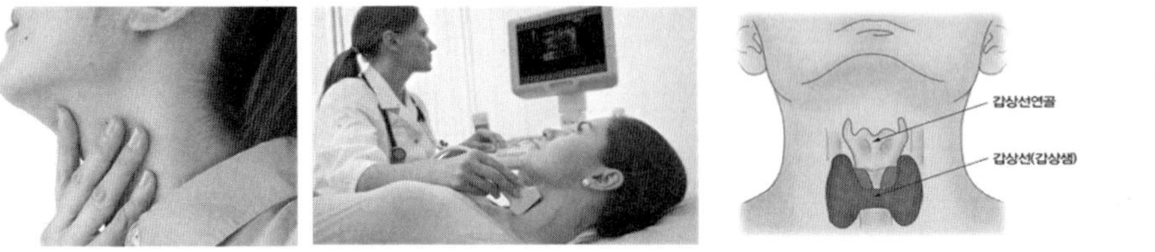

① **원인**

대부분의 갑상선암은 원인이 명확하지 않다. 그러나 갑상선 암의 발병률을 높이는 인자로는 방사선 노출, 유전적 요인, 과거 갑상선 질환 병력 등이 있다고 보고되고 있다. 방사선 노출은 갑상선암의 위험 인자로 가장 잘 알려져 있는 요인인데, 노출된 방사선의 용량이 많을수록 갑상선암의 발병 위험도도 증가하는 것으로 알려져 있다. 또한 여러 가족성 증후군이 있는 경우 갑상선암의 발생이 증가한다. 이외의 식이요인이나 호르몬 요인 등이 발병률을 높일 수 있으며 연구 중에 있다.

② **증상**

거의 대부분의 암이 그러하듯이 갑상선암 역시 초기에는 본인도 눈치를 못 채고, 아프지도 않아 늦게 발견하는 경우가 많지만, 갑상선연골이 있는 부위에서 약간 아래쪽과 양쪽 부위에서, 단단하지만 아프지 않은 혹이 만져질 때, 단일결절(혹)일 때, 결절이 4㎝ 이상일 때, 결절의 성장속도가 빠를 때, 성대마비나 음식물을 삼키기 어렵거나 호흡이 힘들 때와 같은 증상이 있다면 갑상선암을 의심해 보아야 한다.

③ **진단**

갑상선암은 세포검사를 통해 진단하게 됩니다. 갑상선 세포검사는 근육 주사나 채혈 시 사용하는 일반 주사기로 갑상선 혹에서 약간의 세포를 뽑아내 검사하는 방법이다.

④ **치료**

갑상선암을 진단받으면 가장기본적인 치료는 절제를 통해 암을 제거하는 것이다. 초기의 암, 즉 유두암의 크기가 1.0㎝ 이하인 암을 제외하고는 갑상선에 생긴 유두암을 제거해내는 것뿐만 아니라 갑상선을 전체 다 들어내는 것을 추천하는 의사가 많다. 그 이유는 유두암이 갑상선 내 여러 군데에서 발견되는 경우가 흔하고 나중에 암이 남아 있는지 또는 재발하였는지를 보는 데 편리하기 때문이다. 또한 갑상선을 모두 제거한 후에야 방사성옥소 치료가 가능하기 때문이다.

⑤ 주의사항

대부분의 갑상선 암은 자연적으로 발생하기 때문에 현재까지 목 부위의 방사선 조사의 과거력 및 요오드 섭취와 관련성이 있다는 것 정도가 알려져 있다. 따라서 정기적인 검진을 통해 조기 발견하는 것이 진행된 갑상선암을 예방하는 최선이라고 하겠다.

(8) 자궁경부암(Cervical Cancer)

자궁은 체부(corpus)와 경부(cervix)로 구성되는데 질에 연결된 자궁경부에 발생하는 악성종양을 자궁경부암이라고 한다. 자궁경부암은 전 세계적으로 여성에게 발병하는 암 중 두 번째로 흔한 암이며, 자궁경부암의 약 80%는 아시아, 남미, 아프리카 등의 개발도상국에서 발생하는 것으로 알려져 있다.

① 원인

근래에는 바이러스 감염, 특히 인유두종 바이러스(HPV : Human Papilloma Virus), 인면역 결핍 바이러스, 허페스 바이러스감염 등이 자궁경부암의 원인으로 거론되고 있는데, 이 중에서 인유두종 바이러스가 가장 유력한 요인으로 알려져 있다.

② 증상

자궁경부암에 걸렸더라도 초기에는 아무런 증상이 없으므로 정기적인 검사와 진찰이 필수적이다. 그러나 암이 진행되면 성관계 후 출혈, 월경 이외의 비정상적 출혈, 악취가 나는 분비물 또는 출혈성 분비물, 배뇨곤란, 아랫배와 다리의 통증 등이 나타날 수 있다.

③ 진단

암이 의심되는 경우 질확대경 검사를 통한 생검, 자궁경관 내 소파술, 자궁경부 원추생검 등을 시행하여 암세포의 존재 여부와 암세포의 침범 정도를 확인하게 된다. 배설성 요로조영술, 방광경검사, 복부와 골반의 자기공명영상(MRI) 검사를 시행하여 병기를 결정한다. 경우에 따라서는 복부와 골반의 양전자단층촬영(PET)이 필요하기도 한다.

④ 치료

자궁경부 상피내암의 경우는 원추절제술만을 시행하고 자궁을 보존하기도 한다. 자궁경부암 병기가 I, IIA의 경우 근치적 자궁절제술과 골반림프절절제술 또는 방사선치료를 하게 된다. IIB, III, IV 병기는 방사선치료와 항암제 치료를 하게 된다.

(9) 식도암(Esophageal Cancer)

식도암은 식도에 발생하는 악성종양을 말한다. 식도암은 위치에 따라서 경부식도암, 흉부 식도암, 위-식도 연결부위암으로 나눌 수 있으며, 세포의 형태에 따라 편평 세포암, 선암, 육종, 림프종, 흑색종 등으로 나눌 수 있다. 우리나라에서 많이 발생하는 식도암은 편평세포암으로 전체 식도암의 95% 정도를 차지한다. 편평세포암은 식도 점막의 상피세포에서 생기는 암으로 대개 식도의 중부와 하부에 주로 발생한다. 선암은 식도의 분비샘 조직에서 생기는 암으로 대개 위 근처인 하부 식도에서 주로 발생한다.

① 증상

식도는 음식이 지나가는 통로이므로 식도암의 증상은 주로 음식을 삼키기 어려움 또는 통증이 주된 증상이다. 하지만 식도는 잘 늘어나는 성질을 가지고 있어 식도암이 작은 경우에는 특별한 증상이 없을 수 있다. 증상이 나타나는 경우에는 이미 상당히 진행된 경우가 많다.

② 진단

- 식도조영술 : 식도점막의 변화를 관찰함으로써 식도암의 모양, 크기, 위치 등을 평가하고 주위 기관과의 관계를 알 수 있다.
- 식도 내시경 : 식도암의 위치나 크기, 모양 등을 평가하며 조직검사를 시행하고 수술 후 식도협착이 있는 환자나 수술이 불가능한 환자의 경우에 풍선확장술이나 스텐트 삽입하는 데 이용될 수 있다.
- 초음파 내시경 : 식도내에 초음파기기를 삽입하여 식도벽을 통해 검사를 시행하므로 식도암의 침범 정도에 대해 세밀하게 알 수 있다. 뿐만 아니라 식도암이 대동맥이나 척추, 기관, 림프절 같은 식도 주변의 기관으로의 침범여부도 정확히 알 수 있으며, 식도를 통하여 조직검사도 할 수도 있다.

- 기관지 내시경 : 식도암이 있는 환자는 후두나 기관 또는 기관지에 암이 동반될 가능성이 있기 때문에 수술 전에는 꼭 기관지 내시경 검사를 시행하여 침범여부를 확인하는 것이 좋다. 그 밖에도 식도암이 주위 조직으로 전이가 되었는지 보기 위해 CT, PET, 전신 뼈 스캔 등을 검사한다.

③ 치료

식도암의 치료 방법에는 크게 외과적 절제술, 방사선치료, 항암화학요법이 있다. 일반적으로 원격전이가 없고 병변이 절제 가능하며 환자의 전신 상태가 수술을 시행받기에 적합한 경우에 주된 치료는 외과적 절제술이며, 경우에 따라 수술 전, 후에 방사선치료나 항암화학요법이 시행된다. 외과적 절제가 불가능하거나 원격전이가 있는 식도암은 방사선치료나 항암화학요법 등이 시행된다.

(10) 전립선암(Prostate cancer)

전립선은 남성에게만 있는 장기로서 방광에서 나오는 요도를 둘러싸고 있으며, 밤열매와 같은 모양을 하고 있다. 정액의 일부를 만들어내는 기능을 하는 전립선에 암세포가 발생한 것을 전립선암이라고 한다.

① 원인

전립선암의 정확한 원인은 밝혀지지 않았지만, 전립선암의 위험성을 증가시키는 몇 가지 인자로는 고령, 아프리카계 미국인 혈통, 가족력, 생활양식 요인(비만과 고지방 식사, 특히 동물 지방이 많은 식사)등을 들 수 있다.

② 증상

전립선암은 요도를 둘러싸듯이 존재하기 때문에 전립선암이 발생하면 그 증식에 의해 요도가 압박되어 각종 증상이 나타나게 된다. 증상으로서는 배뇨곤란(소변이 잘 나오지 않음), 빈뇨(소변 횟수가 잦음), 잔뇨감(배뇨 후에도 소변이 남은 듯한 느낌이 나는 것), 야간다뇨, 요의절박(화장실에 가고 싶다고 느낀 후부터 화장실에 갈 때까지 소변을 참지 못하는 상태), 하복부불쾌감 등을 들 수 있다.

③ 진단

진단에는 직장수지검사와 직장경유 초음파검사 및 혈중 PSA(Prostate specific antigen, 전립선특이항원) 검사 등이 있다.

④ 치료

전립선암의 치료법에는 호르몬요법, 외과요법, 방사선요법, 화학요법의 4종류가 있다.

(11) 췌장암(Pancreatic Cancer)

췌장암이란 췌장에 생긴 암세포로 이루어진 종괴(종양덩어리)이다. 췌장암에는 여러 가지 종류가 있는데 췌관세포에서 발생한 췌관 선암종이 90% 정도를 차지하고 있어 일반적으로 췌장암이라고 하면 췌관 선암종을 말한다. 췌장에 발생하는 종양은 크게 인슐린 등 호르몬을 분비하는 내분비 세포에서 발생하는 종양(5-10%)과 소화효소 분비와 관련된 외분비 세포에서 기원하는 종양(90% 이상)으로 나눌 수 있는데, 내분비 세포 기원의 기능성 종양은 극히 드물며 일반적으로 췌장암이라고 하면 외분비 세포 기원의 췌장암을 일컫는다.

① 원인

췌장암의 위험인자로는 흡연, 만성 췌장염, 고열량/고지질 식사, 남성, 50세 이상의 고령, 방사선, 화학물질, 오래된 당뇨병 등이 있다. 전체 췌장암 발생 중에서 흡연이 원인이라고 생각되는 비율은 약 30%이며, 고열량, 고지질 식이가 20% 정도를 차지한다. 위험요인으로 알려진 것들은 일상생활에서 회피하여 췌장암을 예방해야 한다.

② 증상

췌장암은 초기 증상이 없기 때문에 조기 발견율이 10% 이하로 매우 낮다. 진행된 췌장암 환자의 대부분에서 복통과 체중감소가 나타난다. 췌두부암 환자의 경우 대부분에서 황달이 나타나지만, 췌장의 체부와 미부에 발생하는 경우는 초기에 거의 증상이 나타나지 않아 시간이 지나서 발견되는 경우가 많다.

③ 진단

복부 전산화단층촬영(CT) 또는 자기공명영상술(MRI)에 의해 영상 진단을 얻음으로써 진단 과정이 시작된다. 복부 전산화단층촬영에서 절제 가능하다고 판단되는 경우는 종양이 췌장에 국한되고, 중요 정맥이나 동맥의 침범이 없는 경우이다.

④ 치료

절제 가능한 췌장암에서 치료의 근간은 절제술이다. 췌장암에 있어 유일한 완치 방법은 절제술이라 할 수 있다. 그러나 근치 목적의 절제술은 전체 췌장암 환자의 약 15% 이하에서만 가능하다. 췌장암의 약 40%는 국소적으로 진행되어 절제술이 불가능한 경우로 이 환자에서는 완치를 기대하기는 어렵다. 따라서 이 범주의 환자에서는 방사선 치료와 항암화학요법을 동시에 병행하는 치료를 하거나 항암화학요법 단독으로 치료를 하는데, 이러한 치료 방법을 시행할 경우의 평균 생존기간은 방사선치료 단독에 비해 생존율 향상을 기대할 수 있다고 알려져 있다.

(12) 담관암(Cholangio carcinoma)

담관은 간에서 만들어지는 담즙을 십이지장으로 보내는 관이다. 담즙은 간세포에서 만들어져 간 외부로 나오게 되며, 십이지장의 유두부를 통해 담즙을 배출하게 된다. 이와 같이 담관은 간 속을 지나는 간내 담관과 간을 벗어나 십이지장까지 이어지는 간외담관으로 나뉜다. 이러한 담관에서 발생하는 암을 담관암이라고 하며, 담관 세포에서 발생하는 선암종이 거의 대부분을 차지하고 있다.

① 원인

담관암의 원인에 대해서는 아직 확실하지 않지만, 담관 내부를 이루고 있는 담관세포에 만성적인 염증이 있거나, 담관결석, 경화성 담관염, 간디스토마(간흡충증), 염증성 대장질환, 담관이 선천적으로 확장되어 생긴 담관낭종 등과 관련이 있다고 알려져 있다.

② 증상

가장 흔한 증상은 황달이다. 암에 의해서 담관이 막히게 되면, 담즙이 흐를 수 없게 되고, 막힌 부분보다 위쪽에 있는 담관에 담즙이 가득 차면, 압력이 높아지게 되어 결국 혈관 속으로 거꾸로 들어가게 된다. 담관염이 없는 한, 열은 대개 없고 담간 폐쇄는 서서히 진행되므로 황달은 담관암이 어느 정도 진행된 상태에서 나타나며 통증이 없는 경우가 많다.

③ 진단

담관암일 경우 황달 등의 증상과 함께 혈중 빌리루빈과 알칼라인 포스파타제(ALP)라는 효소가 증가하는 것이 특징적인 소견이다. 초음파검사, 전산화단층촬영(CT), 자기공명영상(MRI), 내시경적 역행성 담췌관조영술(ERCP:내시경을 이용하여 식도와 위를 지나 십이지장에 있는 담관의 출구로 가느다란 관을 삽입하여 조영제를 주입하여 관찰한다. 또한 내시경적 초음파검사(EUS), 양전자방출단층촬영(PET) 등의 검사를 시행할 수 있다.

④ 치료

담관암은 암의 위치와 진행 정도에 따라 치료방법이 달라지게 된다 .담관암의 1차적인 치료법은 수술적 치료(근치적 수술, 고식적 수술)이지만 전체 담관암 환자 중 광범위 절제가 가능한 경우는 40~50% 정도에 불과하다. 비수술적 치료로는

- 내시경적 역행성 담췌관 배액술(ERBD) : 내시경을 이용해 십이지장에서 담즙이 나오는 바터팽대부를 통하여 담관의 막힌 부위를 찾아 인공관을 삽입하여 담즙을 흐르게 해 주는 시술이다.
- 경피적 경간담도 배액술(PTBD) : 몸 바깥으로 간내담관으로 튜브를 삽입하여 담관에 정체되어 있는 담즙을 몸 밖으로 배출해 내는 시술이다. 시술 후에는 튜브에 담즙 주머니를 연결하여 착용하게 된다.

(13) 난소암(Ovarian cancer)

난소암은 난소에 발생하는 종양을 말한다. 난소는 자궁 양쪽에 있으며, 난포를 생산하고 여성호르몬을 만드는 기관으로 이러한 난소에 암이 생긴 경우이다.

① 원인

난소암의 원인은 다른 암과 마찬가지로 아직 정확하게 밝혀진 바는 없다. 몇 가지 요인으로, 가족 중에 난소암 환자가 있는 경우 난소암에 걸릴 위험이 높으나 난소암 환자의 경우 95%는 가족력이 없다. 유방암, 자궁내막암, 직장암의 과거력이나 가족력이 있는 경우 유방암이 생기면 난소암이 생길 가능성이 2배 높아지고, 난소암이 있으면 유방암이 생길 가능성이 3~4배 많아진다. 환경적 요인으로 선진국이나 도시 여성에서 많이 발생하며, 이 밖에도 비만, 여러 바이러스 질환의 감염력이 난소암의 발생과 관계가 있다고 한다.

② 증상

난소암은 초기에는 증상이 거의 없다. 1기에 진단되는 환자의 대부분은 증상 때문에 병원을 찾은 경우가 아니고 정기적인 산부인과 진찰을 받으러 왔다가 내진이나 초음파 검사

에서 우연히 발견된 경우이다. 난소암은 상당히 진행되어도 증상이 매우 경미하거나 모호해 대수롭지 않게 지나칠 수 있다. 암이 진행되면서 혹이 커져서 배에 딱딱한 것이 만져지거나 복수가 차면서 배가 불러지게 되어 식사를 잘 못하거나 배가 아파 병원을 찾게 되는데, 이때는 이미 난소암이 상당히 진행된 상태이다.

③ 진단

신체검사 및 진찰만으로는 난소암을 진단하기 어렵고, 단지 만져질 정도의 큰 혹이 있는 경우에는 다른 추가적인 검사를 시행하여 난소암을 확진하는 과정이 필요하다. 초음파나 CT 또는 MRI로 난소에 혹이 있는지 알 수 있고, 난소의 혹이 암인지 혹은 단순한 물혹인지 감별하기 위해 혈액검사(CA-125)를 하기도 한다.

④ 치료

난소암의 기본적인 치료 방법은 수술로 가능한 한 모든 종양을 제거하고 항암제를 투여하는 것이다. 난소암의 수술은 암이 난소에만 국한되어 있는 경우, 환자가 결혼 전이거나 아기를 더 낳아야 한다면 한 쪽 난소만 제거하고 자궁과 반대쪽 난소를 남기는 수도 있지만 대부분의 난소암 환자들은 자궁과 양쪽 난소 모두와 맹장, 대망 등 여러 부분을 제거하는 수술을 한다. 그 후 암의 단계에 따라 추가적인 항암치료를 하게 된다.

암 질환 자료출처 참고 : 서울아산병원 질환백과, 서울대학교병원 의학정보, 세브란스병원 의학정보, 삼성서울병원 건강의학센터 의학정보, 국립암센터 질환정보, 중앙대학교병원 건강칼럼, 보건복지부 및 대한의학회 건강의학정보, 각 병원 건강검진센터 질환정보 등

수행내용 및 수행준거 - 암 질환

1 암의 정의와 원인 및 치료법에 대하여 알아보고 전문지식을 습득한다.

(1) 암(Cancer)은 악성종양의 하나로서 인체에서 무절제하게 번식하여 장기를 파괴하는 조직의 일종을 종양이라고 하는데, 이 가운데 번식력이 강하며 전이성이 높아 생명을 위협하는 신생물을 악성종양 또는 암이라고 한다.

(2) 정확한 암의 발생원인은 아직 밝혀지지 않았으나 유전인자, 방사선, 대기오염, 흡연, 음주, 식이 등이 발암의 원인으로 알려져 있다. 최근의 연구에 의해서 발암의 메커니즘이 차츰 밝혀지게 되고, 우리들의 몸을 구성하고 있는 세포 속에는 암유전자라고 하는 내부의 적이 도사리고 있음이 밝혀졌다.

(3) 암의 치료 방법에는 크게 수술요법, 항암제치료, 방사선요법, 면역요법의 4가지로 구분되는데, 이외에 국소치료법, 호르몬요법, 광역학치료법, 레이저치료법 등이 있고, 최근에는 유전자요법까지도 포함된다.

① 수술요법

수술요법에는 목적에 따라 진단적 수술, 예방적 수술, 고식적 수술, 근치적 수술의 네 종류로 나뉘는데, 진단적 수술은 조직검사처럼 암을 확진 하고 그 분류와 형을 확인하기 위한 수술을 말하고, 예방적 수술은 그냥 방치할 경우 암으로 진행될 가능성이 농후한 병변을 미리 제거해서 암 발생을 예방하는 수술입니다. 흔히 위나 대장의 용종을 제거한다는 것이 바로 이 경우 이다.

근치적 수술은 종양 자체 및 종양을 둘러싼 림프절 등을 모두 제거하여 병의 뿌리를 치료하는 것으로 대부분의 수술이 여기에 해당한다. 고식적 수술은 완화적 수술이라고도 부르는데 말 그대로 근치적 수술을 할 수 없을 정도로 암이 진행되어 그로 인한 증상 즉, 대장암으로 장이 막혀 식사를 못할 경우 인공항문을 만들어 주는 수술, 통증이 심한 경우 통증을 완화시켜주는 수술, 암으로 인한 출혈이 지속될 경우 암의 일부만을 제거하여 증상을 완화시키는 수술 등이 포함된다.

② 항암제치료

항암화학요법은 약물을 이용해서 암세포를 파괴하는 방법입니다. 항암제치료의 기본원리는 다른 세포에 비해 빠르게 성장하는 세포만 골라서 파괴하는 치료법으로 상대적으로 느리게 분열하는 정상세포에는 손상을 주지 않는다.

하지만 머리카락이나 골수 내 조혈세포 등은 정상세포에 비해 분열속도가 빠르기 때문에 치료 시 암세포처럼 공격을 당하게 되어 탈모 및 조혈기능의 억제로 인한 빈혈, 감염의 증가 등 부작용이 따르게 된다.

③ 방사선요법

방사선 요법은 높은 에너지의 방사선을 종양 부위에 조사하여 암세포를 죽이는 방법으로 크게 세가지가 있는데, 첫 번째 일차적 치료-암이 발생한 부위에 방사선을 조사함으로써 암 자체를 제거하는 방법이다. 두 번째, 보저적치료-수술 전에 방사선을 조사하해서 종양의 크기를 줄임으로써 수술을 쉽게 하거나 수술 후 암이 남아 있는 곳을 찾아서 죽이는 경우에 사용한다. 세 번째, 고식적치료-암이 많이 진행되어 뇌, 척추, 대혈관 등 주요기관을 압박하거나 뼈나 신경을 침범했을 경우 극심한 통증을 유발하는데도 불구하고 수술 자체가 너무 위험하거나 불가능할 경우 병변 부위에 방사선을 조사하여 암의 크기를 줄임으로써 환장의 증상과 통증을 완화시키는 방법이다.

④ 면역요법

몸의 면역기능은 세균이나 바이러스 외에도 돌연변이 세포 등을 공격하여 제거하는 능력이 있습니다. 이런 면역기능을 자극하고 활성화 시켜 면역력을 높임으로써 암을 억제하고 치료하는 방법이다.

2 양성종양과 악성종양에 대하여 알아본다.

(1) 양성 종양은 비교적 서서히 성장하며 신체 여러 부위에 확산, 전이하지 않으며 제거하여 치유시킬 수 있는 종양을 말합니다. 특이한 경우를 제외하고 대개의 양성 종양은 생명에 위협을 초래하지는 않는다. 일반적으로 종양은 조직이나 세포이름에 '종'이라는 접미어를 붙여서 부른다. 예를 들면, 지방조직에서 유래한 것은 지방종, 섬유조직에서 유래한 것은 섬유종, 근육조직에서 유래한 것은 근육종이라고 한다. 대개 이런 이름을 가진 종양은 몇몇을 제외하고는 우리 몸에 큰 해를 입히지 않는 양성 종양인 경우가 많다.

(2) 악성 종양(암)은 빠른 성장과 침윤성(파고들거나 퍼져나감) 성장 및 체내 각 부위에 확산, 전이(원래 장소에서 떨어진 곳까지 이동함)하여 생명에 위험을 초래하는 종양을 말한다. 즉, 암은 바로 악성 종양과 같은 말이라고 보면 된다. 정리하면 양성 종양과 다른 악성 종양의 가장 큰 차이점은 바로 체내 각 부위로 확산되고 전이되어 생명을 위태롭게 한다는 것이다.

3 암의 예방에 대하여 알아본다.

(1) 예방

암의 원인이 명확히 알려지지 않은 현실에서 완전 예방은 어려운 형편이지만, 다만 현재까지 알려진 위험요인을 가능한 한 피하고 암발생을 억제하는 요인을 살려 나가는 1차 예방과, 조기 진단 및 조기 치료로 장기 생존율을 추구하는 2차 예방이 있다.

1차 예방 가운데에서 흡연이 암의 단일 위험요인으로는 가장 큰 비중을 차지하고 있어, 모든 사람이 흡연하지 않는다면 남자에서는 전체의 30%, 여자에서는 15%의 암 발생 빈도가 줄 것으로 알려져 있으며, 폐암의 발생은 80~90%가 흡연이 원인으로 인정되므로 폐암 발생 빈도가 줄 것이며, 구강암 · 식도암 · 인후암 · 방광암 등도 줄 것이 기대된다.

또한, 1차 예방으로 황색 또는 녹청색 채소는 비타민 A와 C를 많이 함유하고 있어 항암효과가 있다는 것이 실험통계상 인정되어 있으므로 신선한 채소를 섭취할 것을 권장하고 있고, 고지방 음식은 대장암 · 유방암 · 자궁체부암 등의 발생 빈도를 늘리므로 저지방 음식을 권장하고 있다.

2차 예방은 위암의 경우는 위내시경과 상부위장관 이중조영술에 의하여, 자궁경부암은 부인들의 6개월마다의 세포 검진에 의하여, 유방암은 한 달에 한 번 자가진찰법에 의하여 조기 진단할 수 있고, 또한 조기 치료가 가능하게 된다.

여기에서 일반적 암의 예방법을 기술하면, ① 맛과 영양소가 조화된 음식을 먹는다, ② 똑같은 음식이나 약을 계속 먹지 않는다, ③ 과식과 과음을 삼간다, ④ 흡연을 금한다. ⑤ 적당량의 비타민을 섭취한다. ⑥ 신선한 채소나 과일을 먹는다. ⑦ 너무 짜거나 너무 뜨거운 음식을 삼간다. ⑧ 너무 타거나 그을은 음식을 피한다. ⑨ 곰팡이가 핀 음식은 삼간다. ⑩ 햇볕에 너무 쬐지 않는다. ⑪ 과로하지 않는다. ⑫ 항상 깨끗한 물을 마시는 것 등이다.

4 우리나라에서 많이 발병하는 위암, 대장암, 유방암, 갑상선암, 간암, 자궁경부암에 대하여 알아본다.

(1) 위암(Stomach, Gastric Cancer)은 위내면 점막에 생겨 통제할 수 없는 상태로 성장하며 위벽으로 침윤하거나 다른 장기로 전이되는 악성 종양을 말한다.

(2) 대장암(Colorectal Cancer)은 결장과 직장에 생기는 악성종양으로, 위치에 따라 결장에 생기는 암을 결장암, 직장에 생기는 암을 직장암이라고 한다.

(3) 유방암(Breast Cancer)은 유관(젖줄)과 소엽(젖샘)의 상피세포에서 기원한 암으로 유방 내뿐 아니라, 유방 밖으로 퍼져 생명을 위협할 수 있는 악성 종양을 말한다.

(4) 갑상선암(thyroid cancer): 갑상선은 갑상선연골의 아래쪽, 숨을 쉴 때 공기의 통로가 되는 기도 앞쪽에 위치한 나비모양의 기관으로, 갑상선 호르몬을 생산 및 저장했다가 필요한 기관에 내보내는 기능을 하는데, 갑상선에 생긴 암을 총칭하여 갑상선암이라고 한다.

(5) 간암(Liver Cancer)은 간에 일차적으로 발생하는 악성종양으로, 흔히 간과 간내 쓸개관(담관)에 발생한 악성 종양을 의미한다.

(6) 자궁경부암(Uterine Cervical Cancer)은 자궁 입구인 자궁경부에 발생하는 여성 생식기 암으로, 인유두종바이러스(HPV)를 가지고 있는 경우 발생 확률이 높다.

5 통계청에서 발표한 2022년 한국인의 암사망률에 대하여 알아본다.

악성신생물(암)에 의한 사망률(인구 10만 명당 명)은 153.0명으로 전년 대비 2.1명(1.4%) 증가하였으며, 암 사망률은 폐암(35.1명), 간암(21.5명), 대장암(16.5명), 위암(16.2명), 췌장암(11.0명) 순으로 높았다.

6 암을 예방하는 식습관에 대하여 알아본다.

(1) 암을 예방하는 식습관

암 발생의 원인 중 80% 가량이 개인 생활습관에서 기인한다고 한다. 특히 식이 요인이 30%로 보고되고 있어 암을 예방하는데 있어 식습관 조절이 얼마나 중요한지 알 수 있다.

암을 예방하는 식습관 10가지

1. 자신의 체격에 맞는 건강 체중을 유지합니다.
2. 매일 30분 이상 운동 등으로 활동량을 늘립니다.
3. 당 음료(sugary drink) 및 열량 위주 식품(energy-dense foods) 섭취를 제한합니다.
   – 설탕이 첨가되었거나, 섬유소가 적고 지방 함량이 많은 가공 식품 (예 : 햄버거, 과자, 초콜릿, 닭튀김, 피자 등)
4. 식물성 식품인 채소, 과일, 통곡식, 콩류를 다양한 종류로 충분한 양을 섭취합니다.
5. 붉은색 육류(쇠고기, 돼지고기, 양고기 등)와 가공 육류 섭취를 제한합니다.
   – 성인기준, 조리 전 무게로 일주일에 약 700g을 넘지 않도록 합시다.
6. 되도록 음주를 줄이되, 섭취 시에는 남성의 경우 하루 2잔, 여성의 경우 하루 1잔으로 제한하도록 합니다.
7. 짠 음식과 염분으로 조리된 가공식품 섭취를 줄입니다.
8. 암을 예방하기 위한 목적으로 영양보충제를 복용하지 않도록 합시다.
   – 영양제 과용은 암 발생률을 높입니다. 꼭 필요한 경우 식사내용을 고려하여 적절히 섭취합니다.
9. 담배를 피우지 말고, 남이 피우는 담배 연기도 피합니다.
10. 탄 음식은 먹지 않습니다. 특히 고기와 생선이 불에 타면 발암물질을 만들어 냅니다.

(출처 : 보건복지부, 세계암연구재단(WCRF), 미국 암연구 협회(AICR)/서울아산병원 건강증진센터)

7 건강진단에서 발견되는 빈도높은 암의 종류와 원인, 증상, 진단검사, 치료 및 예방법에 대하여 요약정리 해본다.

8 종합건강진단에서 실시하는 종양지표검사와 관련 질환에 대하여 요약 정리해본다.

수행 Tip

→ 국립암센터 및 각 병원의 암센터를 탐색하여 암질환 정보에 대한 기초의학지식을 습득한다.

CHAPTER 11

검진기획홍보 및 실적분석

- 11-1. 환경분석 및 마케팅전략
- 11-2. 병원 홍보유형 및 방법
- 11-3. 건강검진 실적분석

11-1 환경분석 및 마케팅 전략

{ 학습목표 } ❶ 건강검진센터의 환경분석 및 SWOT분석을 할 수 있다.
❷ 검진권 분석과 시장분석을 통한 마케팅전략을 수립할 수 있다.

필요 지식

1. 환경분석 및 SWOT분석

1) 환경분석

환경분석(環境分析)은 병원시장을 둘러싸고 발생하는 다양한 요인들에게 초점을 두고 있으며, 특히 전략개발에 직. 간접적으로 영향을 미칠 수 있는 환경요인의 변화추이를 분석하는 것으로써, 환경요인에는 인구 통계적 환경, 경제적 환경, 사회. 문화적 환경, 기술적 환경, 법적. 정치적 환경, 자연적 환경 등이 있다. 또한 환경분석은 의료환경의 변화에 따라 조직내부의 적합성을 제공 하기위해 조직의 미션과 전략에 영향을 미치는 내, 외적 환경요인을 체계적으로 분석함으로써 조직의 현 위치를 파악하고 향후 나아갈 전략방향을 설정하는 것을 의미한다.

2) 건강검진센터의 SWOT분석

병원 건강검진센터 내부의 강점과 약점을 파악하고, 외부의 기회와 위협요인을 규명하는 환경분석이다. 병원경영은 내, 외부 환경으로부터 끊임없이 영향을 받기 때문에 병원과의 경쟁, 타병원의 경영상태, 진료인원, 경영전략 등을 객관적인 입장에서 평가하고 전략수립이 필요하다. 병원의 조직은 내부능력의 강점과 약점이 존재하며, 병원의 외부환경은 병원의 기회와 동시에 위협요인이 될 수 있다. 따라서 병원 검진센터의 강점은 최대한 활용하고 약점은 최소화하여 위협요인을 극복하여야 한다. 병원 검진센터의 SWOT분석과 중점전략과제를 도출하는 데는 ① 경쟁자분석 ② 본 센터분석 ③ 고객분석 등이 활용되고 있다.

(1) 병원 및 건강검진센터의 SWOT분석

병원의 SWOT분석내용은 다음과 같다.

표 11-1 SWOT분석

강점(Strengths)	약점(Weakness)
본 센터가 경쟁병원 검진센터에 비교하여 우위를 점하는 조직의 특별한 속성	병원의 검진센터가 경쟁병원에 비교하여 활동능력이 우위에 있지 않은 속성
기회(Opportunities)	**위협(Threats)**
병원의 검진센터를 둘러싸는 환경요인 중 병원에 큰 편익을 가져올 가능성이 큰 환경요인	병원의 검진센터를 둘러싸는 환경요인 중 병원이 큰 손실을 줄 가능성이 큰 환경요인

(2) SWOT분석 대응전략

SWOT분석의 대응전략 내용은 다음과 같다.

표 11-2 SWOT분석 대응전략

내부요인 / 외부요인	내부강점(S) (Strengths)	내부약점(W) (Weakness)
외부기회(O) (Opportunities)	SO전략 (공격적 전략)	WO전략 (방향전환 전략)
외부위협(T) (Threats)	ST전략 (다각화 전략)	WT전략 (방어적 전략)

① SO전략은 병원 내부의 강점과 외부환경의 기회를 활용하여 극대화하는 전략으로 병원의 입장에서는 가장 바람직하다고 볼 수 있다.

② ST전략은 병원이 내부적으로 다른 기관과 비교한 결과 장점이 있으나 외부적으로 위협이 되는 상황에 부닥친 경우이다. 이때에는 외부의 위협을 최소화 하거나 없애고자 조직 내부의 강점, 예를 들어 마케팅능력, 조직 관리능력 등을 최대한 활용하는 전략이 필요하다.

③ WO전략은 병원이 외부적으로 기회는 있으나 내부적으로 부족한 면이 있는 상황에 부닥친 경우로서 내부의 약점을 보완하기 위하여 조직 외부로부터 필요로 하는 기술이나 인력 등을 도입하여 활용하는 전략이다.

④ WT전략은 병원이 외부적으로나 내부적으로 좋지 않은 상황에 부닥친 경우로서 이때에는 약점과 위협을 최소화하는 전략수립이 필요하다.

3) 검진센터 진료권분석

진료권이란 어떤 의료기관이 있을 경우 그 기관을 이용할 주민들의 공간적 분포범위로서 병원이 위치한 곳에서 환자가 주로 내원하는 지역을 의미하며, 주 진료권과 부 진료권으로 구분된다. 따라서 진료권 분석은 병원의 시장분석과 경영진단에 유용하게 활용되고 있다.

표 11-3 강원도 소재 S의료원의 진료권 분석(사례)

구분	범 위	대상지역	인구수
주진료권 (제1진료권)	• 병원지역에서 근거리에 있는 지역 • 반경 10km 이내, 교통수단 30분 이내	00시내 전지역	83,159명
부진료권 (제2진료권)	• 현 병원지역에서 원거리에 있는 지역 • 반경 20km 이내, 교통수단 1시간 이내	00군 및 00군	58,168명

2. 마케팅 및 전략

(1) 마케팅

마케팅(Marketing)이란 조직화된 기능이며 여러 가지 방법으로 기업과 이해관계자의 이익창출을 위해 고객의 가치를 창출하고, 가치를 알리며, 가치를 전달하기 위한 고객과의 관계관리를 위한 일련의 과정이다(미국마케팅학회)라고 하였으며, 또한 마케팅은 조직이나 개인이 자신의 목적을 달성시키는 교환을 창출하고 유지할 수 있도록 시장을 정의하고 관리하는 과정이다(한국마케팅학회)라고 하였다. 결국 마케팅은 고객이 지불하는 대가(Cost)보다 고객이 얻는 가치(Benefits : 혜택) 더 크도록 소비자들에게 브랜드의 긍정적 이미지를 심어주도록 하여야 한다.

(2) 의료마케팅과 병원마케팅

가) 의료마케팅

서비스산업의 발달에 따라 보건 및 사회복지 등의 서비스 분야에서도 마케팅의 중요성이 강조되기 시작하였으며, 또한 급변하는 서비스산업의 발달과 더불어 의료서비스에 있어서도 고객들은 다양한 변화를 요구하게 되었다. 따라서 의료서비스업에 있어서도 서비스 마케팅과 같이 일반제품 마케팅과는 차별화된 전략이 필요하다.

과거와 달리 현대사회의 소비자는 단순한 생존을 위한 욕구가 아닌 생활을 즐기는 다양한 욕구로 변화되어 의료서비스 이용에 있어서 치료만을 요구하는 것이 아니고 쾌적하고 편안한 진료환경에서 진료를 받기를 희망하고 있다.

■ 의료마케팅의 필요성

① 국민소득수준의 향상과 이용자들의 의료서비스에 대한 높은 기대와 요구로 고객중심경영이 필요하다.

② 의료기관 간의 양적 및 질적 서비스 경쟁이 날이 갈수록 경쟁이 심화되어 차별화된 운영과 마케팅활동의 강화가 필요하다.

따라서 의료환경의 요인에 따른 마케팅의 필요성은 아래와 같다.

그림 11-1 의료 환경요인과 마케팅의 필요성

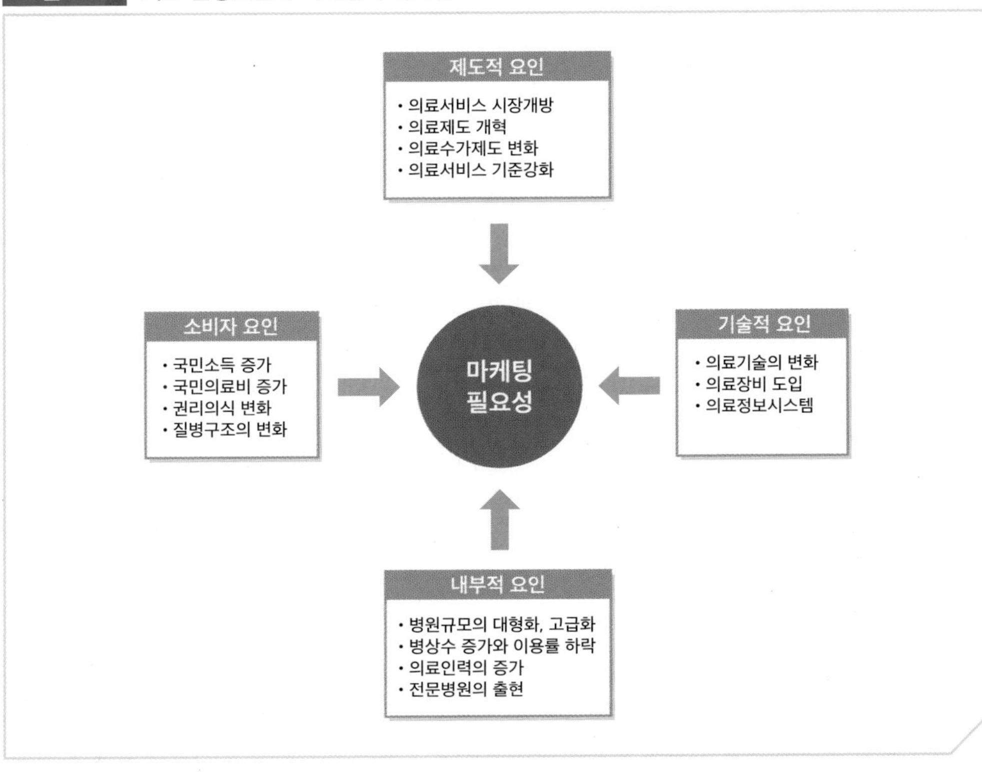

나) 병원마케팅

병원마케팅이란 고객의 욕구충족을 통해 원하는 경영성과를 달성하고자 하는 모든 전략적인 활동의 총합이라고 할 수 있다. 즉, 조직이나 개인이 자신의 목적을 달성시키는 교환을 창출하고 유지할 수 있도록 시장을 정의하고 관리하는 과정이다. 따라서 마케팅은 이윤을 창출하면서 욕구를 충족시키는 것으로서, 고객이나 조직에게 만족을 제공하는 동시에 병원의 목표를 달성하기 위한 경영활동이라고 할 수 있다.

■ 병원 마케팅 믹스의 4P, S

① Product(상품) : 환자(Customer), 진료의 전문화 및 특화

② Price(가격 및 비용지출) : 진료비(Cost to consumer)

③ Place(장소 및 시간) : 진료시설의 편의성(Convenience), 진료절차, 서비스의 전달방법, 경로

④ Promotion(촉진 및 교육) : 관계증진(Communication), 홍보, 광고, 커뮤니케이션

상기 4P,S에 ⑤ 과정(Process) : 서비스제공의 운영시스템, 진료프로세스 ⑥ 물리적환경(Physical Evidence) : 건물의 외양, 내부인테리어, 직원의 유니폼, 장비, 안내책자 ⑦ 인력(People) : 의료인력의 실력, 복장, 태도, 친절이 추가되면 7P, S라고 한다.

(3) 대인마케팅

대인마케팅 유형에는 텔레마케팅, 구전마케팅, 인적판매, 관계마케팅 등이 있다.

① 텔레마케팅(Telemarketing)

새로운 고객을 확보하거나 기존고객들과 접촉하여 만족수준을 확인 혹은 주문을 받기 위해 전화를 활용한 마케팅활동이다.

② 구전마케팅

고객 혹은 그와 관련된 사람의 입에서 입으로 전달되는 제품이나 서비스, 기업이미지 등에 대한 입소문에 대한 마케팅이다.

③ 인적판매(Personal Selling)

판매원이 목표고객과 직접 대면하여 자상의 서비스를 구매하도록 설득하는 커뮤니케이션 활동을 의미한다. 인적판매는 촉진의 매우 느리고 고객 1인당 촉진비용이 많이 소요되

기 때문에 일반대중을 대상으로 하는 서비스에는 적합하지 않다.

(4) 관계마케팅

의료기관의 경쟁우위를 확보하기 위한 수단으로 기존고객이나 충성도가 높은 고객을 유지하고 더욱 강화하는 활동이다. 즉, 관계마케팅은 의료기관과 이용자 사이의 지속적인 관계형성과 강화를 핵심으로 하는 마케팅 접근방식으로 고객과 끊임없이 대화하면서 관계를 강화하고 원하는 의료서비스를 정확히 파악해 고객만족도를 높이는 대응전략이 관계마케팅의 핵심이다. 관계마케팅의 개념모델은 아래와 같다.

① 고객편의 → ②고객만족 → ③ 신뢰와 애착 → ④고객결속 → ⑤고객충성도

(5) 내부 및 외부 마케팅

가) 내부마케팅(Internal Marketing)

내부마케팅은 크게 직원 등 내부고객인 직원을 타켓으로 고객이라는 관점에서 관리하고 의사소통을 하는 것으로 직원을 통하여 마케팅활동을 한다.

① 직원들이 의료기관이 제공하는 직접서비스나 간접서비스의 이해를 높임으로써 고객의 만족도를 높여 고객과 더 좋은 관계를 형성할 수 있다.
② 접점부서의 의료진이나 직원만이 아닌 다른 부서의 직원들도 의료서비스제공에 참여할 수 있는 기회를 공유함으로써 조직전체가 마케팅마인드를 더욱 강화할 수 있다.
③ 모든 부서의 직원들이 고객을 더 많이 이해하고 의료기관의 가치를 공유함으로써 고객의 경험을 더욱 통일성 있고 효과적으로 만들어 준다.

나) 외부마케팅

내부마케팅의 반대개념으로 의료기관을 이용하는 외부고객(의료소비자)에 대하여 의료서비스를 제공하고 이용자의 만족을 통하여 병원의 가치를 창출시키는 역할을 하도록 한다. 의료기관이 제공하는 대부분의 마케팅활동이 해당하며, 고객의 기대를 설정하고 고객에게 제공하는 핵심 의료서비스를 포함하여 의료서비스수가, 제공방법, 촉진활동, 직원의 활동, 물리적 설비, 의료서비스체계 등이 해당된다.

표 11-4 내부마케팅과 외부마케팅 비교

구분	내부마케팅	외부마케팅
대상	직원(내부고객)	소비자(외부고객)
제공물	직무 및 작업환경	의료서비스
가격	직무의 대가	의료서비스대가
목표	직원만족	소비자 만족

(6) 전략

전략(Strategy)은 기업의 목표를 달성하기 위한 종합적인 행동계획으로서, 경쟁관계 속에서 교환을 창출함에 있어 유일하고도 가치 있는 지위를 창조하는 것을 의미한다. 병원은 끊임없이 변화하는 환경변화에서 미션과 비전 및 목표를 달성하고 지속적으로 성장발전하기 위해서는 기존사업 및 신규사업을 결정하고 효율적인 자원배분을 통한 활동을 관리하는 것이 중요하다. 따라서 병원의 전반적인 사업범위와 부서단위 자원배분에 대한 결정을 다루는 전략의 핵심이다. 병원수준에서 다루어야 할 전략으로는 병원의 진료영역, 신사업의 진출, 사업의 다각화, 성장전략 등이 있다. 또한 최고 경영층은 기업수준에서 핵심역량을 개발하고 유지하기 위해 우수한 인적자원과 효율적인 조직 및 업무프로세스의 설계, 진료부서간의 시너지효과에 대한 핵심역량의 투입이 필요하다.

3. 의료시장분석

1) 시장분석

의료시장의 마케팅 전략을 수립하는데 있어서 시장의 세분화(Segmentation), 목표시장 선정(Targeting), 포지셔링(Positioning)을 통한 과정이 필요하다. 따라서 의료시장의 세분화를 통한 목표시장의 선정과 포지셔닝(S-T-P분석)은 의료기관이 제공하는 의료서비스에 가장 높은 관심을 가진 동질적인 이용자들을 집단화하여 이들 표적시장의 요구에 맞는 마케팅 노력을 집중하여 효과를 최대화 하는데 있다.

2) 표지셔닝(positioning)전략

의료환경변화에 따른 경쟁우위 전략을 위한 위치 선정이며, 가장 효과적인 포지셔닝을 선정하여 개발 및 확립을 위한 마케팅전략의 구현으로 차별화이다. 즉, 의료기관이 원하는 의료서비스를 의료이용자들에게 인식시켜 의료이용 시 해당 의료서비스와 의료기관이 이용자의 기억에 지속적으로 각인될 수 있도록 하는 것으로 고객은 누구이며(표적고객), 그들에게 어떤 이미지(service concept)를, 어떻게 전달하는(marketing mix 전략)가를 파악하는 커뮤니케이션 전략이다. 의료기관 포지셔닝은 ① 현재위치 강화전략 ② 새로운 포지셔닝 이동전략 ③ 틈새(niche)전략이 있다.

4. 외국인환자 유치사업

(1) 외국인환자 유치사업이란?

국제적인 경쟁력을 지닌 우리나라의 우수한 의료기술로 글로벌 헬스케어 시장을 선도하고, 이를 차세대 국가 발전의 원동력으로 삼기 위해 정부가 선정한 17대 신성장 동력산업의 하나이다. 외국인환자 유치사업에 대한 정보는 "외국인환자유치 정보시스템 홈페이지(medicalkorea.khidi.or.kr)"를 활용하면 된다.

(2) 외국인환자란?

① 대한민국국적이 아닌 자

② 의료사증(메디컬비자) 소지자(단, 외국인등록자와 건강보험가입자 제외)

③ 국민건강보험법 제93조에 따른 가입자나 피부양자가 아닌 외국인

④ 국내거소 신고 또는 외국인 등록을 하지 않은 외국인

⑤ 주한 미군 및 그의 가족, 재외공관 및 국제기구 직원

⑥ 외국국적동포(단, 외국인 등록자 제외)

그림 11-2 해외환자 진료

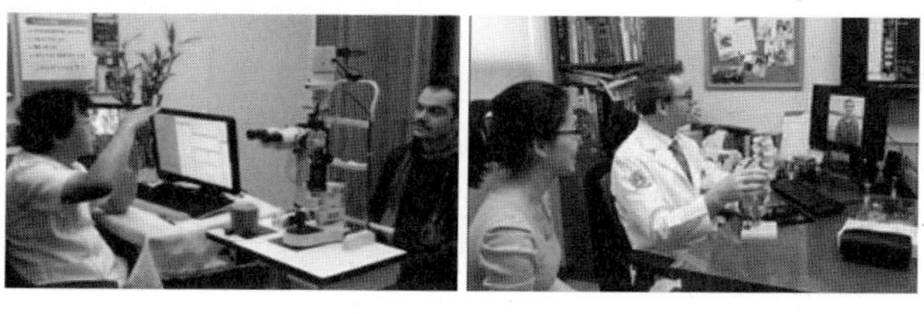

(3) 외국인환자 유치란?

① 영리를 목적으로 의료기관이 외국인환자와 진료계약을 하는 것

② 의료기관 및 유치업자가 타 의료기관에 외국인환자의 진료계약을 알선(주선)하고 대가로 수수료를 지급받는 것(수수료 거래가 없으면 유치행위로 볼 수 없음)

③ 숙박알선, 항공권 구매 및 사증발급 대행을 통해 의료기관과 외국인환자의 진료계약을 알선(주선) 하는 것

④ 외국인환자에게 국내에서 제공하는 제반 비 의료서비스(입국에서 출국까지 제공하는 컨시어지 서비스)와 국내외에서 행해지는 외국인환자 유치 의료기관 홍보활동(옥외간판 설치, 외국어홈페이지 개설, 일간지, 책자, 팸플릿 등 외국어 간행물 제작 및 배포 포함)으로 의료기관과 외국인환자의 진료계약을 알선(주선)하는 것을 말한다.

(4) 외국인환자 유치사업의 요건 및 지정신청

의료법 제27조의2(외국인환자 유치에 대한 등록 등)와 동법 시행규칙 제19조의 4에 의거하여 보건복지부에 외국인환자 유치사업 기관으로 등록을 하여야 한다.

■ 외국인환자 유치사업 등록제도 의의

외국인환자를 유치하려는 의료기관 및 유치업자에게 일정한 요건을 갖춰 등록하게 함으로써 무분별한 외국인환자 유치행위로 인한 국내 의료시장질서 혼탁화를 방지하고, 외국인환자 유치 과다경쟁으로 인한 공공 의료서비스의 질적 저하를 막고, 미자격 의료기관 및 유치업자의 난립으로 인해 발생할 수 있는 한국의료서비스의 대외 이미지 실추를 방지하기 위해 마련된 제도적 장치이다.

■ 외국인환자 유치에 대한 등록 (의료 해외진출 및 외국인환자 유치지원에 관한 법률 6조)

① 외국인환자를 유치하려는 의료기관은 다음 각 호의 요건을 갖추어 특별시장 · 광역시장 · 특별자치시장 · 도지사 또는 특별자치도지사(시 · 도지사)에게 등록하여야 한다.

② 제1항의 의료기관을 제외하고 외국인환자를 유치하려는 자는 다음 각 호의 요건을 갖추어 시 · 도지사에게 등록하여야 한다.

③ 제1항 및 제2항에도 불구하고 다음 각 호의 어느 하나에 해당하는 사람은 외국인환자 유치에 대한 등록을 할 수 없다. 다음 각 호의 어느 하나에 해당하는 사람이 대표

자로 있는 법인의 경우도 또한 같다.

1. 이 법을 위반하여 징역 이상의 실형을 선고받고 그 집행이 끝나거나 집행을 받지 아니하기로 확정된 날부터 2년이 지나지 아니한 사람
2. 이 법을 위반하여 징역 이상의 형의 집행유예를 선고받고 그 유예기간 중에 있는 사람
3. 이 법을 위반하여 징역 이상의 형의 선고유예를 받고 그 유예기간 중에 있는 사람
4. 이 법을 위반하여 벌금형을 선고받고 그 형이 확정된 후 1년이 지나지 아니한 사람

④ 제1항 또는 제2항에 따른 등록자가 제3항 각 호의 어느 하나에 해당하게 되면 그 등록은 효력을 잃는다.

⑤ 시ㆍ도지사는 제1항에 따라 등록한 의료기관(외국인환자 유치의료기관) 및 제2항에 따라 등록한 자(외국인환자 유치사업자)에게 등록증을 발급하여야 한다.

⑥ 제1항 및 제2항에 따른 등록의 유효기간은 등록일부터 3년으로 한다.

⑦ 제6항에 따른 유효기간이 만료된 후 계속하여 외국인환자를 유치하려는 자는 유효기간이 만료되기 전에 그 등록을 갱신하여야 한다.

■ **외국인환자 유치 의료기관의 등록 요건(의료 해외진출 및 외국인환자 유치 지원에 관한 법률 시행규칙)**

외국인환자를 유치하려는 의료기관은 외국인환자를 유치하려는 진료과목별로 전문의 1명 이상을 두어야 한다.

■ **종합병원의 외국인환자 유치 제한 병상 수(의료 해외진출 및 외국인환자 유치 지원에 관한 법률 시행규칙 제8조)**

보건복지부령으로 정하는 병상 수"란 다음 각 호의 구분에 따른 병상 수를 말한다. 다만, 환자 1명만을 수용하는 입원실의 병상 수는 제외한다.

1. 상급종합병원으로 지정된 종합병원의 경우: 병상 수의 100분의 5
2. 종합병원(상급종합병원으로 지정된 종합병원은 제외)의 경우: 병상 수의 100분의 8

■ **외국인환자 유치를 위한 등록신청 및 절차(의료법 시행규칙 제19조 6)**

① 외국인환자를 유치하려는 의료기관이 가입해야 하는 의료사고배상책임보험 또는 「의료사고 피해구제 및 의료분쟁 조정 등에 관한 법률」에 따른 의료배상공제조합은

다음 각 호의 기준을 모두 충족해야 한다.

1. 의료사고로 인한 손해배상을 내용으로 할 것
2. 연간 배상한도액은 다음 각 목의 구분에 따른 금액 이상일 것
   가. 「의료법」 제3조제2항제1호 또는 제2호에 따른 의원급 의료기관 또는 조산원: 1억원
   나. 「의료법」 제3조제2항제3호가목부터 라목까지에 따른 병원급 의료기관: 1억원
   다. 「의료법」 제3조제2항제3호바목에 따른 종합병원: 2억원
3. 법 제6조제6항에 따른 외국인환자 유치에 대한 등록 유효기간 동안 계속 유지할 것

② 법 제6조제2항제1호에서 "보건복지부령으로 정하는 보증보험"이란 다음 각 호의 기준을 모두 충족하는 보증보험을 말한다.

1. 외국인환자를 유치하는 과정에서 고의 또는 과실로 외국인환자에게 입힌 손해에 대한 배상책임을 보장하는 보증보험일 것
2. 「보험업법」 제4조제1항제2호라목에 따라 금융위원회의 허가를 받은 보험회사의 보증보험일 것
3. 보험금액이 1억원 이상일 것

③ 법 제6조제2항제2호에서 "보건복지부령으로 정하는 규모 이상의 자본금"이란 1억원 이상의 자본금을 말한다. 다만, 「관광진흥법」 제4조 및 같은 법 시행령 제2조제1항제1호가목에 따라 종합여행업 등록을 한 경우에는 5천만 원 이상으로 한다.

■ **외국인환자 유치에 대한 등록절차(시행규칙 제5조)**

외국인환자 유치의 등록을 하려는 의료기관은 별지 제3호서식의 등록신청서에 다음 각 호의 서류를 첨부하여 특별시장 · 광역시장 · 특별자치시장 · 도지사 또는 특별자치도지사(시 · 도지사)에게 제출해야 한다.

1. 진료과목별 전문의 명단
2. 의료사고배상책임보험 또는 의료배상공제조합에 가입하였음을 증명하는 서류
3. 보건복지부장관이 정하는 사업운영계획서

■ 의료 해외진출 및 외국인환자 유치 지원에 관한 법률 시행규칙[별지 제3호서식] (앞쪽)

<table>
<tr><td colspan="4" rowspan="2">외국인환자 유치 의료기관 등록신청서</td><td>처리기간</td></tr>
<tr><td>20 일</td></tr>
<tr><td rowspan="3">신
청
인</td><td>의료기관 명칭</td><td></td><td>사업자등록번호</td><td></td></tr>
<tr><td>의료기관 주소</td><td></td><td>전화번호(휴대전화)</td><td></td></tr>
<tr><td>대표자 성명</td><td></td><td>외국인환자 유치 진료과목</td><td></td></tr>
<tr><td colspan="5">「의료 해외진출 및 외국인환자 유치 지원에 관한 법률」 제6조제1항 및 같은 법 시행규칙 제5조 제1항에 따라 외국인환자 유치의료기관 등록을 신청합니다.
년 월 일
신청인 (서명 또는 인)
시 · 도지사 귀하</td></tr>
<tr><td>첨
부
서
류</td><td colspan="3">1. 「의료 해외진출 및 외국인환자 유치 지원에 관한 법률」 제6조제1항제1호 및 같은 법 시행령 제4조에 따른 진료과목별 전문의의 명단 1부
2. 「의료 해외진출 및 외국인환자 유치 지원에 관한 법률」 제6조제1항제2호 및 같은 법 시행규칙 제4조제1항에 따른 의료사고배상책임보험 또는 「의료사고 피해구제 및 의료분쟁 조정 등에 관한 법률」에 따른 의료배상공제조합에 가입하였음을 증명하는 서류 1부
3. 사업운영계획서 1부</td><td>수수료 없음</td></tr>
</table>

210㎜×297㎜[일반용지 60g/㎡ (재활용품)]

(5) 유치기관 평가 및 인증(의료 해외진출 및 외국인환자 유치지원에 관한 법률 14조)

① 보건복지부장관은 외국인환자 유치를 지원하고 서비스의 질을 제고하기 위하여 외국인환자 유치실적, 진료과목, 전문인력 보유 현황 및 국내 의료서비스 발전 기여도 등을 고려하여 외국인환자 유치의료기관 및 외국인환자 유치사업자(유치기관)를 평가하고 그 결과 우수한 유치기관에 대하여 인증 또는 조건부인증을 할 수 있다.

② 제1항에 따라 인증 또는 조건부인증을 받은 유치기관은 대통령령으로 정하는 바에 따라 인증받았음을 나타내는 표시(인증마크)를 사용할 수 있다.

③ 누구든지 인증 또는 조건부인증을 받지 아니하고 인증마크를 사용하거나 그 밖의 방법으로 인증 또는 조건부 인증을 사칭하여서는 아니 된다.

④ 인증의 유효기간은 그 인증을 받은 날부터 4년으로 하고, 제1항에 따른 평가 절차를 거쳐 4년 단위로 재인증할 수 있다. 다만, 조건부인증의 경우 유효기간을 1년으로 하되, 유효기간 내에 제1항에 따른 평가 절차를 거쳐 재인증을 받지 아니할 경우 인증의 효력이 상실된다.

⑤ 제1항에 따른 인증, 조건부인증 또는 제4항에 따른 재인증을 받은 유치기관은 인증등을 받은 날에 제6조제7항에 따른 등록을 갱신한 것으로 한다. 이 경우 등록 기간은 인증등(조건부인증 제외)의 유효기간을 초과하지 못한다.

⑥ 국가 및 지방자치단체는 인증등을 받은 유치기관에 대하여 다음 각 호의 지원을 할 수 있다.

1. 국내 또는 국외에서의 홍보
2. 외국인환자 유치 전문인력 고용 기반 조성
3. 외국인환자 유치 전문인력 양성을 위한 교육 · 연수
4. 그 밖에 외국인환자 유치 활성화를 위하여 필요한 사항으로서 대통령령으로 정하는 사항

⑦ 제1항에 따른 평가 및 인증등의 기준과 절차 등에 필요한 사항은 대통령령으로 정한다.

의료 해외진출 및 외국인환자 유치 지원에 관한 법률 시행규칙[별지 제5호서식]

등록번호 제 호

외국인환자 유치의료기관 등록증

1. 의료기관 명칭
2. 의료기관 주소
3. 대표자 성명
4. 외국인환자 유치 진료과목
5. 유효기간

「의료 해외진출 및 외국인환자 유치 지원에 관한 법률」 제6조제5항 및 같은 법 시행규칙 제5조제4항제1호에 따라 위와 같이 외국인환자 유치의료기관으로 등록되었음을 증명합니다.

년 월 일

시 · 도지사 직인

210㎜×297㎜[보존용지(1종) 120g/㎡]

(6) 외국인환자 유치 의료기관 평가지정제도

외국인환자 유치 의료기관 평가 및 지정은 「의료 해외진출법」에 따라 외국인환자 유치 실적, 진료과목, 전문인력 보유 현황 및 국내 의료서비스 발전 기여도 등을 평가하고, 일정 수준을 충족한 외국인환자 유치 의료기관을 선별적으로 지정하는 제도이다. 따라서 2016년에 「외국인환자 유치의료기관 평가 및 지정에 관한 고시」를 제정하고 평가체계 및 세부항목 등을 마련하여 2017년부터 시행되고 있다.

(7) 외국인환자 유치 사업실적 보고(의료 해외진출 및 외국인환자 유치 지원에 관한 법률 시행규칙 제9조)

등록한 유치의료기관은 전년도 사업실적을 매년 3월 31일까지 시 · 도지사에게 보고(전산시스템 활용)하여야 한다.

① 외국인환자의 국적, 성별 및 출생연도

② 외국인환자의 진료과목, 입원기간, 주 질병 · 부상명 및 외래 방문일수

(8) 국제의료관광코디네이터(Intemational Medical Coordinator)

① 개요

의료관광(Medical Tourism)을 종합적으로 정의하면 해외여행과 의료서비스 선택의 자유화로 인해 건강 요양, 치료 등의 의료혜택을 체험하기 위한 목적으로 세계 일부 지역을 방문하면서 환자 치료에 필요한 휴식과 기분전환이 될 수 있는 그 지역 주변의 관광, 레저, 문화 등을 동시에 체험하는 관광활동으로 국가기술자격법시행령 개정에 따라 2013년 9월 시행되었다.

② 수행직무

국제화되는 의료시장에서 외국인환자를 유치하고 관리하기 위한 구체적인 진료서비스 지원, 관광지원, 국내외 의료기관의 국가 간 진출을 지원할 수 있는 의료관광 마케팅, 의료관광 상담, 리스크관리 및 행정업무 등을 담당함으로써 우리나라의 글로벌 헬스케어산업의 발전 및 대외 경쟁력을 향상시키는 직무를 수행한다.

③ 한국산업인력공단

보건의료, 관광, 마케팅, 의학용어 등 관련 지식을 가지고 의료관광상담, 진료서비스 지원관리, 리스크 관리, 관광서비스 지원관리, 의료관광 마케팅, 행정절차 관리 등 실무 업

무를 수행할 수 있는 능력을 평가하고 있다.

수행내용 및 수행준거 - 환경분석 및 마케팅 전략

1 병원의 SWOT분석 및 SWOT분석에 의한 대응전략수립의 개념을 이해한다.

2 병원경영진단 및 경영분석, 진료권분석에 대한 개념을 이해한다.

(1) 병원경영진단은 병원경영분석정보에 의해 경영체계로서 병원의 건실성을 평가하고 문제점을 도출하여 문제해결 전략을 도출하는 과정을 의미한다.

(2) 병원경영분석은 병원의 경영상태를 경영요소별 ① 경영환경 분석 ② 경영성과 분석 ③ 경영과정 분석 ④ 경영체 구조의 분석)로 분석하는 과정을 말한다.

(3) 진료권분석이란 어떤 의료기관이 있을 경우 그 기관을 이용할 주민들의 공간적 분포범위로서 병원이 위치한 곳에서 환자가 주로 내원하는 지역을 의미하며, 주 진료권과 부 진료권으로 구분되며, 병원의 시장분석과 경영진단에 유용하게 활용되고 있다.

3 검진센터의 SWOT분석 및 대응전략사례를 조사하고 연구해본다.

W병원 건강검진센터 SWOT분석 및 대응전략(사례)

① 검진센터 SWOT분석

강점(Strength)	약점(Weakness)
• 오랜 전통 및 특성화된 병원 • 넓은 공간 및 쾌적한 시설환경 • 진료 각 과장 검진 참여도 높음 • 검진 진료권(주변밀집인구 및 접근성)	• 대외섭외 및 홍보활동 미흡 • 이용편의성 및 종합검진 경쟁력 약화 • 검진프로그램 특화 및 전문화 미흡 • 결과일정 및 사후관리기능 미흡
기회(Opportunity)	**위협(Threat)**
• 프로그램 개발 및 섭외활동 강화 • 토요검진 및 오후검진활성화 • 기업체검진 및 소화기검진 확대 • 업무다기능화 및 전문인력 양성	• 주변 검진센터의 개소 및 고급화 • 경쟁심화에 따른 검진수가 차등 • 공격적인 대외섭외 및 홍보활동 • 전문검진센터 이용증가(주민,단체)

② 대응전략

구분	추진전략	
SO전략 (강점활용-기회요인 강화)	• 암검진 특성화 및 프로그램개발 • 진료 각과장 참여 및 역할강화	• 대외섭외 및 홍보활동강화
ST전략 (강점활용-위협요인극복)	• 기업체 단체검진 확대 및 MOU체결 • 결과일정 단축 및 사후관리기능 강화	• 1일 특수검사건수(내시경, 초음파, CT)확대
WO전략 (약점보완-기회요인강화)	• 토요검진 및 오후검진 확대실시 • 직무(전문)교육확대 및 업무다기능화	• MBO 및 직원 성과급제 실시
WT전략 (약점보완-위협요인극복)	• 지속적인 질향상 및 서비스개선활동 • 검진센터 조직강화(독립체계,권한,책임)	• 지역주민을 위한 건강강좌 및 봉사활동

자료출처 : W 건강검진센터 컨설팅 보고서(김회창)

4 시장분석 및 포지셔닝 전략을 개발하여 검진센터의 경쟁우위 분야를 확보 한다.

5 우리나라의 외국인환자 진료실적에 대하여 조사해본다.

(1) 해외환자 진료실적

2022년 외국인환자 수는 248,110명으로 집계되었으며, 국적별로는 미국 환자가 44,095명으로 전체 17.8%의 비율로 가장 많으며, 중국, 일본, 태국, 베트남 순으로 나타나고 있다.

6 외국인 진료의 의사소통을 위하여 이용 빈도가 높은 국가별 고객응대에 대한 기본 대화 요령(영어, 중국어, 일어, 러시아어, 월남어, 몽골어, 아랍어 등)을 제작하여 환자 또는 건강검진 접수시 활용한다.

수행 Tip

→ 건강검진센터의 홍보마케팅전략 및 성공사례를 조사하여 참고한다.

11-2 병원 홍보유형 및 방법

{ 학습목표 } ❶ 병원의 홍보유형 및 방법에 대하여 알 수 있다.
❷ 건강검진센터의 홍보전략을 수립하여 시행할 수 있다.

필요 지식

1. 병원의 홍보

1) 홍보(Public Relation)의 의의

일반적인 홍보의 정의는 "국가나 기업 또는 단체와 같은 조직체가 고객이나 종업원, 일반대중으로부터 신용과 이해를 얻고 그들로부터 관심을 끌어들이기 위해 하는 펼치는 모든 활동"을 지칭한다. 최근 홍보 대상이 일반 대중, 즉 공중(公衆)을 대상으로 하는 활동으로 이루어지고 있어 "조직과 공중 사이의 커뮤니케이션 관리"로 정의 되고 있기도 하다. 특히 병원의 홍보는 지역사회에 우수한 병원이라는 인식을 확보하고, 지역주민에 대한 병원의 이미지 향상과 서비스내용을 적극적으로 알려 줌으로써 다른 병원과의 차별성을 강조하는데 목적을 두어야한다.

2) 홍보의 필요성

우리나라 의료체계는 80% 이상의 의료기관이 민간에 의해 운영되지만 국민건강보험제도에 의해 진료수가를 국가로부터 지급받고 통제받는 공공재의 성격이 강하다. 또한 의료서비스를 제공하는 병원에서 홍보가 필요한 중요한 이유로는 의료서비스가 가진 특성과 급변하는 의료환경의 변화에서 찾을 수 있다. 그리고 국민소득 향상에 따라 건강증진에 대한 정보 요구도가 증가하여 일반 공중은 물론 언론 매체에서도 병원을 통한 검증된 건강정보의 요청이 증가 하였다.

3) 홍보효과

병원에서의 홍보는 기업체의 제품광고와 달리 제한된 메시지를 효율적으로 전달 하기 때문에 홍보의 역할이 매우 크며, 내부고객과 외부고객의 홍보효과가 있다.

① 내부고객 : 의료기관내 모든 내부직원에게 조직에 대한 신뢰성을 확보하고, 자신이 소속된 의료기관의 이미지와 브랜드향상을 통하여 소속감의 증대와 외부고객에 대한 의료서비스제공에 동질성을 가질 수 있게 하며, 병원소식지(뉴스레터), 원내방송, 홈페이지, 홍보교육프로그램 등이 있다.

② 외부고객 : 외부고객이 자신의 병원을 선택할 수 있도록 도움을 주는 역할을 수행하는 것으로서 의사의 실력, 의술의 신뢰감, 친절하고 자세한 설명, 교통, 대기시간, 시설환경, 응급의료 서비스 제공능력, 안전한 의료시스템과 수준 높은 의료품질이 계속 이용할 수 있도록 도움을 주는 것이다. 외부고객에 대한 홍보는 병원소식지, 뉴스레터, 병원브로슈어, 병원소개책자, 홈페이지, 건강교육프로그램, 보도자료 생산 및 배포, 지역사회관련 이벤트, 언론인에 의학지식제공, 지역주민을 위한 커뮤니케이션활동, 병원견학기회제공 등이 있다.

2. 브랜드의 의미와 목적

1) 브랜드의 정의

브랜드(brand)란 어떠한 제품이나 용역(서비스)를 경쟁자의 것과 차별화시키기 위해 사용하는 이름과 상징물(로고, 심볼, 색채, 트레이드마크 등)의 결합체를 지칭한다. 생명과 건강을 지키고 유지하기 이한 진료서비스를 제공하는 병원에서 브랜드는 기본적으로 신뢰성과 우수한 의료의 질, 그리고 첨단성을 잘 보여줄 수 있는 브랜드 구축을 위해 노력해야 한다.

2) 브랜드의 목적

의료기관에서 제공하는 의료서비스를 다른 의료기관과 구별하기 위한 것으로서 브랜드는 의료기관의 명칭, 슬로건, 심벌 등의 요소로 구성되며, 고객들은 이를 통하여 특정한 의료기관이나 서비스제품을 식별하는 메카니즘(mechanism)으로 활용한다. 이처럼 고객들로 하여금 마음속에 독특하고 강하게 지각된 성공적인 브랜드는 영원히 살아남게 되므로 서비스 마케팅에서 매우 중요하다.

3) 서비스 브랜드의 핵심(브랜드명)

브랜드는 시대의 흐름에 따라 지속적으로 변화하고 있으며 과거에는 권위적인 이름이나 지명을 사용하는 경우가 많았으나 최근에는 부르기가 편리하고 쉬운 브랜드를 많이 사용하고 있다(예 : 아름다운, 고운세상, 밝은 세상, 속편한, 튼튼, 힘찬, 사랑, 세바른 등). 일반적으로 브랜드 파워를 평가하는 방법으로는 독특성(distinctiveness), 연관성(relevance), 기억용이성(memorability), 유연성(flexibility)이 있다.

4) 병원의 슬로건

슬로건(slogan)은 브랜드에 관한 설명적이고 설득력이 있는 정보를 전달해 주는 짧은 문구로 인지도 향상에 도움을 준다. 슬로건은 일반적으로 광고를 할 때 나타나며, 강력한 브랜딩 도구이다. 브랜드 네임처럼 슬로건은 브랜드 자산에 매우 효과적이고 빠른 수단이기도 하다. 슬로건은 브랜드가 무엇이며 브랜드를 특별하게 하는 것이 무엇인가를 하는 관점에서 소비자들에게 브랜드의 의미를 파악하는데 도움을 주며, 짧은 몇 마디 단어나 문구로 병원의 기본철학을 알리는 중요한 역할을 하기 때문이다. 또한 광고캠페인과 밀접한 연관이 있으며 광고속에 전달되는 서술적이고 설득적인 정보를 요약하는 도구로 사용된다.

5) 브랜드(brand)의 효과

일반적인 소비자들은 자신들이 제품을 구매한다고 하지만 실상은 특정 브랜드를 구매하고 있다. 즉 자동차를 구매한다고 하지만 많은 자동차 중 소비자는 특정 브랜드의 자동차를 구매하고 있는 것이다. 동일한 진료비로 어느 병, 의원을 찾아도 진료를 받을 수 있다면 의료소비자 또한 보다 신뢰성 있고 우수한 시설과 인력을 보유한 병원을 선택하기 마련이다. 그러므로 강력한 브랜드를 가진 병원은 지속적인 방문을 기대할 수 있는 충성고객과 신규고객을 창출할 수 있는 기회를 가질 수 있어 장기적인 의료수익 창출에 큰 도움에 될 수 있다.

3. 웹사이트 및 블로그 관리

1) 웹사이트(web site)

인터넷에서 사용자들이 정보가 필요할 때 언제든지 그것을 제공할 수 있도록 웹서버에 정보를 저장해 놓은 집합체를 말한다. 인터넷에 들어가는 관문으로 간략히 사이트(site)라고도 하며, 흔히 홈페이지 주소로 되어 있다. 주제별로 원하는 사이트 목록들을 나열한 사이트들이 많은데, 이를 인터넷 포털사이트(portal site)라고 한다. 웹사이트의 종류에는 ① 포털 사이트 ② 검색 사이트 ③ 전자상거래 사이트 – 인터넷을 통해 상품을 사고판다. ④ 다운로드 사이트 – 소프트웨어나 바탕화면 등의 자료를 받는다. ⑤ 정보 사이트 – 어떤 주제에 관한 상세한 정보를 알려준다. ⑥ 개인 홈페이지 – 개인이 원하는 정보를 다룬다.

2) 블로그(blog)

Web(웹)과 Log(일지)의 합성어로 웹에 쓰는 일지정도로 해석할 수 있으며, 일반적으로 일기 혹은 노트는 제일 최근의 글이 제일 뒤에 써지기 마련인데 블로그(blog)는 제일 최근의 글이 앞에 나오는 구조로 되어 있다. 단순하게 순서만 바꾼 것인데도 인기가 매우 높다. 이렇게 최신의 글이 제일 앞으로 나오는 구조가 빅히트 된 사례를 꼽는다면 요즘 인기 있는 소셜 네트워크서비스(SNS)의 트위터를 들 수 있다.

4. 병원의 홍보기획

병원홍보는 지역사회에 우수한 병원이라는 인식을 확보하고, 지역주민에 대한 병원의 이미지 향상과 서비스내용을 적극적으로 알려줌으로써 다른 병원과의 차별성을 강조하는데 목적을 두어야 한다. 이러한 목적을 달성하기 위해서는 일시적인 홍보가 아니라 예산의 확보가 뒷받침 된 중장기적인 목적을 가지고 의료사업과 연계하여 홍보를 시도하여야 한다.

1) 홍보위원회 운영

병원 홍보의 효율적인 운영과 의료진의 적극적인 참여 유도를 위해 병원 사정에 맞게 홍보위원회를 조직, 운영할 수 있다. 위원장은 의사직이 홍보부서장이 맡는 것이 관례이며 위원들은 각 진료과의 의사직 약간명과 간호 및 기획부서장을 옵저버(observer)로 참여시킬 수 있다.

2) 병원의 홍보전략

① 홍보수립계획에 의한 다양한 홍보매체를 활용하여 홍보를 실시한다.

② 병원의 최대장점을 활용하여 홍보를 실시한다(예 : 특성화진료, 차별화, 전문화, 쾌적한 시설과 환경, 이용절차, 대기시간, 최신의 의료정보시스템, 우수의료진, 교통 및 주차편리성, 진료성과, 최신의료장비설치, 문화활동 등)

③ 지역사회주민과 함께하는 활동에 대해 홍보를 강화 하도록 한다.

④ 경쟁병원과 차별화된 홍보를 실시하도록 노력한다.

⑤ 병원의 홈페이지 및 블로그를 효율적으로 관리 운영한다.

⑥ 전 직원의 홍보요원화가 되도록 마인드고취가 필요하다.

⑦ 이벤트를 최대한 활용하도록 한다(예 : 소규모 음악회 개체(강당, 로비), 택시기사 무료진료, 지역사랑 사진전, 지역 각종행사시 의료지원, 어린이날 사랑의 그림그리기 대회, 건강강좌 등).

그림 11-4 병원의 홍보전략

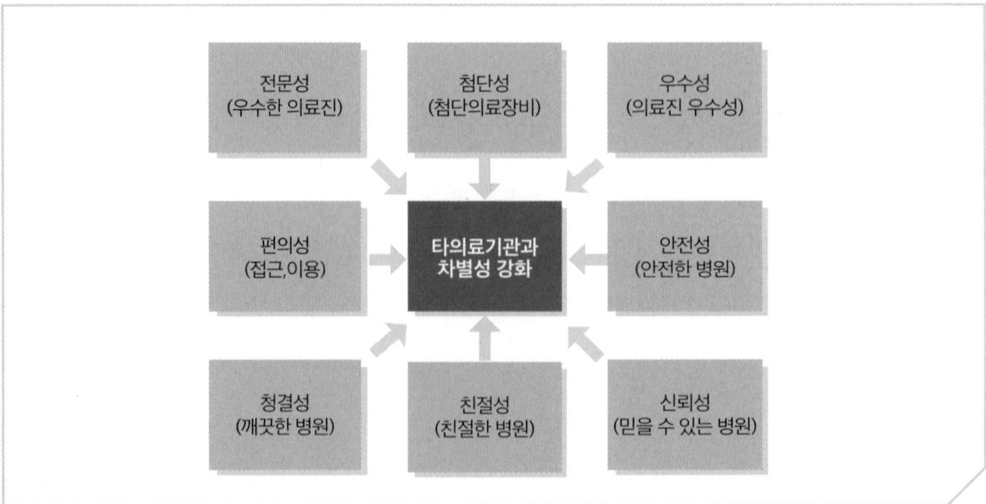

3) 건강강좌

건강강좌는 질병의 조기예방과 적절한 치료, 건강정보, 식생활관리, 건강생활실천, 건강증진, 건강관리 등을 위해 병원이 내원환자나 지역주민을 대상으로 건강강좌를 실시하는 것을 의미한다. 따라서 건강강좌는 병원의 이미지제고와 홍보효과가 좋으며, 병원의 경쟁력 확보전략에 매우 유용하다. 건강강좌 준비사항으로는 일정 및 장소, 대상, 강사 , 안내문, 현수막설치, 강의자료 등이 있다.

수행내용 및 수행준거 - 병원 홍보유형 및 방법

1 병원홍보의 필요성과 미치는 효과에 대해서 알아본다.

2 병원의 다양한 홍보유형과 홍보방법 및 슬로건에 대해여 사례를 조사해 본다.

(1) 홍보유형 및 홍보대사 위촉장면

그림 11-5 병원의 홍보 및 홍보대사 위촉 사례

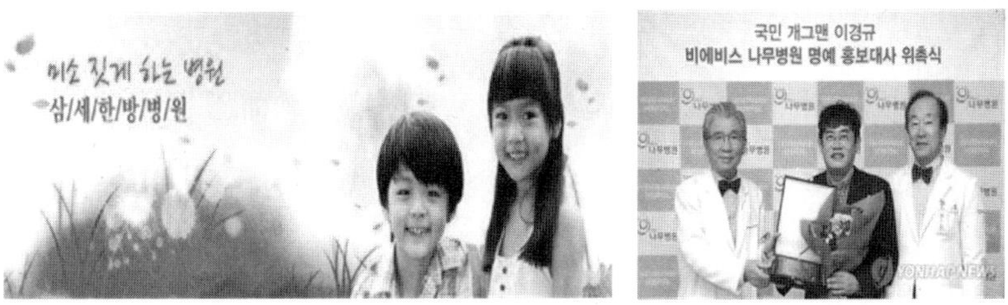
미소 짓게 하는 병원
삼/세/한/방/병/원
국민 개그맨 이경규
비에비스 나무병원 명예 홍보대사 위촉식

(2) 각 병원의 슬로건 사례

병원명	슬로건	비고
서울아산병원	앞선 의술, 더 큰 사랑	
서울성모병원	"You Believe, We Care"	신뢰 표현
건국대학교병원	'A partner for your life'	동반자인식
인하대병원	'시작은 친절로, 마무리는 감동으로'	CS 슬로건
날개병원	당신의 어깨에 날개를 달아드립니다	
하나이비인후과병원	The one & only	

3 병원홍보에 대한 성공사례(특성)를 발굴하고 성과를 파악한다.

병원에서 주로 활용하는 홍보의 주요 사례는 아래와 같다.

병원에서 활용하는 홍보 주요 사례

- 의료진 방송출연 질병과 질환 정보 제공
- 신문잡지 등에 질병과 질환정보제공
- 원내 소식지를 통한 병원소식 정보
- 지역사회 무료진료 및 건강강좌
- 원내 사진, 그림, 포스터 등 전시회
- 원내 문화활동(영화상영, 공연, 연주회 등)
- 환자위안행사
- 지역사회 각종행사 참여 및 함께하는 운동
- 특성화 및 전문화 진료 홍보
- 고객위주 업무프로세스(이용절차)
- 신속한 진료결과시스템
- 건강검진센터 홍보
- 직장인을 위한 토요 및 야간진료
- 환자편의제공(도서, 음료수, 볼거리 등)
- 외래 및 입원편의시설(인터넷, 휴게공간, 종교시설) 등

4 병원의 홍보부서의 업무와 역할에 대해서 알아본다.

병원의 홍보부서의 업무와 역할에는 ① 뉴스레터 제작 ② 병원소식지 제작 ③ 병원의 홈페이지 관리 ④ 언론홍보(방송, 신문, TV 등) ⑤ 홍보기획 ⑥ 병원의 각종 문화활동 ⑦ 병원안내 및 검진 브로슈어제작 ⑧ 광고업무 ⑨ 홍보용 동영상 제작 ⑩ 단체업체(기관, 학교) 병원방문자 안내 ⑪ 주요행사 기획 등이 있다.

5 병원홍보의 필요성과 미치는 효과 및 병원홍보의 실무에 대해서 알아본다.

(1) 병원 홍보의 필요성은 병원 이미지를 향상시킬 뿐만 아니라 병원의 경영을 원활히 하는데도 한 몫을 하는 수단이 되며, 기업홍보 마인드를 의료에 접목상 필요하다.

(2) 병원홍보의 실무에는 대내홍보와 대외홍보가 있다.

가) 대내 홍보

① 원내 뉴스레터 제작 ② 친절 캠페인 ③ 제안제도(고객 불편사항개선) ④ 센터 및 특수클리닉 홍보 ⑤ 홈페이지 ⑥ 문화행사 등이 있다.

나) 대외 홍보

① 원외 뉴스레터 발간 ② 병원홍보 브로슈어 제작 ③ 병원소개 동영상 ④ 지역주민 건강강좌 및 의료봉사 ⑤ 보도자료 생산 및 기사화 ⑥ 언론홍보 등이 있다.

6 병원의 홍보대사 위촉사례 및 홍보사례를 조사해본다.

(1) 홍보대사 위촉식 장면

그림 11-6 K병원 및 N병원의 홍보대사 위촉식 장면

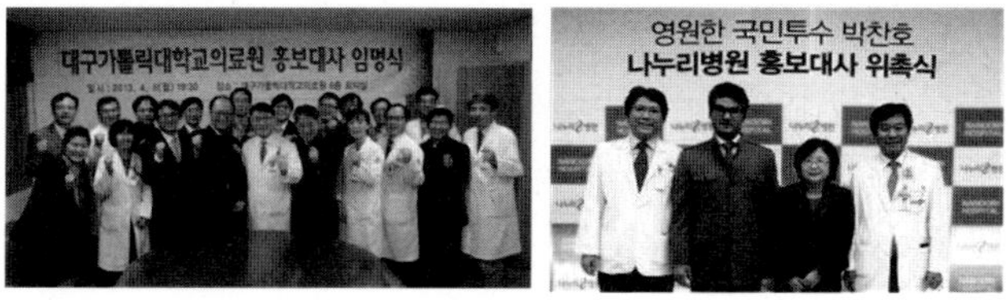

(2) 병원의 홍보사례(OOOO병원 홈페이지)

0000병원, 0년 연속 '존경받는 병원' 1위(0000협회 컨설팅 조사 결과)

그림 11-7 병원홍보사례

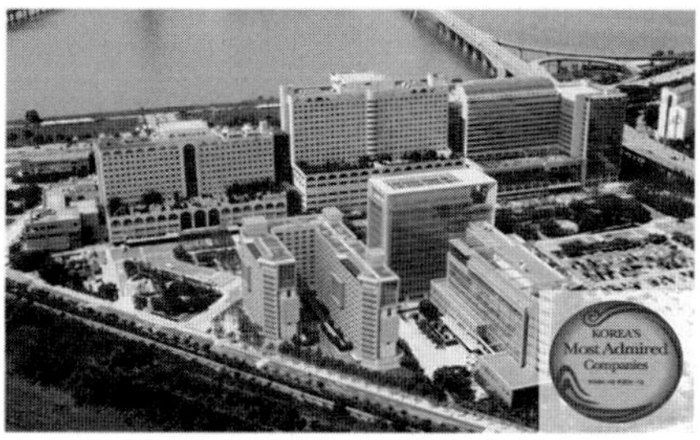

7 위의 내용을 바탕으로 검진센터의 홍보기획계획을 수립해 본다.

수행 Tip

→ 병원 및 건강검진전문센터의 각종 홍보자료를 수집하여 운영에 참고한다.

11-3 건강검진 실적분석

{ 학습목표 } ❶ 건강검진실적을 매일 일계표에 의하여 작성할 수 있다.
❷ 건강검진실적을 매월 분석하여 경영진에게 보고할 수 있다.

필요 지식

1. 건강검진실적

1) 건강검진 실적 관리

건강검진의 실적 및 미수금 관리는 일별, 월별, 연간별로 실적을 분석 관리하는 것이 효과적이며, 종류로는 ① 예약일보 ② 수익일보(종류별) ③ 검진종류별 수진인원일보 ④ 개인 및 단체 수진인원 일보 ⑤ 미수금 일보 등이 있다.

(1) 수익실적(일보)

순번	등록번호	수진자명	성별	건진종류	총 건진료	수익				건진구분		비고
						예약금	당일수납	미수금	계	개인	단체	

(2) 미수금 현황(월)

구분	개인 또는 업체명	전월미수금 (A)	금월발생액 (B)	계 A+B=(C)	수익정산(D)			잔액 (C−D)=E	비고
					금월입금	조정 및 기타	계		

2) 건강검진의 통계관리시스템 운영

건강검진의 효율적인 운영, 수익증대 등을 위해서는 아래와 같은 통계관리시스템을 운영하는 것이 필요하다고 본다.

1	매일 건강검진실적에 대한 일보를 작성(보고)한다.
2	매월 건강검진실적을 작성 분석(보고)한다.
3	매월 건강검진비 청구 및 미수금현황을 분석(보고)한다.
4	년간(월별) 건강검진 목표계획(MBO)에 대한 실적을 보고(관리)한다.
5	건강검진 예약관리운영을 실태분석하여 부도율을 최소화한다.
6	건강검진 후 매일 수진자 만족도 설문조사를 실시, 월간 분석하여 서비스를 향상시켜나간다.
7	월별 회사단체검진실적을 분석 관리한다.
8	성별, 연령대별, 거주지별 건강검진 수진실적을 분석 활용한다.
9	건강진단 프로그램 종류별로 이용율을 분석한다.
10	건강검진 후 유질환통계를 분석하여 업무에 활용한다.

2. 건강의학 통계관리

건강의학통계는 연간 건강검진실적 및 검사결과 등을 참고하여 건강의학통계를 분야별로 산출 하는 것을 의미하며 건강검진의 질적인 향상과 국민보건향상에 많은 기여를 할 수 있다. 현재 국내의 A병원 및 S병원 등이 건강의학 통계연보를 매년 발간하고 학술발표회(대한종합건강관리학회)를 시행하여 건강의학발전에 기여하고 있다.

건강의학 통계

- 성별, 연령별 수진 분포
- 연령별 거주지 분포
- 월별, 성별 수진 분포
- 성별, 건강검진종류별 수진분포
- 기본 및 정밀 검진 수진분포
- 초진 및 재검진율 분포
- 건진 차수별 수진율 분포
- 건강검진문지표 분석 분포
- 주요검사별 결과 분포
- 유질환자 발견 분포
- 위장검사 선택 분포
- 암발견(의심자)현황분포 등

수행내용 및 수행준거 - 건강검진 실적분석

1 건강검진을 실시 후 매일 일계표에 의한 월 실적을 집계하고 분석하여 경영진에게 보고한다.

건강검진의 실적분석에는 총 수진인원, 월 및 일평균수진인원, 1인당 평균검진료, 검진 종류별 수익(일, 월, 연), 지역별 수진통계, 개인대 단체검진 비율, 미수금, 수진자 만족도 조사 등이 있다.

표 11-7 인원 및 수익 현황

(단위: 명, 천 원)

구분		2021년		2022년		2023년		2024년	
		인원	수익	인원	수익	인원	수익	인원	수익
국가검진 ①	건강검진								
	암검진								
	소계								
일반건진 ②	학생검진								
	신체검사								
	소계								
일반검진소계 (①+②)									
종합건진 ③	개인								
	단체								
	소계								
합계 (①+②+③)									

표 11-8 1일평균 실시인원

(단위 : 명)

구분		2021년		2022년		2023년		2024년	
		총인원	1일평균 인원	총인원	1일평균 인원	총인원	1일평균 인원	총인원	1일평균 인원
일반검진	건강검진								
	암검진								
	학생검진								
	소계								
종합건진	개인								
	단체								
	소계								
합계									

(주)년간 검진일수 252일 기준(토요일 제외)

표 11-9 수진자 1인당 평균검진료

(단위 : 원)

구분	2021년	2022년	2023년	2024년	비고
일반(국가)검진					
종합검진					
계					

2 건강검진실시 수진자의 건강의학통계를 산출하여 병원의 건강검진관리업무 및 국민보건 향상에 기여하도록 한다.

수행 Tip

→ 건강검진 실적분석(일, 월, 분기, 연간) 자료를 업무개선 및 관리운영에 활용한다.

참고문헌

서적 및 연구보고서

1. 보건복지부(2024).건강검진사업안내 및 실시기준. 보건복지부
2. 교육부(2024). 2024년 학생건강검진 실시기준. 교육부
3. 보건복지부(2024). 암검진 실시기준. 보건복지부
4. 김회창(2018). 건강검진관리. 보문각
5. 김회창(2016). 종합건강진단관리. 보문각
6. 김회창(2004). 종합건강진단을 통한 암발견 수진자의 특성분석(박사논문)
7. 김회창(2022). 공중보건학(제4판). 보문각
8. 김회창(2023). NCS 기반 원무관리(제4판). 보문각
9. 김회창(2023). 의료의 질 관리(제2판). 보문각
10. 김회창(2023). NCS 기반 건강보험실무(제5판). 보문각
11. 김회창(2021). 병원경영과 기획. 보문각
12. 민영일(1999). 종합검진 올가이드. 시공사(주)
13. 국민건강보험공단(2023). 2022년 건강검진통계. 국민건강보험공단
14. 보건복지부(2024). 건강검진기본법 및 시행규칙. 보건복지부
15. 종합건강관리학회(1994~2010). 대한종합건강관리학회지.대한종합건강관리학회.
16. 보건복지부(2024). 의료법, 의료법시행령, 의료법 시행규칙. 보건복지부
17. 김회창, 임배만(2012~2013).병원경영진단 및 컨설팅 보고서.HM & Company
18. 김회창, 임배만(2013). S병원 및 J병원 컨설팅.교육지원사업보고서
19. 김회창,임배만(2012).B병원 및 G병원 컨설팅.교육지원사업보고서. HM&Company
20. 김회창(2020). 강원도 지방의료원 경영진단과 발전방안보고서. 강원도 보건의료지원단
21. 강상권(1994). 종합검진센터 이용자의 만족도와 서비스요구분석
22. 보건복지부(2023). 2022년 보건복지백서. 보건복지부
23. 보건복지부(2023). 2022년 보건복지통계연보. 보건복지부

사이트

1. 서울대학교병원: http://www.snuh.go.kr
2. 서울대학교병원 강남센터: healthcare.snuh.org
3. 서울아산병원: http://www.amc.seoul.kr
4. 삼성서울병원: www.samsunghospital.com
5. 강북삼성병원: www.kbsmc.co.kr
6. 서울성모병원: www.cmcseoul.or.kr
7. 고려대학교구로병원: guro.kumc.or.kr
8. 건국대학교병원: www.kuh.ac.kr
9. 국립암센터: www.ncc.re.kr
10. 한국보건산업진흥원: http://www.khidi.or.kr
11. 대한병원협회: http://www.kha.or.kr
12. 건강검진기관포털: sis.nhis.or.kr
13. 보건복지부: http://www.mw.go.kr
14. 국민건강보험공단 : http://www.nhis.or.kr
15. 근로복지공단: www.kcomwel.or.kr
16. 네이버 지식 IN: www.naver.com
17. 다음 http://www.daum.net

찾아보기

♣ 교재집필에 자문과 도움을 주신 분 ♣

성명	소속	직위
민영일	비에비스나무병원 (전 서울아산병원 건강증진센터)	병원장(소장)
최재원	서울아산병원 건강증진센터	교수(센터장)
김기락	(전) 서울아산병원 건강증진센터	교 수(건강의학과장)
임배만	HM & Company(병원경영컨설팅)	대표
조형래	알비즈 TV(보건의료 유튜브)	대표
박영상	메디피움검진센터(동탄)	행정부원장
이상학	(전) 차병원 차움검진센터	행정부장
육성수	순천의료재단 정병원	행정부원장
박정미	서울아산병원	원무팀차장
한경화	서울 한솔병원	행정부장
강희순	창원 한마음병원	원무부장
박상욱	현대유비스병원	행정국장
전현구	참조은병원	경영지원본부장
황인실	메디피움검진센터(판교)	운영실장
서현석	남기세병원	행정부원장

▣ 저자약력 ▣

김 회 창(金 會 昌)

【학 력】

- 한양대학교 행정대학원 의료행정학과(병원행정 전공)졸업
- 대구한의대학교 일반대학원 보건학과(보건학 전공)졸업/보건학박사
- (연수)미국 시카코 Governors University(Health care 과정)
- (단기연수) 일본 인간 Dock 5개 기관(구마모토 건강진단센터 외)

【경 력】

- 한림대의료원 한강성심병원 보험심사계장, 강동성심병원 보험심사과장
- 서울아산병원 보험과장, 원무차장, 건강증진센터 운영팀(부)장
- 보령아산병원 관리부장, 다보스병원 행정원장, 강원삼성병원 행정원장
- 동원대학교 보건의료행정과 교수 역임

【연구논문】

- 병원의 의료보험 교육실태에 관한 조사연구
- 종합병원 원무관리의 효율적 운영방안
- 종합건강진단을 통한 암 발견 수진자의 특성분석 연구
- 건강진단관리 교과목개설 필요성에 관한 조사연구
- 진료비심사청구관리의 효율적 운영방안 외 5편
- 건강보험 수급자격관리 및 진료행위 청구누락 방지방안 외 5편

【연구보고서】

- 중소병원 2개 기관 컨설팅 및 교육지원사업 보고서(2011년, 보건복지부 주관)
- 중소병원 3개 기관 컨설팅 및 교육지원사업 보고서(2012년, 보건복지부 주관)
- 종합병원 경영진단 및 컨설팅 보고서(2010~2013년 6개 기관, HM & Company)
- NCS 학습모듈개발 병원행정/병원경영기획(2013, 한국직업능력개발원)
- 강원도 지방의료원 발전방안 연구/강원도 의료원 경영진단보고서(2014, 한국보건산업진흥원)
- 산재병원 경영정상화를 위한 개선방안(2014, 고용노동부/HM & Company)
- 지방거점공공병원 운영진단연구보고서(2016년, 보건복지부 주관/HM & Company)
- 강원도 지방의료원 경영진단과 발전방안보고서(2020년, 강원도 보건의료지원단)

【저 서】

건강보험청구실무(2017, 보문각), 의료보험실무(2014, 장솔), 공중보건학(제4판, 2022, 보문각), 병원경영실무(2014, 보문각), 건강보험심사청구(제3판, 2020, 보문각), NCS 병원경영기획(제3판, 2017, 장솔), 전략적 병원경영(2015, 장솔), 건강진단관리(2015, 보문각), 실무중심 원무관리(제2판, 2020, 보문각), 병원경영평가(제2판, 2021, 보문각), 병원경영학(2020, 현학사), 건강보험관리(2017, 장솔), 건강보험론(2017, 메디시언), 병원행정사(2019, 보문각), 산재보험 및 자동차보험관리(제3판, 2023, 보문각), 건강검진관리(제2판, 2024, 보문각), 건강보험실무 교육 동영상(2020, 에스에이치이러닝), 국민건강보험론(2019, 보문각), 병원경영과 기획(2020, 보문각), 건강보험이론과 실제(2021, 보문각), 노인장기요양보험관리(2022, 보문각), 병 · 의원경영전략(2022, 보문각), NCS 건강보험실무(제5판, 2023, 보문각), NCS 원무관리(제4판, 2023,보문각), 의료의 질 관리(제3판, 2022, 보문각) 외 다수

【자격 및 면허】

병원행정사, 병원경영진단사, 보험심사평가사 1급, 사회복지사, 요양보호사, 안경사, 병원코디네이터 등

【E-mail】

E-mail : hck0407@hanmail.net